U0113611

余新忠 著

清代卫生防疫机制
及其近代演变（修订版）

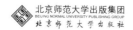

北京师范大学出版集团
BEIJING NORMAL UNIVERSITY PUBLISHING GROUP
北京师范大学出版社

重版序言

2003 年年初，严重急性呼吸综合征（SARS）刚刚出现，我的第一部学术著作《清代江南的瘟疫与社会——一项医疗社会史的研究》恰巧问世。我在书的后记开头写道：

> 开始疾病医疗史的学习与摸索不觉已有五个年头，五年的时光，在学人的一生中，大概也可以是一段比较完整的学术经历了。然而对我来说，总觉得自己步入这一领域不过是眼前的事，对此的探索也才刚刚起步，回想起来，当初是怀着"发现新大陆"般的兴奋和浓烈的兴趣开始这一学术旅程的。

回想起来，当初对于疾病医疗史这一新兴研究的兴趣和热情依然历历在目。而今，又 20 年过去了，在 21 世纪里，我们不仅经历了影响重大但来去匆匆的 SARS，以及禽流感、猪流感、中东呼吸综合征（MERS）和猴痘等一众前所未闻的疫病，也遭遇了漫长的新型冠状病毒感染疫情。如今的自己，早已人到中年，其间也经历了研究主题由疾病而卫生，再到医学的转变，但不断探究疾病医疗史的初心一直未改，也始终和诸多同道坚持在医疗社会文化史这片土地上努力耕耘。虽然个人的能力微不足道，但借助现实和学理的力量，医疗社会文化史这一研究也终于渐渐不再令人感到陌生了。

对于人文学科来说，创新或许不是唯一重要的，但似乎只有不断探索创新，才能更好地践行其重构和维护文明价值、思索和守护人性之光、激荡时代思想、慰藉世人心灵的责任和使命。"不重复他人，也不重复自己"这一当前学术界颇有影响力的名言，很直白地道出了我们对于学术创新的信念。但实际上，要真正做到这一点，颇为困难，特别是一个学者要在自己数十年的学术生涯中，不重复自己，更是不易。记得在大学期间，曾读到近人廖平的一段话："为学须善变，十年一大变，三年一小变，每变愈上，不可限量。"当时觉得很有意思，但不甚了了，随着时间的推移，我似乎越来越理解这段话的分量和意义，并以此来要求自己。所以，当我出版由博士论文改写而成的第一部学术著作后，就期许自己大体以十年为一期，无论在研究主题还是学术理念上，都要做出具有内在逻辑关联和脉络可循的改变。此后，大概到2013年前后，我一直努力以社会文化史的理念为指引，探索清代以降的卫生机制，并在2016年年初出版了本书。与此同时，我又逐步将努力方向转向中医知识史研究，并希望融汇传统思想和现代思潮，倡行"生命史学"理念和研究。

在本书出版后，本以为自己的卫生史研究可以暂告一段落，全情投入中医知识史研究之中。然而，四年后，不期而至的新冠疫情，自然就打乱了自己原来的规划，不由得将思绪拉回到疫病和卫生防疫等议题上。疫情中，特别是疫情初期的几个月中，自己大部分时间都宅在家里，除了网上授课和必要的日常工作外，多数时间都是围绕着疫情在忙碌，如接受各种媒体的采访，为国家部委的一些活动提供咨询服务，在线上开展大众公益讲座或学术讲座，完成中央交办的紧急课题，撰写学术期刊的临时约稿，等等。这样的忙碌虽然偏离了自己原来的学术研究规划，但能让医疗卫生史这样原本书斋里的学问，可直接为现实提供一些知识和思想资源的服务，对于一个有些社会情怀的读书人来说，亦不可不谓是一种慰藉。

更为重要的是，三年的疫情，让一个医疗卫生史研究者，获得了难得的人类学体验的机会，自然也促使自己产生了一些新的思考和认识。这次重版，除了修正不少原书中的错漏之处，也对附录做了较大的调整，删除了原来的两篇论文，增加了三篇，这些都是我在疫情中的新探索。除此之外，经历三年疫情，我最为感慨的，似乎还是卫生防疫的地域性和文化性。面对疫情，世界各国、各地的反应与应对有着令人眼花缭乱的差异。源起于欧美的现代公共卫生观念和卫生防疫机制，随着日渐迅猛的现代化浪潮而传遍寰宇，在东亚，无论是中国还是日本，引入和建立现代卫生防疫机制都是国家现代化的重要标识和内容。在经济全球化不断加深、世界渐趋成为"地球村"的当今，尽管有着世界共同认可的世界卫生组织（WHO），主要国家和地区的人们，也几乎共享一套医药卫生知识与卫生防疫的标准和规章，但西方和东方，不同国家和地区在应对新冠疫情时的反应，却五花八门，千差万别。卫生防疫中的政治化倾向，是我在以往的研究中早已有真切认识的，不过政治化背后其深刻的社会文化属性则是以往缺乏充分考虑的。严谨的科学和统一的规则显然并不能敉平国情的差异，每个国家和地区实际上都只能根据自身的治理方式和能力，以自己的国民和文化相对可以接受的策略来制定对策。面对瘟疫，无论怎样应对，都会有代价，寰宇之中，大概并无具有统一标准的所谓最好的防疫机制，而只有能在符合科学和适应国情之间找到较好平衡点的相对适切的卫生防疫策略。

人生真的有很多机缘巧合，20年前我第一部有关瘟疫史的著作问世，恰逢SARS之兴起，而如今重版这本有关卫生防疫的著作，则巧遇肆虐全球三年的新冠疫情形势有所好转。真心地期盼，人类认真地从历史中汲取教训，让如此严重的疫情不再上演。本书的重版，最初源于负责本书初版的谭徐锋博士的提议，去年下半年，接替谭博士工作的宋旭景女史，以她专业而高效的工作，快速推动了重版工作的落实。在重版的修订中，责任编辑曹欣欣会同我的博士生肖鸣浩和郭燕同学，以她们的认真细致与耐心帮我纠正了很多的错漏。对于以上同人的重要帮助，谨此一并致以诚挚的谢意！

这次重版，让我有机会重读旧稿，阅读中，最感到遗憾的是，历史中的"人"若隐若现，似有似无，对照我近年努力倡导的"生命史学"的要求，仍有较大的差距。在我看来，所谓"生命史学"，就是关注生命，立足生命，在历史研究中引入生命意识，围绕着生命的基本特征(自然属性与人文属性)而展开，并将生命置于整体的生态体系中来认识和探究的历史研究与书写。这样的历史，必然会不时显现具象而有灵性的"人"，让人感受到有情有理的场景和入情入理的分析。差距自然令人汗颜，但聊以自慰的是，这多少也说明自己一直在努力探索和前行。这些年的研究和思考，还让我深感，将历史研究的立足点置于生命本身而非社会和国家而展开的"生命史学",不仅对于学术研究的深化不无助益,而且在当前的历史条件下,对于中国社会的可持续发展也颇有必要。显而易见,历史观和历史书写的革新,必然与时代的变革相伴随。19、20世纪之交,面对"三千年未有之变局",近代史学的开创者梁启超吹响了"新史学"的号角,在1902年发表的《新史学》系列论说的开篇《中国之旧史》中言:"知有朝廷而不知有国家。吾党常言,二十四史非史也,二十四姓之家谱而已。其言似稍过当,然按之作史者之精神,其实际固不诬也。吾国史家以为,天下者,君主一人之天下,故其为史也,不过叙某朝以何而得之,以何而治之,以何而失之而已,舍此则非所闻也。"所以他认为,要拯救咱们的国家,就必须开展"史学革命",倡行叙述国家和人群的进化的"新史学"。这一论述,不仅宣示了近代史学从王朝的历史向国家的历史的转向,而且这样的转向,无疑对于中国现代国家的涵育和建设起到了重要的推动作用。20世纪以来,在一代代国人的不懈努力下,中国不仅逐步摆脱了民族危亡的困局,而且一步步实现了国家的强大。在这样的背景下,如何进一步推动中华文明的接续发展,实现文明的升级,显然已经成为当下的迫切问题。要实现这一目标,不管怎样,离不开更好地提升国民的现代公民素质,离不开更有效地落实人民在国家中的主体地位。因此,当我们的历史研究进一步从国家的历史部分转向"人"的历史,无疑可以为涵育现代国民素养提供有意义的历史和思想资源。而以医疗社会史为重要内容的"生命史学"的创立和推动,对现实社会的发展,显然意义深远。

在本书初版的后记中,我曾言:

　　从"现代化叙事"到"现代性省思"是一个非常重要而有意义的模式转换，但时至今日，"除了现代性，我们还可以再谈点什么"这样的问题也应呼之而出了。在未来的学术道路上，我希望在疫病和卫生史研究的基础上，进一步探究明清以来中医知识的演变和建构，那么自己又该以怎么样的理念和视角展开这一新的课题呢？我将以此期待自己，也期待诸位学界同好……

时隔七年，虽然我觉得"现代性"依然是需要不断思索的议题，但对于自己的研究来说，大概可以用"生命史学"的理念和知识史研究方法与路径来回答我当初的提问吧。

　　最后我想说，从事医疗卫生史研究，完全是源于自身兴趣以及对于学术发展趋势和需求的理解，能够服务于现实，当然是一个学者的荣幸和责任，但必须说，学术研究自有其内在逻辑和价值，其现实意义的实现，也必定是建立在基于学理而做出的深入和扎实的研究基础之上的，简单的迎合和附会，看似关心现实，但恐怕未必能真正实现学者和学术研究的责任和价值。

余新忠

2023 年 4 月 18 日于津门寓所

目　录

绪　论　001

一、"卫生"的登场　004

二、中国近百年来的卫生史研究　007

三、研究旨趣　040

四、研究路径与框架　049

第一章　近代"卫生"概念的登场　055

一、引言　055

二、传统与近代之"卫生"概念　058

三、"卫生"概念变动的开端（光绪初年—1894 年）　064

四、"卫生"概念变动的深化（1894—1905 年）　080

五、近代"卫生"概念的确立（1905—1911 年）　095

六、小结　101

第二章 清代卫生观念的演变

　　　　——以疫病应对观念为中心　104

　　一、引言　104

　　二、避疫与治疫：前近代因应疫病的观念　106

　　三、晚清卫生防疫观念的演变　115

　　四、小结　132

第三章 清代的卫生规制及其近代演进　133

　　一、引言　133

　　二、清前期的相关规制　135

　　三、晚清卫生行政的引入与建立　145

　　四、晚清卫生行政的基本特征　172

　　五、小结　176

第四章 清代城市水环境问题探析　179

　　一、引言　179

二、类型与性质：主要史料概观　184

三、秽浊与清澄：史料呈现的相反图景　191

四、超越选粹：史料及其呈现之图景辨析　210

五、小结　225

第五章　清代的粪秽处置及其近代变迁　229

一、引言　229

二、近代以前中国的粪秽处置　232

三、租界的粪秽处置：以上海公共租界为例　251

四、卫生问题的政治化与粪秽处置方法的变动　264

五、余论：粪秽处置与近代公共卫生观念的形成　273

第六章　清代的清洁观念与行为及其近代演变　278

一、引言　278

二、传统认识中的清洁与疾疫　281

三、卫生防疫视野下近代清洁观念的生成　286

四、清洁行为的行政化　　309

五、健康或者自由：身体的近代选择　　313

六、小结　　323

第七章　晚清检疫制度的引建及其权力关系　　326

一、引言　　326

二、检疫推行的契机及各方之心态和认识　　329

三、检疫中的冲突、利益纠葛与权力关系　　357

四、余论：作为近代卫生行政重要内容之检疫的成立　　384

第八章　晚清的卫生防疫与近代身体的形成　　393

一、引言　　393

二、清前期的卫生防疫与身体约束　　396

三、晚清卫生防疫对身体的干预　　402

四、卫生防疫与近代身体的生成　　417

五、小结　　446

结语："现代"的"金箍"　449

附录一　明清以来的疫病应对与历史省思　459

附录二　中国历代疫病应对的特征与内在逻辑探略　474

附录三　中国传统瘟疫叙事中的灾疫文化及其现代启示　490

附录四　真实与建构：20 世纪中国的疫病与公共卫生鸟瞰　512

参考文献　548

索　引　597

后　记　639

绪　论

光绪二十二年(1896 年)，在中国生活了四十余年的美国传教士丁韪良(William Alexander Parsons Martin，1827－1916年)在其有关中国的回忆录中这样写道：

> 中国人丝毫不像受压迫民众，世界上再没有比他们更不受官方干扰的了。你可以在中国的镇子上住上好些天也不会看见警察。每个人都可以做他自己认为正当的事情。他把垃圾扔到街上，没人管他；他把车子停在街上，也没人抱怨。在多数地方，但不是在首都，举行婚礼或葬礼的人家可以把屋子延伸到街上，甚至整条街上，活动延续几天；邻里街坊甘愿接受种种不便。他们知道，自己将来也会麻烦别人。①

对于丁韪良在做这一叙述时内心的情绪，不同的人或许有不

---

① ［美］丁韪良：《花甲忆记——一位美国传教士眼中的晚清帝国》，沈弘、恽文捷、郝田虎译，广西师范大学出版社 2004 年版，第 227 页。

同的解读，至今已难有确论。不过时至今日，恐怕已经不会有人就此认为以往的中国人生活在自由的世界中，而大抵会相反地觉得，那其实是中国人缺乏文明规范的表现，而其中重要的一项就是缺乏卫生观念和意识，既不懂也不讲卫生。实际上，这样的想法并非现代人才有，早在百余年前的"当时"，就已有类似的认识。比如，近代思想界的巨子梁启超就在20世纪初的旅美游记中写道：

> 旧金山凡街之两旁人行处(中央行车)，不许吐唾，不许抛弃腐纸杂物等，犯者罚银五元。纽约电车不许吐唾，犯者罚银五百元。其贵洁如是，其厉行干涉不许自由也如是。而华人以如彼凌乱秽浊之国民，毋怪为彼等所厌。①

梁氏议论虽非针对丁韪良之言而论，但其意思很清楚，像丁韪良所说的那种自由实乃中国人之缺点，结果使得华人成了为人所厌的"凌乱秽浊之国民"。梁启超这样的言论，若在此前以"华夷观念"来看待中国文化或急欲倡扬中国传统文化的人士眼中，或许不无自诬的意味，不过无论将其置于当时的历史情境中，还是放在今日大多数读者的面前，似乎都会让人感到十分自然。显然，梁的"自诬"事出有因，即在当时，"华人不讲卫生"已经成为让人广为接受的普遍意象，而且时至今日，这一意象仍然颇具活力。

鸦片战争以降，中国所经历的一系列的失败和屈辱，让昔日

---

① 梁启超：《新大陆游记及其他·论中国人之缺点》(1903年)，见钟叔河编《走向世界丛书》(修订本)第10册，岳麓书社2008年版，第561—562页。

对天朝大国和中华文化的自尊和自信渐渐变成了不识时务的"保守""狂妄"和"愚顽"。在此后的历史进程中，中国人在失落、痛心、恨且无奈、自尊却又自卑以及"哀其不幸、怒其不争"等复杂心态的共同交织作用下，不仅创造了"东亚病夫"等一些想象的民族耻辱①，也创造了"万里长城是月球上可看到的唯一人类建筑"之类想象的民族骄傲。"不讲卫生"自然属于令人感到羞耻的意象，这一意象源于晚清，而且其形成亦显然不可能与外国人带有种族优越感的叙述无关，近代历史上强烈而复杂的"情绪"固然让人无法不对这样的耻辱意象背后的事实基础打上问号，但现实生活的经验以及历史文献中的诸多描述，却又让人实在不敢轻言此乃"想象的耻辱"。那么它究竟是一种自虐式的想象，还是反映中国人特性的"历史真实"呢？"卫生"究竟是什么？这个古老词语在晚清的重新登场，又意味着什么？如果说近代意义的"卫生"乃是西洋和东洋的舶来品，那么"不讲卫生"是否就意味着传统中国真的缺乏卫生观念和行为呢？若不是，实际的历史经验又如何？现代"卫生"的登场，尽管制造了中国"不卫生"的标签，却仍然作为"现代性"的重要内容而成了国人自觉追求的目标，那么如此复杂的历史心态和进程又是如何展开的呢？从这一历史进程中，又可找到怎样的反省现实和"现代性"的思想资源呢？如此种种的问题，让我的思绪很久以来一直为"卫生"所萦绕，并引领我展开了自己的卫生史研究之旅。不仅如此，"卫生"亦已成为我多年来探

---

① 关于"东亚病夫"这一历史记忆的形成和演变过程及其在近现代文化史上的意义，可参见杨瑞松：《想像民族耻辱：近代中国思想文化史上的"东亚病夫"》，《政治大学历史学报》第 23 期，2005 年 3 月，第 1—44 页。

究历史、认识现实、思考未来的主要切入点。其实，若抛开个人的兴趣，卫生不仅是日常生活的基本内容，也是中国近代化的重要组成部分。对"近世卫生"这一目前正趋兴起而仍尚薄弱的课题的探究，对于呈现中国近世的日常生活经验、近代社会文化的变迁以及省思中国的近代化和"现代性"来说，亦是十分重要甚至不可或缺的。

一、"卫生"的登场

卫生是一个古老的词语，先秦时期的重要典籍《庄子》中就有"卫生"一词，该著的《庚桑楚》篇云，有个叫南荣趎的老人，曾跟随老子的弟子庚桑楚学道，却跟不上其师的思维，结果一头雾水。于是他就背着干粮远投老子问学，他跟老子说：

> 里人有病，里人问之，病者能言其病，然其病病者，犹未病也。若趎之闻大道，譬犹饮药以加病也，趎愿闻卫生之经而已矣。①

这里所说的卫生，乃为养生之义，与今日一般意义上的意涵——"社会和个人为增进人体健康，预防疾病，创造合乎生理要求的

---

① 陈鼓应注译：《庄子今注今译·杂篇·庚桑楚第二十三》，中华书局1983年版，第599页。

生产环境、生活条件所采取的措施"①，有着显著的区别。在此后的数千年中，卫生一词时被利用，而且意涵亦有所扩展，但养生这一基本含义，则直到晚清之前，基本一仍其旧。

近代意义上的"卫生"一词，最早出现于明治初年的日本。1874 年，日本医务局从文部省剥离，改隶于内务省，时任医务局局长的长与专斋觉得这一名称与该局的职能不尽相符，考虑改名。这时他正在草拟医师制度，一天在翻译 hygiene 时，偶然想起了《庄子》中有"卫生"这样的说法，认为其意思比较接近，而且字面高雅，于是就决定以此为名，一个具有新内涵的老词语就此登场。

虽然近代意义上的汉语词"卫生"最早出现于日本，但中文中的新"卫生"却不能简单地被视为日源词，它实际是在西方卫生知识的传入、日本近代的"衛生"（eiseyi）用语与卫生制度的引介以及中国士人对传统的重新阐释和利用等诸多因素的共同作用下逐步、自然形成的。在中国，卫生概念的变动，大约始于光绪初年，到甲午（1894 年）以前，在某些个别语境中，"卫生"已经基本完整地包含了近代概念所应具备的内涵。不过，这时"卫生"概念并未产生显著的影响，而是表现为一股潜流。中日甲午战争以后，随着日本影响的强化和中国社会对近代卫生事务的态度的日趋主动，"卫生"概念变动的潮流也开始由暗转明，具有近代意涵的卫生概念开始越来越多地出现在国人的著述中。1905 年国家

---

① 辞海编辑委员会：《辞海》[1999 年缩印本（音序）]，上海辞书出版社 2002 年版，第 1756 页。

卫生行政机构的建立，进一步促进了"卫生"成为表示维护健康、预防疾病这一内容的社会标准用语的进程。到清末民初，无论从概念的内涵、普及程度还是使用方式等方面看，近代意义上的"卫生"概念都应该说已经确立。不过由于这一演变往往都是通过将新的知识嵌入传统平台中这样的做法逐步自然完成的，故而传统并未得到刻意的清理和消解，从而使晚清以后的"卫生"含义相当混杂而多样。①

新"卫生"在晚清的登场所带来的显然不仅仅只是一个新的词语，而更有制度、文化观念、行为规范以及社会心态等一系列的变化。这是因为，注入了新内涵的"卫生"背后所代表的乃是强大的西方科学、制度、强权以及文明优越性。新"卫生"的登场，不仅逐渐引发了中国人对自己国家公共和个人生活的环境状况的不满，而且还慢慢促使国人对自己种族的健康失去了信心，并开始借由"卫生"，来进一步论述种族和国家的危机，建构中国的"现代性"，以及推动国家借此重新管理和规范民众的日常生活方式。也就是说，随着新"卫生"的出现，登场的不仅仅是新的词语，更有新的社会文化观念、新的管理理念、新的行为规范以及新的权力关系。新"卫生"代表的不仅仅是健康、科学、文明和"现代"，还有强盛、"权力"以及传统文化的暗弱。

---

① 以上有关卫生概念演变的梳理，可参见拙文：「清末における「衛生」概念の展開」，［日］石野一晴訳，『東洋史研究』第 64 卷第 3 號，2005 年 12 月，第 104—140 頁。

二、中国近百年来的卫生史研究

在今人的认识中，卫生显然与医学密不可分，不仅广义的医学往往将卫生学包括在内，而且医疗的管理亦属于卫生行政的重要内容。故民国以来的卫生史研究，往往附属于医学史研究。现代的医学史研究也多少会谈到卫生的情况。[①] 比如，中国第一部医学史专著——初版于1920年的由陈邦贤撰著的《中国医学史》，就在第一篇"上古的医学"中设有"周秦的生理卫生学"一章，不过谈论的主要是《素问》和《灵枢》中的生理知识，对卫生则只是从饮食卫生、性欲卫生和优生学三个方面简单提及；而在之后各朝的论述中，则未再专门列出"卫生"的名目加以讨论；不过在第四篇"现代的医学"中，又对当时的卫生行政和卫生保健等情况，做了

[①]　关于20世纪以来中国医学史研究的状况，可以参见郑金生、李建民的《现代中国医学史研究的源流》(《大陆杂志》第95卷第6期，1997年，第26—35页)，李经纬、张志斌的《中国医学史研究60年》(《中华医史杂志》1996年第3期，第129—136页)，傅芳的《中国古代医学史研究60年》(《中华医史杂志》1996年第3期，第162—169页)，靳士英的《疾病史研究60年》(《中华医史杂志》1996年第3期，第152—161页)，赖文、李永宸等的《近50年的中国古代疫情研究》(《中华医史杂志》2002年第2期，第108—113页)和拙文《关注生命——海峡两岸兴起疾病医疗社会史研究》(《中国社会经济史研究》2001年第3期，第94—98页)、《20世纪以来明清疾疫史研究述评》(《中国史研究动态》2002年第10期，第15—23页)、《中国疾病、医疗史探索的过去、现实与可能》(《历史研究》2003年第4期，第158—168页)。有关台湾地区新史学背景下的医疗史研究状况，陈秀芬有全面而出色的概述，参见氏著：《医疗史研究在台湾(1990—2010)——兼论其与"新史学"的关系》，《汉学研究通讯》第29卷第3期，2010年8月，第19—28页。另外，香港地区的情况可参见吴国樑：《近四十年来香港医学发展史的研究概况》，《近代中国史研究通讯》2001年第31期，第73—91页。

不少的叙述。① 在这类专著中,卫生显然只是医学的附庸,而且在民国之前,还是可有可无的附庸。后来的医学史著作虽层出不穷,但卫生作为医学附庸的地位,则基本未有变化。

不过,自清末以来,社会对现实的"卫生"事务一直有较多的关注,刊布了大量的有关卫生的书刊文章,而且国家和社会也对卫生事务给予了较多的投入。② 在这种情况下,专门就卫生而做的历史研究亦应运而生。1934 年,从事卫生防疫事业的马允清,利用数个月的时间,完成了中国第一部卫生史专著《中国卫生制度变迁史》③。该著虽秉持当时通行的进化论思想,但与一般对中国传统时期的卫生实践不屑一顾的做法不同,其具有一定的历史意识,往往能够从历代史料中细心体察中国旧有的卫生制度及其变迁历程。作者认为"卫生行政制度之变迁蜕化,自以医药学术之程度为转移",并将中国卫生行政的变迁分为"迷信时期""经验时期""理学时期"和"科学时期"四个阶段,指出,"故中国之卫生行政制度,自神农至清季,多为医药之管理,人材之教育,及慈善事业之举办等类而已。至于防疫清洁等公共卫生事业,则未

---

① 参见陈邦贤:《中国医学史》,上海书店 1984 年影印商务印书馆 1937 年版,第 14—20、269—292 页。

② 关于晚清卫生书籍的出版,可参见张仲民:《出版与文化政治:晚清的"卫生"书籍研究》,上海书店出版社 2009 年版。只要稍稍翻检一下民国期间的出版书目和报刊,就很容易发现,民国期间这类书籍和相关刊物以及论文的数量大为增加。关于民国时期国家和社会对卫生事务的关注和实践,可参见[日]饭岛涉:『ペストと近代中国:衛生の「制度化」と社会変容』,東京:研文出版,2000 年,第 209—314 頁;杨念群:《再造"病人"——中西医冲突下的空间政治(1832—1985)》,中国人民大学出版社 2006 年版,第 95—202 页。

③ 马允清:《中国卫生制度变迁史》,天津益世报馆 1934 年版。

或一有"。① 在这一思想的指导下，作者主要依据正史、政书等
史料，基本以朝代为顺序，对中国历代中央和地方的医政管理、
医学教育等制度做了较为全面的梳理。由于其梳理的主要是医政
制度，而这也是医学史著作关注的议题，所以该著的大多数内
容，不免和陈邦贤《中国医学史》等著作中的相关部分多有类同。
不过，该著的立意在卫生，只是因为认为传统中国并无近代的公
共卫生事业，才将关注点集中于卫生制度，故而其作为第一部具
有"卫生史"意识的专著，仍有不可忽略的开创之功。另外，该书
在绪论中提出的有关中国现代卫生演变特点的论述，亦颇具参考
价值。

　　除了该著，民国期间也出现了不少有关卫生史的文章。这类
文章大抵可以分为两类：一类是根据现代卫生学的认识，从中国
历代的文献中去搜罗合乎或接近现代标准的卫生史迹，并以此来
彰显古人或中医在卫生方面的知识和成绩，如李克蕙的《我国固
有之防疫方法》②、束世澂的《中国古代医药卫生考》③等；另一类
则为从事医药卫生事业的管理和研究人员，从现实需要出发，对
清末以来卫生行政的制度与实践所做的历史回顾，如方石珊的
《中国卫生行政沿革》④、金宝善的《三十年来中国公共卫生之回

---

　　① 马允清：《中国卫生制度变迁史》，第 15 页。
　　② 《中医新生命》第 19 期，1936 年 4 月，第 21—30 页。
　　③ 《中国文化研究汇刊》第 5 卷上，1944 年，第 85—94 页。这类论文的详细目
录可以参见中国中医研究院中国医史文献研究所编：《医学史论文资料索引(1903—
1978 年)》第 1 辑，中国书店 1989 年版，第 32—36 页。
　　④ 《中华医学杂志》第 14 卷第 5 期，1929 年。

顾与前瞻》①、俞松筠的《卫生行政之史的回顾》②等。这些研究的目的显然不尽相同，对于那些现实中从事卫生行政工作的人来说，他们对晚清以来的卫生事业的回顾与总结，或为了表明自身卫生工作的成绩，或为了总结以往卫生工作的经验与教训，或为了更好地认识和理解当下卫生工作中存在的问题，即希望通过对历史的回顾来更好地开展当前的卫生行政工作。而另一些医学史的研究者(主要是中医出身)，则往往欲借此来彰显祖国医学的博大精深及其在现实的卫生保健方面的意义，甚或进而来表明传统文化的价值。不过，他们在基本的研究理念和方法上，却颇为一致。比如，他们往往从现代卫生观念和概念出发去裁剪史料，而很少能将史迹放在具体的历史情境中，来体会和呈现不同时空中不同的卫生观念和行为；他们均毋庸置疑地将源于西方的近代"卫生"当作中国现代化的重要内容和追求目标，将中国当时卫生状况的不良和卫生建设方面的不足视为中国社会落后的表现和原因，等等。这些认识和做法，在当时的历史情境中，应该是十分自然的，实际上，在此后很长一段时间里，甚至直到最近，也多为研究者所遵循。这些研究虽然存在这样那样的问题，不过也至少存在以下值得重视的学术成绩：一方面，勾勒出了晚清以来中国引入和建立西式的卫生行政的基本情况和脉络；另一方面，也挖掘出了不少中国历代与卫生有关的史料和史迹。然而，若一直

---

① 《中华医学杂志》第 32 卷第 1 期，1946 年。

② 《社会卫生》第 2 卷第 4 期，1946 年。这类研究的目录亦可参见中国中医研究院中国医史文献研究所编：《医学史论文资料索引(1903—1978 年)》第 1 辑，第 122、133—134 页。

秉持这样的理念和方法而不加省思，则无疑会屏蔽部分思维，妨碍人们去发现中国历史上真正的维护健康的观念和行为，去了解近代以来中国民众在这方面真实的想法和需要，去思考所谓西方的近代卫生观念和制度可能存在的问题和不足。

20世纪50年代初，著名医史学家范行准完成了《中国预防医学思想史》①一书。该著虽未用卫生之名，但其所述内容多与卫生相关，且不少本身就是"卫生史"研究的议题，如环境卫生、避疫与检疫隔离等。其目标乃呈现中国预防医学的发展历程，即由"朴素的、迷信的、经验的预防医学，终于发展到像今天这样的有系统的、合乎科学的预防医学"，以及中国在预防医学发展史上做出的"卓越贡献"。② 由此可见，该著的一些基本理念，如进步史观、民族英雄主义等，与此前或此后的一些论著，并无特别的差异，不过由于一方面作者具有深厚的历史文献功底和实事求是的研究态度，另一方面为表明中国古代在预防医学上的贡献，作者对所谓"朴素的、迷信的、经验的"观念行为也比较能予以同情之理解，故而该著往往能以比较历史主义的态度来梳理和认识中国历史上的一些卫生观念和行为，如对古代诸多民俗活动和迷信行为中的卫生经验的呈现、对古代用水卫生和环境卫生史迹的梳理等，均甚有贡献。而该著对与卫生相关的天花的出现年代、人痘的出现与传播和牛痘的引入与推广问题，细加考订，用

①　该著的主要内容首先刊载在1951—1953年的《医史杂志》上（1951年第2—4期、1952年第3—4期、1953年的第1期），并于1953年4月将其结集，在上海的华东医务生活社出版。

②　范行准：《中国预防医学思想史·自序》，华东医务生活社1953年版，第1—2页。

力尤多，为当前这些问题研究的深入开展打下了坚实的基础，其引证之广博、考订之详洽，至今仍令人感叹。当然，作为开创性的著作，其研究即使就预防医学来说也远称不上系统、全面，对卫生史来说，更是如此。不仅涉及的面较少，而且大多数内容，也往往从上古直接跳到晚清，对其历代的变化情况缺乏系统考察。不仅如此，其表现出的较为浓烈的意识形态色彩，也多少会影响到具体的论述，甚至使论述存在某种内在的冲突。比如，进步史观和阶级分析方法让其贬抑中国古代的预防观念，认为"上工治未病"实际上并不符合预防医学的原则，中国古代的预防医学"结不成胎"；而民族英雄主义观念，又让其将中国古代根据"以毒攻毒"观念发展出来的一些做法，放在近代人工免疫的脉络中来大加赞赏，甚至极力拔高。

像民国时期一样，1949 年以后直到 20 世纪八九十年代，医疗卫生史的研究仍几乎均由医学出身的研究者承担。虽然范行准在卫生保健史研究方面开了一个好头，但这种好的势头并未得到延续，从当时整体的医史研究来看，卫生史显然并非研究者关注的重点。陆肇基曾立足《中华医史杂志》分析过 1986 年以前的医史研究的状况，他将《中华医史杂志》中的文章分成 30 个类别，其中并无"卫生史"一项，不过有与此关系密切的"预防保健史"，此间共刊发论文 643 篇，预防保健史论文共 12 篇，刊出率为1.87％，在其所列的 19 大类中名列第 13 位。[①] 而这 12 篇论文中有 5 篇还是范行准专著的连载，可见这方面的研究在整体的医史

----

① 参见陆肇基：《从〈中华医史杂志〉看我国的医史研究》，《中华医史杂志》1987年第 1 期，第 1—6 页。

研究中实微不足道。应该正因此故，在具有代表性的李经纬和张志斌回顾中国医学史研究 60 年的论文中，基本没有提及卫生史的研究。[①]

继范著之后，零星的论著仍时有出现。观察这一时期的相关论著[②]可以发现，其学术理念和关注点与民国时期颇为相似，不过也有所不同。比如，这些论著对揭示和凸显中国古人或祖国医学在卫生方面的行为和成就似乎更为关注，而且往往出于配合爱国卫生运动、预防为主等政治性活动的目的。除了比较少的例外，大多数研究均较为简单，基本都是按现代的观念选择性地摘录若干史料铺叙而成，既不够系统，也普遍缺乏历史意识，论析也相对粗疏。其意义主要在于提示了一些资料线索。其中李景雄编著的《中国古代环境卫生》[③]似乎算得上是这类研究的代表性成果。该著凡 6 万言，论述了环境卫生的起源、环境卫生和预防疾病、住宅卫生、饮水卫生、厕所卫生、垃圾和粪便处理等与环境卫生有关的 14 个专题。编者系地方卫生官员，其目标乃是希望通过整理古籍，将"其中记载的环境卫生资料汇集起来，加以研究分类、考证，编辑成为一部科技史料"，以便"把这份祖国的宝贵遗产继承下来"。[④] 另外，这一时期的论著对民国期间的卫生

[①]　参见李经纬、张志斌：《中国医学史研究 60 年》，《中华医史杂志》1996 年第 3 期，第 129—136 页。

[②]　关于 1986 年以前的具体研究成果可以参见中国中医研究院中国医史文献研究所编：《医学史论文资料索引（1903—1978 年）》第 1 辑，第 32—36 页；中国中医研究院中国医史文献研究所编：《医学史论文资料索引（1979—1986 年）》第 2 辑，中国书店 1989 年版，第 11—14、18—19、214—219、229—238 页。

[③]　李景雄编著：《中国古代环境卫生》，浙江古籍出版社 1994 年版。

[④]　李景雄编著：《中国古代环境卫生》，第 2 页。

建设甚少注目,而较多关注太平天国、解放区和中华人民共和国成立后的卫生建设成就。这在陈海峰编著的《中国卫生保健史》①中,有十分明显的体现。该著详今略古,全书近 500 页,涉及古代、近代和国民政府时期的部分仅有 25 页,而且还包括 5 页中外医学卫生交流、2 页太平天国卫生事业的内容,真正讨论从古代至民国的卫生观念、行为和制度的内容微乎其微。与此相对,其对当代包括中华人民共和国成立前的苏区、解放区的卫生建设举措、制度和成就,论述甚详,资料也颇为丰富。这些研究特别是相关著作,虽然学术性不是很强,但终究对中国相关的卫生事务的历史做了较为全面的梳理。②

进入 21 世纪后,严重急性呼吸综合征(SARS)等疫病的冲击,重新激发了人们对卫生防疫事务的关注,在这一背景下,由卫生工作者和医史研究者撰著的两部卫生防疫著作应运而生。其中《中国卫生行政史略》③一书,梳理了从古至今卫生行政发展变化的大致状况,内容涉及卫生行政内涵、发展阶段、卫生与保健、卫生行政制度的发展变化、著名医药学家、少数民族医学和中外医学交流等内容。该著虽然着力来呈现中国卫生行政的发展脉络,但由于作者并非专业的学术研究者,所以学术性似乎不强,整体上给人拼凑凌乱之感。相比起来,另一部由邓铁涛主编的《中国防疫史》④,则显得相当专业而具学术水准,煌煌 130 余

---

① 陈海峰编著:《中国卫生保健史》,上海科学技术出版社 1993 年版。
② 除了以上两种著作,这一时期还有一部内部印行的有关卫生的著作,即龚纯编著的《中国历代卫生组织及医学教育》(卫生部科教司、第四军医大学 1983 年印行)。
③ 刘荣伦、顾玉潜编著:《中国卫生行政史略》,广东科技出版社 2007 年版。
④ 邓铁涛主编:《中国防疫史》,广西科学技术出版社 2006 年版。

万言，可谓鸿篇巨制。防疫虽然不是卫生的全部，但就历史上的情况来看，其无疑是卫生最重要的内容之一，故一部防疫史，几乎亦可看作大半部卫生史，依我的私见，该著完全称得上当今国内卫生防疫史的集大成之作，代表了医史学界这方面研究的最高水准。该著颇为全面系统地论述了从古代到抗击 SARS 之时，不同历史阶段卫生防疫的行为、观念、知识和制度及其演变的情况，并以较多的篇幅探讨了晚清至民国，在西方影响下现代卫生防疫体系的引入和逐步建立的过程。对于中华人民共和国成立之后的卫生防疫的论述，虽然以表现成就为主，不过篇幅的安排基本合理。该著的编撰者均为中医出身的医史研究者，整体上看，该著应属于科技史著作，但难能可贵的是编撰者同时也把防疫史视为社会史，对历史上人们防疫的行为和心态有一定的揭示，而且对近年来国内史学界医疗社会史研究的诸多成果也有相当全面的吸纳。当然，该著作为一部通史性的著作，受著作性质和编撰时间较短等方面影响，从学术研究的角度来说，也并非无可挑剔。首先，该著虽然较为全面系统，每一部分的论述也能较好地综合已有的研究成果，择善而从，但每个部分自己独到性的研究比较少，似乎很少见作者为此去全面系统地搜集原始资料，并在此基础上展开自己的研究，大多数篇幅似乎都是按自己的理解综合已有相关研究成果编纂而成，有时还会加上一些自己的评论。其次，该著虽然较多地借鉴了国内史学界的研究成果，但对国际学术界相关研究的借鉴仍比较欠缺，同时亦较少关注国际学术界有关卫生防疫史研究的发展趋向。最后，该著的问题意识，似乎也未全然跳脱传统医史研究的进步史观、民族英雄主义观念以及以展现成就为目标的窠臼。

除此之外，近年来还有两部疾病史著作《岭南瘟疫史》和《中国近代疾病社会史（1912—1937）》[1]，围绕着疫病应对对清末民国的卫生防疫做了较为系统的探讨。《岭南瘟疫史》的内容虽然以岭南地区的瘟疫流行状况为主，但第六章至第八章，在探讨鼠疫的应对、防疫观念、瘟疫对社会的影响等问题时，也较多地关涉了卫生的内容，并借助报刊等资料对清末香港和广州等地的卫生防疫行为和制度建设做了梳理。相比之下，《中国近代疾病社会史（1912—1937）》一书对卫生的关注度明显更高，研究也相对更为深入。该著虽然名为疾病社会史，但对疾病具体的情况并没有太多的着墨，而更为关注的是面对疾病时，当时社会的应对机制，具体到该著，其应对就是现代卫生防疫机制的引入和建立。该著从建制化、体系化、大众化和社会卫生四个方面，对此展开了探讨。可以说，对清末到民国时期主要是民国前期卫生建设的行为与成就的梳理和呈现，乃是该著最重要的内容。这些梳理和考察在中文论著中，应该是领先的。

虽然无论中外，医学卫生史作为科技史的一部分，其研究在很长一段时期内基本均由医学出身者从事，不过自20世纪六七十年代以降，随着医疗社会史研究的逐渐兴起，疾病和医疗不再是历史学家的"漏网之鱼"，而成为西方历史研究中的一个重要领域。卫生，作为广义医学领域中与社会、文化关联特别密切的一部分，自然也非常容易受到历史研究者的青睐，20世纪六七十

---

① 赖文、李永宸：《岭南瘟疫史》，广东人民出版社2004年版。张大庆：《中国近代疾病社会史（1912—1937）》，山东教育出版社2006年版。

年代以来，有关卫生的历史学论著在数量上不断涌现，而且主题上也日渐细化和多样化。①

西方学术界新的研究动向，自然也会在身在其中的中国史研究中体现出来。自 20 世纪 70 年代以后，就不断有从社会文化角度探究中国的疾病医疗的论著出现。② 虽然相关的疾病医疗史论著多少都会涉及卫生，但史学界最早的卫生史专著当属程恺礼（Kerrie L. MacPherson）有关上海租界公共卫生的研究。她主要从城市用水、公共医疗和医院建设等方面勾勒了上海租界地从开埠到 19 世纪末的五十年间，从沼泽荒野之地演化为已基本建成近代卫生机制的近代都市的历程，并认为，到 1893 年，上海租界的卫生状况已经跨入世界至少远东的先进行列。③ 程恺礼的这一先行性研究，虽然也利用了《申报》等一部分中文资料，但整体上明显以西人资料为主，而且关涉的也基本局限于由西人管理的上海租界地区，对于中国史研究来说，其显然还处于边缘地带。而且从学术理念来看，书中的西方中心观和现代化叙事模式的印记也相当明显。此后出版的叶嘉炽有关民国时期国民政府卫生建设的专著，与程恺礼的论著相比，其叙事模式等方面虽然并无明显的变化，不过显然更接近中国史研究的核心问题。该著依靠较

①　参见 Elizabeth Fee，"Public Health，Past and Present：A Shared Social Vision"，in George Rosen，*A History of Public Health*，Baltimore and London：The Johns Hopkins University Press，1993，pp. ix-lxvii.

②　具体的讨论可以参见拙文：《20 世纪以来明清疾疫史研究述评》，《中国史研究动态》2002 年第 10 期，第 15—23 页；《中国疾病、医疗史探索的过去、现实与可能》，《历史研究》2003 年第 4 期，第 158—168 页。

③　参见 Kerrie L. MacPherson，*A Wilderness of Marshes：The Origins of Public Health in Shanghai，1843-1893*，Oxford：Oxford University Press，1987.

为丰富的中英文档案、报刊以及民国期间的诸多著述，较为细致地呈现了南京国民政府在十年国家建设时期在卫生建设方面所取得的成就，作者对这些成就给予了高度的评价，认为国民政府的公共卫生和医疗保障制度的建设卓有成就，在较短的时间内就从无到有，基本建成了由政府主导、覆盖全国的县级医疗卫生体系。[1] 而这些成就，是以往的民国史研究所较少关注的。不过该著基本以呈现成绩为主，对存在的问题及其医疗服务下乡等所谓卫生现代化过程中的复杂性甚少着墨。稍后出版的班凯乐(Carol Benedict)有关中国 19 世纪鼠疫的专著中，也在最后一章，对在鼠疫等因素的促动下，清政府引入国家卫生行政的历史做了初步的探讨。[2]

以西方近代文明为标准的现代化叙事，到 20 世纪后期，显然已为国际主流学界所摒弃，20 世纪中期之前那种对现代医学和公共卫生机制信心满满的乐观心态，以及以称颂的态度对医学和公卫进步的着力梳理，已不再理所当然，甚或成为被批评的对象。[3] 这样的认知势必也会影响到西方的中国史研究，21 世纪初出版的罗芙芸(Ruth Rogaski)有关近代天津卫生的力作，显然反

---

[1] 参见 Ka-che Yip, *Health and National Reconstruction in Nationalist China：The Development of Modern Health Services*, *1928 - 1937*, Ann Arbor：Association for Asian Studies，1995.

[2] 参见 Carol Benedict, *Bubonic Plague in Nineteenth-Century China*, Stanford：Stanford University Press，1996，pp. 150-164. 中译本见[美]班凯乐：《十九世纪中国的鼠疫》，朱慧颖译，中国人民大学出版社 2015 年版。

[3] 参见 Elizabeth Fee, "Public Health, Past and Present：A Shared Social Vision", in George Rosen, *A History of Public Health*, pp. ix-lxvii；[美]约翰·伯纳姆：《什么是医学史》，颜宜葳译，北京大学出版社 2010 年版，第 1—9 页。

映了这样的研究取向，也无可争议地成为当下西方研究中国卫生史的代表性著作。该著立足天津，通过对卫生概念、晚清以降不同历史时期有关天津卫生行为和卫生管理的论述，探究了"卫生的现代性"是如何被西方人、开放而"先进"的士人精英、国家力量和革命所采用的，进而揭示了现代化背后的文化权力关系和"现代性"值得省思之处。① 从中虽然亦能看到从晚清到中华人民共和国成立初期有关天津卫生的诸个历史面相，但似乎并不能使我们较为清晰地理解有关晚清以来天津卫生观念、行为和机制演进的历史脉络。该著给人感受更多的似乎是"卫生"这一现代化的象征，在近代天津是如何参与和影响历史进程以及人们日常生活的。似乎可以说，该著的重心乃是对近代天津"卫生"意涵的解读，而非对"卫生"进程的梳理。这一取向，也反映在较近的一些研究论文中，比如，以色列的马克·甘姆萨（Mark Gamsa）在讨论清末东北鼠疫的论文中，也对东北鼠疫中检疫的科学性和实效性提出了质疑。②

在欧美学术思潮的影响下，医疗社会史研究在 20 世纪八九十年代也开始逐步在日韩学术界兴起，并进而影响到他们的中国史研究。颇为有趣的是，这两个国家较早涌现的有关中国的医疗社会史研究成果，均可归入卫生史研究的范畴。其中饭岛涉是东

---

① 参见 Ruth Rogaski，*Hygienic Modernity*：*Meanings of Health and Disease in Treaty-Port China*，Berkeley：University of California Press，2004. 中译本见［美］罗芙芸：《卫生的现代性：中国通商口岸卫生与疾病的含义》，向磊译，江苏人民出版社 2007 年版。

② 参见 Mark Gamsa，"The Epidemic of Pneumonic Plague in Manchuria 1910-1911"，*Past and Present*，No. 190，Feb.，，2006，pp. 147-183.

亚地区较早开展中国医疗社会史研究的学者，他于 2000 年出版的《鼠疫与近代中国：卫生的"制度化"和社会变迁》一书，以晚清民国时期发生在中国(包括港台地区)的鼠疫以及霍乱等疫病为切入点，探究了中国逐步推进卫生"制度化"的过程。他的所谓卫生制度化，其实也就是卫生的行政化，即卫生行政的推进过程。[①] 虽然该著以疫病(主要是鼠疫)为理解该进程的出发点，似不无有待斟酌的空间，但该著对近代中国引入和实施卫生行政过程的梳理，颇为详备清晰，乃是目前中国近代卫生史研究中不可或缺的研究基础。韩国的年轻学者辛圭焕有关 1930 年北平卫生行政的专著，从卫生概念史的梳理出发，从近代出生与死亡管理以及卫生教育、市政府的传染病管制和空间管制、城市环境与环境卫生改革三个方面对 20 世纪 30 年代北平市的卫生行政改革及其与国家医学的关系做了颇为全面细致的探讨。[②] 该著的突出之处，是在一个颇为集中的时空中对卫生行政的具体实施情况给予较为深入的探讨，揭示了国家卫生行政限度及其实施过程中的复杂性。他最新的专著《北京粪夫：中国劳动者的日常生活与革命》则引入日常生活史和微观史的学术理念，探究民国到 20 世纪 50 年代卫生行政创建和演进过程中北京(北平)粪夫日常生活的变迁及其与政治的关系。[③]

虽然欧美的学术取向对国际学界的引领作用无可置疑，不过

---

① 参见[日]饭岛涉：『ペストと近代中国：衛生の「制度化」と社会変容』。

② 参见[韩]辛圭焕：《国家·城市·卫生——20 世纪 30 年代北平市政府的卫生行政和国家医疗》(韩文)，首尔，ACANET，2008。

③ 参见신규환，《북경 똥장수——어느 중국인 노동자의 일상과 혁명》，푸른역사，2014。关于对该著的基本内容的了解，承蒙崔芝僖博士提供帮助，谨此致谢。

就中国医疗社会史和卫生史研究而言，台湾史学界的努力和成就有目共睹，其总体的研究水准，似在国际中国史学界居于领先地位。① 有感于中国卫生史研究的薄弱与重要性，该领域的领军学者梁其姿教授从 2002 年开始，在"中央研究院"召集院内外一批较为年轻的学人，开展卫生史研究计划。该计划的主题为"华人社会的卫生史——从传统到现代"，主要是希望通过从观念的变化到相关政策的实践考察，来探讨明清时期至 20 世纪 50 年代初期中国社会的卫生问题。研究的重点主要有二：一为探讨传统至近代之卫生观念的演变，以了解中国"现代性"的问题，特别着重于西方近代生物医学的洗礼与经验；二为从中国社会的卫生观念与实践，检视中国社会的特色，尤其是传统社会的文化特性。其成员除了主持人，主要还包括祝平一、刘士永、雷祥麟、张哲嘉、李尚仁和王文基等人。② 这一计划，至今仍在延续。2004 年在台北召开了"明清至近代汉人社会的卫生观念、组织和实践"国际学术研讨会，邀请了美国、日本及中国大陆的十余位研究者发表论文。以这次会议的论文为基础，梁其姿还和费侠莉（Charlotte Furth）一道主编了《东亚中国人的健康与卫生》一书，除了序跋，共收录论文 11 篇，分为"传统与变迁""健康与卫生"和"疫

① 关于台湾地区包括卫生史在内的医疗社会（文化）史研究状况，可参见拙文《关注生命——海峡两岸兴起疾病医疗社会史研究》（《中国社会经济史研究》2001 年第 3 期，第 94—98 页）、《中国疾病、医疗史探索的过去、现实与可能》（《历史研究》2003 年第 4 期，第 158—168 页），和陈秀芬的《医疗史研究在台湾（1990—2010）——兼论其与"新史学"的关系》（《汉学研究通讯》第 29 卷第 3 期，2010 年 8 月，第 19—28 页）。

② 参见台湾"中央研究院"人文社会科学研究中心的"卫生史研究计划"网站。网址为：http://www. issp. sinica. edu. tw/hygiene/index. html.

病控制运动"三个主题，内容涉及中国传染观念的演变、中国的粪秽处置及其近代演变、清末东北鼠疫中的防疫、19世纪通商口岸的节食与个人卫生、满洲"卫生"意涵的多重性、台湾妇女的分娩、台湾的反疟运动、中华人民共和国成立初期嘉兴的消灭血吸虫运动以及当今中国的 SARS 等。① 随后又集合团队成员的相关研究，出版了《健康与社会：华人卫生新史》一书。该书共收入12篇论文，"以西方医疗与公共卫生体制进入华人社会为主轴"，探讨了从清末至当代"华人社会的卫生体制、观念与实作之变迁"。论题主要包括：第一，"西方殖民主义与华人卫生体制的建立"；第二，"华人社会如何转换来自不同西方社会的公卫体制"；第三，"西方公卫体制传入后，如何引起华人社会卫生实作和概念的转变"；第四，"不同时期、不同性质的华人社会如何操作其卫生体系"；第五，"传染病的防治与华人公卫体制的实作"；第六，"操作华人社会卫生体制的物质文化"；第七，"卫生体制如何形塑华人社会的身体与主体"；第八，"华人公卫体系中健康不平等的问题"；第九，"公卫体制中个人的能动性与性别议题"；第十，"研究者如何建构华人社会的卫生史"。这些研究除刘士永和梁其姿有关公共卫生观念和近代医院的研究外，均是个案性的研究，讨论都非常具体而深入，虽然说不上系统而全面，"无法赋予华人社会卫生史统一的面貌"，不过作者显然都拥有良好的国际视野，也非常了解国际卫生史研究的前沿动态和理论，不仅

① 参见 Angela Ki Che Leung and Charlotte Furth(eds.)，*Health and Hygiene in Chinese East Asia：Policies and Publics in the Long Twentieth Century*，Durham and London：Duke University Press，2010.

对卫生的现代性有很深入的体认，而且也没有将西方卫生观念和制度的引入视为一个单向输入和被动接受的过程，而是细致呈现了现代华人卫生史的复杂而多元的历史面相。① 该研究团队经常召集成员展开讨论，并适时召开相关的会议，除了 2004 年的国际会议，近年来还先后组织了"近代华人的公卫史"（2008 年）、"19 至 20 世纪东亚华人的医学文化"（2009 年）和"后殖民卫生史"（2010 年）等工作坊。② 其成员大多具有西方留学经历，而且很多为研习科学史出身，思维活跃，选题新颖，十分契合当今国际学术发展潮流。其研究成果对引领当前华人学界卫生史、医疗史乃至社会文化史的发展方向，无疑颇具意义。不过作为一个研究群体，虽然有比较接近的研究旨趣，但关注的问题实际上差别甚大，故而研究也多少显得零散而缺乏系统性。而且除梁其姿等少数人外，大多数学者都对中国传统社会缺乏关注，他们探讨的也多为晚清特别是 20 世纪以后与西方或日本关系特别密切的问题，故而对于比较系统地了解中国近世社会卫生机制及其近代转变，仍难免有诸多不能令人满意之处。

该团队虽除了以上所说之论文集和类似于论文集的《健康与社会：华人卫生新史》，尚未有系统性的研究专著问世，不过其各自对某些专题的研究颇为深入，发表了不少相当精彩的研究论文。比如，刘士永在对日据时期台湾公共卫生观念转变的探讨中，一方面较为细致地呈现了 1895 年以前，台湾社会业已出现

---

① 参见祝平一编：《健康与社会：华人卫生新史》，联经出版事业股份有限公司2013 年版。

② 参见台湾"中央研究院"人文社会科学研究中心的"卫生史研究计划"网站。

的各种健康观和卫生论，另一方面也指出，在日据时期，台湾社会的健康观和卫生思想，开始逐渐趋近于当时重要的世界医学及卫生学主流思潮，不过，台湾社会本身的角色基本上是被动的，对于 20 世纪 20 年代以后西方各种卫生思想的讨论比较缺乏反应。① 雷祥麟有关民国卫生的论文，则别具意味地考察了 1930 年左右民国社会有关卫生的论述，当时的中国不仅存在着官方标准的卫生概念和规范，同时存在着大量的另类卫生认识，如对"治心"等个人身心调节的强调等。他并没有延续那种认为这种另类的卫生认识妨碍了真正的公共卫生在中国的开展的一般说法，而是致力于描绘它与西方 hygiene 的争议和互相界定的过程，并探索它出现在 20 世纪上半叶之中国的历史过程和可能的意义。雷祥麟提出，"卫生"不只是保卫生命，同时也是体现自我或自我体验生命的路径和方式。② 另一篇名为《习惯成四维：新生活运动与肺结核防治中的伦理、家庭与身体》的论文则将新文化运动与肺结核防治这样似乎并没有直接关联的问题联系在一起，从卫生问题入手，探讨卫生与身体和政治之间极为密切的联系，向读者展示了在 20 世纪对中国传统家族制度的激烈批判中，卫生乃是其中一条非常重要而且具有科学依据的理由。③ 在 19—20 世纪有关中国的论述中，在健康与卫生方面，西洋乃至东洋人普遍

---

① 参见刘士永：《"清洁"、"卫生"与"保健"——日治时期台湾社会公共卫生观念之转变》，《台湾史研究》第 8 卷第 1 期，2001 年 6 月，第 41—88 页。

② 参见雷祥麟：《卫生为何不是保卫生命？民国时期另类的卫生、自我与疾病》，《台湾社会研究季刊》第 54 期，2004 年 6 月，第 17—59 页。

③ 参见雷祥麟：《习惯成四维：新生活运动与肺结核防治中的伦理、家庭与身体》，《"中央研究院"近代史研究所集刊》第 74 期，2011 年 12 月，第 133—177 页。

有一种显著的优越感，而 19 世纪长期生活在北京的英国传教士德贞可以说是少数的例外。关于德贞甚为独特的有关中国卫生的论述，罗芙芸在其 2004 年出版的论著中，已经有所关注，借以表明卫生的多样性以及批评西方卫生的优越感和不言而喻性。[①] 而李尚仁的长篇论文则对德贞的卫生论述做了更进一步的深入探析。文章首先探讨德贞对中国卫生状况的认识从批评到赞赏的变化历程，进而深入探讨了他那些独特论述形成的原因及背后的思想渊源。德贞的一反常人的论述，既是由于他在体会到了西方公共卫生学说存在着一些难以解释的现象后，希望借中国的经验来反省英国公共卫生运动的局限，同时，也与他秉持新古典医学传统以及宗教神学中的道德经济观念密切相关。[②] 在该文的基础上，李氏又引入"身体感"这一分析概念，以《腐物与肮脏感：十九世纪西方人对中国环境的体验》为题，探究了 19 世纪西方人对中国环境的体验。该文在比较详细地呈现了 19 世纪来华西方人对中国环境的描述的基础上，细腻分析了西方人"不卫生""肮脏"等身体感的形成机制和社会文化因素，认为西方人这种身体感一方面与他们的种族主义和文明优越感，以及他们教化改革中国人的姿态和努力及这种努力遭遇的困难和挫折感密不可分，另一方面，也"建立在城市建筑、居家空间安排、清洁环境与个人卫生行为等生活环境的建构与具体实作的基础上面，其中牵涉到个人

---

① 参见［美］罗芙芸：《卫生的现代性：中国通商口岸卫生与疾病的含义》，向磊译，第107—110 页。

② 参见李尚仁：《健康的道德经济——德贞论中国人的生活习惯和卫生》，《"中央研究院"历史语言研究所集刊》第 76 本第 3 分，2005 年 9 月，第 467—509 页。

在长期教养规训下所养成的惯习与管理都市与人群的权力运作"。[1] 李尚仁的研究总体上是在殖民医学的理论模式中展开的，其关心的中心问题与其说是中国的卫生，不如说是殖民主义体系下中心与边陲在医学和卫生方面的关系。实际上他的研究也几乎完全建立在西文资料的基础之上，对更好地认识和理解 19 世纪在华西方人的心态以及现代"卫生"背后的复杂社会文化意涵和权力关系，颇有助益。但若希望了解晚清以降中国人的心态和中国人的卫生观念与实践，恐怕难免会感到失望。

周春燕最新出版的《女体与国族——强国强种与近代中国的妇女卫生(1895—1949)》似乎是目前台湾地区仅有的卫生史方面的专著，她的研究与上述研究团队并无直接关系，不过从著作中表现出的一定的社会文化史研究取向来看，或许也多少受到上述团队研究的影响。该著从性别史和身体史的视角探讨近代中国妇女卫生，着重从月经应对和分娩处理两个方面，梳理了在"亡国灭种""强国保种"这一近代危机意识的促动下，由国家主导的妇女卫生的近代化过程；对这一过程中，通过将妇女视为"国民之母"的论述以提高妇女之地位，以及晚清特别是民国时期国民政府在妇女卫生近代化方面的努力均持较为正面的认识和评价。[2] 该著比较重视过程的梳理和呈现，所论亦具一定深度，给人明快

---

① 参见李尚仁：《腐物与肮脏感：十九世纪西方人对中国环境的体验》，见余舜德主编《体物入微：物与身体感的研究》，台湾"清华大学"出版社 2008 年版，第 45—82 页。

② 参见周春燕：《女体与国族——强国强种与近代中国的妇女卫生(1895—1949)》，政治大学历史学系 2010 年版。

清晰之感，但对妇女卫生的全面性和复杂性的认识似乎有所不足，且不无"现代化叙事"之印记。

　　与上述研究团队的旨趣有所不同，台湾学界还有些有关卫生史的研究是在城市史，特别是城市生活史的研究脉络中展开的。其中较早出现的代表性成果是梁庚尧有关南宋城市卫生的研究。作者对南宋以临安为中心的城市中出现的卫生问题以及政府所采取的措施做了论述，认为各类公共卫生与社会福利设施在城市中普遍设立，是宋代以后城市的一项特色，而城市卫生环境恶化之后，疫病容易流行，应是这项特色出现并得以延续的部分原因。① 稍后，邱仲麟发表的有关明清北京城市生活的系列论文中，有两篇与城市卫生密切相关，其中《风尘、街壤与气味：明清北京的生活环境与士人的帝都印象》一文，考察了明清士人对于北京生活环境的印象与记忆，以翔实的资料，呈现了当时士人，特别是南方士人印象中的北京风尘弥漫、臭秽难闻的城市生活环境。② 另一篇有关明清到民国北京城市用水的论文，同样以翔实的资料考察了城市供水群体、民生用水以及用水管理及其近代变迁等问题，为读者提供了一幅鲜活的城市生活图景。③ 这些研究虽然对相关卫生问题的意涵的解读用力较少，但研究者在传

---

　　① 参见梁庚尧：《南宋城市的公共卫生问题》，《"中央研究院"历史语言研究所集刊》第 70 本第 1 分，1999 年 3 月，第 119—163 页。

　　② 参见邱仲麟：《风尘、街壤与气味：明清北京的生活环境与士人的帝都印象》，《"清华"学报》（台湾）新 34 卷第 1 期，2004 年 6 月，第 181—225 页。

　　③ 参见邱仲麟：《水窝子：北京的供水业者与民生用水（1368—1937）》，见李孝悌主编《中国的城市生活》，联经出版事业股份有限公司 2005 年版，第 229—284 页。

统文献方面功力深厚，资料翔实，同时又具有一定的国际视野，故而他们的研究对了解中国传统时期的卫生状貌，具有非常重要的参考价值。

进入 21 世纪后，随着国际新学术思潮和理念的不断引入与实践，特别是医疗史研究日渐兴盛[①]，卫生史的研究也开始受到中国大陆史学界的关注，研究成果日渐丰富。不仅一部分医疗史学者开始关注卫生问题，同时，还有不少原本从事城市史、中外关系史等其他方面研究的学者，也从不同的角度对中国历史上特别是近代以来的卫生问题进行了探讨。卫生与医疗均是人类应对疾病的重要举措，实际上，卫生也往往被包括在一般所谓医疗史之中，从疾病医疗社会文化史的角度展开卫生史的探讨，乃是十分自然的事，尤其是在探讨疫病的社会应对时，自然就会涉及卫生的问题。比如，我在 2003 年出版的《清代江南的瘟疫与社会———一项医疗社会史的研究》一书中，就对清代的卫生概念、防疫和检疫等卫生问题做过初步的探讨。[②] 这一研究虽然十分粗浅，不过其提出或隐含的诸多问题，却为我此后的进一步研究提供了可能的方向和动力。又如，曹树基对鼠疫的研究，也关注到公共卫生的问题，如他在探讨内地对 1894 年香港鼠疫的反应时，

---

① 关于 21 世纪中国医疗史研究的情况，可以参见拙文：《导言——新世纪中国医疗社会文化史研究刍议》，见余新忠、杜丽红主编《医疗、社会与文化读本》，北京大学出版社 2013 年版，第 Ⅰ—Ⅻ 页。

② 参见拙著：《清代江南的瘟疫与社会———一项医疗社会史的研究》，中国人民大学出版社 2003 年版，第 218—349 页。

梳理了《申报》中有关防疫及卫生行政的相关讨论。① 而其有关
1918 年山西鼠疫的探讨，则完全是在公共卫生的主题下展开的，
该文对防疫举措及现代卫生机制的理解均持相当正面的态度，主
要依据政府编订的防疫报告书对当时的中央和地方政府在这次鼠
疫中的应对举措及其相互关系做了论述，颇为积极地评价了中央
和地方政府在这次防疫活动中的作用及其在中国卫生史上的地
位。② 再如，对医疗史研究有年且多有贡献的高晞在《德贞传：
一个英国传教士与晚清医学近代化》中也有专章论述德贞的公共
卫生学研究与流行病调查，较多地介绍了德贞对中国卫生习惯的
赞赏和对某些中医学内容的认同。③ 并且，其在最新的有关 19
世纪上半叶上海卫生的论文中，以韩雅各（James Henderson）出
版于 1863 年的《上海卫生》(*Shanghai Hygiene*)以及《海关医报》
为主要资料，梳理了 19 世纪上半叶上海社会，主要是西人社会
的卫生观念和生活，并对当前卫生史研究的一些认识提出了批
评，特别是对学界将中国近代卫生引入和发展的影响因素主要归

---

　　① 参见曹树基、李玉尚：《鼠疫：战争与和平——中国的环境与社会变迁(1230～
1960 年)》，山东画报出版社 2006 年版，第 342—349 页。
　　② 参见曹树基：《国家与地方的公共卫生——以 1918 年山西肺鼠疫流行为中
心》，《中国社会科学》2006 年第 1 期，第 178—190 页。不过，对于该文依据资料单
一和对防疫效果的评价及其学术理念，胡成持有不同的意见。参见胡成：《东三省鼠
疫蔓延时的底层民众与地方社会(1910—1911)——兼论当前疾病、医疗史研究的一个
方法论和认识论问题》，"东亚医疗历史工作坊"论文，香港浸会大学历史系及近代史
研究中心，2010 年 6 月 25 日，第 1—4 页。
　　③ 参见高晞：《德贞传：一个英国传教士与晚清医学近代化》，复旦大学出版社
2009 年版，第 380—406 页。

之于日本表达了不满。① 除此之外，随着国内医疗社会文化史研究影响的扩大，亦出现了不少年轻学人从卫生这一主题切入来从事该领域的研究。比如，彭善民的专著《公共卫生与上海都市文明(1898—1949)》将源于西方的近代公共卫生视为现代都市文明的象征和重要内容，主要从近代城市变革的视角梳理了自清末到民国上海公共卫生的缘起及其演变历程，探究了上海的近代公共卫生是如何在华洋及官绅民等多重力量的作用下渐趋展开的，而公共卫生的演进又是如何推动上海都市文明的发展的。② 他的这一研究在时段上差不多是程恺礼早期开拓性研究的接续，而且在学术理念上亦颇为类同，不过就搜集资料、关涉卫生的相关问题以及涉及区域等的广度上，似较程恺礼的研究有所推进。张泰山从传染病入手，围绕着疫病救疗，对民国时期国家的公共卫生建设做了颇为全面的梳理和探究。③ 我主编的《清以来的疾病、医疗和卫生——以社会文化史为视角的探索》一书的第四个主题"近代境遇中的'卫生'"中，收录了四篇大陆青年研究者的有关清代沐浴、北京卫生行政、上海的医疗卫生广告和民国天津的卫生运动的论文。④ 路彩霞聚焦于清末的京津地区，对近代公共卫生草

---

① 参见高晞：《19世纪上半叶的上海卫生：观念与生活》，见上海市档案馆编《上海档案史料研究》第18辑，上海三联书店2015年版，第3—24页。(该文承蒙高晞教授惠赠，谨致谢忱!)

② 参见彭善民：《公共卫生与上海都市文明(1898—1949)》，上海人民出版社2007年版。

③ 参见张泰山：《民国时期的传染病与社会：以传染病防治与公共卫生建设为中心》，社会科学文献出版社2008年版。

④ 参见余新忠主编：《清以来的疾病、医疗和卫生——以社会文化史为视角的探索》，生活·读书·新知三联书店2009年版，第281—370页。

创时期京津卫生行政的制度建设,以及观念冲突与协调等问题做了颇有新意的论述,借助大量的报刊资料,较好地梳理了制度建设的基本状貌,而且从社会文化史的角度,探讨了治疫观念和臭味等颇具意味的论题。① 朱慧颖则专门以天津为研究对象,探讨民国时期天津的卫生行政、防疫机制、医药业管理、环境卫生和卫生教育等内容,在对公共卫生实践做了较细致呈现的同时,探察了公共卫生与社会变迁的关系,并注意到卫生现代化对民众日常生活和一些传统行业或职业的影响。② 吴郁琴则以民国时期的江西(包括苏区)为考察对象,通过对这一时空中以卫生行政为主要内容的公共卫生建设的研究,梳理了民国时期江西公共卫生建设的成绩和不足,进而探讨了卫生与政治以及国家和社会之间的关系,并在最后借此透视了中国近代社会变迁的特征。③

与此同时,一些原本从事其他相关领域研究的学者,特别是中国近现代史的研究者,也关注到了卫生问题,并做了不少探索。比如,范铁权在对近代科学社团的研究中,注意到了其与公共卫生的关系,遂在既有研究④基础上完成了《近代科学社团与中国的公共卫生事业》一书,通过对报刊等资料较为细致的爬梳,围绕着近代科学社团对公共知识的建构、卫生知识和观念的传播

---

① 参见路彩霞:《清末京津公共卫生机制演进研究(1900—1911)》,湖北人民出版社 2010 年版。

② 参见朱慧颖:《天津公共卫生建设研究(1900—1937)》,天津古籍出版社 2015 年版。

③ 参见吴郁琴:《公共卫生视野下的国家政治与社会变迁——以民国时期江西及苏区为中心》,中国社会科学出版社 2012 年版。

④ 参见范铁权:《体制与观念的现代转型:中国科学社与中国的科学文化》,人民出版社 2005 年版;《近代中国科学社团研究》,人民出版社 2011 年版。

及其卫生实践等内容,论述了近代科学社团在近代公共卫生建设上的成绩与局限,并进而探究了公共卫生建设中社团与政府之间的关系。① 又如,在近代中外关系或中外文化交流史研究中,西方来华传教士显然是其中被重点关注的内容之一。不仅这些传教士中有相当一部分为医学传教士,而且在传教士的相关活动中,医疗卫生活动也占有相当的分量。而且,医疗和卫生也是传教士较为关注且记录较多的内容。故而,不少从事中外文化交流,特别是传教士研究的研究者,也往往会论及卫生问题,像田涛早在1990 年就利用《中国丛刊》等中英文资料,对清末民初的在华基督教会的医疗卫生事业做了探讨。② 而近年来,更是涌现出一批专门探究西方来华传教士对中国医疗卫生事业的影响的论著③,其中也往往会涉及卫生问题。比如,何小莲在其专著中,列专章探讨传教士与中国公共卫生事业,认为正是传教士的积极活动与影响促进了中国近代公共卫生事业的艰难起步。④

对学术界出现的日益增多的卫生史的研究成果,李忠萍较近发表的题为《"新史学"视野中的近代中国城市公共卫生研究述评》的论文,从"近代城市公共卫生事业的发展变迁""近代城市公共卫生管理""疫病与近代城市公共卫生""社会力量与近代城市公共

---

① 参见范铁权:《近代科学社团与中国的公共卫生事业》,人民出版社 2013 年版。

② 参见田涛:《清末民初在华基督教医疗卫生事业及其专业化》,《近代史研究》1995 年第 5 期,第 169—185 页。

③ 比较重要的有董少新:《形神之间——早期西洋医学入华史稿》,上海古籍出版社 2008 年版;高晞:《德贞传:一个英国传教士与晚清医学近代化》;何小莲:《西医东渐与文化调适》,上海古籍出版社 2006 年版;李传斌:《基督教在华医疗事业与近代中国社会(1835—1937)》,苏州大学博士学位论文,2001 年;等等。

④ 参见何小莲:《西医东渐与文化调适》,第 157—191 页。

卫生""殖民主义、民族主义与近代城市公共卫生"和"公共卫生与
近代城市政权扩展"六个方面概述了国内外（以国内为主）有关近
代中国的公共卫生研究的相关成果。① 该文对相关研究的搜集颇
为详备，内容充实，对于了解目前国内公卫史的基本研究状况，
颇有助益。② 而且，该文意欲在"新史学"的脉络中来涵括和理解
近代公卫史的研究，表现了作者积极追求学术创新和拓展史学研
究新领域的学术意念和努力。不过医疗或卫生史研究，虽然目前
乃是史学界新兴的研究领域，但探究新的研究对象，并不天然就
具有被视为"新史学"的正当性，"新史学"的"新"似乎还更应体现
在学术理念的"新"上。尽管"新史学"内涵在不同的时代会有不同
的理解，就是在同时代，不同的人也会有不尽一致的认识，但就
目前的中国学术界来说，大体上，若对西方后现代思潮的积极意
义缺乏基本的理念自觉，对通行的"现代化叙事"模式的局限以及
近代"卫生"的复杂性和现代性缺乏必要的省思，这样的研究恐怕
离"新史学"多少有些距离。纵观李文的六个小标题及其内容，似
乎可以说均是 20 世纪 80 年代以来社会史研究关注的内容。这一
述评其实同以上所说的国内的大多数研究一样，似乎比较缺乏对
国际学术界医疗卫生史研究主流的认识、了解和把握，有着比较
明显的"现代化"的学术理念和叙事模式。一如张仲民所指出的那
样："中国大陆的许多研究者，则多强调西方的'卫生'及'医疗'

---

① 该论文对卫生史成果的概述虽名之为城市公共卫生，但也囊括并非特定以城
市作为论述对象的成果，而且由于在近代中国，公共卫生行为和举措在多数情形下主
要只与城市发生联系，故将该文视为对近代中国公共卫生的述评似无不可。

② 参见李忠萍：《"新史学"视野中的近代中国城市公共卫生研究述评》，《史林》
2009 年第 2 期，第 173—186 页。

带来的现代化与文明特质，基本不提或很少提及'卫生'和'医疗'的殖民现代性色彩。"①

当然，也并非没有例外，近些年来，国内还是出现了一些具有国际学术视野，从社会文化史的角度来探究中国近世卫生的论著。其中较具代表性的，当属胡成的数篇论文。其中《"不卫生"的华人形象：中外间的不同讲述——以上海公共卫生为中心的观察(1860—1911)》一文，主要利用晚清上海的诸多中英文报刊资料，从华人"不卫生"被定义为瘟疫之源和近代细菌学理论的传入，租界卫生景观的改善和华人社会的变革维新以及文化优越感、民族主义诉求和主权之争三个方面比较细致地呈现了中外间不同的讲述共同塑造了华人的"不卫生"形象，并认为，围绕着华人"不卫生"的讲述，中外双方虽各有不同考虑和投射，并常以冲突和竞争的形式展开，却共同开创和推动了上海公共卫生的现代性发展。② 而其有关卫生检疫的两篇论文，则从租界政治和近代国家形成的视角出发，考察了 1910 年上海租界检疫风潮和清末东北鼠疫中的检疫行为，借此来表明华人争取自主检疫和国家对检疫的积极推行对维护中国的国家主权起到的积极的推动作用；在关注外交、主权的同时，还特别注意到了普通民众的感受和回应。胡成明显跳出了大多数研究在"革命史观"或"近代化范式"指引下将问题简单化的窠臼，较为具体地呈现了检疫这一"近代行

① 张仲民：《出版与文化政治：晚清的"卫生"书籍研究》，上海书店出版社 2009 年版，第 93 页脚注〔3〕。

② 参见胡成：《"不卫生"的华人形象：中外间的不同讲述——以上海公共卫生为中心的观察(1860—1911)》，《"中央研究院"近代史研究所集刊》第 56 期，2007 年 6 月，第 1—43 页。

为"的复杂性。① 而其最新的一篇评述性的论文，则主要立足于
对东北鼠疫中检疫问题的探讨，对国内以往一些相关研究资料单
一、缺乏国际学术理念等问题提出了批评，并进而通过对检疫复
杂性的呈现，探讨了研究中应如何更多地珍视、尊重底层民众和
贫苦阶级的生命的问题。② 最近胡成将以上成果再加入其有关医
学传教士、"东医西渐"和民国废娼运动等方面的研究，在跨国和
跨文化也即全球史的学术理念的统一观照和梳理下，编纂成目前
国内卫生史研究中极具分量的一部专著。③ 胡成的研究视野开
阔，资料翔实，往往能够借助颇为前沿的学术理念和广泛的资料
搜集，让读者看到以往研究中未曾注意到的诸多历史面相和问
题，对目前国内卫生史的研究颇具启发和促进作用。不过就卫生
史研究而言，其涉猎的只是个别的点，比较不具系统性，而且就
"卫生"的复杂性及其隐含的丰富内涵来说，仍存在相当大的进展
空间。杜丽红最新的有关近代北京（1905—1937 年）公共卫生研
究的专著，也在一定程度上体现了作者努力在当今国际史学发展
脉络中展开自身研究的追求，不仅在最后省思了人们通常采用的
以理性、进步为当然主题词，"赋予现代性以合法性的元叙事"的

---

① 参见胡成：《检疫、种族与租界政治——1910 年上海鼠疫病例发现后的华洋
冲突》，《近代史研究》2007 年第 4 期，第 74—90 页；《东北地区肺鼠疫蔓延期间的主
权之争（1910.11—1911.4）》，见常建华主编《中国社会历史评论》第 9 卷，天津古籍出
版社 2008 年版，第 214—232 页。
② 参见胡成：《东三省鼠疫蔓延时的底层民众与地方社会（1910—1911）——兼
论当前疾病、医疗史研究的一个方法论和认识论问题》，"东亚医疗历史工作坊"论文，
香港浸会大学历史系及近代史研究中心，2010 年 6 月 25 日，第 1—4 页。
③ 参见胡成：《医疗、卫生与世界之中国（1820—1937）：跨国和跨文化视野之
下的历史研究》，科学出版社 2013 年版。

论述模式所存在的缺陷，还特别注意到了在经济全球化的背景中，本地化的重要性、具体过程以及实际影响。作者运用自身良好的政治学修养，较多地从制度与制度运作角度出发来探究近代北京公共卫生观念、制度的引入和建立，以及日常的制度运作是如何在与民众的双向互动中形塑人们的日常生活及促成公卫制度的落地的；希望通过制度变迁和日常运作的双重视角来揭示国家与社会的互动，阐释近代中国政治与社会变迁的内在机制。该著特别是其导言和结语展现出了作者拥有比较开阔的学术视野和前沿的学术理念，不过在具体的论述中，有些旨趣似乎并未得到很好的贯彻，而且在对既有研究成果的吸收和资料丰富性等方面，也有不少有待进展的余地。[①]

　　杨念群具有强烈"新史学"色彩的专著《再造"病人"——中西医冲突下的空间政治(1832—1985)》虽然并非卫生史的专著，不过也有两章(第三章、第八章)较多地涉及民国初年和中华人民共和国成立以来的卫生问题。该著的重心并不在探究近代中国具体的医疗卫生问题，而是借对其所感兴趣的某些特定专题的探析来揭示疾病、医疗和卫生背后的政治和文化意涵。[②] 在第三章中，他探讨了民国以降，由国家全面操控医疗卫生事务的医疗"国家化"的改革进程，以及西方医学人士通过引入"社会服务"理念力

[①] 参见杜丽红：《制度与日常生活：近代北京的公共卫生》，中国社会科学出版社 2015 年版。

[②] 参见拙文：《另类的医疗史书写——评杨念群〈再造"病人"〉》，《近代史研究》2007 年第 6 期，第 92—104 页；"Writing about a Different Kind of Medical History: A Critical Review of Zaizao Bingren by Yang Nianqun", *Journal of Modern Chinese History*, Vol. 1, No. 2, Dec., 2007, pp. 239-248.

图将西方的医疗空间渗透至中国城市的各个角落和民众日常生活之中的情形。第八章则以抗美援朝战争期间的"细菌战"为切入点，论述了中国政府通过构建一种"颠倒的想象"，将爱国主义和卫生运动联系了起来，并通过社会动员，即开展爱国卫生运动，推进现代卫生机制在中国社会进一步确立的过程。①

与上述几种研究的切入路径不同，张仲民的有关卫生的专著则是从书籍史和阅读史的角度来展开的，通过对晚清"卫生"书籍的钩沉，探讨了出版与文化政治间的关系以及晚清政治文化的形成。总体上，这是一项具有鲜明的社会文化史特色的研究。就卫生史研究而言，该著最大的贡献是系统而全面地梳理了晚清诸多有关卫生的书籍的出版情况，为人们更好地研究晚清的卫生奠定了重要的基础，不仅如此，作者从卫生及卫生书籍的出版和阅读出发，探究了与此密切相关的种族和消费文化问题，也就是说，从书籍史和阅读史的角度，揭示了近代"卫生"的部分政治文化内涵。②

通过以上论述可以看到，经过近百年，特别是最近十数年中外学者的努力，中国近世卫生史研究至今已经有了不少积累，至少从以下几个方面为今后的研究打下了重要的基础。首先，以往医史学界的研究比较重视对国家医政以及疫病预防的观念和行为的探讨，虽然这些研究往往缺乏必要的历史感，多存在以今解古

---

① 参见杨念群：《再造"病人"——中西医冲突下的空间政治(1832—1985)》，第95—126、311—360 页。

② 参见张仲民：《出版与文化政治：晚清的"卫生"书籍研究》。

的问题，不过毕竟提供了不少资料的线索，并让人们对历史上的相关问题有了基本的了解。而近年来史学界的一些对传统时期用水和居住环境的探究，则有利于更进一步探究晚清之前中国城市的卫生状况。其次，对于主要源于西方的由国家主导的近代公共卫生机制，特别是城市卫生行政的引入和展开情况，眼下已经有不少的研究成果，从城市卫生管理、检疫、城市用水、预防接种等多个方面对京津沪等多个地区做出了颇具成绩的探讨。最后，最近一二十年来，在后现代思潮的冲击下，海内外特别是海外的一些在社会文化史脉络中展开的研究，对"卫生"蕴含的现代性以及某些社会文化内涵做出了不少启人深思的探究，打破了以往那种将近代卫生视为现代化的象征和中国现代化追求目标的认识。

不过总体而言，卫生史研究在中国史学界，还是一个正趋兴起的新兴研究领域，研究之薄弱毋庸讳言，以上所说的这些研究成果，若放在整个中国史研究中，数量上显然还微不足道，有待进展之处也显而易见。就我的考量来说，至少以下诸方面，还存在着诸多不足和有待进一步探索的空间。第一，现有的研究大多集中在对 20 世纪以降特别是民国时期卫生的探讨，对晚清社会在卫生行政等方面的努力和成绩似乎重视不够，而对传统时期的卫生观念和行为，则除了邱仲麟等人的个别研究，还几付阙如。第二，由于近代的公共卫生一般均被视为西方的舶来品，也因为现有的研究对传统时期的卫生观念和行为缺乏关注和探究，现有的一些探究中国近代公共卫生的研究，往往存在着割裂传统和近代之嫌，不能从内外两个方面多视角地来认识中国近代公共卫生的演变。第三，目前大多数国内的相关研究者，无论是在学术视野还是学术理念上，都仍有较大的提升空间。在国际学界的公共卫生史研究中，无论是对历史还是对现实问题的探究，都早已摒弃 20 世纪六七十年代之前的那种信心满满的乐观心态和以称颂为主的研究态度，从十七八世纪逐步发展而来的近代公卫机制，不再只是一个理所当然应予称颂、发展和推广的现代象征，同时也成为学界批判和省思的对象，人们逐渐认识到，现代公卫制度在改善社会整体的健康状况的同时，也日益显著地暴露出了其本身存在的诸多问题，甚至还给人类的生存带来了一些难以克服的困难。不仅如此，在这一制度的创立和推行中，无论是对内还是对外（如海外殖民的强制推行和相对柔性的知识与制度的海外输出等），无不隐含着近代（或者说西方）话语和文化的霸权以及复杂的权力关系。然而这一国际史学界的主流认识，似乎还较少受到国内相关研究者的关注，在国内学术界的主流认识中，现代公卫制度，仍是毋庸置疑的现代化标杆和追逐目标。虽然有关中国近代公共卫生史的研究日渐增多，但似乎大多都无视卫生现代化的复杂性及其背后的社会文化意涵和权力关系，也基本都未能跳脱"现代化"的学术理念和叙事模式。第四，海外的一些研究（也包括国内个别研究）虽然具有前沿的学术理念，对揭示和探析"卫生"的现代性及其社会文化意涵用力甚多，亦对人启益良多，但其或许过于注重对意义的探析，反而影响了对具体历史经验的呈现，也就是说，对近世中国的卫生观念、组织和行为及其近代演变的脉络的梳理和呈现似乎还存在不尽如人意之处。而且虽然对卫生意涵的省思已经展开，但广度和深度似乎也还有继续着力的必要。比如，关于现代性的思考，大多专注于探析卫生所彰显的现代性，而对中国社会在引入和推行现代卫生机制过程中的必要性和合理性，似乎还甚少给予注目。又如，对于中国社会所推行的现代卫生制度背后的权力关系、现代卫生行政与现代身体之间的关系等问题，也甚少有研究专门予以探讨。

三、研究旨趣

在近代中国，卫生似乎是个有些沉重的话题，晚清"卫生"概念的演变，折射的正是整个历史情势的变动，西洋人的船坚炮利和"高大威猛"不仅让中国人颜面尽失，而且也逐步销蚀了国人身体和文化上的自信，"不讲卫生""东亚病夫"等一个个关于国人的具有明显侮辱性甚至自虐性的身体和文化意象的形成，使得"卫生"这一话题也日渐变得不再单纯和轻松。"卫生"不再仅仅关乎个人的健康和幸福，同时承载起了民族繁荣强盛的大义；"卫生"也不再仅仅是个人生活方式的选择，同时也成了界定一个人的文明程度和社会阶层的指标。不仅如此，"卫生与否"还被赋予与道德素养、精神状貌乃至爱国情怀等相关联的诸多意义。也就是说，"卫生"已不再是无关大义的个人的自由选择，而成了各种政治和文化权力竞逐的角力场，成为国人不经意间套上却无可逃避

的漂亮"金箍"。显而易见，"卫生"给近代中国带来的，不仅有健
康、文明和"现代化"，也有屈辱、被健康以及不自觉的权力征
服。通过上面对现有研究的概述，我们业已看到，近世的"卫生"
及其相关努力，既是国人的生活经验、追求现代化的努力，也是
现代性和诸多社会文化意涵以及权力关系的象征。对于历史研究
来说，意义的解读固然不可忽略，但历史经验和演变脉络的呈
现，至少同样重要。"卫生"承载的复杂而丰富的社会文化意涵自
然有待我们去努力探析，但若离开对卫生观念、行为及其机制以
及演变过程的梳理和系统呈现，这样的探析终不免让人感到偏颇
和有失历史研究的本来意义。当然，这并不意味着可以一头扎进
丰富的历史文献之中而全然无视不断涌现的诸多相关的前沿理
论，实际上，对于历史研究者来说，不仅要有进入历史情境中来
认识和理解问题的历史感和史学功力，同样也需要拥有各种后来
先进理论赋予的"后见之明"，既对历史上人们的观念和行为给予
同情之理解，又能利用"后见之明"去发现和分析当时之人忽略或
无法看到的问题。故而，就卫生史的研究来说，对"卫生"丰富意
义的解读，必须建立在细致全面地呈现相关的历史经验和演变脉
络的基础之上。

中国社会史研究自 20 世纪 80 年代中期重新兴起以来，取得
了相当可观的成绩，至今仍处于不断更新理念及开拓新领域的持

续发展之中。① 实际上，国内史学界较早有关疾病医疗的研究，也主要是在社会史研究的脉络中展开的，并往往被视为社会史研究中的新方向或新领域。② 不过在 20 世纪 80 年代国内社会史开始兴起之时，国际上社会史的研究因其过于浓郁的结构主义色彩以及过于社会科学化的研究方法，而日益受到"新文化史"的冲击和挑战。③ 但这种文化史和社会史之间的对立，在中国大陆史学界并不存在，这与李孝悌所描述的台湾地区的情况似乎颇为一致。李曾就台湾地区的新文化史研究论述道："由于台湾的文化史家不像西方的同行那样，对社会史的理论预设，因为有清楚的掌握从而产生强烈的批判，所以从来不曾把社会史研究作为一个对立的领域，并进而推衍、建立新文化史的理论框架和课题。我们甚至可以说，台湾的新文化史研究其实是从社会史的研究延伸

① 关于中国社会史研究的历程，可以参见常建华：《中国社会史研究十年》，《历史研究》1997 年第 1 期，第 164—183 页；常建华：《跨世纪的中国社会史研究》，见常建华主编《中国社会历史评论》第 8 卷，天津古籍出版社 2007 年版，第 364—397 页；王先明：《新时期中国近代社会史研究评析》，《史学月刊》2008 年第 12 期，第 5—15 页；赵世瑜、行龙、常建华：《走向多元开放的社会史——中国社会史研究 30 年的回顾与前瞻超越名实之辩的社会史》，《光明日报》2009 年 3 月 24 日，第 12 版；行龙、胡英泽：《三十而立：社会史研究在中国的实践》，《社会科学》2010 年第 1 期，第 140—149 页。

② 参见拙文《中国疾病、医疗史探索的过去、现实与可能》(《历史研究》2003 年第 4 期，第 158—168 页)和《回到人间 聚焦健康——新世纪中国医疗史研究刍议》(《历史教学(下半月刊)》2012 年第 11 期，第 3—11 页)。

③ 参见[英]劳伦斯·斯通(Lawrence Stone)：《历史叙述的复兴：对一种新的老历史的反省》，古伟瀛译，见陈恒、耿相新主编《新史学》第 4 辑《新文化史》，大象出版社 2005 年版，第 8—27 页；[西]米格尔·卡夫雷拉：《后社会史初探》，[美]玛丽·麦克马洪英译，李康中译，北京大学出版社 2008 年版，第 1—25 页。

而出的。"①实际上，大陆较早一些具有新文化史色彩的探究，还往往以"新社会史"的名目出现。② 而此后的有些相关探索，则干脆名之为"社会文化史"。而我也将自己的研究归入医疗社会文化史的范畴。近年来我之所以将自己的研究领域从"医疗社会史"修改为"医疗社会文化史"，乃是希望引入新的学术理念，在"新史学"的脉络下进一步推动史学界的疾病医疗史研究的发展。虽然目前国内史学界对"社会文化史"的理解并不一致，不过就我的认识而言，社会文化史其实就是新文化史在国内学术背景中的新称呼而已。而之所以如此称呼，一者是因为如前所述，国内的新文化史研究乃是社会史研究的自然延伸，两者存在着密切甚至界限模糊的紧密关系；二者也是因为，尽管我对历史研究中话语的解读、意义的追寻和诠释等的重要性深为认同，但也并不愿意就此放弃对呈现一定限度内的"真实"历史经验和过程的努力，并认为，社会的结构和制度依然是理解意义和文化不可或缺的因素。不用说，我对卫生史的探索，就是在社会文化史的视野下展开的。这一视野，并不是简单地将两者汇合，而是希望打破两者的藩篱，以一种新的学术理念去呈现历史经验和脉络，省思话语的权力，追寻意义的解构和诠释。

显然，我们寄希望于通过在尽可能呈现有关卫生的历史经验

---

① 李孝悌：《序：明清文化史研究的一些新课题》，见李孝悌主编《中国的城市生活》，新星出版社 2006 年版，第 3 页。

② 如杨念群主编的《空间·记忆·社会转型："新社会史"研究论文精选集》（上海人民出版社 2001 年版）和孙江、黄东兰等主编的"新社会史"连续出版物第 1—3 辑（浙江人民出版社，2004—2006 年）。

的基础上，去努力破解和阐释卫生的意义，来推动当前卫生史研究的进一步深入发展。不过无论是经验的呈现还是意义的破解，都会涉及无比复杂而多样的点和面，想凭一己之力在有限篇幅内完成如此宏大的目标，全然没有可能，故而我的论述中，也会针对当前的研究现状和自己的兴趣，将关注点相对集中。其中传统与现代视域中的卫生现代性问题，则是本书关注的焦点。

中国社会的近代演变是我一直以来着力关心的议题，在第一部著作《清代江南的瘟疫与社会——一项医疗社会史的研究》中，我就将明清社会的发展列为全书思考的重点问题，希望通过对清代的瘟疫及其社会应对的探讨，来考察以往作为近代僵化起点的传统社会的历史变迁状况。在研究中，我深切地感到，以往诸多对近代社会转型的研究，存在着对传统的严重误读。在很多研究中，落后且僵化的传统不过是学者们借以表达近代变动的起点或背景而已，实际上，那可能只是一种"想象的传统"。传统虽然可能多有问题，却并不停滞，而且也未必一定落后。许多今人将其视为传统的东西，其实从传统社会的角度来观察，乃是明清时期出现的新事物、新现象。近年来，随着打通古代史和近代史藩篱的明清史研究的不断深入开展，这样的认识也开始越来越多地为学界所接受。不过仅仅表明传统并非停滞，对于探究中国社会的近代演变仍然是远远不够的，因为传统与近代之间的差异是显而易见的，而且现代世界的一些思想和秩序有着明显的西方印记也无可否认，因此，重要的其实不仅仅是指出传统并非停滞与僵化，而是要通过具体的案例表明在近代中国的转型中传统与现代是如何榫接的，在榫接的过程中，中国传统自身变动的意义何在。也就是说，揭示了传统自身的变动和发展，并不是有意要忽视西方强大而重要的影响，实际上，中国社会的近代转型无疑与西方等外来文明的影响有着密切的关系，而是需要进一步思考，西方的思想观念和制度之所以能够引起中国社会的关注并被接受，从而引发中国社会的转型，不可能是无缘无故的，而应该有其自身的基础和根据，故而，要全面地理解中国传统社会的近代转型，就需要进一步去具体探究其基础和根据之所在。近代以来，卫生无论在概念、观念还是社会机制上都发生了深刻而根本性的变化，西方的影响和色彩显而易见，不过，尽管如此，传统的因素也并非无足轻重，可以忽视。对这一议题的关注，不仅可以弥补当前卫生史研究比较忽视传统时期状况的不足，而且也有利于将中国社会近代演变的问题引向深入。

毫无疑问，近代卫生机制的创建和发展乃是近代中国现代化的重要内容，卫生的现代化给中国社会带来的嘉惠也是显而易见的，故而卫生所隐含的"现代性"往往容易为人们所忽略。关于卫生的"现代性"，前面的论述已经表明，当前国内的相关研究往往较少给予关注和省思，而海外的研究，虽然多有注目和探究，但往往从他者的立场出发，论述卫生在被引入中国的过程中所被赋予的"现代性"，而较少从中国自身发展的立场去探究这种现代性背后中国人的心态及其形成的合理性，以及它对近代中国乃至当今社会发展的形塑和影响。有鉴于此，在本书的具体研究中，拟从以下诸方面来展开对卫生现代性的探究和省思。

首先，并不完全以西方的模式为近代化的唯一标准，通过尽力在中国近世社会自身变迁的脉络中考察近代医疗卫生机制的转型,来揭示中国社会变迁中自有的"现代性"。自明清特别是清中后期以来,随着人口的暴增和社会经济的发展,山林开发、城市生活垃圾堆积以及手工业污染所导致的生态环境问题开始在江南等一些经济相对发达地区出现,并引起了一些医生、文人学者乃至官员的注意,但这似乎并未促使他们去反省传统的卫生机制,朝创建近代公共卫生机制的方向提出自己的思考。同时,在欧洲,18世纪中期以降,伴随着工业革命对环境的破坏,和包括化学、生物学、统计学等在内的近代科学的发展,对"臭味"的厌恶与警视和对居住环境整洁的要求引发了第一波近代公共卫生运动,这一运动希望通过公共权力的介入与扩张,以科学的方式来清除污秽和臭气,改善都市民众的居住和劳动条件(包括限制劳动时间等),进而通过提高公众的健康水平来达到增加财富的目的。然而,中西之间在有关疫病和预防疫病的认识方面,并不缺乏相当一致的思考方向。那么在近代卫生机制的演变历程中,中西之间的分流是否表明中国社会全然缺乏"现代性"因子呢?到19世纪后半叶,尚处发展之中的西方公共卫生观念和制度开始逐步传入中国,并引起上海、天津等口岸城市一些"先进"士人的关注,在民族危机空前严重的背景下,很快得到了众多精英人士的认可和推崇。这种关注、认可和推崇,是否与中国传统的相关认识没有关联,而只是外力刺激的结果呢?若对此做一深入细致的考察,答案恐怕并不那么简单,如若并不完全以西方的模式为近代化的唯一标准,而是尽力在中国近世社会自身变迁的脉络中考察近世卫生观念和机制的转型,就不难看到中国社会变迁中自有的"现代性"。

其次，通过钩沉所谓近代化过程中的一些被掩盖的声音，呈现近代变迁过程中的复杂图景，进而省思中国社会近代化过程中所存在的问题。中国近世社会在瘟疫及社会变动等因素的促动下，虽然在医疗卫生机制中也出现了不少的变动，但似乎并未出现建立西方那样的公共卫生机制之类的迹象，清末中国士人是在国家和民族危亡的背景下，怀着"保国强种"的迫切心情开始重视卫生问题并接受、倡行西方医疗卫生机制的，很少有西方那种自然科学发展的背景和经济上的考量。他们当时似乎没有心境也没有时间来细致地思考这些东西是否适合中国，或者是否真正为中国社会所必需，就将其视为能将中国引向"文明""进步"和"发达"的救世良方，故而国家和社会精英在追求国家繁荣富强的名义下建构的众多主流认识和推行的很多改革举措，不仅具有很强的盲目性，而且也明显忽视了众多弱势群体的合理要求和权利。

最后，通过梳理分析近代众多"洋人"（包括西洋和东洋）的相关论述，以及国人对这些论述既痛心又认同的心态，来揭示众多"现代性"论述的政治和文化霸权以及权力关系。鸦片战争以后，随着中国国门的日渐打开，"洋人"日渐增多地进入中国，他们尽管对中国的认识、态度和影响各不相同，但大致均从西方文明的立场出发，在抱着文明优越感的心态下，建构了"东亚病夫""不讲卫生"等一系列代表近代中国国家和种族的贫穷、疲弱和颠顿的形象。这些形象的不断被重复，不仅使外国人更加戴着有色眼镜来看待中国，而且也强烈影响了中国认识自身的心态和行为。

另外，需要指出的是，本研究并没有采用当下流行的地域史研究路径，将清代的卫生置于特定的地域脉络中来展开，在具体的研究中虽也会尽可能顾及全国的情况，但实际上探究的对象则主要集中于江南和华北地区，特别是苏、沪、杭、宁、京和津等都市。这主要是因为，一方面，江南与华北(主要是其中的京津)地区资料相对丰富，同时我对这两个地区的研究积累也相对较为丰厚；另一方面，江南和华北的京津地区是当时全国的政治、经济和文化中心，引领国内发展潮流，相对具有示范意义。而之所以没有特别限定地域，当然不是认为清代卫生的观念和行为及其演变没有地域以及城乡之间的差异，实际上这种差异肯定是显而易见而且十分巨大的，而主要是考虑到对当前的卫生史研究来说，从专题史而非地域史的角度切入，可能是相对可行而有现实意义的。因为卫生史研究作为一项新兴的研究，基本上还缺乏比较成熟的学术积累，更谈不上已形成一套被普遍接受、值得从地域的角度加以论辩的一般性叙事，在这种情况下，如果秉持严格的地域史研究理念，将精力较多地用于对某个特定地域内在演变脉络和特征的揭示，势必会弱化对卫生这一专题系统而全面的探究。实际上，现有的不少相关研究虽然有一定的地域限定，但也基本不过是为搜集资料和论述的方便而采用的现实性策略，并没有真正关注地域本身，也甚少从区域卫生的角度来展现这一地域独特的发展脉络。从区域史的角度来说，可能正像陈春声从社会经济史的角度所提出的批评那样，这类"把握区域社会发展内在脉络的自觉的学术追求"研究对区域历史特性的简洁归纳，难免会陷入学术上的"假问题"之中，常常是把水越搅越浑。① 也就是

---

① 参见陈春声：《历史的内在脉络与区域社会经济史研究》，《史学月刊》2004年第8期，第8—9页。

说，这类研究对真正的区域史研究的深化难有贡献。与此同时，似乎也不宜因为存在地域与城乡差异，而忽视卫生观念和行为及其发展趋势在中国社会的相对一致性。不用说，无论在历史上还是当今社会，中国人在卫生习惯和认知上，无疑都会存在某些相对普遍的共性（当然不是说每个人都一样，但大体如此）。而且也应该承认，苏、沪、杭、宁、京、津等发达都市的卫生观念和行为的演变，确实对整个中国具有一定的引领和示范作用。由此可见，从专题史的角度切入，没有特定的地域限制，但主要围绕发达都市来展开卫生史的探究，虽然在一定意义上也可以说是一种基于当前研究条件而采取的现实性策略，但无疑有其现实的合理性和必要性。

四、研究路径与框架

鉴于上述状况，我认为，从以下路径展开对中国近世卫生史的探究，对推动和深化这一研究来说，是必要和合适的。

首先，通过细致搜集整理散见于方志、文集、笔记、小说、日记、游记和档案等资料中的相关记载，尽可能清晰地呈现中国传统社会关于卫生的一些与现实有关却为今人所遗忘的历史经验。打破以西方的模式为近代化的唯一标准的认识，借此来更好地理解近代卫生机制变迁的内在根据及其制约因素，并通过尽力在中国近世社会自身变迁的脉络中考察近代医疗卫生机制的转型，来揭示中国社会变迁中自有的"现代性"。

其次，尽可能地避免出现现在通行的单一线性的近代化叙事模式，通过钩沉所谓近代化过程中的一些被掩盖的声音，来呈现近代变迁过程中的复杂性，以及这一变迁过程中弱势群体的声音。

再次，卫生是直接关乎人身体的范畴，在研究中进一步从文化史的视角出发，拓展目前研究的认识广度，尽力挖掘近代卫生与身体之间的关系，从多方面来观察清朝人对身体的感受以及近代化过程中国家对身体控制的加强以及民众对身体自由的认知。

最后，在对相关历史经验以及演变脉络做出呈现和梳理的基础上，进一步分析近代卫生蕴含的丰富的社会文化意涵和权力关系，进而一方面探析国人是在怎样的心态和情势下接受带有显著西方政治和文化霸权的近代"卫生"的，另一方面又对卫生的"现代性"以及近代中国卫生的近代化过程做出省思。

当然，"卫生"的内涵甚为繁复，举凡与生命、健康有关的种种事项，诸如生存环境的维护改造、疫病的治疗和管理、国家与社会护卫民众健康的行为和政策、个人养生和心理的调节以及体育锻炼等，往往都可以囊括于卫生的名下，意欲在本书中对清代卫生议题做出全面探讨，显然是不现实的，而只能选择其中自以为相对重要的内容来展开。就我的考量，对一个社会来说，公共卫生不仅关乎公共的利益和秩序，而且也牵涉到个人、社会和国家之间的关系，故立足于公共卫生的探讨，既有利于更好地探究清代整个社会的变迁，也对考察个人与国家和社会的关系多有助益。当然，即使是公共卫生，内容也十分丰富，而且不同时代关注点也大有不同，本书将以环境卫生和防疫为中心来展开。这主要是因为环境卫生特别是城市的环境卫生和防疫，是促使中国人开始省思卫生问题、关注西方卫生机制的最直接的契机，也是近代公共卫生状况最重要最显著的指标，同时，这两者还是近代中国公共卫生事务中最重要的内容。故而，本研究主要围绕着公共卫生中的防疫和环境卫生两个方面，分专题进行，首先从"卫生"概念的演变入手，以从概念、观念到制度，再到相关实践的思路逐次对清代与防疫和城市环境卫生相关的诸多问题及其历史变迁脉络展开探讨，借此展现中国近世社会的变动与特质，探究卫生现代性以及国人有关健康和身体的认知等问题。

除绪论外，基本框架如下：

第一章探讨清代特别是晚清卫生概念的演变情况，特别是在晚清，近代"卫生"概念是逐步形成的。该章以与"卫生"相关的诸多文献为立足点，力图在前人研究的基础上，对晚清"卫生"概念的演变过程做出尽可能清晰的阐释；并对"卫生"是否日源词，在现代汉语中何以"卫生"能最终成为与西方 hygiene、sanitary 和 health 等词对应的词语做出探究和解释。

第二章考察清朝人以应对疫病为中心的卫生观念的变化，即从传统到近代，中国社会应对疫病的重点基本上经历了从避疫、治疗到防疫的转变，在认识上，也由消极内敛的个人行为转变成了积极主动的国家行政介入的公共行为。在考察中，第二章还特别注意传统与近代在变动中的关联和内在连接。

第三章在探究卫生概念和观念演变的基础上，进一步探究清代卫生规制的变化，特别是晚清卫生行政的引建过程与特征。从搜集呈现传统时期相关公共卫生规制的资料入手，除了进一步思考传统与近代的连接，也通过对以清洁和检疫为主要内容的晚清卫生行政引建过程的系统的梳理，归纳思考晚清卫生行政的基本特征，认为晚清卫生行政引建这一中国卫生现代化的开端，并不是无足轻重而可以一笔带过的。

第四章主要针对有关晚清时期城市水质众多负面的记载，通过对相关史料的分析解读来探究清代城市水质和卫生状况，并为后面的有关粪秽处理和清洁等问题的探讨做好铺垫。

第五章在第四章的基础上，进一步探讨与环境卫生特别是城市环境卫生密切相关的粪秽处理机制问题。这一章的重点有三：一是通过较为扎实细致的资料搜集，尽可能清晰地呈现出传统时期粪秽处理机制和城市环境卫生的保持情况；二是探讨近代粪秽处理机制出现的机缘和展开的情况，以及其中的传统因素；三是在此基础上探讨近代公共卫生观念形成的契机。

第六章讨论与防疫和环境卫生都关系密切的清洁问题，首先梳理了传统观念脉络中的清洁的意涵及社会的清洁行为，进而考察了在西方影响下，晚清清洁观念和行为的变化情况以及清洁逐步被纳入以防疫为中心的卫生行政体系之中的过程。同时也初步考察了清洁与身体控制之间的关系及其在近代化过程中诸多值得省思的地方。

第七章关注防疫中常见的检疫问题。主要探究的是：第一，晚清检疫机制引入和建立的契机；第二，检疫机制引入过程中各方(官、绅、民)的心态和认识；第三，检疫制度引发的冲突及其背后的权力关系；第四，国人是在怎样的心态和情势下接受这一明显带有强权和不平等性的制度的。

　　第八章则对以上各章探讨较少的卫生与身体监控之间的关系做了专门的探讨。从卫生防疫一隅，考察了从古代到近代，卫生防疫与身体之间关系的变化，以及国家是如何借助科学的"卫生"话语合法实现对国民的身体干预和控制，以及这样的干预和控制又是如何被接受的。同时，对卫生的现代性提出了自己的思考。

　　结语，从说明何以将卫生比喻为"现代"的"金箍"切入，通过总结本研究的基本内容，进一步阐释和省思近代"卫生"的寓意以及这一研究的学术和现实意义。

　　附录中收录的四篇论文则是笔者完成书稿后的延伸研究，除了附录四《真实与建构：20世纪中国的疫病与公共卫生鸟瞰》是在该著初版时即已完成的成果，其他三篇论文都是在这次新冠疫情暴发后结合现实观察而形成的新的思考。这四篇论文，无疑都属于卫生防疫史特别是明清卫生防疫史的范畴，不过研究时段都已溢出清代，研究主题也相对宏观，都是对于疫病防治和卫生的整体性探索和思考。所以将其归入附录，大概可以视为本书主体研究的引申和进一步阐发。它们虽然都是独立的论文，但放在一起，也不乏内在的关联，都可谓是现实观察和思考与历史探究相互映照的产物。笔者希望通过对中国传统时期防疫机制的基本内容、主要特点和内在逻辑的梳理和思考，一方面来反省中国传统防疫机制的不足和问题，另一方面则探究卫生防疫与政治和文化的内在关联，并进而通过历史来更好地理解现实。同时，通过对古代瘟疫叙事的梳理，借助灾疫"文化化"的概念表明，对于灾疫的防治，不能只关注其实际成效，更应注意政治、社会和文化上的效应，对照现实，可以让我们更好地体认历史智慧和文化的价值，有助于我们祛除"现代性"的骄傲。而《真实与建构：20 世纪中国的疫病与公共卫生鸟瞰》则进一步拓展时空范围，将主题从防疫延展到卫生，立足近代的演变，从比较宏观的角度来体会和认识清代以来疫病与公共卫生之间的复杂关系、中国近代公共卫生演进的大势以及卫生多元而复杂的属性，进一步阐明卫生既具有科学性的一面，同时也有很强的政治、经济、社会和文化属性。

第一章　近代"卫生"概念的登场

一、引言

在国际中国史学界，卫生史是一个正在兴起而尚为薄弱的研究领域。卫生虽然是一个古老的词语，但由于传统卫生一词的意涵与现代有着明显的差异，所以相对比较容易引起研究者的注意。概而言之，目前相关的研究主要有以下几个方面。

首先是早期卫生学著作中溯源性的论述，其中以陈方之的论述最具代表性。他认为"今日之所谓卫生，其出处决不从国语而来"，而是沿用自日语。日本人将卫生与 hygiene 对译，并不恰当，故对卫生切不可按字面意义去理解。[①]

其次是新名词研究中的相关探讨。最早的论述当数彭文祖

---

① 参见陈方之编：《卫生学与卫生行政》，商务印书馆 1934 年版，第 2—3 页。

1915 年出版的《盲人瞎马新名词》中的"卫生"一节。虽然作者对大多源于日本的新名词均有激评，但对"卫生"倒无非议，也没有明言其是否日源词，认为其"名词字义皆通顺不谬"。① 现代的新名词研究似乎都自觉不自觉地将其视为日源词，其中沈国威和冯天瑜的著作对此着墨较多。沈著是在探讨近代新语汇的生成时，将卫生作为借用旧词而赋予其新含义的例证加以论述的，首先揭示了傅云龙的《卫生说》这一重要的资料。② 后出的冯著尽管用意有所不同，将卫生看作"侨词来归"的一个例子——即卫生一词近代由日本借用，再以新的面目回到"娘家"，但在资料和论述主旨上，均未见有所创新。③

最后是近年中国卫生史研究中的一些考察。刘士永较早在论述日本近代医学的德国影响时，谈到了长与专斋在明治七年(1874 年)前后以卫生来翻译 hygiene 的史实。④ 雷祥麟探讨了民国时期社会在使用"卫生"一词和卫生认识方面的复杂性，认为当时的中国不仅存在着官方标准的卫生概念和规范，同时存在着大量另类的卫生认识，如对"治心"等个人身心调节的强调等。⑤ 与

---

① 参见彭文祖：《盲人瞎马新名词》，东京秀光舍 1915 年版，第 164—175 页。
② 参见沈国威：『近代中日語彙交流史：新漢語の生成と受容』，東京：笠間書院，1994 年，第 115—120 頁。
③ 参见冯天瑜：《新语探源——中西日文化互动与近代汉字术语生成》，中华书局 2004 年版，第 599—601 页。
④ 参见刘士永：《一九三〇年代以前日治时期台湾医学的特质》，《台湾史研究》第 4 卷第 1 期，1997 年 6 月，第 97—147 页。
⑤ 参见雷祥麟：《卫生为何不是保卫生命? 民国时期另类的卫生、自我与疾病》，《台湾社会研究季刊》第 54 期，2004 年 6 月，第 17—59 页。

以上诸多并非专门的研究相比，罗芙芸最近出版的专著①无疑是目前这方面最具针对性和全面性的探讨。她的研究虽然以呈现近代以来港口城市天津近代卫生机制的建立为主要目标，但非常注意从语汇变迁入手来考察天津乃至中国社会卫生观念和行为的变动。她认为，在 19 世纪晚期以前，在汉语中并没有一个专门的术语将有关卫生的诸多内容联系在一起，是帝国主义的欧洲以及日本健康卫生观念的到来导致了现代卫生术语的创立。到 19 世纪晚期，新的意义上的"卫生"已经出现在中国。② 她的研究颇有见地地表明了中国近代的"卫生"概念其实有非常复杂的语汇来源。不过，由于作者对大量相关汉文文献缺乏必要的掌握，因此其只能从外部来观察西方论著所赋予"卫生"的新内涵，而无法立足汉语本身来呈现"卫生"概念变动的轨迹。另外，高晞最近有关 19 世纪上半叶上海卫生状况的文章也通过呈现当时上海社会的卫生观念和行为批评了过度强调日本影响的做法。③

---

① Ruth Rogaski, *Hygienic Modernity：Meanings of Health and Disease in Treaty-Port China*.

② 参见 Ruth Rogaski, *Hygienic Modernity：Meanings of Health and Disease in Treaty-Port China*，pp. 15-20，104-164.

③ 参见高晞：《19 世纪上半叶上海的卫生：观念与生活》，见上海市档案馆编《上海档案史料研究》第 18 辑，第 3—24 页。该文虽然在批评时引述的成果有多种，但我最早发表在《东洋史研究》上的《晚清卫生概念的演变》一文似乎是其主要的论辩对象。总体而言，作者这一不满我颇为赞同，西方观念和书籍的引入以及租界的经验都具有重要的影响，而且相对于日本影响的形成，发生较早。不过在具体的阅读中，我觉得作者对拙文似乎有两个主要的误解。一是我并未简单将影响中国近代卫生形成的因素归之于日本，相对于以往将卫生不加辨析地视为日源词，拙文提出了明确的批评并做了重要的修正，比较充分地论述了早期西方经验潜移默化的影响，可能是学界较早对此提出异议的成果。只是我觉得甲午之后直接促使中国社会主动关注卫生的动力可能主要还是来自日本，而在机构名称的使用上，应该也较多地受到日本的（转下页）

综括以上研究，至少可以得到以下两点比较明确的认识：第一，东亚世界近代意义上的"卫生"一词首先出现于明治初年的日本；第二，至迟至清朝末年，"卫生"已经与"衞生"汇通。那么，这一过程究竟是怎样发生的，"卫生"在晚清的变化是否只是接纳了"衞生"并被其替代呢？为此，本章将在前人研究的基础上，希望通过尽可能全面的对相关文献的梳理，对这一过程做一勾勒，并借此一斑来管窥中国近代化的复杂图景。

二、传统与近代之"卫生"概念

"卫生"是与现代生活密切相关的常用词，同时又是一个非常古老的词语，早在先秦时代的典籍《庄子》中就已出现①。最新版的《汉语大词典》指出了卫生的四层含义：第一，养生、保护生命；第二，谓谋生存；第三，保护生灵；第四，能防止疾病，有益于健康。②这样的解释虽然足以让一般人了解卫生一词自古及今所包含的意蕴，却无法看清使用这一词语的场合和语境，以及

(接上页)影响，或直接移植于日本。二是拙文主要关注的乃是中文中卫生概念的演变及其近代意涵的形成过程，而不是讨论当时中国社会中的卫生观念及中西观念的异同。故而上海西文文本中的卫生论述，如果没有相应的中译，并不直接对中文概念造成影响。因此作者的论辩可能针对性并不是很强，或者说该文和拙文探讨的是两个层面的问题。

①"若趎之闻大道，譬犹饮药以加病也，趎愿闻卫生之经而已矣。"(陈鼓应注译：《庄子今注今译·杂篇·庚桑楚第二十三》，第 599 页。)

② 参见罗竹风主编：《汉语大词典》第 3 卷，汉语大词典出版社 2001 年版，第 1094 页。

古今之间该词在用法和意涵等方面的差异。故此，我将尽可能在具体的语境中对此做一考察。

(一)传统之"卫生"

在前近代，"卫生"一词虽不生僻，但远非常用语。根据对《四库全书》中"卫生"一词的检索，该词共出现了 657 次，差不多只有近义词"养生"的十分之一。而且，若逐个核查，就会发现，其中大约有四成，其实不能算是对"卫生"一词的使用，除有不少重复之外，有些其实与"卫生"无关，如为人名、"某卫生员"等，有的虽有关系，但也不是将"卫生"作为一个独立词语来使用的，如"善卫生灵""善卫生民之命"等。其余的主要出现在医书和个人的诗文集中，而且还有相当一部分(或许将近一半)是出现在书名中，如《卫生家宝方》等。通过对二十五史的检索可以发现，"卫生"共被检索到 14 次，4 次实际与"卫生"无关，另外 10 次中有 7 次为书名。另外，对包括四大名著、"三言二拍"等近 20 部明清小说①进行检索，则未发现一处使用"卫生"一词。

"卫生"，若按字面的解释，则为"保卫生命""护卫生命"，概念的外延甚为宽泛，大凡为了保护生命免遭伤害，诸如养生就医、防救灾患、平息暴乱等行为，均可归入于此。在传统的文献中，偶尔亦可看到在比较宽泛的含义上使用卫生一词的例子，比如：

---

①　除四大名著和"三言二拍"外，还包括《金瓶梅》《醒世姻缘传》《儿女英雄传》《聊斋志异》《儒林外史》《镜花缘》《三侠五义》《封神演义》《东周列国志》《阅微草堂笔记》等。

> 至于陈平默顺避祸，以权济屈，皆是卫生免害，非为
> 荣也。①

不过，总体来看，该词主要还是使用于与身体健康有关的场合。其中最典型的即上引《庄子》中"卫生之经"的用法，其意指"养生"。此外，卫生比较多地出现在医书的书名上，其中有些为专论养生之著，如《孙思邈卫生歌》，但更多的则是普通的医方书，如《卫生宝鉴》《卫生易简方》《卫生鸿宝》等。从这些书的序言和目录中不难看到，它们关注的，绝不只是养生，而是包括治疗内、外、眼、喉等各科疾病的内容，基本和普通的医方书没有差别。这说明，在古人的概念中，"卫生"与"医"多少是可以通用的。这一点从以下说法中应该可以看得比较清楚：

> 医学肇于三皇，至周六官有医师，掌医之政令，所以卫民之生也。②

> 医能卫人之生，故天下不可无医。③

既然医乃"卫人之生"之术，将医术称为卫生术自然也就没有什么不妥了。所以"卫生"除了指养生，有时也指医疗，比如，

---

① （梁）沈约：《宋书》卷64《郑鲜之传》，中华书局1974年版，第1694页。
② （明）杨士奇：《东里集·续集》卷14《医经小学序》，见《景印文渊阁四库全书》第1238册，台湾"商务印务书馆"1986年版，第546页。
③ （清）彭蕴章：《彭文敬公全集·归朴庵丛稿》卷6《慎疾刍言序》，同治七年刊本，第14a页。

"余谓人之所甚重者，生也；卫生之资所甚急者，药也"①。不过需要指出的是，在实际的使用中，"卫生"有时又与医疗不同，甚至还与医疗(药石)相对应，比如：

> 伏念臣妻宜人妾沈氏，顷失理于卫生，臣第七男未免，怀而婴恙，巫医相踵，咸无药石之功。②

由此可见，卫生虽然从字面上看，是个包涉广泛的词语，但实际上，大都是在与身体健康有关的语境中被使用的，内涵包括对"生命"的养护和医疗。在很多情况下，将这里的"生命"替换成"身体"，似乎亦未尝不可，不过需要注意的是，传统的卫生除了意指对人的物质性身体的养护和医疗，也包括对附于身体又别于身体的精神和气的护卫(即所谓"养心""养气"等)。虽然在不同的语境中，卫生既可指"养"，亦可指"医"，但似乎很少在同一场合同时指涉两层含义。比较起来，又以意指"养护"的情况最为常见。因此可以说，传统上，卫生是一个与养生具有相当一致性的词语，不过意涵更为广泛，也相对更具包容性和主动性。

(二)近代之"卫生"及其与传统的区别

具有近代意义的卫生概念至迟在民国初年即已形成，民国四

---

① (宋)唐慎微：《证类本草·重修证类本草序》，见《景印文渊阁四库全书》第740册，台湾"商务印书馆"1986年版，第4页。

② (宋)洪适：《盘洲文集》卷69《妻子保安青词》，见《景印文渊阁四库全书》第1158册，台湾"商务印书馆"1986年版，第708页。

年(1915年)出版的《辞源》是这样解释卫生和卫生学的:

> 卫生 《庄子》:南荣趎曰,趎愿闻卫生之经而已。谢灵
> 运诗"卫生自有经。"参看卫生学条。
>
> 卫生学 Hygiene,研究人类生理之机能,以谋增进身
> 体健康之法者。以生理学、医学为经,物理学、化学、细菌
> 学为纬,深察趋利避害之方。其范围可分为个人卫生、公众
> 卫生二大类。①

这里的卫生学,当可视为对近代卫生概念的解释。为更清楚
地认识其与医学、生理学的区别,不妨再来看看民国时期著名的
医学家、卫生学家陈方之的专业解说。他指出,医学是"研究疾
病","研究生活机能变调的现象、理由、以及对付方法";而卫
生学则是"研究康健","研究保卫生活机能的条件和方法,使其
不至变调"。生理学是"研究持续生活机能不变的身内现象和理
由",卫生学则是"研究保持生活机能不变的身外条件和理由"。
在此基础上,他将卫生学定义为,"谋增进个人与社会的康健,
并驱除对康健有害的素因",并进一步解释了与此密切相关的卫
生行政:"卫生行政,是将保持生命的一切消极积极个人社会诸
条件,用公众规约,借政府力量,去贯澈实行。"②

根据以上解说,已不难对近代卫生概念与传统的差别和特性
做一总结。首先,一方面,近代"卫生"非但仅仅在与身体健康相

---

① 《辞源》,商务印书馆1915年版,"申集"第158—159页。
② 陈方之编:《卫生学与卫生行政》,第8—11页。

关的语境中被加以使用，而且还被明确界定为谋求增进身体健康的行为，关注点在健康而非疾病，从而在狭义的"卫生"概念上将"医疗"这一含义驱隔了出去。另一方面，由于卫生行政包括对医政的管理，所以在广义上，医疗也仍可归于"卫生"名下，只不过不是指医疗本身，而是指管理医疗活动的行为。因此，虽然其仍与医疗相互关联，但已不像传统那样界限模糊，而有着明确的分别。其次，卫生已不只是个人通过静心、节欲等方法来养护身体的个人调养行为，而成为一门建立在近代实验科学基础之上的追求更合理健康的生活方式和环境的专门学问。再次，卫生也不再只是个人私事，而是关涉社会乃至民族和国家的公共事务，需要借助社会和国家的力量加以处理。最后，与传统卫生的养护生命不同，近代卫生以一种积极主动的姿态，主张利用科学知识和社会与国家的力量去改造外在的生存环境，以使之更为适应人的健康需要。也就是说，与传统卫生相比，近代卫生概念更具外向性、主动性、社会性和科学性。由于其特别强调外在环境对健康的重要性，而清洁与健康的关系亦最易为人所理解，所以卫生与清洁的亲密关系也就自然形成了。另外，在概念的使用上，"卫生"不再只是一个述宾性的名词，而既是表示合乎"防止疾病，有益于健康"这一状况的抽象性名词（如"讲卫生""注意卫生"），又可以作为表示这一特征的形容词来使用（如"不卫生""卫生习惯"）。

三、"卫生"概念变动的开端(光绪初年—1894 年)

(一)日本近代"卫生"的形成及其对中国的早期影响

无论现代汉语中的"卫生"一词是否纯系日源词,近代意义上的"衛生"首先出现于日本则无疑义。关于日本近代"衛生"的出现,日本近代以来的诸多论著均无异议地将其归功于明治时期日本卫生事业的开创者长与专斋。① 这在长与氏的《松香私志》中有更具体的说明。作为明治政府的官员,他于 1871 年随岩仓具视使节团赴欧美考察,在考察过程中,英美特别是德国的卫生制度引起了他的关注和思考,他开始认识到"负责国民一般健康保护"这一全新的事业的重要性。考察回国后,他于 1873 年(明治六年)就任文部省医务局局长。次年医务局从文部省剥离,改隶于内务省,长与觉得这一名称与该局的职能不尽相符,考虑改名。这时他正在草拟医师制度,一天在翻译 hygiene 时,他偶然想起了《庄子·杂篇·庚桑楚》中有"卫生"这样的说法,认为其意思比较接近,而且还字面高雅,于是就决定以此为名,卫生局之名也就这样定下来了。随后,卫生在日本日趋成为一个被广泛接受的

---

① 比如,[日]川原汎:『衛生学綱目』(新訂四版),名古屋:半田屋医籍书店,1902 年,第 2 頁;[日]藤浪剛一:『日本衛生史』,東京:日新書院,1942 年,第 142—143 頁;等等。

通用语，而近代卫生事业也获得了长足的进步。① 这一过程中，改变的显然不只是卫生一词的内涵而已，更重要的是整个国家和社会的卫生行为与制度。卫生和健康问题已从关乎个人生理机能的私事，转而成为政府施政的要务。②

不过，这一切并未很快对中国社会造成影响。在光绪以前，中国社会对日本的了解相当蒙昧，光绪初年以后，逐渐开始有官员和文人去到日本，并出版一些东游日记之类的书，从这些游记看，虽然有些人注意到了日本的房舍的清洁③，但都没有由此而对日本的近代卫生事业产生关注。不过，明治维新以后，日本包括近代国家卫生制度在内的新政也非完全不为中国人所知。光绪三年(1877 年)，时任英国公使的郭嵩焘就从当时日本公使上野景范处得到一本《官员名鉴》，据此，郭较为详细地罗列了日本政府机构的设置情况，其中在介绍内务省时，谈道："内务省所属局十六……十曰卫生局。"④在这一记载中，卫生局不过是众多政

---

① 参见[日]長与専斎：「松香私志」，见[日]小川鼎三、酒井シヅ校注：『松本顺自伝・長与専斎自伝』，東京：平凡社，1980 年，第 133—139 頁。另可参见[日]小野芳朗：『清潔の近代「衛生唱歌」から「抗菌グッズ」』，東京：講談社，1997 年，第 98—105 頁。

② 参见[日]藤浪剛一：『日本衛生史』，第 142 頁；刘士永：《"清洁"、"卫生"与"保健"——日治时期台湾社会公共卫生观念之转变》，《台湾史研究》第 8 卷第 1 期，2001 年 6 月，第 41—88 页。

③ 比如，光绪三年(1877 年)出使日本的何如璋亦注意到："(光绪三年十月丙申，长崎)俗好洁，街衢均砌以石，时时扫除。"[(清)何如璋：《使东述略》，见钟叔和主编《日本日记・甲午以前日本游记五种・扶桑游记・日本杂事诗(广注)》("走向世界丛书")，岳麓书社 1985 年版，第 91 页。]

④ (清)郭嵩焘著，湖南人民出版社校点：《郭嵩焘日记》第 3 卷，湖南人民出版社 1982 年版，第 319—320 页。

府机构中的一个，从其此后的日记来看，它应该没有引起他特别的注目。而且这部分日记当时并未出版，所以恐怕很难说这一记载对当时的中国社会有何影响。

而后，黄遵宪在《日本国志》中做了进一步记录，该著是他在任驻日参赞官期间修撰的，草成于光绪八年(1882年)，光绪十三年(1887年)定稿，但正式出版则在光绪二十一年(1895年)以后。① 书中分别介绍了内务省的"卫生局"和地方警察制度中的卫生职能：

> 卫生局，以大书记官为局长，其职在保护人民，使无疾病。凡粪除街衢、疏通潴匽、洁清井灶，皆督饬府县官及警察官，使地方人民扫除污秽，以防疾病。凡医生必经试验，给予文凭，方许行医。凡通都大邑，必有病院以收养病民，院长时察其病况，上之本局。凡有以丹膏丸散营业者，必以化学剖验，无有毒害，方许发卖。凡人民兽畜有传染时疫者，必速由地方警察所电报于本局，而设法以豫防焉。②

> 凡警察职务在保护人民，一去害，二卫生，三检非违，四索罪犯。③

应该说，这一解说，已经在卫生的名目下，大致包括了近代卫生特别是国家卫生制度的基本内容，不过这一有限的篇幅淹没在洋

---

① 参见刘雨珍：《日本国志·前言》，见(清)黄遵宪《日本国志》，上海古籍出版社2001年版，第19—23页。
② (清)黄遵宪：《日本国志》卷14《职官志二》，第164页。
③ (清)黄遵宪：《日本国志》卷14《职官志二》，第175页。

洋巨著之中，实在不容易引起注意，而且，这也应该不是作者关注的重点。再加之该书出版较晚，因之，黄遵宪的这一介绍在甲午之前对中国的影响当微乎其微。

数年后，傅云龙于光绪十三年（1887 年）被派往日本考察，当年十月二十九日，他访问内务省卫生局，时任局长的长与专斋虑其所在名实不符，再三问云龙："卫生之目当否?"为此，云龙作《卫生说》，引经据典，表明对长与氏的支持：

> 卫与医，皆所以遂其生也；意将毋同，然而说异。医恒施于已疾，卫则在于未疾也。……案《说文解字》：衞：宿卫也，从韦、帀，从行。行，卫也；帀之言周，《史记》卫令曰周庐以此。然则卫生云者，有护中意，有捍外意：不使利生之理，有时而出；不使害生之物，乘间而入。秽者，洁之仇也，去秽即以卫洁。赝者，真之贼也，辨赝即以卫真。过而不及者，中之弊也，退过进不及，即以卫中。洁也，真也，中也，皆所以生也，独医云乎哉！或谓何不曰养？曰：养，难言也。以心以气曰养，有自然之道；以力以物曰卫，有勉然之功。今日之勉然，未始非自然基；然以学言，则不必高言养也。目以卫生，谁曰不宜?[1]

这是目前我所见的中国文人最早专门对近代意义上的"卫生"一词的议论。沈国威曾在引述这一资料后指出，傅云龙在做出"目以

---

[1]　(清)傅云龙：《游历日本图经余记》，见钟叔和主编《日本日记·甲午以前日本游记五种·扶桑游记·日本杂事诗(广注)》("走向世界丛书")，岳麓书社 1985 年版，第 215 页。

卫生，谁曰不宜"的保证的同时，也道出了他自身认可作为接受西洋新概念而生成的"卫生"一词的过程。不过，其中有关中、洁、真等含义的推论演绎，则未免给人以牵强附会之感。① 这无疑是对的，傅云龙当时做这样的解说，很难说究竟是出于内心真实的感受，还是为了回报长与专斋善意的期待。但不管怎样，他能够做出这样的解说，无疑必须同时具备以下两个条件，即具有在传统小学和经学上的深厚功力，以及对近代西方自然科学的一定了解和把握。也不论其勉强与否，这一解说至少表明，"卫生"从传统到近代，在语义上是可以找到衔接之点的，也不难从传统中找到根据。不用说，傅云龙在参观卫生局的过程中，长与专斋一定会向他介绍当时日本有关卫生和卫生局的种种知识，就此可以清楚地看到日本近代卫生概念和卫生制度对中国使节的切实影响。尽管如此，傅云龙这部于光绪十五年(1889 年)向总理衙门提交的著作，也没有很快付梓刊行，直到进入 20 世纪后才由实学斋全书刊布②，因此关于其对当时社会的影响，亦很难给予较高的评估。

由此可见，明治初年，日本率先使用与 hygiene 对应的"衛生"一词，并相应地建立国家卫生制度，虽然在光绪初年以后，它们开始对中国少数文人和官员产生了或多或少的影响，但对中国整个社会来说，其影响显然还微不足道。

---

① 沈国威：『近代中日語彙交流史：新漢語の生成と受容』，第 118—119 頁。
② 参见沈国威：『近代中日語彙交流史：新漢語の生成と受容』，第 120 頁。

(二)西方卫生知识的传入和"卫生"内涵的悄然变化

与日本不同，中国并未出现像长与专斋那样的人物，以一种积极主动的姿态去关注和吸收西方的卫生观念和制度，而且在相当长的一段时间内，日本这些努力也未能对中国社会产生明显而有效的影响。尽管如此，不能否定的是，至少从 19 世纪 70 年代开始，西方的近代卫生观念和知识亦在源源不断地传入中国，并在悄悄地改变着汉语中"卫生"一词的内涵。

1. 近代西方卫生知识的传入与概念表述

卫生作为古已存之的词语，在近代最早的华英字典——马礼逊(R. Morrison)的《五车韵府》中就有收录，译为"to take care of one's health and life"①，这基本是对卫生一词的字面翻译。而后在《汉英韵府》(同治末年)中亦有收录，不过，同一词条中加入"卫身"一词，将它们视为同义互换之词，译作"to take care of one's health"，即略去了"life"。另外还增加了"卫生丸"，译为"life preserving pills"。② 虽然仅仅从这一变化，还无法认为那时的"卫生"就开始有了现代性，不过，将其与"卫身"相提并论，而且只是表述其关乎身体健康方面的含义，至少为日后人们选择它来指代近代卫生提供了更多的可能性。

① R. Morrison, *A Dictionary of the Chinese and English Language*(《五车韵府》)，Macao：the Honorable East India Company's Press，1819 - 1820，p. 975.

② ［美］卫三畏廉士甫(S. Wells Williams)编译：《汉英韵府》(*A Syllabic Dictionary of the Chinese Language*)，同治甲戌(1874 年)上海美华书院初刊本，第 1054 页。

英语中"health""hygiene""sanitary"等与卫生相关的词语，都是关乎身体健康的，可能因为"卫生"的对象是生命，指涉太广，早期的汉英字典较多使用"保身"一词。在罗存德（W. Lobscheid)那部首刊于同治五年(1866年)的著名的《英华字典》中，相关的释义是这样的：

> Hygeia，n. the goddess of health，保身神名。
>
> hygeian art，保身之理，保身之法。
>
> Sanitary，a. 保安的，sanitary rules，保安例，防恙规例。①

"保身"和"防恙"这样的译法直到甲午以前，似乎也没有什么明显的变化。这在当时的译著中常常可以发现，比如：

> 第二百七十四，凡人生于世，身本虚弱者，固难于保身……故有识者，能慎以保身，防病未然，则可寿命绵长矣。②

又如，傅兰雅(John Fryer)口译的《儒门医学》(1876年)的第一部分"论养身之理"，介绍的即西方卫生学说，虽然标题用的是"养身"一词，但在文中则一再使用"保身"，比如：

---

① W. Lobscheid, *English and Chinese Dictionary with the Punti and Mandarin Pronunciation*(《英华字典》)，Hongkong：Daily Press，1866，千和势出版部、东京美华书院1996年重印本，第970、1535页。

② 《格致论略·论人类性情与源流》，见［英］傅兰雅辑《格致汇编》，光绪二年十二月，光绪七年格致汇编馆刊本，第4a—5b页。

此书论保身之法，必略论人生紧要各事：一曰光，二曰热，三曰空气，四曰水，五曰饮食。保身之法，与此五者有相关，此五者缺一不可，难分其缓急。①

另外，该书附卷中的《慎疾要言》讲的也是卫生方面的内容。② 由此可见，当时有关卫生的表述，除了常用的"保身"，还有"养身""慎疾"等说法。此外，从光绪五年（1879 年）开始连载出版的《自西徂东》[德国花之安（Ernest Faber）著]则用"善治疾病"的名目来介绍近代卫生知识，从"洁身衣""精饮食""广屋宇""选工艺""禁嗜欲""防传染""除狼毒""设医院"八个方面来论述卫生方面应该注意的事项。③ 另外也有使用"养生"一词的，比如：

齐家本乎修身，故整理全家，不外养生之要。……凡创建住家房屋，务宜高爽通风，不可多人团聚。……家中所用之水，须洁净……④

应该是为了便于中国读者接受，这些译著在遣词造句和书写形式等方面似乎都尽量向传统靠拢，甚至还用了一些传统经典中的话来作为佐证。这些论述虽然没有使用"卫生"一词，但所介绍的显然属于西方近代卫生学方面的知识，也明显与传统"保身"

---

① ［英］海得兰撰，［英］傅兰雅口译，（清）赵元益笔述：《儒门医学》卷上，光绪二年刊本，第 2a—3b 页。

② ［英］海得兰撰，［英］傅兰雅口译，（清）赵元益笔述：《儒门医学》附卷《慎疾要言》，第 1a 页。

③ 参见［德］花之安：《自西徂东》，上海书店出版社 2002 年版，第 4—7 页。

④ ［美］嘉约翰口译，海琴氏校正：《卫生要旨》，光绪九年刊本，第 34b—35a 页。

"养生"等的含义有所不同,如对洁净的强调,努力营造良好的居住环境以及以化学、生物学等近代科学知识为指导和基础,等等。

当然,当时也出现了以"卫生"之名来介绍西方近代卫生知识的论述,这正是下文所要讨论的。

2. "卫生"内涵的悄然改变

罗芙芸在其著作中将傅兰雅和他的合作者翻译出版《化学卫生论》这一行为与日本明治时代的医学精英创造新的"衛生"相提并论,认为译著的出现,"代表了卫生含义在中国转变的开始",不过,这些著作虽然介绍了西方近代卫生知识,但其着重表明的只是卫生是以西方近代实验科学为依据和基础的行为和学问,而很少注意到将卫生与政府、警察和民众等相联系的近代观念。[①]这一研究非常有说服力地表明,19 世纪晚期,中国"卫生"概念的近代变动,和日本新"衛生"(eisyei)的生成其实是在西方影响下各自独立产生的。不过,可能由于资料掌握得不够全面,其中的论述似乎不无可以补充和商榷之处。

《化学卫生论》无疑是目前所知最早冠以"卫生"之名而与近代卫生密切相关的著作。该书正式出版于光绪七年(1881 年)正月,不过其实翻译工作始于光绪五年(1879 年)夏天[②],并在次年正月开始出版的《格致汇编》中连载[③]。固然可以将此视为中国近代

---

① 参见 Ruth Rogaski, *Hygienic Modernity：Meanings of Health and Disease in Treaty-Port China*, pp. 108-125，131-135.

② 参见《批阅新书·重刻化学卫生论》,见［英］傅兰雅辑《格致汇编》,光绪十七年春季,第 44b 页。

③ 参见［英］傅兰雅辑：《格致汇编》,光绪六年和七年各期。

"卫生"概念变动的开端，不过平心而论，该书似乎不能算是一部严格意义上的近代卫生学著作①，其英文原名为"*The Chemistry of Common Life*"，按现代的译法，应该是《日常生活之化学》，讲述的是日常生活中的化学现象和有关化学知识，论及空气、饮水和土壤、粮食五谷、肉、酒、茶、香烟、鸦片等，以及工业发展引起的环境污染等内容。② 当时的译者傅兰雅和琴隐词人，之所以采用卫生一词，似乎并无将"卫生"与"hygiene"或"sanitary"等词对译的意识，恐怕也没有想到要用这一词语来指代西方的近代卫生事务，而主要是因为这些最切日用的化学知识，对于把握"生生之道"甚为重要，从而有利于生命的护卫。③ 由此可见，他

---

①　对于这一判断，高晞在其最新的论文中做了引述并似乎不以为然，其言："这部通过分析空气、饮水、土壤和粮食的化学构成，论述'卫生'的专著，被当代学者断定为'不能算是部严格意义上的近代卫生学著作'，理由是此'卫生'似乎更接近中国传统的'自然养生法'，是庄子时代的理念，不代表先进的西方思想。事实真是如此吗？"（高晞：《19世纪上半叶的上海卫生：观念与生活》，见上海市档案馆编《上海档案史料研究》第18辑，第5页。）作者提出这一评论是希望研究者应该以历史的眼光，重视西方卫生知识本源和卫生学的变化。对于这一认识我十分赞同，但作者的批评似乎有点无的放矢，这里对我研究的引述似乎全然不是我的本意。其在引述时，省略了"似乎"，而使用"断定"这一判语，首先在语义上有曲解。更重要的是，我之所以说其不算是严格意义上的近代卫生学著作，跟此"卫生"更接近中国传统养生完全没有关系，而只是说，该书本来就是一部可归类于化学方面的论著，不是说跟卫生无关，而是说不算是严格意义上的近代卫生学著作。我提到《化学卫生论》中的"卫生"一词，主要是在传统意义上来使用的，完全是从中文概念使用的角度来说，并不涉及对该书性质和是否代表西方先进思想的判断。实际上，当时中文中并没有现代"卫生"概念，译者必然会从比较传统的意义上来使用这一概念。

②　参见［英］傅兰雅：《化学卫生论》（上、下），光绪七年格致汇编馆刊本。

③　琴隐词人的序言说明了这一点，他说："人之安然以生者，固终生由之，而不知其所以生之道，又乌知所以就安利避危殆以无负天地好生之德。至有戕其生、蹙其生，昧昧焉而不知所悔者，夫岂天之道哉？此书之作，所以辟人之聪明，示人以利害，所裨诚非少矣。"（琴隐词人：《化学卫生论·序》，见［英］傅兰雅译《化学卫生论》，第1b页。）

们的这一翻译，其实更多是在传统意义上使用"卫生"一词。尽管如此，由于该书多少与西方近代卫生学相关，这一译法的出现，不仅丰富了传统卫生概念的内涵，而且也极大地便利了他们日后以"卫生"来翻译真正的卫生学著述。后来，傅兰雅以"卫生"之名，翻译出版了一系列西方卫生学著作：《居宅卫生论》(*Sanitary Engineering to Cure the Poor*，1890)、《孩童卫生编》(*Health for Little Folks*，1893)、《幼童卫生编》(*Lessons in Hygiene*，1894)和《初学卫生编》(*First Book in Physiology and Hygiene*，1895)。[①] 只要对照一下书名中的中英文，就很容易发现，这些"卫生"译法，就是在今天看来也是非常恰当的。

当时在"卫生"的名下介绍有关西方近代卫生知识的著述其实并不限于傅兰雅所译的卫生系列著作。光绪八年(1882 年)，由颜永京翻译、讨论近代教育的《肄业要览》[②]出版，其第四部分即冠以"卫生"之目，从现代教育的角度来论述卫生教育问题，其中谈道：

> 所谓保护性命者。……夫人必须先知身体安和之理，然后可以遵守，所以为师者，首宜教授身体安和之学问，令生徒能知所趋向也。[③]

---

① 参见 Ruth Rogaski, *Hygienic Modernity：Meanings of Health and Disease in Treaty-Port China*, pp. 118-125；王扬宗：《傅兰雅与近代中国的科学启蒙》，科学出版社 2000 年版，第 62—64、132 页。
② 感谢黄兴涛教授提醒我注意这一资料。
③ ［英］史本守：《肄业要览》，(清)颜永京译，光绪二十三年质学会重刊本，第 12a—12b、14b 页。

这里所谓卫生，主要是指"身体安和之学问"，无疑应属于近代卫生学的范畴。而更值得注意的是译于光绪八年（1882 年）、次年在广州出版的《卫生要旨》（嘉约翰译）。该书基本可视为一部近代卫生学著作，它除了介绍一般的日常卫生知识，还特别突出了国家和社会在卫生问题中的责任。在书的"凡例"中，就介绍了西方的医生考评制度，并希望"人自为医"的中国也"如是考取医生，助国家保乂军民同跻仁寿也"①，这显然已经涉及国家卫生行政的部分。不仅如此，该书还按传统的"修身、齐家、治国、平天下"的思路，将卫生问题由个人私事推衍为社会和国家的要务，比如：

> 论整饬全家　齐家本乎修身，故整理全家，不外养生之要。……
>
> 论推爱乡邑　乡邑之法，亦不外由近及远，推己及人而已。清积秽以肃观瞻，免发毒染，一也；禁病猪坏牛，认真严罚，以免生病，二也；引导山泉，以饮以濯，免井水苦咸杂质之弊，三也；设医局以重民命，四也；挑清粪溺，祛除病毒，以免传染，五也；所司责成乡正、保正，六也。……
>
> 论为国培元　……洋船泊凑，最要稽查，一有带病，新来流传，即成巨祸，此整饬防患之权宜，又非乡邑绅宦所能操整者也。……②

---

① ［美］嘉约翰口译，海琴氏校正：《卫生要旨·凡例》，光绪九年刊本，第 2b 页。
② ［美］嘉约翰口译，海琴氏校正：《卫生要旨》，第 34b—35a、37a—38b 页。

　　由此可见，至少就整个中国的情况来看，当时在引入西方近代卫生知识时并不存在罗芙芸所谓"忽视了政府、法律、民族和集体行动"①的问题。实际上，即使在傅兰雅的系列卫生译著中，《居宅卫生论》其实就非常强调社会和国家的责任，该书在结尾处写道：

　　　　故各国家不可不关心民瘼，设员经理各大城镇卫生之道。……夫卫生之道，人所通行，西国多事考求，以期尽善，中华讵可轻视，漠不关心?②

这一点，罗芙芸并没有视而不见，不过认为因该著当时未受重视，故这一思想亦无影响。然而，这显然是个误会，她的依据主要是该书的内容只是在《格致汇编》中刊出，而未出单行本。③ 而实际上，就在《格致汇编》发表的当年，单行本就已问世，更何况在《格致汇编》发表本身影响就不小。而且，在孙宝瑄光绪二十三年(1897 年)十月的日记中有"夜，静观《居宅卫生论》"的记载④，《格致新报》的一则问答中，也谈到提问者"前阅《居宅卫生论》"⑤。因此问题并不是当时介绍到中国的近代卫生观念不完备，而是中国社会对此没有产生主动的兴趣。

　　①　Ruth Rogaski, *Hygienic Modernity*: *Meanings of Health and Disease in Treaty-Port China*, p. 131.

　　②　[英]傅兰雅辑：《居宅卫生论》17，光绪十六年刊本，第 33b 页。

　　③　参见 Ruth Rogaski, *Hygienic Modernity*: *Meanings of Health and Disease in Treaty-Port China*, pp. 124-125.

　　④　(清)孙宝瑄：《忘山庐日记》(上)，上海古籍出版社 1983 年版，第 145 页。

　　⑤　《格致新报》第 10 册，光绪二十四年四月二十一日，第 10 页。

虽然在光绪早期，人们更多地是以"保身""养身"等来表示近代卫生，不过随着《化学卫生论》和《卫生要旨》等书的出版发行，以"卫生"来表示近代卫生的情况明显增多。这至少体现在两个方面。第一，早期的《化学卫生论》和《卫生要旨》等书，虽然使用了"卫生"的书名，但在书的正文中，还很少使用"卫生"一词。但在后来的傅译卫生著作中，它就相当常见了。而且在那些书中，很多对"卫生"一词的使用，也与今日几无二致。比如：

> 西国之俗，女尚扎腰，中华之俗，女尚裹足，皆非卫生之道。①

> 凡人烟多处，日遗粪尿不少，如不设法销除，必污溅街道，熏坏人民，有碍卫生之道，以无奈必设法理之，以利民生。②

第二，"卫生"的用词也较多地出现在其他一些译著中，光绪十七年（1891 年）发表在《格致汇编》上的《医理述略》（岭南尹端模笔译，美国嘉约翰校正）就有多处使用"卫生"一词：

> 一曰免病之法，保人无恙，其学其艺谓之卫生，而卫生之道，显然本于确识体用之学，苟能透参乎体用之学而辖制自然势力之能无有穷限，则可以不知病为何矣。但惜乎吾人

① ［英］傅兰雅：《孩童卫生编·序》，见［英］傅兰雅译《孩童卫生编》卷首，格致书室 1893 年版，转引自熊月之：《西学东渐与晚清社会》，上海人民出版社 1994 年版，第 489 页。
② ［英］傅兰雅辑：《居宅卫生论》14，第 29b 页。

既无透识之学，只得微末之能，则卫生一道，不能无缺。①

由此似乎可以说，此时的"卫生"概念已基本具备近代特性。不过需要指出的是，这样的"卫生"概念还基本局限于相关的译著中，而几乎不见于国人的著述中。虽然当时上海等通商口岸，在自身环境问题日趋突出和西方卫生知识的引入等多重因素的促动下，有关卫生问题(如清洁水源和自来水、城市道路的清洁和粪秽的处置等)的讨论开始增多②，不过，"卫生"一词并无踪影。其中一个比较能说明问题的例子是，晚清上海著名的乡贤李平书，在光绪年间曾致力于上海自来水事业的建设，晚年他在回忆录中写道：

> (光绪)戊寅、己卯两年，上海城内外迭遇火灾，俱以取水不便，延烧甚巨，且城河淤塞，潮水秽浊，有害卫生。③

不过，在当年他所写的相关文章中，却只是说"秽气直冲，食之尤易酿疾"，或"河水污秽，饮之易致疾病"④，完全没有将此与"卫生"相联系。

当时洋务派的重要人士郑观应的情况多少有些例外，他出生于广东香山，从小就比较多地接触西学，似乎对西方相关卫生知

---

① ［英］傅兰雅辑：《格致汇编》，光绪十七年春季，第41b页。

② 参见拙文：《清代江南的卫生观念与行为及其近代变迁初探——以环境和用水卫生为中心》，《清史研究》2006年第2期，第12—26页。

③ 李平书著，方尔同标点：《李平书七十自叙》，上海古籍出版社1989年点校本，第17页。

④ 李平书：《劝用自来水示》，《申报》光绪十年五月十二日，第2版。

识有不少了解。光绪十六年(1890 年)，他在家乡养病期间撰成
《中外卫生要旨》一书，虽然从主体上来说，其基本可以视为传统
的养生学著作，道家养生色彩甚为浓郁①，不过，也介绍了不少
西方的卫生知识，其中卷四专论"泰西卫生要旨"。他说：

> 泰西格致日精，各西医以其格致之学考求人之脏腑、百
> 骸，详论变硬变板不灵，各种老境皆由于土性盐类积聚所
> 致。……余采录为养生者参考。②

这些西方卫生知识虽属个人卫生范畴，与养生关系密切，但大多
以近代化学和生物学等科学知识为依据。显然，这一著述已在不
自觉中丰富了传统的"卫生"的意涵。值得指出的是，有篇作于光
绪十年(1884 年)前后的公文《劝广州城厢内外清除街道粪草秽物
公启》中，也使用了"卫生"一词：

> 每值夏秋之际，奇疴暴疫传染为灾，此非尽天气之时
> 行，亦由地方不洁所致。……
>
> 然此固足为地方上之灾，实亦有地方者之责。诚得当道
> 者为之提倡申卫生之要旨，谕饬南、番两县，暨各段保甲、

---

① 关于该书比较全面的谈论可以参见 Ruth Rogaski, *Hygienic Modernity：
Meanings of Health and Disease in Treaty-Port China*, pp. 127-130；管林：《郑观应
的道教思想及其养生之道》，《岭南文史》2002 年第 4 期，第 5—8 页；郑洪：《郑观应
的医事活动与医学思想》，《中华医史杂志》2003 年第 4 期，第 231—236 页。

② (清)郑观应：《盛世危言后编》卷 1《道术》，见夏东元编《郑观应集》下册，上
海人民出版社 1988 年版，第 150—151 页。

> 巡缉委员，严勒各街坊董事、地保等务将各街堆积一律
> 清除。①

这里将卫生直接与街道清扫这样的近代卫生工作联系起来，并强调了地方当局的责任，无疑使"卫生"开始从传统迈向近代。不过，郑观应如此使用"卫生"似乎只是偶然现象，可能跟他当时正在编纂《中外卫生要旨》一书有关。实际上，他曾在此后出版的《盛世危言》中多次讨论到医生的考试制度和道路清洁等卫生事务，但均未使用"卫生"一词。

由上所述，虽然不妨将《化学卫生论》的出现与长与专斋以"衞生"对译 hygiene 相提并论，不过就理念而言，如果说长与专斋的行为更多地体现了与传统的断裂的话，傅兰雅和琴隐词人对"卫生"译语的使用，则较多地反映了传统的接续。

四、"卫生"概念变动的深化(1894—1905 年)

(一)中日甲午战争对"卫生"概念变动的影响

1. 日本影响的加强
中日甲午战争的失败，使中国社会不得不对日本开始刮目相

---

① (清)郑观应：《盛世危言后编》卷 4《政治》，见夏东元编《郑观应集》下册，第 350 页。

看，进而逐渐形成一股留学东洋、学习东洋的风潮，在此背景下，早年黄遵宪等人有关日本的著作也开始得到社会的普遍关注，《日本国志》自光绪二十四年（1898 年）以后，在各地被一再重印。卫生行政作为日本明治维新以来新政的一部分，自然也受到了更多的注目。当时大量被派往或自身前往日本考察的人士，大都注意到了日本的近代国家卫生行政机构（包括卫生局、地方警察机构等），他们不再像早期的游历者那样只是简单记录"卫生局"之名，而是进行了较为详细的介绍甚至议论。晚清大儒吴汝纶于光绪二十八年（1902 年）以京师大学堂总教习的身份奉命赴日本考察，虽然考察的目标是教育，但他也特别注意到了日本学校的卫生。在日本考察期间，他多次前往"学校卫生局"参观并听取卫生专家三岛通良等人的报告。① 他将生理卫生学视为为教师者必须掌握的三种学问之一②，并专门聘请日本人早川新次翻译《学校清洁法》，以备采行。③ 这一点，在大量甲午以后撰著的日本游记或考察记之类的著作中表现得更为明显，这些著作对日本的卫生机构做了不少比较详细的介绍，比如：

　　（光绪三十一年六月二十九日）下午一时，至内务省，晤

---

　　① 参见(清)吴汝纶：《日记》卷 10《教育》，见施培毅、徐寿凯校点《吴汝纶全集》第 4 册，黄山书社 2002 年版，第 707—709 页。
　　② 他说："教育学未立专门。其心志能力之长发成育，在心理学；计身体之强健、讲卫生之道，在生理卫生学；练习意感心志、区别义务权利、涵养德性之法，在伦理学；为教师者，不究此三科者，不能为良师也。"［(清)吴汝纶：《日记》卷 10《教育》，见施培毅、徐寿凯校点《吴汝纶全集》第 4 册，第 681 页。］
　　③ 参见(清)吴汝纶：《日记》卷 10《教育》，见施培毅、徐寿凯校点《吴汝纶全集》第 4 册，第 722 页。

卫生局书记土岐嘉平，参事小桥一太。据云局管四事，一传染病之豫防，种牛痘及关于公众卫生之事；二停船检疫之事；三医师及药剂、并药品出卖等事；四卫生院及地方病院之事。①

其行政机关在地方则责成各州县之警察部内卫生课，有豫防警察，如传染病豫防法，饮食取缔法，污物扫除法；有保健警察，如管理病院及看护人，取缔法，急救疗法。中央则在本省卫生局另有卫生试验所。②

而且在光绪二十四年(1898 年)以后编纂的诸多"经世文编"中，也出现了不少日本人或国人有关日本近代卫生的介绍。比如，日本人的《论整顿埠政》谈道：

有关检疫之事则卫生局与闻焉……埠口管理者，即谓水上警务署及卫生事务也。……又如禁在船舶投弃污秽之物于埠口，又如防恶水横流于埠口之类是也。③

同书《论兵》一文，也较多地论述了日本的兵制，介绍了日本军队

---

① (清)刘瑞璘：《东游考政录》，见刘雨珍、孙雪梅编《日本政法考察记》，上海古籍出版社 2002 年影印本，第 106—107 页。

② (清)涂福田：《东瀛见知录》，见刘雨珍、孙雪梅编《日本政法考察记》，第138 页。

③ (清)麦仲华：《皇朝经世文新编》卷 10 下《商政》，见沈云龙主编《近代中国史料丛刊》第 78 辑第 1 册，文海出版社 1972 年影印本，第 799—800 页。

中设立"卫生部"的情况。① 此外，像《日本海陆兵制沿革考》②、《论日本讲求海军》③等篇目，也都述及日本国家和军队的卫生制度。

日本影响的扩大同时也体现在当时一些精英人士的相关论述中。比如，郑观应在甲午出版的《盛世危言》五卷本中，有《学校》一文，所论多为泰西学校之制，未涉及卫生问题。而庚子(1900年)重版的八卷本，对此做了重大的修改，加入了日本学校教育的内容，并在谈论武备学校教育时，介绍了卫生教育一事。④ 梁启超也非常关注日本的卫生制度，光绪二十七年(1901年)，他在谈论"强种"时，特别举日本的例子，认为其"学堂通课，皆兼卫生，举国妇人，悉行体操"⑤。

2. 中国社会对"卫生"之态度日趋主动

中日甲午战争之后，中国民族危机空前深重，众多有识之士开始纷纷探究拯救民族危亡之路，他们对中国改革发展之路的认识也日趋深广。在这一背景下，中国社会有关近代卫生知识的引入和"卫生"概念的使用也不再只是由外部因素唱主角，一些精英

---

① （清）麦仲华：《皇朝经世文新编》卷14上《兵政》，见沈云龙主编《近代中国史料丛刊》第78辑第1册，第1026页。

② 参见（清）邵之棠：《皇朝经世文统编》卷72《经武部三·各国兵制》，见沈云龙主编《近代中国史料丛刊续编》第72辑第7册，文海出版社1980年影印光绪二十七年石印本，第2935—2936页。

③ 参见（清）邵之棠：《皇朝经世文统编》卷72《经武部三·各国兵制》，见沈云龙主编《近代中国史料丛刊续编》第72辑第7册，第2942—2943页。

④ 参见（清）郑观应：《盛世危言》，见夏东元编《郑观应集》上册，上海人民出版社1982年版，第266页。

⑤ 梁启超：《医学善会叙》，见《饮冰室文集类编》上册，下河邊半五郎1904年刊行本，第709页。

人士开始注意到中国卫生状况的不良，并希望通过学习西方和日本来改善中国的卫生状况。

19 世纪很多来中国游历的人，都常常指责中国卫生状况的恶劣，但这一点在甲午以前似乎没有得到太多的认同。早年那些出洋考察的人士，虽然有不少注意到西方和日本的整洁，但对西方的卫生状况和制度并无特别的关心和评论。甲午以后，这种情况似乎出现了比较明显的变化，不少精英人士也开始不满于中国的环境和个人卫生，纷纷抨击国人和中国社会的不讲卫生，要求学习西方和日本，讲究卫生之道，建立相应的国家卫生制度，并将此视为"强国保种"的要务，尽管这些讨论并不都是在"卫生"的名目下进行的。

这一倾向，其实也不是完全出现于甲午以后，实际上，早在光绪初年，《申报》上就出现了一些要求改善城区卫生状况的讨论（不过未将此与卫生相联系）①，而且在前面提到的那些译著的序跋中，亦可看到类似表述。只不过那时，此类声音还显得比较个别而缺乏声势。我们看到，在这一时期，首先出现了不少批评中国不注意卫生的议论。比如，前面谈到，郑观应在甲午前后，曾在《盛世危言》的多篇文章中要求对医生施行考试制度，并批评"修路之政久废矣"。光绪二十三年（1897 年），梁启超也在《时务报》上发表文章抨击官府将街道的整洁视为"琐碎龌龊之事"，而

---

① 参见拙文：《清代江南的卫生观念与行为及其近代变迁初探——以环境和用水卫生为中心》，《清史研究》2006 年第 2 期，第 12—26 页。

不予关注。① 这些议论虽然没有直接使用"卫生"之词，但谈论的显然属于公共卫生事务。而有些议论则直接指出了国人的不讲卫生。比如，梁启超在其《新民说》中称：

> 中人不讲卫生，婚期太早，以是传种，种已孱弱。……弱冠而后，则又缠绵床第以耗其精力，吸食鸦片以戕其身体，鬼躁鬼幽，趑步欹跌，血不华色，面有死容，病体奄奄，气息才属。……呜呼！其人皆为病夫，其国安得不为病国也？②

而差不多同时的一则议论则认为：

> 中人不明卫生之道……其因居室之防闲，饮食之不宜，坐是致疾而殒躯者，一岁不知凡几，虽曰众四万万，宁足恃乎？此种弱之故二也。③

这些意见认为，正是国人不讲卫生，没有卫生的生活习惯，使得民为病夫，种群衰弱。而国家对公共环境卫生的不予重视，不仅使得城市粪秽堆积，臭味熏蒸，易致疾疫，而且也让外国人讥笑，让人感觉国之气象不振。因此，要富国强兵，应借鉴西方和日本的经验，修卫生之政，讲卫生之道。光绪三十一年(1905

---

① 参见梁启超：《治始于道路说》，见《时务报》第 15 册，光绪二十三年十一月二十一日，第 3a—4b 页。

② 梁启超：《新民说·论尚武》，中州古籍出版社 1998 年版，第 191 页。

③ (清)黎祖健：《若为六极之一说·总论》，转引自(清)杨凤藻：《皇朝经世文新编续集》卷 1《通论下》，见沈云龙主编《近代中国史料丛刊》第 79 辑第 1 册，文海出版社 1972 年影印本第 191 页。

年)考察日本的段献增就此议论道：

> 生无所卫，将死亡多而患寡，身体屏而患弱，孰与立国
> 而企于富强哉？……乃合东西洋之法而征诸实验，将见以之
> 断狱而治人，可；以之疗病而济人，可；以之卫生而强人即
> 以强国，亦无不可。①

那么如何讲卫生之道，修卫生之政呢？首先要确立良好的个
人卫生习惯。除了大量对缠足、吸食鸦片等陋习的批判，当时的
一些议论还要求人们要以西方科学卫生观为指导，而不是拘泥于
传统的养生。有人比较了中西"养生"法的不同，认为中国的节劳
苦、少思虑、美饮食、厚衣服的养生观，与西方的多得日光、预
防染病、谨饮食、运动血气、求清洁、勤澡身、勤动作等相比，
"固已相悬若天壤矣"②，因此，要求学习西方的卫生之道：

> 顾世之讲卫生者，每谓衣服宜温暖也，饮食宜精良也，
> 作事勿过于勤劳，宜使逸居安处也，居家勿过于俭约，宜使
> 适体达情也。仆则以为不然，仆尝闻西士之善卫生者
> 曰：……最为切要者，厥有五端：一曰光，二曰热，三曰空
> 气，四曰水，五曰饮食。③

---

① （清）段献增：《三岛雪鸿》，见刘雨珍、孙雪梅编《日本政法考察记》，第86页。
② （清）邵之棠：《皇朝经世文统编》卷99《格物部五·医学·论中西养生之法不
同》，见沈云龙主编《近代中国史料丛刊续编》第72辑第9册，第4063—4065页。
③ （清）邵之棠：《皇朝经世文统编》卷99《格物部五·医·卫生说》，见沈云龙
主编《近代中国史料丛刊续编》第72辑第9册，第4058—4059页。

同时，他们也要求国家借鉴东西洋之法，恢复三代之古制，将卫生之事视为国之大政，积极全面地介入其中。比如，郑观应要求"遍考庸医以救生命"，言辞恳切地呼吁：

> 今为天下苍生计，惟有哀告于名公巨卿，创千古之良规，作无量之功德，表奏朝廷，饬下各督抚，将各省之医生设法考验。如有深明医理者，给以凭文，准其行世。倘有假冒，则治以庸医杀人之罪。[1]

张謇则要求引入日本办法，设立警察制度，行卫生之职。[2] 还有人根据实际观察，认为中国卫生需迫切解决的要点首先在于街道的清扫和食品的管理，呼吁"所望有治民之责者，以西人之法为法，衢巷则勤于粪扫，市肆则严以稽查，庶民间灾害不生，咸登寿域乎"[3]。而另一则议论则更具体地建议政府改革京师的街道管理办法，提出应采取"筹巨款""专责成"（设立专门机构）和"借资兵力"等举措，来保证京城街道的干净整齐。[4]

不仅如此，还有人开始身体力行。比如，光绪二十四年（1898 年），黄遵宪借鉴日本的经验，在当时的湖南巡抚陈宝箴的支持下，创立湖南保卫局，并手定《湖南保卫局章程》四十四

---

① （清）郑观应：《盛世危言》，见夏东元编《郑观应集》上册，第 26 页。
② 参见（清）邵之棠：《皇朝经世文统编》卷 120《通论部三·变法平议》，见沈云龙主编《近代中国史料丛刊续编》第 72 辑第 10 册，第 4305 页。
③ （清）邵之棠：《皇朝经世文统编》卷 99《格物部五·医·续卫生说》，见沈云龙主编《近代中国史料丛刊续编》第 72 辑第 9 册，第 4061 页。
④ 参见《集成报》上册（第 6 册），光绪二十三年五月廿五日，中华书局 1991 年影印本，第 295—300 页。

条,指出保卫局的职责为"去民害,卫民生,检非违,索罪犯",其中包括保持城市清洁和食品管理等公共卫生事务。① 同时,他还积极实践卫生教育,20 世纪初,他在家乡广东嘉应倡导创立小学校,其中"卫生"为所设八个科目之一。②

(二)"卫生"用语的推广与内涵变动的深化

以上这些变动至少从以下两个方面影响了"卫生"概念的内涵与使用:第一,日本影响的加强使国人开始较多地注意到日本的近代卫生制度,由于日语中的诸多概念直接使用汉字而无须翻译,使用"卫生"的机会自然大增;第二,中国社会对待近代卫生态度的日趋积极,不但使得越来越多的有关西方和日本的近代卫生的资讯传入中国③,从而进一步丰富了卫生的内涵,而且也让越来越多的中国人注意到"卫生"这一词语,并在部分或完全的近代意义上使用"卫生"概念。

当然,任何事物的变化都需要一个过程,甲午以降,虽然

---

① 参见郑海麟、张伟雄编校:《黄遵宪文集》,中文出版社 1991 年版,第 298—299 页。

② 参见郑海麟、张伟雄编校:《黄遵宪文集》,第 306 页。

③ 前面强调日本影响的加强并不表示西方卫生知识的传入的停顿,实际上西方卫生知识的传入也在加强和深化。甲午以后,中国社会兴起了办报的热情,翻翻这些报端时论,可以看到,有关西方卫生知识的介绍和议论时有出现,特别是在《格致新报》等书报中,有关西方卫生知识的介绍占有相当的分量。这一点从上文的论述中亦不难看出。另外,1900 年前后出版的《内科理法》"前编"卷 5《保身法》{[英]虎伯撰,(清)舒高第口译、(清)赵元益笔述,江南制造总局光绪中刊本}与《保全生命论》{[英]古兰肥勒撰,[英]秀耀春口译,(清)赵元益笔述,光绪二十七年刊本}等著述,从"个人保身法"和"众人保身法"两个方面对近代西方卫生知识做了相当全面的介绍。

"卫生"概念的变动在加速和加深，但依然没有立即成为表述近代卫生事务的统一而规范的术语。"卫生"以外的表述依然存在，如"保身""保生""养生"等①，特别是"保身"仍是表示近代卫生的常用之词。在这一时期增订出版的罗存德的英汉字典中，"hygeian art"依然译作"保身之理，保身之法"，不过增加了"hygiene"一词，译为"保身学"。② 不过当时的增订本还是体现了"卫生"一词使用日趋增多的影响。在 1897 年和 1903 年增订版有关"sanitary"的释义中，均出现了"卫生"：

> Sanitary *a*. 卫生的，sanitary rules，卫生例，防恙规例。③

> Sanitation *n*. 卫生学。④

不管怎样，"卫生"一词的使用日渐增多和在表述近代卫生事

---

① 使用这些用语的例子很多，从前面和后面所举的史料中都可以看到。关于"保身"和"保生"，在前一注释中所举的赵元益笔述的两部译著中有最集中的体现。而关于"养生"，可以参见收录于《皇朝经世文统编》中《论养生》等以"养生"之名讨论近代卫生事务的论述。(参见邵之棠：《皇朝经世文统编》卷 99《格物部五·医》，见沈云龙主编《中国史料丛刊续编》第 72 辑第 9 册，第 4061—4063 页。)

② 参见[德]罗存德原著，经塞尔增订：《新增英华字典》(*A Dictionary of the English and Chinese Languages with the Merchant and Mandarin Pronunciation*，1897)，见[日]那须雅之监修《近代英华·华英辞书集成》第 7 卷，太空社 1998 年版，第 523 页；[德]罗存德原著，企英译书馆增订：《华英音韵字典集成》(*A English and Chinese Pronouncing Dictionary*，1903)，见[日]那须雅之监修《近代英华·华英辞书集成》第 11 卷，太空社 1998 年版，第 856 页。

③ [德]罗存德原著，经塞尔增订：《新增英华字典》(*A Dictionary of the English and Chinese Languages with the Merchant and Mandarin Pronunciation*，1897)，见[日]那须雅之监修《近代英华·华英辞书集成》第 8 卷，太空社 1998 年版，第 817 页。

④ [德]罗存德原著，企英译书馆增订：《华英音韵字典集成》(*A English and Chinese Pronouncing Dictionary*，1903)，见[日]那须雅之监修《近代英华·华英辞书集成》第 12 卷，太空社 1998 年版，第 1408 页。

务上的地位不断提高应是不争的事实。这从对清代各种"经世文编"的检索中可得到说明。对台湾"中央研究院"汉籍电子文献"瀚典全文检索系统"①中收录的十种经世文编的检索结果表明，在光绪二十三年(1897年)以前出版的四种经世文编中，未见一例"卫生"用语，而在光绪二十四年(1898年)到二十八年(1902年)编纂的六部经世文编中，共有57篇文章一次或多次使用"卫生"一词。另外，从孙宝瑄(1874—1924年)的日记中亦可见一斑。孙宝瑄出身著名的官宦家庭，曾长期寓居沪上，比较关注新学。② 他的日记很大部分已经毁于兵燹，现在出版的部分，包括光绪十九年(1893年)到二十年(1894年)，二十三年(1897年)到二十四年(1898年)，二十七年(1901年)到二十九年(1903年)的日记。在头两年的日记中，没有发现任何有关近代卫生或"卫生"用词的记载，光绪二十三年(1897年)的日记，有两处论及卫生，一次使用了"西人养身之学"，另一次提到其读《居宅卫生论》，但发表感受时用的是"养生"。③ 光绪二十七年(1901年)的日记，共三次论及卫生之事，一次未使用相关的名词，一次用了"保卫民生"，另一次则使用了"卫生"。④ 其余两年的日记中，则有六处论及有关卫生之事，七次使用"卫生"一词。⑤ 这一趋势表现得相当明显。

在这一过程中，不能不提到丁福保的《卫生学问答》。该著完

① 网址是：http://hanji.sinica.edu.tw/.
② 参见任琼：《忘山庐日记·前言》，见(清)孙宝瑄《忘山庐日记》(上)，第1—2页。
③ 参见(清)孙宝瑄：《忘山庐日记》(上)，第122、145页。
④ 参见(清)孙宝瑄：《忘山庐日记》(上)，第340、375—376、396—397页。
⑤ 参见(清)孙宝瑄：《忘山庐日记》(上)，第565—567、613—614、691—693、730、755页。

成于光绪二十五年（1899 年），次年梓行。① 该书应可视为中国人
撰著的第一部以"卫生"为名同时亦可部分归为近代卫生学著作的
书籍。丁福保是近代与日本有深厚渊源的人物，曾翻译了大量日
文医学著作②，不过他在撰著该书时，尚未开始学习日语③，与
日本并无关系，而主要是依据《保全生命论》《初学卫生编》等西方
卫生学译著以及中国传统的养生和医学著作编写而成。全书分上
下两编，凡九章，上编七章，除总论外，主要从全体、饮食、起
居、微生物、体操、治心六个方面介绍个人卫生知识，下编两章
主要介绍日常生活中所需的一些浅近的医学知识。在"总论"中，
他首先解释了何为卫生学："讲求保养身体之法，称卫生学。"④
这显然不同于传统"保卫生命"的说法。不过他对卫生的理解似乎
仍然是个人性的，虽然也谈到卫生与国家有关，但只是就个人身
体的强弱关乎国家的强盛来说的，而未触及社会和国家对卫生事
务的责任。⑤ 可以说，他本是从传统个人自我调养的角度来谈论
"卫生"的，而且还把医药治疗包含在内，有着显著的传统色彩，
不过他的"卫生之法"基本是以西方近代科学为依据的，与传统的
养生不同，从而也就赋予这一词语一定的现代性。该书后来一版
再版，影响颇大。它的意义不仅仅在于促进了当时中国社会对卫

---

① 参见丁福保：《畴隐居士自订年谱》，见北京图书馆编《北京图书馆藏珍本年
谱丛刊》第 197 册，北京图书馆出版社 1999 年版，第 77—78 页。

② 参见牛亚华、冯立昇：《丁福保与近代中日医学交流》，《中国科技史料》2004
年第 4 期，第 315—329 页。

③ 参见丁福保：《畴隐居士自订年谱》，见北京图书馆编《北京图书馆藏珍本年
谱丛刊》第 197 册，第 78—79 页。

④ 丁福保：《卫生学问答》第一章"总论"，光绪二十七年重刊本，第 1a 页。

⑤ 参见丁福保：《卫生学问答》第一章"总论"，第 4b 页。

生和"卫生"概念认识的加深，而且，还将《保全生命论》等论著中介绍的有关卫生却无卫生之名的知识囊括到了"卫生"的名下。

若与前一个时期那些西方卫生学译著中的"卫生"用词相比较，这里"卫生"的现代性似乎要隐晦得多，带有相当多传统的保卫生命或养生的色彩。这一现象，在当时国人的著述中颇为普遍，其所用的卫生既可以理解为传统的护卫生命或养生，亦与西学相联系，包含一定的现代性。比如：

> 泰西有化学焉……行之于大廷，固可以强兵富国；守之于一己，亦可以益寿卫生。①

> 泰西平时饮居，均已尽合卫生之道，但能慎之于发病之地，受病之人，故设法当愈严愈善。②

以上两则均随机摘自与《卫生学问答》同时的论著中，比较明显地体现出新旧混同的特点。不仅如此，当时人们在使用"卫生"概念时，对其与医学的关系似乎也没有清晰明确的认识。比如，在《卫生学问答》中，医学至少部分包含于卫生学之中，而以下的说法又显见卫生包括于医学之内：

> 今夫西医之术亦不一端矣，一曰卫生学……二曰全体

---

① 《化学当学论》，转引自(清)邵之棠：《皇朝经世文统编》卷95《格致部一·格致》，见沈云龙主编《近代中国史料丛刊续编》第72辑第9册，第3782页。
② (清)陈虬：《瘟疫霍乱答问》(光绪二十七年成书)，见曹炳章原辑，高萍主校《中国医学大成》第4册，中国中医药出版社1997年版，第706页。

学……三日治病学。①

虽然在具体的语境中，医学和卫生的含义亦会有区别，不过这说明人们当时基本仍像传统时期一样，并没有对它们做出明确区分。

尽管如此，亦绝不可以因此小视这些用法出现的意义，因为，它们已不再是对西方相关概念的被动对应，而是国人在消化吸收西方近代卫生等科学知识的基础上对传统概念的重新利用。

与此同时，这一时期的论述在使用"卫生"时还出现了以下几个颇具意味的现象。其一，"卫生"与"保身"等词往往在同一主题下混杂使用。比如，丁福保将"卫生学"解释为"保养身体之法"。在《卫生说》这样专门讨论近代卫生问题的文章中，亦可见到"保身之法""养生之理"这样的用词。② 而名为"保身慎疾"的论说，也使用"卫生家""家用卫生医书"等说法。③ 这说明，人们已渐渐开始将"卫生"和"保身"等词看作相互通用的词语，从而也就便利了人们将此前在"保身"名下介绍阐述的近代卫生知识注入"卫生"的内涵之中。其二，开始较多地以"卫民生""保卫民生"的用语来解释或指代"卫生"。比如，梁启超在光绪二十三年（1897 年）撰文提及英国在战争中，因感染疾病而死亡者要多于伤亡者，因而

---

① （清）邵之棠：《皇朝经世文统编》卷 99《格物部五·医学·西医》，见沈云龙主编《近代中国史料丛刊续编》第 72 辑第 9 册，第 4110 页。

② 参见（清）邵之棠：《皇朝经世文统编》卷 99《格物部五·医学·卫生说》，见沈云龙主编《近代中国史料丛刊续编》第 72 辑第 9 册，第 4058 页。

③ 参见（清）张德彝：《保身慎疾刍言》（光绪二十九年），见《醒目清心录》第 1 册卷 5，全国图书馆文献缩微中心 2004 年版，第 527 页。

提出："苟公家能设善法以卫民生，讲明医学以防药误，则每年之获救者不下三四万人。"①后来则更明确地说："（日本）设卫生洁净诸局，以卫民生。"②同期的一篇题为《崇洁说》的文章认为洁净等卫生之政，"盖大以观国政，小以卫民生，于理固应如是也（指官为经理）"③。"卫民生"这样的说法本身并不新鲜，前面引述明代杨士奇的文集中就有"卫民之生"的用语，不过在那里，"卫民之生"与"卫人之生"其实都不过是护卫人生命的意思。但这时出现的"卫民生"则不同，其一般都要强调国家和社会的责任，"民"显然已不是个人或抽象意义的人，而是人民或民众。从"保卫生命"到"卫民生"这一转化，不仅突出了"卫生"概念中的社会性，而且也为人们在近代意义上使用这一概念找到了合理的依据。其三，比较多地出现了"卫生学"的提法，这不仅出现在1903年增订的《华英字典》中，也出现在上文所举的一些论著中。这一说法的出现，不仅表明时人已经开始将卫生视为建立在西方近代科学基础上的专门学问，从而将其与传统的主要指养生的卫生区别开来，而且还为人们脱离其保卫生命的字面含义，在近代卫生学的基础上抽象使用"卫生"概念提供了可能。

由此可见，对于近代"卫生"概念的最后形成来说，这显然是一个承上启下的关键时期。

---

① 梁启超：《医学善会叙》，见《饮冰室文集类编》上册，第709页。
② 梁启超：《地球人事记》，见《清议报》第4册，成文出版社1967年影印本，第186页。该资料承蒙沈国威教授惠赐，谨致谢忱。
③ （清）张德彝：《醒目清心录》第1册卷2，第155页。

五、近代"卫生"概念的确立(1905—1911 年)

光绪三十一年(1905 年)，在借鉴日本等国国家卫生行政的基础上，清政府在新设立的巡警部警保司设立"卫生科"，次年改巡警部为民政部，卫生科亦升格为卫生司，"掌核办理防疫卫生、检查医药、设置病院各事"。① 虽然这一机构和机构名称都与日本颇有渊源，不过到这时，以"卫生"命名这样的机构，应该已是顺理成章的事，或许可以说，即便借鉴的不是日本而是西方的制度，使用"卫生"的名称也是完全可能的。尽管如此，它的出现对"卫生"概念演变的作用仍不可小视。一方面，"卫生"一词被纳入了国家正式行政机构名称之中，标志着国家对在新意义上使用这一词语的认同，并为"卫生"最终成为表示维护健康、预防疾病这一内容的社会标准用语提供了直接的动力和保障。另一方面，卫生司"检查医药、设置病院"等职能的规定，也就明确了医政管理而非医学本身乃卫生行政的重要组成部分，从而确立了近代广义"卫生"的内涵。

这一事件无疑大大促进了近代"卫生"概念确立的进程，到清末民初，仅仅从当时编纂的辞书中，已不难看出这一概念的成型。在 1911 年出版的《新订英汉辞典》中，相关的"health""hygiene""sanitary"等词语的释义，均加入了"卫生"，尽管同时也保

---

① （清）刘锦藻：《清朝续文献通考》第 2 册卷 119《职官五》，浙江古籍出版社 1988 年版，第 8790—8791 页。

留了原有的"保身""保生"等词语①，不过"卫生"的突出地位已彰显无遗。在前面征引过的《辞源》(1914 年)中有关卫生的解释，不仅现代性已非常明显和完备，而且，这部辞典中没有收入"保身""保生"等词语，而对养生的解释则与近代卫生无关。这些无疑都表明，作为表示近代卫生事务标准概念的近代"卫生"概念已经确立。此外，它的确立至少还表现在以下两个方面。

第一，"卫生"概念的使用开始普及化。在前一时期，"卫生"一词的使用者多为当时的精英人士，而此时，"卫生"就犹如"旧时王谢堂前燕"，开始"飞入寻常百姓家"了。这主要体现在"卫生"开始较为广泛地出现在公文、告示、日用医书、乡土志等与民众关系密切的文献以及竹枝词、小说等通俗文学作品中。在现在出版的苏州和天津两地的清末商会档案中，均有不少涉及近代卫生的部分，在这部分公文和告示中，"卫生"一词出现的频率甚高，兹略举数例：

> 为此照会贵绅等，请烦查照转发，并请广为劝导，务使人人皆知清道规条，既便行人，又资卫生。②

> 以颜料一行，津地众多，熬煮桐油，气味熏蒸，与卫生

---

① 参见《新订英汉辞典》(*An Abridged English and Chinese Dictionary*)，商务印书馆 1911 年版，第 535、569、1044 页。

② 《巡警局为施行清道规则事致苏绅照会》(光绪三十二年六月十五日)，见华中师范大学历史研究所、苏州市档案馆合编《苏州商会档案丛编》第 1 辑，华中师范大学出版社 1991 年版，第 686 页。

无益，且易招火患，妨害治安。①

清末出版的介绍上海各方面情况的实用性书籍《上海指南》也列有
"卫生章程"一目。② 同样，在清末最后几年中发行的一本介绍传
染病知识的小册子，告诫人们要注意卫生："若辈（指下层劳动
者）目不识丁，不知卫生为何物，动遭疾苦，良可悯也。"③又如，
编纂成书于光绪三十三年（1907 年）的《上海乡土志》（其目的是用
于乡土教育）在谈论自来水、填塞河渠和医院这些关乎近代卫生
的事物时，均使用了"卫生"一词。④ 而且在竹枝词这样的民间文
学作品中也出现了"卫生"一词，比如：

　　　　工部局　局名工部创西人，告示频张劝我民。注重卫生
　　街道洁，随时洒扫去纤尘。⑤

　　尤可注意的是，上海商务印书馆还分别于光绪三十二年
（1906 年）和三十四年（1908 年）出版了"卫生小说"——《医界现形

---

　　① 《颜料行永信号等为市内熬油被县传究事禀商会文及天津县卫生总局再申禁
令文》（光绪三十二年二月四日），见天津市档案馆、天津社会科学院历史研究所、天
津市工商业联合会编《天津商会档案汇编（1903—1911）》下册，天津人民出版社 1989
年版，第 2274—2275 页。
　　② 参见《上海指南》（增订四版）卷 2，商务印书馆 1910 年版，第 26b—30b 页。
　　③ 《传染病四要抉微》，见(清)陈修园编著《陈修园医书七十二种》第 4 册，上海
书店 1988 年版，第 2532 页。
　　④ 参见(清)李维清：《上海乡土志》（光绪三十三年初版），上海古籍出版社
1989 年点校本，第 90、99、106 页。
　　⑤ (清)颐安主人：《沪江商业市景词》卷 1（初刊于 1906 年），见顾炳权编著《上
海洋场竹枝词》，上海书店出版社 1996 年版，第 100 页。

记》(郁闻尧著)和《医界镜》(儒林医隐著),虽然后者完全可以说是一本剽窃之作(当然也不排除是作者自己的重写),不过作为"卫生小说",后者却更名副其实。前者在"小引"中虽然也谈到卫生,说"世之阅者,于医界现态,灼然可见;而于卫生、治病之道,亦不无小补"①,不过在书中谈论卫生之事的内容并不多。而后者则不同,分别将第一回修改为"开宗明义讲生理",第六回由"张善人入梦论瘟疫"改为"张善人卫生谈要略",加入大量近代卫生知识。比如,其中说道:"至于平常卫生的法则,尤与疫病有关系,今试将要紧数条,讲给你听听:第一要戒不洁……以上各节,不过讲些卫生大略,然要端己不外乎此,你须切记在心,除自己奉行,并广劝世人……"②

近代"卫生"广泛出现在与民众密切相关的诸多文献中,无疑说明了这一概念已经开始深入民间社会,日渐成为日常语文的一部分。

第二,近代意涵以"卫生学"为中介开始日益紧密地附着于"卫生"概念上,概念的近代"性质义"不断强化,促使人们越来越多地使用其"性质义",而逐步淡化其"保卫生命"或"养生"的本来意义。随之而来的是,"卫生"也不再只是作为述宾性的名词来使用,而逐步转化为表示合乎有益于健康要求这一状况(如清洁)的

---

① (清)郁闻尧:《医界现形记》,见陆士谔《最近社会秘密史》,花山文艺出版社1996年版,第233页。

② 分别见儒林医隐著《医界镜》(远方出版社、内蒙古大学出版社2001年版)第一回和第六回。

名词，并在这一性质义凸显的基础上以形容词的面目出现。①
比如：

> 原冀维持微业，有益卫生。……一经因时限局促，不能
> 倾倒，甚有自弃河中，更致污秽河水，有碍卫生。②

在这段话中，表面上，卫生仍可以解释为保卫生命，但实际上，
肥壅业的工作为收集粪便，直接结果只是维护生活环境的清洁，
因此，这里的卫生已经可以理解成表示环境清洁的名词。而在下
面这段话中，这一点体现得更为明确：

> 由是观之，欲强国家，非保全人民之健康不可，欲保全
> 人民之健康，非注意于卫生不可。此卫生一道，所当竭力考
> 求者也。③

这里的卫生已明显是指清洁等保全人民健康的行为和状况。而下
面的说法中，卫生实为"卫生学"之简略，乃今日常用的"讲卫生"
之先声：

> 在沪数载，疫疠时兴，悯医道之腐败，卫生之不讲，窃

---

① 名词转化为形容词的基础是名词的性质义，性质义的强弱与转化为形容词的
可能性成正比。故抽象名词最易转化为形容词。参见谭景春：《名形词类转变的语义
基础及相关问题》，《中国语文》1998 年第 5 期，第 368—377 页。
② 《肥壅业商人禀呈》(光绪三十四年二月)，见华中师范大学历史研究所、苏州
市档案馆合编《苏州商会档案丛编》第 1 辑，第 691 页。
③ (清)刘庭春等：《日本各政治机构参观详记》，见刘雨珍、孙雪梅编《日本政
法考察记》，第 328 页。

叹吾国医界有江河日下之势。①

在此基础上也出现了将"卫生"作为形容词来使用的情况，比如，"西人曾说我中国人不明白卫生的道理……说到此间，我不得不望我的同胞讲究些卫生法则"②。

由此可见，无论从概念的内涵、普及程度还是使用方式等方面看，"卫生"应该说都已实现了从传统到近代的转化，至此，近代"卫生"概念无疑已经确立。在这一过程中，转化往往都是通过将新的知识嵌入传统平台中这样的做法逐步自然完成，并未出现与传统截然断裂的现象。所以，不仅近代意义上的"卫生"仍不无传统的因子，而且即便到这时甚至更后，在传统意义上使用"卫生"的情况仍多有存在。不仅如此，当时人们虽然已经普遍认可了社会和国家对卫生的责任，但由于感到国家和地方卫生行政的缺乏和薄弱，也往往特别强调个人卫生的重要性。③ 不过与以往不同的是，即使是个人卫生，也不再是无须旁人和社会置喙的私事，而应该由社会甚或国家来大力宣介各种卫生知识。正因如此，在整体的汉语环境中，"卫生"的现代性显得不够纯净和鲜

---

① （清）郁闻尧：《医界现形记》，见陆士谔《最近社会秘密史》，第233页。

② （清）儒林医隐：《医界镜》第一回，远方出版社、内蒙古大学出版社2001年版，第8页。

③ 比如，清末的一本有关传染病预防的小册子在谈到公共预防法时如是说："公众预防法，无非隔离、消毒、清洁、检疫四端，此与中国现状，尚难实行之，姑略之。"[《传染病四要抉微》，见（清）陈修园编著《陈修园医书七十二种》第4册，第2533页。]因而，其主要介绍个人预防法。前述卫生小说《医界镜》的开篇亦明言："说到此间，我不得不望我的同胞讲究些卫生法则，那公共卫生权柄是在官绅，至于个人卫生，只要我自己时时刻刻研究，就得了。"

明，其内涵颇给人以含混和繁复之感。

六、小结

综上所述，我们得出以下几个结论。

第一，虽然在东亚世界，近代卫生概念首先出现于日本，却不能简单地把现代汉语中的"卫生"视为一个日源词，自然也就不能称其为"侨词来归"。它实际是在中国社会近代化的过程中，在西方卫生知识的传入、日本近代的"衛生"用语与卫生制度的引介以及中国士人对传统的重新阐释等诸多因素的共同作用下逐步自然形成的。其从传统到近代的转化既受日本"衛生"的较大影响，又具有相对独立的演变轨迹。

第二，近代"卫生"概念的变动，基本始于光绪以后。到甲午以前，在某些个别语境中，"卫生"已经基本完整地包含了近代概念所应具备的内涵。不过，这一切并非源自中国社会和国家的主动追求，其影响所及也基本只限于直接关乎洋务的个别而狭窄的领域。总体上，社会上对"卫生"一词的使用并未出现根本的变化，这种变动基本表现为一股潜流。

第三，中日甲午战争以后，随着日本影响的强化和中国社会对近代卫生事务的态度的日趋主动，"卫生"概念变动的潮流也开始由暗转明，具有近代意涵的卫生概念开始越来越多地出现在国人的著述中。与此同时，丁福保《卫生学问答》的出版发行与"卫生"同"保身""养生"等词语的混杂使用、"卫民生"等解释的出现以及"卫生学"提法的出现和使用等现象的出现，对近代"卫生"概念的确立起到了承上启下的关键作用。

第四，1905年，国家卫生行政机构的建立，进一步促进了"卫生"成为表示维护健康、预防疾病这一内容的社会标准用语的进程。"卫生"概念的使用也逐渐从精英走向民间，而且随着卫生的意涵日益紧密地附着于"卫生"概念之上，它的近代"性质义"不断加强。到清末民初，无论从概念的内涵、普及程度还是使用方式等方面看，近代意义的"卫生"概念都应该说已经确立。不过由于这一演变往往都是通过将新的知识嵌入传统平台中这样的做法逐步自然完成的，传统并未得到刻意清理和消解，从而使晚清以后的"卫生"含义相当混杂而多样。

第五，"卫生"何以能脱颖而出，最终成为表示近代卫生的标准概念呢？于此亦略做讨论。首先，与"卫生"一词传统的含义和用法有关。除了像长与专斋所认为的它比较高雅，它还具有意涵比较宽泛和模糊，并较具主动性的特点。其虽然可以被用来指代养生，但似乎又具有养生不具备的含义。这一点，与近代卫生颇为相似，与传统养生既相联系又有重要差别。另外，在传统上，它既非生僻，亦不常用，这也有利于人们借用它来重新阐释和使用。而当时其他相关词语，则无法很好地表达出近代卫生的含义。比如，"养生"，养的含义过于明确，很难包容近代卫生中维护公共环境、医政管理等社会性内容。而"保身"，虽然字面上解释可以通顺，但传统上较多地使用在"明哲保身"这一与身体健康无关的语境中，也就相对不容易被接受。其次，与某些偶然的个人因素有关。近代意义上的"卫生"最初为傅兰雅和琴隐词人所采用，应该不无一定的偶然性。不同的人在遣词造句中，都不免有自己的偏好，而"卫生"一旦被采用，似乎就成了傅兰雅的偏好，而开始逐步取代其较早在《儒门医学》中使用的"保身"等用词。而同一时期，在赵元益笔述的多部相关译著中，他一直使用的仍是"保身""保生"等词语。而恰巧，傅兰雅及其所译之书在当时影响较大。最后，与日本的"卫生"有关。这一点前文已多有论述，于此不赘。

第二章　清代卫生观念的演变

——以疫病应对观念为中心

一、引言

通过上一章的论述，我们业已明了"卫生"概念的近代演变，毫无疑问，概念内涵的演变必然伴随着相关观念的变迁。卫生的内涵十分丰富，不过在清代，对疫病的应对乃是其最为重要的内容，故此，本章将以疫病应对为中心，对清代卫生观念的变化做一探讨。

现代以流行病监控、卫生监督、检疫和隔离等为主的卫生防疫举措，是一种由政府介入的公共行为，具有显著的积极主动的姿态。与现代防疫相比，传统时期对疫病的应对，则明显消极得多，基本属于一种以避为主的个人行为。这一观念的演变，乃是近代以降在西方行为与观念的冲击下逐渐形成的。对于因应疫病观念的近代转变，现有的研究还缺乏专门系统的探讨，尽管也不

无可资利用的相关成果。医史学界从 20 世纪 30 年代开始，就时
有成果问世，不过其研究几乎都是在现代卫生防疫的理论框架下
展开的，即从现代卫生防疫认识出发，去搜罗古代文献中关乎卫
生防疫的论述，并以此来展现中国古代或中医在卫生防疫方面的
贡献。[①] 我曾探讨过清人对瘟疫的认识以及清代江南的避疫、隔
离和检疫行为[②]，但对晚清卫生防疫观念的变动论述甚略，更未
能对因应疫病观念的近代演变予以梳理。路彩霞的专著设有"致
疫防疫理念的碰撞与调合"一章，讨论清末十年人们在防疫观念
上的冲突和变动，不过该章主要只是呈现了清末有关致疫防疫的
一些新认识，而未能让人比较清楚地看到因应疫病观念之近代演
变的具体内涵和内在逻辑。[③] 另外，梁其姿在《疾病与方土之关
系：元至清间医界的看法》一文中梳理了元以降有关"杂气""疫
气"认识的变动，认为其中"污秽的成分的看法无疑在明末清初之
际有强化的趋势"，并探讨由此形成的预防疫病的认识是如何汇

---

① 这类的研究不少，比较有代表性的有李克蕙：《我国固有之防疫方法》，《中
医新生命》第 19 期，1936 年 4 月；萧熙：《中国防疫法考》，《江西中医药》1951 年第
3—4、5—6 期，1952 年第 1—2 期；何维中：《祖国医学在卫生防疫方面的贡献》，
《陕西中医学院学报》1980 年第 4 期，第 44—47 页；高明明：《中国古代消毒与防疫
方法简述》，《安徽中医学院学报》1995 年第 3 期，第 8—9 页；吴大真、刘学春：《中
医谈"瘟疫"的预防》，《中国中医基础医学杂志》2004 年第 1 期，第 6—8 页；翁晓红、
李丽华、肖林榕：《明清时期疫病的预防思想与方法》，《福建中医学院学报》2006 年
第 4 期，第 57—59 页。

② 参见拙著：《清代江南的瘟疫与社会———项医疗社会史的研究》，第 120—
158、219—230 页。

③ 参见路彩霞：《清末京津公共卫生机制演进研究(1900—1911)》，第 140—
160 页。

入近代卫生防疫观念的。①

本章拟在已有研究的基础上，在中国近世社会自身变迁的脉络中，对清人因应疫病观念及其近代演变做一探讨，希望能比较系统而全面地呈现这一观念的演变历程的复杂性及其内在理路，并进而对防疫观念的现代性和近代转型过程做出省思。

二、避疫与治疫：前近代因应疫病的观念

按照今天的认识，防疫的要点不外乎消除传染源、切断传播途径和保护易感人群等几个方面，医史学界的研究，可以说基本是在这一认识体系中梳理传统时期的因应瘟疫的观念和行为的。根据这些研究，大凡从注意个人和环境卫生、饮食卫生，到药物预防，再到隔离、检疫和免疫，古代中国几乎都不无相关的史迹。② 这些从浩繁的古代文献中"精选"出来的史迹，几乎均是在脱离了具体的语境和当时的历史情境的情况下加以使用的，显然，由此"集萃"而成的历史论述，并不能表明古人已经形成了今日的防疫观念。个别的行为与当时整体的观念无疑有很大的距离，要真正厘清传统时期因应疫病的观念，首先必须将个别的史迹置于具体的历史语境和情境中加以认识，同时也有必要将其与

---

① 参见梁其姿：《疾病与方士之关系：元至清间医界的看法》，见黄克武主编《"中央研究院"第三届国际汉学会议论文集历史组·性别与医疗》，"中央研究院"近代史研究所 2002 年版，第 165—212 页。

② 参见上页脚注①。

当时对瘟疫的认识联系在一起进行考察。

对于引发伤寒的外邪，古人有诸如"六气""时气""四时不正之气""异气""杂气""戾气"等说法，而且这些说法也一直处于发展变化之中，但总体上基本都是在"气"这一认识框架下展开的。大体而言，较早时期，关注点较多地集中在反常的自然之气上，如"六气""四时不正之气"等，而宋元以降，人们越来越重视"气"中的杂质与污秽的因素，特别是随着吴有性的《瘟疫论》的出版和清代温病学派的形成，到清前期，医界逐渐形成了有关疫病成因的较为系统的认识，即认为，戾气即疫气是由暑、湿、燥、火等四时不正之气混入病气、尸气以及其他秽浊之气而形成的，并进一步密切了疫气与"毒"之间的关系，特别是在乾隆晚期以后的医籍中，往往将疫气与毒气相联系，认为"是毒气与瘟疫相为终始者也"[①]。与此同时，有关瘟疫的传染，在理论上基本秉承疫气相染的认识，即认为瘟疫通过"气"来传播，不过对接触传播、食物传播、水传播、虫媒传播等传播方式也产生了一些直观或隐约的认知，但总体上并没有突破疫气传染的认识框架。[②]

关于疫病的预防，《黄帝内经·素问·遗篇》中就有一段影响深远的论述：

> 黄帝曰：余闻五疫之至，皆相染易，无问大小，病状相似，不施救疗，如何可得不相移易者？岐伯曰：不相染者，

---

① （清）刘奎：《松峰说疫》卷 2，人民卫生出版社 1987 年版，第 52 页。

② 参见拙著：《清代江南的瘟疫与社会——一项医疗社会史的研究》，第 120—158 页；梁其姿：《疾病与方士之关系：元至清间医界的看法》，见黄克武主编《"中央研究院"第三届国际汉学会议论文集历史组·性别与医疗》，第 165—212 页。

> 正气存内，邪不可干。避其毒气，天牝从来，复得其往，气
> 出于脑，即不邪干。①

可以说，这一论述基本奠定了后世因应疫病的两大基本原则，即养内避外，一方面增强体质，巩固正气，使外邪无法侵入，另一方面避开疫气，不受其毒。这一论述对后世影响甚深，后世在谈论疾病的预防时，往往首先强调固本，主张宁静淡泊、节劳寡欲。明代著名医家张介宾在论及"避疫法"时首先就说：

> 瘟疫乃天地之邪气，若人身正气内固，则邪不可干，自
> 不相染。故避之之法，惟在节欲节劳，或于房室劳倦之后，
> 尤不可近，仍勿忍饥以受其气，皆要法也。②

这一着眼于个人身体强健的防疫观念，虽在古人预防疫病的思想中占有重要的地位，但其显然属于功在平时的举措，很难在直接面对疫病时发挥实际的指导作用，因此更为关键的还是如何避疫却邪。由于传统时期，人们对于疫，基本都是从"气"的角度来认识的，故避疫主要也就是如何防止被疫气或邪气感染。对此，《黄帝内经》中只有原则性的意见，而无具体的方法。后世随着实践经验的不断积累和医学的发展，相关的论述也不断增多，

---

① （明）马莳撰，田代华主校：《黄帝内经素问注证发微》，人民卫生出版社1998年版，第682页。

② （明）张介宾著，赵立勋主校：《景岳全书》卷13《瘟疫·避疫法》，人民卫生出版社1991年版，第283—284页。

除了出于人之本性的外出躲避①，到明清时期，逐渐形成了一系列的躲避和消除疫邪的论述。

首先，古人很早就有登高避疫或避疫山中的习俗②，这显然包含着通过寻求有着清新空气的环境以避疫的意味，到明清时期，随着对疫气中污秽因素的日渐重视，对此的论述亦更见明确。明末的谢肇淛一反传统主张紧闭门窗以免中风寒的认识，批评闽俗不注意病人房中的通风，他说：

> 闽俗最可恨者，瘟疫之疾一起，即请邪神，香火奉事于庭，惴惴然朝夕拜礼许赛不已。一切医药，付之罔闻。不知此病原郁热所致，投以通圣散，开辟门户，使阳气发泄，自不传染。而谨闭中门，香烟灯烛，焄蒿蓬勃，病者十人九死。③

他认为空气秽浊，不注意通风，会加重疫病的传染和病人的病情。清代一些医家进一步认为，人气也是致疫之源，因为人气最热，人烟稠密之区，往往秽浊蒸郁，酿而成疫。④ 正是基于这一认识，嘉道时期的王升指出：

> 宣气之法，不但用药为然，如衣被宜洁净，饮食宜澹泊，卧房宜宽绰，窗户宜开爽，侍人勿杂，灯火少燃，清风

---

① 参见拙著：《清代江南的瘟疫与社会——一项医疗社会史的研究》，第219—220页。

② 参见范行准：《中国预防医学思想史》，第82页。

③ （明）谢肇淛：《五杂组》卷6，中华书局1959年版，第178页。

④ 参见拙著：《清代江南的瘟疫与社会——一项医疗社会史的研究》，第131页。

> 徐来，疫气自然消散，反是则热气、浊气益为疫气树帜矣。病家医家，皆宜识此。①

差不多同时代的常熟文人郑光祖亦说："历观时疫之兴，必甚于傅人广众往来之地，罕至人家深庭内院，故养静者不及也。"②由此可见，古代特别是明清时期，人们认为预防疫病首先应尽可能身处空气清新的环境之中，以免受到秽浊之气的熏染。

其次，面对瘟疫，应尽力避免触疫气之锋芒。日常生活中，疫气常在，自然不可能人人都避处清新之环境，身处可能存在疫气的环境中，时人认为应尽可能地避免直接接触疫气。清初的一部养生书指出："时疫流行……彼此传染，皆气感召。原其始，莫不因风而来。《内经》所谓'风'者，善行而数变，居常出入，少觉有风，即以衣袖掩口鼻，亦堪避疫。"③嘉道时期的著名医家陈耕道在论及避疫法时则言："凡入疫家视病，宜饱不宜饥，宜暂不宜久，宜日午不宜早晚，宜远坐不宜近对。即诊脉看喉，亦不宜于病者正对，宜存气少言……"④晚清从传统之法来谈论防疫的医生陈虬，在回答"探病人有何防避之法"这一问题时，除了主张要注意"提起元神"，也要求"须谨避风口，视今日是何风？如

---

① （清）王学权著，（清）王国祥注，（清）王升校，（清）王士雄刊：《重庆堂随笔》卷上，见沈洪瑞、梁秀清主编《中国历代名医医话大观》上册，山西科学技术出版社1996年版，第608页。

② （清）郑光祖：《一斑录·杂述二》，中国书店1990年影印道光二十五年刊本，第24a页。

③ （清）曹庭栋：《老老恒言》卷2《防疾》，岳麓书社2005年版，第42页。

④ （清）陈耕道：《疫痧草》卷上《辩论章》，见《吴中医集》编写组编《吴中医集·温病类》，江苏科学技术出版社1989年版，第426页。

属东南风，则宜向西北方侧坐，切不可使病人之气，顺风吹入吾口，又须闭口不言"。①

再次，传统时期，人们还主张用比单纯避疫更为积极的方法来预防瘟疫，这主要是使用具有一定消毒除湿功能的香燥之剂。比如，明代名医张介宾在论述避疫法时，附有一方："治天行时气，宅舍怪异，用降真香烧焚，大解邪秽，小儿带之，能解诸邪，最验。"②清初的名医赵学敏则指出："凡入瘟疫之家，以麻油涂鼻孔中，然后入病家去则不相传染。"③清代一份有关赈济灾民的告示也要求在灾民聚集的"庙内多爇苍术防疫气也"④。这类药物很多，不过大体上以苍术、白芷、大黄、雄黄、降真香、芸香、柴胡之类的香燥之品为主，使用的方法以熏蒸、佩挂、涂抹和内服等为主。⑤ 时人不仅以此来避瘟，同时随着对疫气中秽恶因素的重视，到清代开始有人将这些药物作为除秽的手段。比如，清代著名的温病学家刘奎在论述瘟疫时，列有"除秽"一节，其称：

---

①　(清)陈虬：《瘟疫霍乱答问》，见曹炳章原辑，高萍主校《中国医学大成》第 4 册，第 707 页。

②　(明)张介宾：《景岳全书》卷 13《瘟疫·避疫法》，第 284 页。

③　(清)赵学敏：《串雅外篇》卷 1《辟疫》，见(清)赵学敏著，(清)鲁照、(清)南医辑《串雅全书》，中国中医药出版社 1998 年版，第 163 页。

④　(清)姚继庵：《赈粥示》，见(清)盘峤野人辑《居官寡过录》卷 5，清道光青照堂丛书本，第 33a 页。

⑤　参见拙著：《清代江南的瘟疫与社会——一项医疗社会史的研究》，第 199—200、221—222 页；高明明：《中国古代消毒与防疫方法简述》，《安徽中医学院学报》1995 年第 3 期，第 8—9 页；吴大真、刘学春：《中医谈"瘟疫"的预防》，《中国中医基础医学杂志》2004 年第 1 期，第 7—8 页。

> 凡瘟疫之流行，皆有秽恶之气，以鼓铸其间。……凡凶年饥岁，僵尸遍野，臭气腾空，人受其熏触，已莫能堪，又兼之扶持病疾，殓埋道殣，则其气之秽，又洋洋而莫可御矣。夫人而日与此二气相习，又焉得不病者乎！使不思所以除之，纵服药亦不灵，即灵矣，幸愈此一二人，而秽气之弥沦布濩者，且方兴而未有艾也，可不大畏乎！兹定数方，开列于左，倘瘟疫之乡，果能焚烧佩带，则不觉，秽气之潜消，而沉疴之顿起矣。①

很明显，刘奎认为秽恶之气能致疫，要预防疫病，应该除秽，即焚烧、佩戴、服用辟瘟药材，而不能仅仅依靠医药治疗。使用辟瘟丹之类的药来防避疫气，是明清时期普遍的观念，只是以往的多数著作没有直接将其视为除秽的手段而已。就此我们可以看到，以药物来预防，虽然是比单纯地避疫更为积极的预防举措，不过与今日通过清洁整治环境以保持卫生的行为相比，依然是立足个人、内敛而消极的。

当然，当时也不是完全没有以清洁个人和环境卫生来预防疫病的行为和认识，既然"秽气熏蒸"会导致疾疫传染，那么涤秽、清洁以免接触秽气，对避免疫病自然就是必要的了。不过，这基本都是针对个人或特定人群(饥民、流民、囚犯)的特定行为，而非专门性的防疫举措，这类史迹也是相当个别的，绝非当时人们思考预防疫病的主要内容和方向。②

---

① (清)刘奎：《松峰说疫》卷2，第63页。
② 参见本书第六章。

最后，在古代特别是明清的文献中，还可以发现一些今日看来更为积极的预防疫病的主张和行为，如避免接触病人和病家的衣物食品等物品与消灭虫媒，单独安置病人乃至检疫以及种痘，等等。[①] 然而，这些行为或主张似乎均算不上是当时主流的防疫观念，有的甚至不是从防疫这一角度来认识的。关于前者，到清代，疫气致疫仍是当时的基本而理论化的认识，而对水传播、食物传播、接触传播和虫媒传播等传播方式，人们仅有直观或隐约的感知，既无系统而理论化的阐释，也未对正统的瘟疫理论形成冲击。[②] 而单独安置病人，在大多数情况下可以说是为了便于病人的治疗和照顾，而且本来不多的史料中也较少直接提及是为了防止传染。像清初的检查痘疫与隔离，也是满族人出于对天花的恐惧而实施的一种暂时性的行为，并未成为一种经常性的制度，更未见有相关的理论阐发。种痘自然算得上非常积极的防疫举措，但在当时的观念中，痘乃"胎毒"，"藏于脏腑骨脉，而发天时"，即由时气感召而出。[③] 与一般的瘟疫不同，时人亦并未将其归入瘟疫或温病之列。[④] 种痘是从以毒攻毒的认识出发，以痘苗将体内的毒气激发出来。尽管种痘在今天看来是非常积极的防

---

① 参见拙著：《清代江南的瘟疫与社会——一项医疗社会史的研究》，第221—249页；高明明：《中国古代消毒与防疫方法简述》，《安徽中医学院学报》1995年第3期，第9页；翁晓红、李丽华、肖林榕：《明清时期疫病的预防思想与方法》，《福建中医学院学报》2006年第4期，第57—59页。

② 参见拙著：《清代江南的瘟疫与社会——一项医疗社会史的研究》，第144—152页。

③ （清）徐大椿（徐灵胎）：《医学源流论·痘科论》，见（清）徐灵胎撰，赵蕴坤等校勘《徐灵胎医书全集》，山西科学技术出版社2001年版，第169页。

④ 参见拙著：《清代江南的瘟疫与社会——一项医疗社会史的研究》，第10页。

疫行为，但在当时，却与防疫观念没有多大的关联。

由此可见，前近代国人预防瘟疫的行为涉及方方面面，但就观念来说，基本就是养内避外，除了认为要巩固元气，基本就是以避为主，大体上都是相对消极、内向的个人行为，并未成为官府介入的公共行政事务。而且，由于当时对瘟疫的认识基本都是建立在"气"的基础之上的，而疫气弥漫空中，往往给人无从防避的感觉，所以，时人往往将染疫视为命数，认为"疫之来也，无从而避也；避疫之说，不过尽人事以听天尔"①。应该也正因如此，对瘟疫的预防并未成为古人重点思考和努力的方向，针对瘟疫，无论是官府还是地方社会力量，普遍采取的行为不外乎延医设局、施医送药、刊刻医书以及建醮祈禳等。② 而众多医书的关注点基本以药物医疗为主，较少论及预防，即便是不够积极的预防。这一点从当时大量有关瘟疫的医学著作中所列的大都是各类治疫药方这一现象中不难得到说明。对此，清朝人就有批评：

> 《大藏经》曰："救灾解难，不如防之为易，疗疾治病，不如避之为吉。"今人见左，不务防之而务救之，不务避之而务药之。……若使病积于中，倾溃莫遏，萧墙祸起，恐非金石草木可攻……③

---

① (清)陈耕道：《疫痧草》卷上《辩论章》，见《吴中医集》编写组编《吴中医集·温病类》，第426页。

② 参见拙文：《清代江南疫病救疗事业探析——论清代国家与社会对瘟疫的反应》，《历史研究》2001年第6期，第45—56页。

③ (清)尤乘：《寿世青编》卷上，转引自范行准：《中国预防医学思想史》，第10页。

近人的研究亦曾指出，虽然上古医学确认了预防的重要性，但"后世医学，重在治疗，偏差渐大"①。

三、晚清卫生防疫观念的演变

从上面的论述中可以看出，在传统时期，虽然国人不乏防避疫病的观念和行为，而且明清以降还有所进展，但总体而言，时人因应疫病的观念是内敛而相对消极的，避疫基本被视为个人的而非公共的事务，而且医界思考的重点也在于治疗而非预防。不过，19世纪中期以降，随着国内外时局的变动和西方文明影响的不断加深，国人的卫生防疫观念也开始出现变化。

就现有的资料来看，晚清因应疫病观念的变动，首先出现在上海等受西方影响很大的沿海口岸城市。从早年的《申报》中不难看到，至少在同治末年，人们已经开始因为租界卫生状况明显好于华界而对中国的防疫行为和观念进行反省和批评。比如，同治十二年(1873年)的一则言论指出：

> 盖闻地方以洁净而人获康宁，街衢因污浊而易遭疫疬，斯言固确切而不诬也。观上海城厢内外，街巷似欠清洁，每交夏令，暑气熏蒸，真有不堪闻者也。……推原其故，总由中国保甲非比外国巡捕，终日梭行巡缉，以至疲玩成风，置通衢往来之地于度外。现虽已蒙大宪设局委员随时洒扫清

①　萧熙：《中国防疫法考》，《江西中医药》1951年第3—4期，第186页。

理，然终不能如外国租界之认真。况往来行人以及两岸住家，每因习惯糟蹋，任意小便堆积，在中国亦素无巡捕看管，以致终不能洁净可观也。①

随着西方影响的日渐加深和时局的变化，诸如此类有关防疫行为和观念的论述也在不断增加，从这类论述中可以看到，除基本一致地认为疫病防治应由国家和官府负起责任外，也在以下一些方面体现出了变化。

首先，在疫气或戾气致疫的理论基础上，进一步凸显秽浊之气的重要性，并主张以更积极主动的行动去清除和消弭秽浊之疫气。上文谈到，疫气致疫是中国传统医学一贯的主张，不过宋元以降，开始越来越重视"气"中的杂质与污秽的因素，到嘉道以后，应该与环境的恶化相关，一些医家对这一点做了更进一步的强调。比如，李炳曾就吴有性的天地间戾气说评论道："天气清纯，决不为疫，亦不入于口鼻也。"②咸丰年间来到上海的著名温病学家王士雄则更明确地指出："然人烟繁萃，地气愈热，室庐稠密，秽气愈盛，附郭之河，藏垢纳污，水皆恶浊不堪。今夏余避地来游适霍乱、臭毒、番痧诸证盛行。而臭毒二字，切中此地病因。"③

这些认识是传统观念的延续和发展，与西学可能并没有什么

---

① 《论沪城街道污浊宜修洁事》，《申报》同治十二年三月廿三日，第 1 版。

② （清）李炳：《辨疫琐言》，见裴吉生原编，王玉润审订《珍本医书集成(七)·内科类》，上海科学技术出版社 1986 年版，第 8 页。

③ （清）王士雄：《随息居霍乱论》卷上，见曹炳章原辑，高萍主校《中国医学大成》第 4 册，第 654 页。

直接的关系，不过与西方的防疫认识正好能够很好地衔接。在欧洲，18 世纪中期以降，伴随着包括化学、生物学、统计学等在内的近代科学的发展，对"臭味"的厌恶与警视和对居住环境整洁的要求推动了第一波近代公共卫生运动，这一运动希望通过公共权力的介入与扩张，以科学的方式清除污秽和臭气，改善都市民众的居住和劳动条件（包括限制劳动时间等），进而通过提高公众的健康水平来达到增加财富的目的。[1]　在中国，虽然宋元以降特别是清中期以后，医界对疫气中秽恶之气的强调日渐加强，但并未明显地促成更为积极的防疫观念的出现，不过也出现了若干相对积极防疫的因子。以嘉道时期的温病大家王士雄为例，他不仅颇具慧眼地谈到"臭毒二字"最切中当时上海的病因，在如何防治上，也不乏新的见解，他指出：

> ——人烟稠密之区，疫疠时行，以地气既热，秽气亦盛也。必湖池广而水清。井泉多而甘冽，可藉以消弭几分，否则必成燎原之势，故为民上及有心有力之人，平日即宜留意。或疏浚河道，毋须积污，或广凿井泉，毋须饮浊，直可登民寿域，不仅默消疫疠也。……
>
> ——当此流离播越之时，卜居最宜审慎，住房不论大小，必要开爽通气，扫除洁净。……
>
> …………

———————————

[1]　参见 George Rosen, *A History of Public Health*, pp. 107-269；梁其姿：《医疗史与中国"现代性"问题》，见常建华主编《中国社会历史评论》第 8 卷，第 6—7 页；Dorothy Porter(ed.), *The History of Public Health and the Modern State*, Amsterdam：Rodopi B. V., 1994, pp. 5-14.

——食井中每交夏令宜入白矾、雄黄之整块者，解水毒而辟蛇虺也。水缸内宜浸石菖蒲根、降香。

——天时潮蒸，室中宜焚大黄、茵陈之类，亦可以解秽气，或以艾搓为绳，点之亦佳。

——用川椒研末时涂鼻孔，则秽气不入矣。如觉稍吸秽恶，即服玉枢丹数分，且宜稍忍饥，俾其即时解散，切勿遽食，尤忌补物，恐其助桀为虐，譬如奸细来而得内应也。①

虽然总体来说，他的防疫举措基本仍属于传统的范围，不过值得注意的是，他不仅多处提到了清除污秽等相对积极的防疫举措，而且还要求"为民上及有心有力之人"应负起责任，已开始具有一定的现代性。咸同以降，随着西方卫生知识和经验的传入，这些内容很快得到了一些与西方文明有所接触的精英人士的强调和放大。早年《申报》上的一些议论非常明显地反映了这一点，比如，同治十二年(1873 年)的一则言论指出：

盖时疫似属气所漂流者，然地方秽污，亦能致此，是以工部局劝令诸人相勉，使污秽物不延积者，法莫善于此也。吾又思得一端，水为人所日用，水不清洁，亦能致疠。……预防之术，未有善于饮清洁之水，去秽污之物而已。②

诸如此类的议论在此后不断增加，大有渐成主流共识之势，

---

① （清）王士雄：《随息居霍乱论》卷上，见曹炳章原辑，高萍主校《中国医学大成》第 4 册，第 667—668 页，个别标点有改动。

② 《却疫论》，《申报》同治十二年闰六月十五日，第 1 版。

到了清末，清洁环境以及水源不仅成了时人心目中防疫卫生的要务甚至首要之务，而且还是关涉国家和民族强盛的大事。① 由此可以看出，晚清虽然继承了疫气致疫的传统认识，但在西方文明和现实环境等多种因素的影响下，人们在防疫的观念上明显发生了变化，除凸显秽浊之气在致疫中的重要性外，更为重要的是，主张以积极的清洁举措而非躲避来防治疫气。

不仅如此，清洁的范围也不再局限于秽浊之气，而进一步扩大到用水、食品等方方面面。传统对疫病传播途径的认识，虽然以"以气相染"的观念为主，但对接触和水传播也不无直接的认识，如城市水质的污染可以导致疫病，因为污水会产生秽恶之气，至迟到宋代就有明确的论述②，到清代中后期，这种认识则不断加强③。19 世纪末，随着西方细菌学说的传入，有关疫病的虫媒、接触、水等传染途径的个别直观性的认识也转化为具有理论基础的系统认识，比如，在世纪之交撰成的一则医学问答指出：

> 问：近日西医盛行，其论此病，系毒虫为患，或由天风，或由流水，或由衣服食物，均能传染。一入肠胃，能使肠胃津液，立变为色白如乳之物，将吸管闭塞，不能收摄精华，以致阴阳失和，血气顿滞，险证迭呈，然否？答：理

① 参见本书第六章。
② 参见梁庚尧：《南宋城市的公共卫生问题》，《"中央研究院"历史语言研究所集刊》第 70 本第 1 分，1999 年 3 月，第 119—163 页。
③ 参见拙文：《清代江南的卫生观念与行为及其近代变迁初探——以环境和用水卫生为中心》，《清史研究》2006 年第 2 期，第 12—26 页。

亦不谬。①

在此基础上，以下的防疫观念也就自然形成了：

············

——蚊蝇最能传病，故食物必须遮盖，以免蚊蝇散毒。碗盏用时，须先洗净。卧宿须垂帐子，勿使蚊虫吮血，致生传染之病。

——各种生冷之物，俱有微生物含其中，故食物必须煮透煮熟，各物亦勿越宿再食，且勿与未煮之物置在一室，庶微生物不致侵入。……②

进而有人认为，"大凡衢巷之间，秽气熏人，触之实易致疾，而鱼肉之类，偶经越宿，不宜付诸庖厨。今中国于清理街道等事情，视若具文，无复有人焉悉心整顿，而鱼肉之市，不似西国之责人专理，一任越宿之物出售与人"，故主张官府"以西人之法为法，衢巷则勤于粪扫，市肆则严以稽查，庶民间灾害不生，咸登寿域乎"。③ 这些无疑如同街道、居室环境的清洁一样，属于国家卫生行政框架内积极的防疫观念。

其次，面对瘟疫，也不再只是一味地躲避，而主张采取检

---

① （清）陈虬：《瘟疫霍乱答问》，见曹炳章原辑，高萍主校《中国医学大成》第4册，第704页。

② 绍兴医学会同人编：《湿温时疫治疗法》第四章第二节，见裘吉生原编，王玉润审订《珍本医书集成（七）·内科类)》，第27—29页。

③ （清）邵之棠：《皇朝经世文统编》卷99《格物部五·医学·续卫生说》，见沈云龙主编《中国史料丛刊续编》第72辑第9册，第4061页。

疫、隔离和消毒等积极主动的行为来控制瘟疫。上文谈到，在防疫理念上，面对瘟疫，传统时期基本以"走避"为主，除此之外，也会采取施医送药、迎神赛会等举措。施医送药意在治而非防，迎神赛会等祈禳活动应该算是一种积极的防疫行为，但其显然是建立在"鬼神司疫"而非现实的医学认识的基础上的。① 当然，在传统的文献中，也不难找到有关检疫、隔离和消毒的史迹②，但这些基本都不是在明确的防疫意识下展开的，就防疫而言，至多只是一种个别或偶然的行为，远未上升成为普遍而系统的防疫认识。这样的防疫观念显然源自西方，由公权力介入的强制隔离和检疫制度最早是 14 世纪意大利在同黑死病的斗争中形成的③，此后，特别是 18 世纪中期以降，隔离、检疫以及相应的消毒逐渐成为欧洲各国应对瘟疫时普遍甚至法律性的行为。日本在明治维新以后，也开始推行西方的国家卫生行政制度，在文明和进步的名义下，在应对霍乱和麻风病的过程中，逐渐形成了卫生、检疫、隔离、消毒等一系列有关防疫的标准论述。④ 在中国，随着西方文明的侵入，这些举措也开始出现。同治十二年（1873 年），由于东南亚霍乱流行，在由西人主导的海关和各国领事的运作

---

① 这种行为即使在传统时期，也往往会遭到一些精英人士的批评。参见拙著：《清代江南的瘟疫与社会——一项医疗社会史的研究》，第 278—279 页。

② 参见高明明：《中国古代消毒与防疫方法简述》，《安徽中医学院学报》1995 年第 3 期，第 9 页；翁晓红、李丽华、肖林榕：《明清时期疫病的预防思想与方法》，《福建中医学院学报》2006 年第 4 期，第 57—59 页。

③ 参见カルロ・M.チポラ：『ペストと都市国家：ルネサンスの公衆衛生と医師』，［日］日野逸訳，東京：平凡社，1988 年，第 23—107 頁。

④ 参见［日］阿部安成：「"衛生"という秩序」，見［日］見市雅俊、斎藤修、脇村孝平、飯島渉編：『疾病・開発・帝国医療：アジアにおける病気と医療の歴史学』，東京：東京大学出版会，2001 年，第 107—130 頁。

下，厦门和上海开始实行港口检疫制度[1]，并制定了专门的规条，其中规定：

> 查明该船从有传染病症之口开行及在路之时，并无一人患过此病，可准其进口；如船内曾经有人患过传染病症，而患病之人已在半路卸去，不在船上，该船到沪，亦准进口；如船内曾经有传染之病已故者，应令该船在泊船界外停泊一二日；如船内现有多人患传染之病，查船医生令其驶回吴淞口红浮椿外停泊，即将有病之人设法离开安置别处，并将船只货物妥为熏洗，所有在船人货仍不准上岸，亦不准外人上船，须听医生吩咐，方准上下，其停船时日，如需多定几日，医生与该船本国领事官酌办。[2]

与此同时，租界当局亦非常自然地采用清洁、隔离、消毒和建立隔离病院等手段来预防和控制瘟疫，这在上海工部局董事会的会议记录中有非常多的记载。比如，1888年7月3日的会议，"宣读了冯·基尔希的来信。来信称，香港等地发生了霍乱，他建议工部局立即采取措施，防止霍乱病传入本租界。办法是指示医务官登上来自传染病港口的轮船，对可能染上此种疾病的船上人员进行隔离，对其他旅客进行烟熏和消毒。冯·基尔希先生还建议对所有阴沟进行消毒，在主要马路上经常喷洒石碳酸，还要

---

① 参见陈邦贤：《中国医学史》，第273页；宋志爱、金乃逸：《我国海港检疫事务沿革》，《中华医学杂志》第25卷第12期，1939年12月，第1068—1074页。

② 《上海口各国洋船从有传染病症海口来沪章程》，《申报》同治十三年九月二十九日，第2—3版。

注意静安寺井的阴沟"①。1896 年以后，会议多次讨论建立隔离病院的相关事宜，比如，在 1899 年 2 月 1 日的会议上"收到了卫生官的报告，提请董事会注意，迫切需要一所永久性建筑物用于隔离华人传染病患者"②。

此外，西方和日本的卫生防疫举措也通过书籍传入国内。比如，光绪十年（1884 年）出版的德国人花之安所著的《自西徂东》在第二章"善治疾病"中列有一目"防传染"，其中谈道："盖人生疾病无常，半由传染而入，其最甚者则莫如瘟疫、天花……按泰西昔无此症，乃由亚细亚洲传去，遂为民之大害。幸有良医稽查，想出善法，以防于未形之先……若夫既发之后，凡属外来者不准入口，本处者徙之遐方，冀其调治，渐就痊愈。即父母、兄弟、妻子，医生亦小心翼翼，恐其传染而不轻近前。"③又如，多次出使西方各国的张德彝曾在光绪十四年（1888 年）四月二十七日的记录中介绍了德国的防疫举措，称："德国因瘟疫传染，前曾设法预防，近来考究愈详，总国设一公署，专管其事，曰御灾司。……凡易传染之证，皆须告知巡捕，巡捕应即照法使地洁净，如修治阴沟等类。凡有病人家之孩，不准上学，恐衣服中传染故也。……凡死尸，如欲运往他处，须先领一护照，倘未经医生出结，或地方官给凭者，必待三日后，方准入土。"④而当时特

① 上海市档案馆编：《工部局董事会会议录》第 9 册，上海古籍出版社 2001 年版，第 662 页。
② 上海市档案馆编：《工部局董事会会议录》第 14 册，上海古籍出版社 2001 年版，第 470 页。
③ ［德］花之安：《自西徂东》，第 6 页。
④ （清）张德彝：《五述奇》卷 4，光绪十四年四月，光绪十八年序抄本。

别是中日甲午战争以后，众多考察日本新政的报告也往往对日本防疫消毒诸法多有介绍①，清末众多的留日学生也纷纷介绍西方和日本的防疫之法。比如，清末留日归国的陈谟在报刊上就防疫之法介绍道：

> 文明国，首重卫生行政，与外国人交通之区，设海港检疫所、汽车检疫所，凡船舶及汽车之乘客，皆受卫生技师之检查，若有疑传染病之人，立将该患者精密检查，确诊时，将该船或车之乘客隔离一所，注意消毒。所载之货物，如有污染之疑，一切消毒。该船或车，办严重消毒。都会商场，设卫生检查所、卫生试验所，凡外国输入及本国所出之食物药品，用化学之定性、定量分析之……有可疑传染病之患者，检查之。乡村警署，设检疫委员，学校、工场，设卫生委员，凡遇可疑传染病之人，由医师诊断，示其人以消毒方法，又通知该患者所在地之警官、卫生所长、检查委员等，将该患者隔离一所。患者住宅，其屋内之什物，尽行消毒，患者家族行健康检查。②

不仅如此，在光绪二十年(1894年)广东和香港暴发的那场

---

① 参见(清)刘瑞璘：《东游考政录》，见刘雨珍、孙雪梅编《日本政法考察记》，第106—107页。
② 《黑死病预防论》，《北京日报》宣统三年二月初六日，第1版。

鼠疫①中，港英当局基于西方经验采取的防疫举措，也很快受到
了远在上海的《申报》的撰稿者的关注和议论。光绪二十年（1894
年）四月十八日的《申报》，详细记载了香港的防疫章程。当时，
面对瘟疫，港英当局很快成立了专门的防疫机构，《申报》称之为
"洁净局"。报载，"香港洁净局初七日所定防疫章程，业经批准
施行，计共十二款，兹将大略译供众览"。所涉及的条款，主要
包括隔离、送医和清洁消毒等事宜。② 此后，《申报》也一直对香
港和广东的疫情予以关注。③

　　随着西方防疫观念和相关实践的不断传入，在国内向西方看
齐的心态日渐增强的情况下，进入 20 世纪以后，清洁、检疫、
隔离、消毒等应对疫病的举措日渐成为中国社会"先进"而主流的
防疫观念。比如，光绪三十年（1904 年）《东方杂志》的一则言论
指出，当前最可行的预防瘟疫的办法有三："一曰设传染病病
院。……一曰行隔离法。……一曰用扫除法。"其所说的"扫除法"
既有清洁的内容，更与消毒有关，其称："故东西各国之遇有患
疫而死也，则凡患者之所用无一不加以消毒之药水而消灭之，甚
则且投之于火。凡患者之所居，无处不用石灰水等洒濯之，甚则
举其房屋而亦投之于火。此非不知吝惜也，生命与财产，其轻重

----

① 关于这次鼠疫的情况，可参见 Carol Benedict, *Bubonic Plague in Nine-teenth-Century China*, pp. 131-149；［日］飯島涉：『ペストと近代中国：衛生の「制度
化」と社会変容』，第 28—40 頁。饭岛涉的著作还进一步论述了上海的应对，即当时
上海租界当局所采取的检疫举措。

② 《香港治疫章程》，《申报》光绪二十年四月十八日，第 10 版。

③ 张中华曾摘录了部分相关资料，可看看（张中华整理：《〈申报〉载 1894 年香
港疫情及应对措施摘要》，见北京市档案馆编《北京档案史料（2003.3）》，新华出版社
2003 年版，第 221—227 页）。

固自有别也。"①而宣统年间的一份防疫小册子更明确指出："公众预防法，无非隔离、消毒、清洁、检疫四端。"②同时，这些防疫方法在清末的防疫实践中也开始为官方所采用。③

最后，对瘟疫以预防为先的观念日渐凸显。关于应对疫病的观念，上文已经谈到，在传统时期，相对重视治疗而轻视预防。在抗生素发明以前，西方近代医学虽然经过几个世纪的发展，取得了巨大的进步，但在应对瘟疫等感染性疾病上，并未获得突破性的进展，在治疗效果上，与中医相比，亦未见得有明显的优势。在此之前，西方在社会健康方面所取得的成就，多半得益于始于18世纪中期的近代卫生机制的发展与确立。所以对疫病的防治，近代卫生防疫机制的重点明显在防而非治上，特别注重预防。这些内容在光绪以降出现的众多西方有关卫生的译著中多有反映，这些译著往往以中国人比较容易理解的方式来表达预防的重要性，其虽然也像传统养生学说那样，谈的是总体上的预防疾病，但不同的是，其一方面包含着近代西方科学知识，另一方面也含有积极主动的防疫观念与举措。比如，由傅兰雅口译，出版于光绪二年(1876年)的《儒门医学》言：

> 保身之理为要务，易于明之……近时医学与保身之理，

① 《防疫篇》，《东方杂志》第1卷第7期，1904年9月4日，第74—75页。

② 《传染病四要抉微》，见(清)陈修园编著《陈修园医书七十二种》第4册，第2533页。

③ 这较多地体现在清末东北鼠疫的应对中，当时朝野的应对可参见焦润明：《1910—1911年的东北大鼠疫及朝野应对措施》，《近代史研究》2006年第3期，第106—124页。

较精于昔，故人寿中数，较昔时更多……近时医学中，增数
种大有益于人之事，如设法种痘，及免瘰疬劳症等病。昔时
之人，只能治已病，不能治未病也。又如饮食、洗浴以及行
动各事，已明其理者多，且近时有人考得养身之理，而知呼
吸清气，为人生之第一要事也。此书论保身之法，必略论人
生紧要各事：一曰光，二曰热，三曰空气，四曰水，五曰饮
食。保身之法，与此五者有相关，此五者缺一不可，难分其
缓急。①

其所说的卫生（即保身）包含近代西方科学知识是显而易见的。同
年《格致汇编》上的一则议论更明确表示："况各种瘟疫之病，或
易传染之病，苟不慎于防之，尤易致害。故有识者，能慎以保
身，防病未然，则可寿命绵长矣。"②这些观念随着西方影响的加
深和西方防疫经验在香港和租界的实践，也引起了一些精英人士
的关注，他们纷纷指责国人不注重疫病的预防，或委之于命，或
只采用种种收效未必明显的治疗方法。在光绪二十年（1894 年）
香港鼠疫暴发期间，《申报》就有多则议论注意到东西方应对疫病
的区别，如一则《驱疫说》的言论称：

西人于此事极为讲求，凡其所以防之、避之、拒之于未
来之前，止之于将来之际者，无法不备，无策不筹，而独于

<hr>

① ［英］海得兰撰，［英］傅兰雅口译，（清）赵元益笔述：《儒门医学》卷上，第
2a—3b 页。
② 《格致论略·论人类性情与源流》，见［英］傅兰雅辑《格致汇编》，光绪二年十
二月，第4a 页。

用药医疗之说，不甚有所见闻。而华人则专以用药疗治为先务，此则与西人之用心有相反者焉。①

另一则题为《防患未然说》的言论亦指出："盖疫之来也，其势疾如风雨，苟既有疫而始谋施治，虽良医亦有力难施，诚不如防之于未然。""西人之防疫可谓藻密虑周矣，不特防之于已然，且更防之于未然，诚可谓得未雨绸缪之道矣。"②当时的一些言论往往将华人的方法称为"治疫"，而将西人的方法称为"防疫"。

甲午战争以后，随着国人对卫生事务的日渐重视，这样的认识更见普遍。比如，光绪二十三年(1897年)报章的一则议论对西方的防疫成效大加赞赏，称："昔年英国不知洁治道路，往往停潢积潦，居其旁者咸受秽气，发为疾疫。今各城市地下均砌阴沟，房屋高爽，令饮洁清之水，又设防病部以理之，曾不数年，疫气全销，同登寿域。其治印度也亦然。"③光绪三十三年(1907年)另一则讨论防疫之法的言论开头即言："天下事防之于未然者上也。防之于事后者次也。事后而不防，或防之而不力者，又其次也。中国非不知疫之为害之烈，惟诿之于天灾流行之说，遂任天而不任人，听之于自生自灭而后已。"④而在清末东北鼠疫暴发期间，这类论说则更为常见，比如，当时民政司的一位官员在演讲中认为瘟疫特别是鼠疫"惟有防患于未萌，待其既发而治之，

---

① 《驱疫说》，《申报》光绪二十年四月廿二日，第1版。

② 《防患未然说》，《申报》光绪二十年五月初一日，第2版；《续防患未然说》，《申报》光绪二十年五月初五日，第1版。

③ 《金甸丞工部平治街道沟渠议》，见《集成报》上册(第6册)，光绪二十三年五月廿五日，第299页。

④ 《论宜研究防疫之法》，《盛京时报》光绪三十三年九月初六日，第2版。

虽有神医，终无返死之方。西人曾发明解疫药浆两种，以种牛痘之法，种在皮肤，可以幸免"①。

从以上这些议论不难看到，当时那些受西方影响较深的精英，已经充分意识到预防对防疫的重要性，而治疗效果是有限的，因而对于疫病，主张预防为先，同时也已把种痘、清洁等明确视为预防瘟疫的重要内容。也就是说，当时人士已经把种痘和清洁等事务明确放在防疫范畴中来认识了。这显然不仅突出了预防的重要性，而且也拓展了传统预防观念的内涵。

需要指出的是，在晚清吸纳西方防疫观念的过程中，一些传统的认识得到了继承并被纳入新的防疫认识体系之中。这一方面体现在戾气与细菌学说的结合上。上文谈到，传统有关戾气或疫气的认识中，日渐突出了疫气中的秽恶之气对致疫的重要性，实际上这一认识与晚清人们很自然地接受将清洁视为防疫要务的观念是密不可分的。在 19 世纪后半期的欧洲，关于瘟疫的病原，存在着"瘴气说"和"细菌说"的争论，但这样的争论在细菌学说传入中国后，似乎并没有发生。细菌学说传入以后，很快得到中国各阶层人士的认同，他们称细菌为疫虫，认为其为疫气组成部分之一②，并且通过疫虫或微生物多存在于肮脏和秽恶之中这样的说法，将两者联结起来。比如，当时报章的一些言论纷纷指出：

> 疫症之理，皆微生物为之。其地低洼，其气潮湿，积有

①　《民政司张贞午司使亲临防疫会演说词》，《盛京时报》宣统二年十二月二十日，第 3 版。

②　参见拙著：《清代江南的瘟疫与社会——一项医疗社会史的研究》，第 152—154 页。

腐烂物件，一经烈日熏蒸，即发为霉毒气。此气之中，含微生物最多，用显微镜看之，其形如球，不能分为动物、为植物。凡菜果鱼肉之腐败者，秽浊溲溺之蕴积者，所发之臭，其微生物，亦略与此等相同。①

而在相关的近代防疫的论述中，也往往融入戾气的说法，比如，清朝末年一本专门论述近代防疫的著作称：

> 其上策，惟有使全国人民，均知卫生，能保性命，于身体衣服饮食居住四项，务求洁净，不令其身常受戾气，而又避天地之戾气，与特别之戾气，则疫气可以不作。②

另一方面，新的防疫认识对传统认识的继承与吸纳也体现在传统的养生被纳入了近代疫病预防的论述之中。"卫生"这一概念在传统时期的主要内涵为养生，19 世纪 70 年代以降，这一概念虽然逐渐演变为与 hygiene、sanitary 等对应的近代概念，但传统养生的内容仍得到保留，从而使晚清以后的"卫生"含义相当混杂而多样。③ 同时，应对瘟疫的策略逐渐由避疫和治疫转向防疫，

---

① 《微生物》，《启蒙画报》第 1 卷第 1 期，1902 年。有关细菌学说与传统疫气说的关系，可参见路彩霞：《清末京津公共卫生机制演进研究(1900—1911)》，湖北人民出版社 2010 年版，第 163—165 页。

② (清)曹廷杰：《重校防疫刍言》卷下《先时预防编》，民国七年京师警察厅重刊本(宣统三年初刊)，第 11b 页。

③ 参见拙文：「清末における「衛生」概念の展開」，[日]石野一晴訳，『東洋史研究』第 64 巻第 3 号，2005 年 12 月，第 104—140 页；雷祥麟：《卫生为何不是保卫生命？民国时期另类的卫生、自我与疾病》，《台湾社会研究季刊》第 54 期，2004 年 6 月，第 17—59 页。

突出了预防的重要性，而传统的重在养内固本的养生正好是一种
预防策略，也就十分自然地被纳入近代疫病预防的认识中了。比
如，19世纪90年代的一则言论，就城市劳工不知养生而导致容
易感染瘟疫提出批评：

> 客曰：诚如子言，然则每当沪上时疫流行时，何以上等
> 人家鲜致传染，其遇疫而死药石无功者，独此肩挑负贩之人
> 与夫车夫船户等辈乎？曰：是亦有说，彼肩挑负贩之人与夫
> 车夫船户等辈，但得卫生合度，断不致于遇疫丧身，且平日
> 力作辛苦，四体时时运动，揆之于理，当较富者而筋骨充
> 强。惟若辈昧于养身，食则饥饱不匀，睡则枕褥污秽，日以
> 鸦片为性命，一灯相对，室小于蜗，臭味烝腾，不思澡被，
> 得资则更消耗于花烟之馆，云天雨地，耗精散神，凡于卫生
> 一切事宜，不特全不讲求，且事事与之相反，而欲不促其年
> 寿，呜呼，盖亦难矣。①

光绪二十九年（1903年），江浙等地红痧流行，当时一则有关防疫
的议论则言："盖今岁之症，虽不至于殒命，而辗转传染，未易就
痊，故人皆畏之如虎焉……然则红痧虽不足畏，而明哲保身之君
子，不可不如治国者绸缪未雨，以防疫疠之猝然而兴乎。防之之
道奈何？曰：洁饮食，慎起居，谨嗜欲，定心志，如是而已矣。"②
这一预防之法明显体现了传统养生和近代清洁等方法的杂糅。在

① （清）邵之棠：《皇朝经世文统编》卷99《格物部五·医学·续卫生说》，见沈
云龙主编《中国史料丛刊续编》第72辑第9册，第4060页。
② （清）张德彝：《保身慎疾刍言》，见《醒目清心录》第1册卷5，第527、532页。

这一点上，时人的卫生观念与近代日本亦颇为相似。[①]

四、小结

以上我们在近世中国自身社会变迁的脉络中，考察了晚清以来，在西方文明的影响下，中国社会应对疫病观念的演变历程。从中可以看到，从传统到近代，应对疫病的重点基本上经历了从避疫、治疗到防疫的转变，近代的防疫除了更强调预防，也确立了以清洁、检疫、隔离和消毒等为主要内容的基本模式，同时还将种痘等免疫行为纳入防疫的范畴之中。这一转变，至少有以下两个值得关注之点：第一，传统时期对疫病的应对基本是一种比较消极的个人行为，相对积极的举措也主要是染病之后的治疗，而近代的防疫则是一种重在预防，作为卫生行政一部分的积极主动的行为；第二，传统有关戾气、养内防病等一些认识，在观念上并未与近代西方的防疫思想发生明显的冲突，相反，经过适当的改造，它们很自然地被纳入近代防疫体系之中，也就是说，传统的一些有关防疫的认识对近代防疫观念的形成起到了积极的铺垫作用。

---

① 日本在 19 世纪 80 年代以后，在西方卫生观念等的影响下，逐步形成了以清洁、摄生、隔离和消毒为要点的传染病预防法，其中摄生法主要继承了传统养生的内容。参见[日]阿部安成：《预防传染病话语——转折期的日本近代国家与卫生》，孙茜译，见黄东兰主编《身体·心性·权力》，浙江人民出版社 2005 年版，第 275—277 页。

第三章　清代的卫生规制及其近代演进

一、引言

不少晚清民国时期游历中国的西方人和日本人，往往都指责中国人不讲卫生，比如，美国的明恩溥就指出："不讲究卫生，几乎所有的中国人都有此特点。他们甚至不把已经了解的卫生规则当回事。"[①]这样的指摘在国人追求民族富强自立的过程中痛感自己国家和国民污秽和孱弱的心态的发酵和放大之下，逐渐成为近代中国人耻辱性的民族意象。[②] 这样的意象尽管背后的含义复杂而深刻，但从现代的眼光来看，当时中国的卫生状况不良，大

---

① [美]明恩溥：《中国人的素质》，秦悦译，学林出版社 2001 年版，第 127 页。

② 参见胡成：《"不卫生"的华人形象：中外之间的不同讲述——以上海公共卫生为中心的观察（1860—1911）》，《"中央研究院"近代史研究所集刊》第 56 期，2007年 6 月，第 1—43 页；以及本书第四章和第六章。

概也是不争的事实。卫生状况不良，无疑有着观念和习惯等方面的因素，但更为根本的，可能还是跟相关的制度建设有关。在前面的两章中，我们业已探究了清代的卫生概念与观念及其演变，那么卫生制度方面，情况又是如何呢？

关于中国的卫生制度建设，现有的一些卫生史研究已经对清末以降特别是民国时期的状况做了不少的探究[1]，特别是杜丽红最近有关北京公共卫生的研究，从制度变迁的角度，对从清末到抗战全面爆发前，北京公共卫生制度建设从源于德日的以国家权力介入为主导的卫生警察模式到以专业化和科学化为基准的美式公共卫生模式的演变过程做了较为细致的梳理。[2] 这些研究无疑为我们了解中国近代卫生制度的建立提供了良好的基础，但由于它们探究的时间基本都以民国为主，对清代的探讨都比较简单，缺乏系统性，往往只是将其视为一个不甚重要的起点，而且由于很少立足中国社会自身的演变脉络来展开研究，对传统时期的状况几乎都是一笔带过。那么晚清的卫生制度建设是否只是无足轻重的起点，传统时期的相关规制又是否只是无关紧要的背景呢？清代卫生规制及其近代演变的特色又何在？

出于以上思考，本章拟从规制的角度，对清代的卫生做

---

① 这方面的相关研究主要有彭善民的《公共卫生与上海都市文明(1898—1949)》(上海人民出版社 2007 年版)、张泰山的《民国时期的传染病与社会：以传染病防治与公共卫生建设为中心》(社会科学文献出版社 2008 年版)、路彩霞的《清末京津公共卫生机制演进研究(1900—1911)》(湖北人民出版社 2010 年版)、朱慧颖的《天津公共卫生建设研究(1900—1937)》(天津古籍出版社 2015 年版)、吴郁琴的《公共卫生视野下的国家政治与社会变迁——以民国时期江西及苏区为中心》(中国社会科学出版社 2012 年版)，等等。这些研究的主要内容请参见本书绪论。

② 参见杜丽红：《制度与日常生活：近代北京的公共卫生》，第 23—185 页。

一探究。

二、清前期的相关规制

毫无疑问，近代意义上作为现代性重要组成部分的公共卫生制度，肇端并发展于西方，近代以来，一直是包括中国在内的后发展国家竞相效仿并孜孜以求的对象。若站在现代的立场上，关注这一全新的近代制度的引入和创建而忽视传统的相关规制，乃是十分自然的，现有的前揭研究也往往如此。但若从中国社会自身的发展脉络来观察和思考，则不仅会发现情况并非如此，而且也可能会注意到那些近代的演变其实不无传统的基础和根据。现代著名的医学史家范行准一方面在时代观念的影响下，对中国缺乏预防医学思想和公共卫生机制多有批评[1]；另一方面又在资料的指引下，认为"比较可以当得上公共卫生历史条件的，似乎只有二点：一为饮料，一为死人的安置；此外则为垃圾粪便等的清洁而已。大体说来，这几件事对于预防医学是很重要的，即在今日公共卫生方面而言，依然归于要政之列"[2]。范老的这一概括，与我从资料中获得的印象大体是一致的，只不过其论述比较零散而不够具体。现谨从规制的角度对清代的情况做一论述。

---

① 参见范行准：《中国预防医学思想史》，第 10、40 页。
② 范行准：《中国预防医学思想史》，第 40 页。

(一)环境的清洁卫生

现代社会特别是城市社会，都有专业的环卫部门和专门法规来保持环境卫生，传统国家虽然没有现代社会细密而严格的卫生法规，但也并非完全没有这方面的史迹。邱仲麟已经在探讨明代北京的卫生状况时指出京城职掌街道、沟渠整洁的机构，以及国家的立法，《明律》规定："凡侵占街巷道路，而起盖房屋，及为园圃者，杖六十。各令复旧。其穿墙而出秽污之物于街巷者，笞四十。出水者，勿论。"[①]在法律的规定上，《清律》完全沿袭《明律》。这一规定与唐宋时期相比，惩罚有所减轻，污秽街道由杖六十改为笞四十，而且删去了"主司不禁，与同罪"的条款。[②] 这一变化的原因，可能是当时的统治者认为此乃无关宏旨的细故，不必过重处罚，也可能是当时法律修订者鉴于这样的事情太多，想让法律的条款更具现实操作性。不管怎样，这一条款无论在明代还是清代，究竟得到了多大程度上的执行，殊可怀疑。值得注意的是，《清律》中的有关条例注解道：

> 在京内外街道，若有作践掘成坑坎，淤塞沟渠，盖房侵占，或傍城使车，撒放牲口，损坏城脚，及大清门前御道、

---

① 转引自邱仲麟：《明代北京的瘟疫与帝国医疗体系的应变》，《"中央研究院"历史语言研究所集刊》第 75 本第 2 分，2004 年 6 月，第 346 页。

② 参见邱仲麟：《明代北京的瘟疫与帝国医疗体系的应变》，《"中央研究院"历史语言研究所集刊》第 75 本第 2 分，2004 年 6 月，第 346 页注 85。

> 基盘并护门栅栏、正阳门外御桥南北本门月城、将军楼、观音堂、关王庙等处，作践损坏者，俱问罪，枷号一个月发落。①

这一条例似乎提示，这一规定主要只是针对京城而言的，而对地方社会，该条法律实际上并不强调执行。事实上，国家设定的专门的管理机构也只在京城存在。在清代，负责管理街道整洁的机构主要是工部的街道厅和步军统领衙门。② 关于其主要工作，《皇朝通典》记载道：

> 凡洁除之制，大清门、天安门、端门并以步军司洒扫，遇朝会之期，拨步军于午门外御道左右扫除。其大城内各街道，恭遇车驾出入，令八旗步军修垫扫除。大城外街道为京营所辖，令步军及巡捕营兵修垫扫除，乘舆经由内外城，均由步军统领率所属官兵先时清道，设帐衢巷，以跸行人。③

从中可见，其工作的主要着眼点似乎在于皇帝和官员出行的方便

---

① 张荣铮、刘勇强、金懋初点校：《大清律例》卷39《河防·侵占街道》，天津古籍出版社1993年版，第665页。
② 据《大清会典则例》记载："清理街道。顺治元年差工部汉司官一人清理街道，修浚沟渠仍令五城司坊官分理。康熙二年，覆准内城令满汉御史街道厅、步军翼尉协尉管理，外城令街道厅司坊官分理。十四年覆准内城街道沟渠交步军统领管理，外城交街道厅管理。"（《钦定大清会典则例》卷150《都察院六》，见《景印文渊阁四库全书》第624册，台湾"商务印书馆"1986年版，第704页。）
③ 《皇朝通典》卷69《兵二·八旗兵制下》，见《景印文渊阁四库全书》第643册，台湾"商务印书馆"1986年版，第465—466页。

和雅观，而并非整个城市的整洁和民众的健康。① 而对地方，国家相关规定要求：

> 直省坊衢之政，各由地方有司掌之。禁侵占，时修理，其工要而费巨者，并准动帑修造，报部核销。②

这其实是针对街衢通畅而言的，而对街衢的清洁，似乎未见有明确的要求。既然相对重要的保证街衢的通畅这一工作在地方都没有专门职掌者，街道清洁工作自然也就可想而知了。而且京城设有街道厅等专门的街道管理机构，负责街道的平整和清扫，以及禁止民人作践街道。但实际上，这些机构每年的工作大抵不过"应故事而已"③，即便偶有官员有意振作，亦往往左右掣肘，收效了了。清末的一则笔记曾就此记载道：

> 旧日，道路不治，虽有御史任街道厅、工部任沟渠，具文而已。行人便溺多在路途，偶有风厉御史，亦往往一惩治之，但颓风卒不可挽。④

---

① 当然，这也不可能完全不惠及民众，比如，雍正二年(1724年)的一道上谕提到："二十九日，谕工部等衙门，闻前三门外沟渠壅塞，人家存水，街道泥泞，行路艰难，如有积水之处，作何疏通，毋使居民受害，尔衙门查明奏闻。"(《世宗宪皇帝上谕内阁》卷20，雍正二年五月，见《景印文渊阁四库全书》第414册，台湾"商务印书馆"1986年版，第180页。)

② 《钦定大清会典》卷74《工部都水清吏司》，见《景印文渊阁四库全书》第619册，台湾"商务印书馆"1986年版，第684页。

③ (明)沈德符：《万历野获编》卷19《工部》，中华书局1997年版，第487页。

④ (清)夏仁虎：《旧京琐记》卷8，北京古籍出版社1986年版，第94页。前引沈德符之著中也有关于明代的类似记载，参见(明)沈德符：《万历野获编》卷19《工部》，第487—488页。

由此可见，对地方而言，国家只是规定道衢的通畅由地方有司负责，并未指定专门职掌者和管理机构，对街道的清扫则全然没有提及。

当然，国家缺乏相关的规定，并不等于当时社会完全没有相应的管理环境卫生的机制，实际上，在都市中，若没有这样的机制，其日常运作的维持将是无法想象的。在后面第五章的论述中将可以看到，当时一些较大的城市甚至县城，都有一套依靠市场网络和民间组织来清理、转运粪便和垃圾的运作机制，并能大体满足当时城市维持环境卫生的基本需求。只不过这一机制完全以民间自行运作的方式表现出来，既没有统一明确的规章制度，也非国家和官府的公共事务。

(二)河道(城河)的清洁

河道的疏浚是一项非常古老的事业，它乃是关乎国计民生的国家水利事业的重要组成部分，历代对此都相当重视，在历代典籍中，有关浚河的记载亦可谓汗牛充栋，但在绝大多数的场合，河道疏浚都只被视为一项水利或交通事业。不过，至少从宋代开始，人们已经逐渐认识到城市河道的通畅与否，也与民众的健康也就是卫生不无关系。到清前期，将浚河与卫生相关联的论述虽有所增加，但整体格局似乎并无明显的变化，人们仍主要将其视为关系水利、交通、防洪和消防的举措(具体论述详见下一章)。不过，不管人们如何认识，由于疏浚河道实际上有着清理城市垃圾和改善城市河道水质的功能，故浚河无疑算得上是维护公共卫生的举措。

关于城市河道的修复和疏浚，虽然资料中较少有对官方相关职责的明确记载，但现有的研究表明，由于城市主要河道往往被视为官河，官府对其负有责任是没有疑义的。森田明和罗晓翔有关清代南京城市河道治理的研究均指出，从清初开始，两江总督和江宁布政使等地方主要长官均承担过主持城市河道治理的工作，城河的治理，早期可能以官费为主，嘉道以降，虽然经费来源于民间捐输的重要性日渐增强，但官府的责任地位依然存在。① 这一点，从雍正年间的重臣鄂尔泰有关江南水利的奏疏中亦可看出。他曾专门谈到了如何处理疏浚城河的问题，说：

> 其挑浚城河及镇市之河者，则通计河身丈尺，俾濒河两岸居民，每户照其基址，各浚其半，其在港内不临河者，量为协助，深浅宽窄，各有定程，鳏寡孤独，悉予优免。至其间隙之地，并无民居，以及未挑之前，先须筑坝戽水，及挑之日，或须拆屋砌岸者。此等工费，公同确估，劝令绅衿富户，典贾骺商，量力捐输，毋许勒派。②

由此可以看到，虽然我们较少发现对当时官府治河的明确的制度性规定，但实际上，官府是负有这方面的责任的，也有一定的经费支持。只是由于缺乏具体的规定，而且大概也不算是考核官员

---

① 参见［日］森田明：《清代水利与区域社会》，雷国山译，山东画报出版社2008年版，第64—73页；罗晓翔：《明清南京内河水环境及其治理》，《历史研究》2014年第4期，第50—67页。

② （清）鄂尔泰：《敷奏江南水利疏》(雍正五年)，见(清)贺长龄《清经世文编》下册卷111《工政十七·江苏水利上》，中华书局1992年版，第2680页。

的主要指标，故而官府在这方面的作为，要依据官府的财力，主政官员的能力、公心以及地方社会力量的活跃程度等因素而定。对此，道光元年(1821年)常熟士人孙原湘的议论很好地说明了这一点，他说：

> 盖邑东滨于海，潮汐由东北穿城而出，清流不敌浊泥之滓，故不以时浚则日淤，加以民居之侵占，灰瓦之倾掷，更十年悉为陆地矣。事莫患乎因循，畏难之见横固于中，委地利之顺，徇人情之便，辄谓已废者不可复，夫岂朝廷所以设司牧之意哉？观侯之骤兴徒役举，欣欣然荷锸而来，于以知吾民之易使也。然自戊辰至今，更令多矣，仅有一张侯，而张侯之业，废败又已数十年无有议及者，然则侯之功岂不伟欤？侯为金门少宰之子，年方富而寄任日隆，惠利之政，当更有卓荦大者。然即此一事，能复前人废坠之绩于数十年之后，又事集而功迅若此，则继侯而永保此利者，其能无望于后之人也？①

显然，这种情况不是一时一地存在的现象。虽然因循苟且，不为地方兴利除弊，不符合"朝廷所以设司牧之意"，但由于缺乏明确具体的经费和职掌机构等制度性的保障，而往往需要依靠个人的奋发有为、勇于任事，这类事业的及时、经常举办，自然也就难以保证了。不过，从地方志中的水利志来看，各地城河的疏浚虽

---

① （清）孙原湘：《天真阁集》卷46《昭文县重浚城河记》，光绪十七年重刊本，第3a—3b页。

无比较确定的规律性间隔，但很多地方，特别是在江南等地区，确实往往都有多次疏浚的记录。比如，苏州府城内诸河，康熙四十八年(1709 年)时曾予开浚，"后六十一年、雍正六年、乾隆四年俱重浚"①。可见，疏浚的频率并无一定，可以相当频繁，十数年甚或数年一浚，也可能几十年甚至上百年无人疏浚。

综上所述可知，城市河道疏浚这项直接关乎公共卫生的事业，虽然在制度上当为官府的职责所在，而且各地确实也时有举行，但由于缺乏明确具体的规定和相应的考核指标，其能否得到及时疏浚，完全要视地方和国家的财力、当政者的公心和行政能力以及地方社会力量的情况等多种因素而决定，带有较大的不确定性。

(三)尸体和尸棺的处理

与垃圾的清扫不同，对葬俗的整饬，早已成为国家和官府的一项责任了。早在先秦时代，就有文王葬死骸而九夷顺的说法。② 在清代，虽然士人并没有从卫生的角度来关注尸体与尸棺的处置问题，但从实际影响来说，应可将其归入公共卫生行为。当时普遍存在着停葬和火葬这些被人们认为是恶俗的现象，对这些风俗，正统的观念和力量都是严加反对的。一方面，国家从法

---

① 同治《苏州府志》卷 11《水利三》，光绪七年江苏书局刊本，第 11b 页。
② 参见范行准：《中国预防医学思想史》，第 79 页。

律上严行禁止，如对不依限葬亲的，规定庶民要杖八十。① 另外，乾隆时还有人建议，不依限葬亲的举贡生监等不得参加高一级的考试。② 而毁弃缌麻以上尊长死尸者则要斩监候。③ 另一方面，地方官府也多次下令严加禁止，在当时的地方志中，上至督抚、下至县令的有关禁令都常能见到。不过，尽管国家法律有严禁，官府也时加警示，但均没有起到令人满意的效果，"停棺累累"现象仍普遍存在，特别是在江南地区。④ 应该指出，尽管禁令由国家和官府来制定和发布，实际的施棺、掩埋工作却主要是由乡贤领导的社会力量来处理的。在清代，特别是在江南地区，有相当多的地方社会事务都是由善堂、善会等各类慈善机构来处理的，而在慈善机构举办的活动中，育婴和施棺掩埋是其中最为重要的两项内容。⑤

时人已比较普遍地认识到尸气是造成瘟疫的一个重要因

①　参见张荣铮、刘勇强、金懋初点校：《大清律例》卷 17《礼律·仪制·丧葬》，第 296 页。

②　参见(清)欧阳永琦：《请定例禁疏》，见《皇清奏议》卷 59，清都城国史馆琴川居士排印本，第 38a 页。

③　参见张荣铮、刘勇强、金懋初点校：《大清律例》卷 25《刑律·盗贼下·发冢》，第 420—421 页。以上参见冯尔康、常建华：《清人社会生活》，天津人民出版社 1990 年版，第 250—257 页；常建华：《试论明清时期的汉族火葬风俗》，《南开史学》1991 年第 1 期，第 64—69 页。

④　参见拙著：《清代江南的瘟疫与社会——一项医疗社会史的研究》，第 179—183 页。

⑤　参见梁其姿：《施善与教化：明清的慈善组织》，联经出版事业股份有限公司 1997 年版，全书各处；冯尔康、常建华：《清人社会生活》，第 372—385 页；陈宝良：《中国的社与会》，浙江人民出版社 1996 年版，第 197—215 页。

素①，那么在拾骼埋骨时想到这有利于防疫自然就成了题中之义。对于火葬这样一种现代看来符合卫生的行为，当时的国家和官府却总是想方设法地予以反对和禁止。② 虽然当时的火葬方法还多有不够卫生的地方，以致常常有人因此而染疫③，但当时针对的显然不是火葬方法而是火葬本身，所以，在今天看来，这不能不说是一种反卫生的行为。也就是说，当时对葬俗的整饬其实包含着一对相互矛盾的行为。

总而言之，虽然一般认为中国传统上非常缺乏公共卫生的观念和行为，不过，若细心搜集，还是可以看到这方面的史料亦多有存在，或许可以说，在当时的历史情境中，人们还是基本可以保持自然和社会生态的相对平衡的。此类行为，虽然在理论和立法上仍属于以"爱民"相标榜的国家和地方官府的职责范围，但它们由于大都并不直接关乎钱粮与社会稳定这样的大事，所以显然不是国家和官府的施政重点，官府的举办与否，完全视当政者的道德责任感和行政能力、地方乡贤力量的活跃程度以及地方财力等多种随机因素而定，具有相当大的偶然性。所以，在民间社会力量相对活跃的江南地区，特别是在苏、杭等中心城市，这类事业往往由社会力量来主持承担，而由地方官府给予名义和法理上

---

① 当时人们对瘟疫的认识为，瘟疫由天地间别有一种戾气而非四时不正之气所致，这种戾气系四时不正之气混入病气、尸气以及其他秽浊而形成，传播途径也主要为空气传播。参见拙文：《清人对瘟疫的认识初探——以江南地区为中心》，见张国刚主编《中国社会历史评论》第3卷，中华书局2001年版，第238—258页。

② 参见冯尔康、常建华：《清人社会生活》，第250—257页；常建华：《试论明清时期的汉族火葬风俗》，《南开学刊》1991年第1期，第64—69页。

③ 参见拙著：《清代江南的瘟疫与社会——一项医疗社会史的研究》，第182—183页。

的支持。但也因为缺乏经常性保障，以及必要的管理、监督，故而也必然不可能使其制度化、经常化和普遍化。

三、晚清卫生行政的引入与建立

1934 年，马允清在中国第一部卫生史著作中就中国的卫生行政议论道：

> 近代政治昌明，国家有保障国民健康之义务，故向者视为慈善之医药事，渐以承认为政治上之当然设备矣。且科学进化，医药亦随而大精。上工医未病，古人所重，今得实践，亦盛事也。曩者重治疗医学，渐趋而重预防，曩者重个人卫生，渐趋而重公共，国民之健康，庶得保障乎！此卫生行政之所由起也。

> 故中国之卫生行政制度，自神农至清季，多为医药之管理，人材之教育，及慈善事业之举办等类而已。至于防疫清洁等公共卫生事业，则未或一有。此尽世如此，非独中国为然。及光绪变法，欧化东来，卫生设施，亦渐渐略备，至于今日，始粗具规模。①

在这一论述中，马允清相当准确地把握住了传统卫生事务与近代

① 　马允清：《中国卫生制度变迁史》，第 10、15 页。

卫生行政的重要区别，即传统的卫生事务"多为医药之管理，人材之教育，及慈善事业之举办等类而已"，而近代的卫生行政，则将"防疫清洁等公共卫生事业"，当作国家在政治上的"当然设备"。也就是说，虽然中国历代并不缺乏"卫生事业"①，但由公权力强行介入，作为国家重要政治事务且重在疫病预防的卫生行政，则是从西方引入的新生事物。

卫生制度的变化，显然与观念的变化密不可分，上一章有关观念演变的论述已经指出，从传统到近代，中国社会应对疫病的重点基本上经历了从避疫、治疗到防疫的转变，即在认识上，由消极内敛的个人行为转变成了积极主动的国家行政介入的公共行为。"随着西方防疫观念和相关实践的不断传入，在国内向西方看齐的心态日渐增强的情况下，进入 20 世纪以后，清洁、检疫、隔离、消毒等应对疫病的举措已日渐成为中国社会'先进'而主流的防疫观念。"这种观念的变化大约是从 19 世纪六七十年代逐渐开始的，而落实到具体的行动上，则基本是 20 世纪以后的事了。虽然卫生行政的一些举措至少在 19 世纪 60 年代就已经出现在上海等地的租界中，而且也对中国地方官府行为产生了一定的影响（详见后文），但作为正式的官方行为，则始于 20 世纪初。光绪二十八年(1902 年)天津卫生总局成立，该机构是袁世凯以直隶总督的身份从八国联军占领天津后建立的都统衙门的手中接收而来。此举拉开了中国地方政府施行卫生行政的帷幕。此后，在清末新政的实施过程中，于光绪三十一年(1905 年)成立了中央卫

---

① 马允清：《中国卫生制度变迁史》，第 7 页。

生行政机构——巡警部警保司下的卫生科，次年，巡警部改为民政部，卫生科亦升格为卫生司。[①] 全国范围内制度性的卫生行政就此起步。对于这一过程，我们不妨从清洁和检疫两个方面做一具体的论述。

(一)清洁

上文谈到，清代国家对于街道清洁、粪秽处置等公共卫生事务，基本没有制度性的规定和专门的管理者与设施，包括清洁在内的卫生行政无疑源自西方和日本。其最早则出现在上海等地的租界中，上海租界当局于 19 世纪 60 年代开始，就任命了专职的卫生管理人员，并设立了专门负责垃圾和粪便清理的机构——"粪秽股"[②]，负责城市粪便和垃圾的清除和运输。虽然就粪秽的基本处理方法而言，租界的做法本身并无多少特别新鲜之处，不过其运作和管理方式明显不同。第一，租界设有专门的管理机构和人员，而且有固定的经费支持；第二，它还有依托巡捕体制以及相关法律规定的监督和管理。也就是说，它的不同之处主要在

---

① 参见杜丽红：《清末北京卫生行政的创立》，见余新忠主编《清以来的疾病、医疗和卫生——以社会文化史为视角的探索》，第 306—320 页；拙文：《防疫·卫生行政·身体控制——晚清清洁观念与行为的演变》，见黄兴涛主编《新史学》第 3 卷，中华书局 2009 年版，第 86 页。

② 参见本书第五章；陈蔚琳：《晚清上海租界公共卫生管理探析（1854—1910）》，华东师范大学硕士学位论文，2005 年，第 11—14 页。

于行政的全面介入以及严格而全面合理的监督、管理。① 除了负责管理街道等公共环境的清洁，租界的卫生管理部门还负责对城市供水系统、菜场和食品的管理，以保障饮食的清洁卫生。该部门从 19 世纪 70 年代开始逐步在市内架设自来水供水系统，并于 1868 年开始设立负责管理菜场卫生的"菜场股"等。② 这类设施和举措显然不局限于上海租界一地，其他租界也陆续施行，只是可能在施行时间和完备程度上有所差异而已。比如，1882—1891 年，宁波的租界设立了公共市政委员会，俗称马路委员会，负责对道路照明、铺路、修理街道和清扫等市政工作的监督和管理，并制定规章制度，将在禁止的码头装运粪便、在禁止时间内洗刷便桶、在街头喧闹、在街上扔垃圾、阻塞街道交通、在跑马道上系牛等行为视为"破坏警章"。③ 19 世纪最后十年间的广州，"总的来说，街道都保持得相当清洁，但缺乏卫生预防措施，沟渠每五年才清理一次。为了预防鼠疫发生，官方一再申令民众注意清洁卫生，但不幸的是，这种努力时松时紧，不能持之

---

① 参见拙文："The Treatment of Night Soil and Waste in Modern China", in Angela Ki Che Leung and Charlotte Furth(eds.), *Health and Hygiene in Chinese East Asia: Politics and Publics in the Long Twentieth Century*, Durham and London: Duke University Press, 2010, pp. 51-72.

② 参见陈蔚琳:《晚清上海租界公共卫生管理探析(1854—1910)》，第 20—28 页；朱德明:《上海公共租界食品检疫初探》，《历史教学问题》1995 年第 6 期，第 8—10 页。

③ 参见《浙海关十年报告(1882—1891 年)》，见中华人民共和国杭州海关译编《近代浙江通商口岸经济社会概况——浙海关、瓯海关、杭州关贸易报告集成》，浙江人民出版社 2002 年版，第 25—26 页。

以恒"①。

　　租界的做法虽然没有促进中国社会立即做出制度上的改变，但显然也对中国官府和社会产生了重要的影响，这从前面时人的相关论述中已经不难看到，除那些议论外，官府与一些乡贤也开始借鉴租界的做法，对城市的清洁问题予以关注并采取措施。比如，在上海的华界，至少从19世纪80年代开始，也设立了专司垃圾清运的"垃圾局"或"清洁局"。光绪七年（1881年）的一则报道称："因思城内虹桥浜、鱼行桥浜等处，堆积垃圾，高与人齐，秽气不堪……苟垃圾局早为认真禁止，则方便居民不浅矣。"②光绪二十年（1894年），《申报》上的一则议论指出："触秽以防疫，患去则民安，试问上海城中，亦有清道局之设，其所谓清道者，又何所致耶？"③稍后《新闻报》的一则议论更明言：

　　　　夫清道特为设局，固皇皇然一局也；以知县班为之，固赫赫然一委员也。平时向居民铺户收取清道捐钱，而道则愈以不清，亦不知其所司者为何事也。④

有些官员和乡贤也开始对用水清洁采取措施，比如，"乙亥（光绪元年）冬，上海道龚观察筹款发善堂董事于新北门内外，仿西法开腰圆式阴沟一道，俾通潮汐，并挑挖河底污泥，使水清洁，以

<hr />

　　①　广州市地方志编纂委员会办公室、广州海关编纂委员会编译：《近代广州口岸经济社会概况——粤海关报告汇集》，暨南大学出版社1995年版，第932页。
　　②　《清秽防疫》，《申报》光绪七年三月初七日，第3版。
　　③　《去秽所以祛疫说》，《申报》光绪二十年五月廿四日，第4版。
　　④　金煦生：《新闻报时务通论·民政第九》，上海新闻报馆排印本，第2b页。

济民食"①。光绪十年(1884 年),李钟钰等乡贤呈请同仁辅元堂
和上海道员邵小村创设自来水厂(最终未果)。② 而且诸多善堂,
特别是同仁辅元堂开始日渐增多地经理城市清洁等市政事务,并
在此基础上,于光绪三十一年(1905 年)成立了"上海城厢内外总
工程局"这一自治机构,将"开拓马路""清洁街道"列为市政建设
的重要内容。③ 不过,尽管如此,效果似乎不尽如人意,这从前
面谈到的租界与华界的鲜明对比中可以清楚看出。而在外国人的
眼中,似乎更是如此,即便是在总工程局成立和清末国家实施卫
生行政以后,上海租界当局的一份卫生年度报告书中仍称:"据
上海一埠市,而言卫生律例之组织有成,直可决之曰无有,亦断
难冀后此租界,或有完全卫生法律之行出,使民知法而遵守。"而
若欲改变租界周边的污秽状况,"最善之策,将地界开拓,所有
数处不洁之地,包入租界,庶可推行卫生良法"。④

　　这样的行为在上海等中心城市虽然日渐经常化,但除租界以
外,均未能有制度性的规定。最早将清洁机制纳入制度规定的,
应属戊戌(1898 年)年间的长沙。光绪二十三年(1897 年)六月,
曾出使日本并撰著《日本国志》的黄遵宪就任长宝盐法道,并署理
湖南按察使,第二年在时任湖南巡抚的陈宝箴的支持下,黄遵宪

---

① (清)胡祥翰著,吴健熙标点:《上海小志》卷 2,上海古籍出版社 1989 年版,
第 9 页。
② 参见李平书著,方尔同标点:《李平书七十自叙》,第 17 页。
③ 参见[日]夫马进:《中国善会善堂史研究》,伍跃、杨文信、张学锋译,商务
印书馆 2005 年版,第 556—616 页;周武、吴桂龙:《上海通史》第 5 卷《晚清社会》,
上海人民出版社 1999 年版,第 146 页。
④ 《工部局医官汇造一千九百零六年卫生清册》,商务印书馆 1907 年代印本,
第 26a、29a—29b 页。

借鉴日本的警察制度，开始在湖南创设保卫局。[①] 为此，他亲自草拟了《湖南保卫局章程》四十四条。保卫局为官绅合办，旨在以官的威权与名义，结合绅的力量，行"去民害、卫民生、检非违、索罪犯"[②]之事。其职能范围涉及甚广，其中包括城市清洁的内容，章程就此规定：

> 七、道路污秽，沟渠淤塞，应告局中，饬司事者照章办理。
>
> 八、凡卖饮食物，质已腐败或系伪造者，应行禁止。[③]

保卫局于光绪二十四年（1898 年）六月开办，随着戊戌变法的失败、陈宝箴的被革职，九月，保卫局被改名为保甲局，又过了三个月，在慈禧太后的直接过问下，终遭裁撤。[④] 虽然保卫局存在的时间很短，实际效果也有限，但无疑是中国在制度上第一次将清洁事务纳入官府职责之中。需要指出的是，保卫局的职责主要在治安，清洁事务只是其中一项并不算显眼的内容，而且也仅限于公共环境和饮食的清洁。

第一次将清洁事务全面、系统而持续地纳入地方行政轨道

---

① 关于湖南保卫局创办的情况，可参见韩延龙、苏亦工等：《中国近代警察史》上册，社会科学文献出版社 2000 年版，第 24—48 页。

② 郑海麟、张伟雄编校：《黄遵宪文集》，中文出版社 1991 年版，第 298 页。这一宗旨几乎完全袭自《日本国志》有关警察职责的叙述，《日本国志》中相关叙述是这样的："凡警察职务在保护人民，一去害，二卫生，三检非违，四索罪犯。"[（清）黄遵宪：《日本国志》卷 14《职官志二》，上海古籍出版社 2001 年版，第 175 页。]两者相较，不过一字之差。

③ 郑海麟、张伟雄编校：《黄遵宪文集》，第 299 页。

④ 参见韩延龙、苏亦工等：《中国近代警察史》上册，第 30—37 页。

的，无疑当属天津。光绪二十六年(1900 年)夏，八国联军攻破天津，随后在天津南设立临时政府委员会，史称"都统衙门"。都统衙门设立了一套近代化的政府管理机构，对天津这一北方都市进行了近代化的整治和管理。① 其中设有卫生局，进行了一系列卫生近代化的改革，如引入卫生警察制度、城市粪秽处理机制和防疫检疫制度等，推行了一系列去除秽物、消除细菌、检疫隔离和人工免疫的举措。② 清洁事务在其中占有非常显要的地位，都统衙门颁行的第一个卫生规条即为颁布于光绪二十七年(1901年)二月初三的《洁净地方章程》(五条)。③《辛丑条约》签订后，光绪二十八年(1902 年)七月，袁世凯代表清政府在天津从都统衙门手中收回了对天津的治权。袁世凯接收天津以后，对原有的城市管理系统做了一定调整，但也保留了一些原有的设施和制度，卫生局显然被保留了，而且还增设了八段巡捕所，设有 80名"卫生巡捕"。④ 从当时制定的《天津卫生总局现行章程》⑤来看，其规则可谓相当全面而系统。该章程首列总则，第一条彰明职责，言："本局之设，以保卫民生为宗旨，举凡清洁道路，养育

① 参见罗澍伟主编：《近代天津城市史》，中国社会科学出版社 1993 年版，第314—321 页。

② 有关都统衙门的卫生近代化举措，可参见 Ruth Rogaski, *Hygienic Modernity: Meanings of Hearth and Disease in Treaty-Port China*, pp. 172-192；路彩霞：《清末京津公共卫生机制演进研究(1900—1911)》，第 88—90 页。

③ 参见[日]西村博编：《天津都统衙门告谕汇编》，见刘海岩总校订《八国联军占领实录：天津临时政府会议纪要》(下)，天津社会科学出版社 2004 年版，第813 页。

④ 参见罗澍伟主编：《近代天津城市史》，第 326—335 页。

⑤ 参见(清)甘厚慈辑：《北洋公牍类纂》卷 25《卫生》，光绪三十三年京城益森公司校印本，第 1a—4b 页。

穷黎，施治病症，防检疫疠各端，均应切实施行。"除总则外，还包括卫生办法、清洁办法、育黎堂办法、妇婴医院办法、时疫医院办法、巡丁规条和官厕办法七个部分。卫生办法主要涉及的是个人卫生方面的内容，其中多半与清洁有关，比如，规定"居家院落，宜时常打扫"，"鱼虾菜蔬，最要新鲜洁净"，"饮食害人之物，不堪枚举，要不外乎腐败不洁四字，果能遵法圣训，色恶不食，则卫生要领不外乎是"，等等。这些办法大都是对个人卫生的建议和宣传，但也有制度性的规定，如瓜果"腐烂者禁止买卖"，"猪羊牛畜已毙者，勿得宰卖"等。清洁办法实际说的是公共场所的清洁事宜，内容如下：

一、每日居民须将门首地段扫除洁净，倘有此家秽物倾置别家门首者，准居民知照巡丁查究。

一、本局在各段择定地方竖立木牌，为倾倒秽物之所，居民不得将秽物堆积院内，亦不得在无牌处倾倒。

一、沿河居民准将秽物堆在岸旁立牌之处，不得倾入河内，惟秽水内无别物者方准泼入。

一、冬令倾倒秽物，宜在早八点以前，晚四点以后，夏令早七点以前，晚五点以后，过时不准街巷再见秽物。

一、左右居邻，宜互相劝诫，勤加扫除，如此家一时打扫无人，邻家亦不妨代扫，得以大家洁净，如此家故意不扫，另当别论。

一、僻巷墙隅，时堆秽物甚至粪溺，尤属不堪，询之附近居民，多不任咎，然揣情度理，断非远处住家到此作践，其附近居民无疑。遇此等地方,即惟附近居民是问。

> 一、以上办法简而易行,除居民遵守外,即兵丁差役亦在此例。①

这部分内容基本是都统衙门的清洁章程的翻版,只是稍有增益。② 育黎堂是一个收养鳏寡贫苦的慈善机构,收录于此,可能是因为当时利用该堂的有劳动能力的成员做清道夫等小工。办法中除记录了保持该堂的清洁卫生的办法外,更多的内容是如何管理这些用作小工的人员。妇婴医院和时疫医院办法主要规定了病人看诊和保持医院本身的清洁卫生的管理办法。巡丁规条详细记录了巡丁的工作规程、职责范围和赏罚条例等,即主要督率小工清扫街道、清运粪秽等,并监督管理城市的各项清洁卫生事务。官厕办法涉及设立官厕和粪便管理处理等方面的内容,具体如下:

> 一、本局所设官厕,系为道路洁净,人民方便起见,除本局所设官厕外,他人不得私立,以防随处便溺,污秽不堪,致与卫生有碍。
>
> 一、本局所造官厕之处,或在旧时有厕之地重新起盖,或在僻静之处另行添盖,盖法以砖砌墙,铅顶作盖,厕内尿沟粪坑,皆以洋灰修造,仍须随时改良,期与卫生有益。

---

① (清)甘厚慈辑:《北洋公牍类纂》卷25《卫生》,第1b—2a页。
② 都统衙门的这一章程订立于光绪二十七年二月初七日(1901年3月26日),共五条。具体内容可参见[日]西村博编:《天津都统衙门告谕汇编》,见刘海岩总校订《八国联军占领实录:天津临时政府会议纪要》(下),第813页。

一、所有官厕，皆租与可靠粪户，酌量收租，所出之粪，即归租户售卖。本局所收租银另款存储，专作起盖官厕及修理之用，以期逐渐推广。

一、各租户务将厕内随时打扫洁净，不得污秽，每日早晚无人之时，用净水将厕内沟渠洗刷洁净，本局随时派人铺洒药灰、臭油，以避秽气。

一、官厕每日出粪，随时运至土墙以外，不得随处晒晾，厕外另设溺缸，亦应随时掏倾河内，不得随处倒泼，其运粪车辆仍须覆盖以免熏臭。①

《天津卫生总局现行章程》最后规定："以上章程大致粗具，仍应随时考究，斟酌咸宜，期臻美备。"此后，根据实际需要，又在卫生局下专设扫除科，并订立了《天津扫除科章程》。② 章程规定，"扫除科由卫生局督率筹办，由巡警局节制稽查，所有该科委员，应由卫生局遴选，与巡警局监督，会同札委"，"巡警人数众多，凡卫生巡捕有照料未周之处，巡警均应协助实力办理"，并具体细致地规定了全市所分八段的区域划分、人员和车辆配备、清扫和监管办法等。

从以上的叙述可知，当时天津在制度上对清洁事宜的规定已经相当全面和细致，而且还根据实际需要而有所增益。而且，这方面的职责不仅仅限于卫生局，巡警也负有相当的责任。这从袁世凯于光绪三十一年(1905 年)拟定的《天津四乡巡警章程》中也

---

① （清）甘厚慈辑：《北洋公牍类纂》卷 25《卫生》，第 4b 页。
② 参见(清)甘厚慈辑：《北洋公牍类纂》卷 25《卫生》，第 4b—6a 页。

可以看出，该章程在违警部分，将"卖不熟或腐烂果物有碍卫生者"等行为视为违警，并规定，"以上有关风化，有碍卫生，见即禁止，不服禁者送局训究"。该章程在"防灾害"条议定：

> 凡有碍卫生一切者，均宜设法预防，如清理街道、疏通沟渠、栽种树木等事，务须善言劝导，总期一律洁净，免传疫气。①

有了巡警局的配合，这些清洁卫生条款的推行自然也就有了制度上的保障。

不过，天津这些规章制度并没有立即成为各地争相效仿的对象，但随着国人清洁卫生观念的变化、外国人卫生实践影响的加深，国家和其他地方虽未建立像天津这样完备明确的规制，但各地的官府对清洁卫生事务的关注明显加强，往往在瘟疫的促动下，出于防疫的目的采取一些相应的举措。比如，在光绪二十八年(1902年)遍及大江南北的霍乱流行中，南昌"上台特拨营勇一百五十名，分往七门逐段将所积挑清，以为补牢之计"②；张家口"洋务局刘太守命警察营督清街道，粪除积秽，以去病源"③；江苏"常镇道长观察前出示，清洁衢道，禁食瓜果"④；河南祥符县令"因自西瓜上市，满街食瓜者皆弃瓜皮于道，苍蝇蛄蚋，污

---

① 天津图书馆、天津社会科学院历史研究所编：《袁世凯奏议》(下)，天津古籍出版社1987年版，第1174、1175页。

② 《清理街道》，《大公报》光绪二十八年五月廿六日，第4版。

③ 《清道除疫》，《大公报》光绪二十八年六月十七日，第4版。

④ 《纪疫》，《大公报》光绪二十八年七月初九日，第5版。

秽不堪，易酿疫疠，遂出示禁止"①；山东省城也有拨派教养局人员行"净街"之举②。

　　就当时的记载来看，其中不少是临时性的举措，而且效果不彰，大都未获切实施行。即使是天津，在被清政府收回后，也开始有人批评说："为日既久，遂渐疲玩。洋官经理时，街道极为洁净，刻下则粪溺狼藉，又复旧观矣。"③不过从中依然可以明显看到官府对待清洁卫生事宜态度的改变（已经多少将此视为自己的职责）和官府职能的一些变化，而且也为日后相关制度规定的出现做了一定铺垫。

　　光绪三十一年（1905 年），在借鉴日本等国之国家卫生行政的基础上，清政府在新设立的巡警部警保司设立"卫生科"，次年改巡警部为民政部，卫生科亦升格为卫生司，"掌核办理防疫卫生、检查医药、设置病院各事"。④ 卫生司下设三科：保健科，负责检查饮食物品、清洁河川道路等公共卫生事项；检疫科，负责疫病的预防和免疫、检疫等事项；方术科，负责医生和稳婆的考验，药品、药品营业和病院的管理等。⑤ 同时，在光绪三十三年（1907 年）颁行的《大清新刑律》中加入了有关清洁卫生的条款，规定要对污染公共环境和水源等行为处以科罚。⑥ 由此，中国正式从制度上确立了国家对包括清洁事务在内的卫生事务的职责。

　① 《藐视禁令》，《大公报》光绪二十八年八月二十日，第 3—4 版。

　② 参见《有名无实》，《大公报》光绪二十八年十一月三十日，第 4 版。

　③ 《来函》，《大公报》光绪二十八年十月初九日，附张。

　④ 刘锦藻：《清朝续文献通考》第 2 册卷 119《职官五》，第 8790—8791 页。

　⑤ 参见韩延龙、苏亦工等：《中国近代警察史》上册，第 78—79 页。

　⑥ 参见张大庆：《中国近代疾病社会史（1912—1937）》，第 86—87 页。

这一体制中，最初的设计明显与天津有所不同，即卫生部门并未获得与警政部门同等的地位，而只是其属下的一个机构。不过在次年巡警部改为民政部后，这一情况发生了改变，卫生科升格为卫生司，与警政司并隶于民政部，由这两个部门共同负责公共和个人的清洁等卫生事宜。

尽管在此之前，不少地方的官府和社会力量已经就清洁事务采取不少行动甚至制定了系统的规制，但当时的清政府并没有能力在全国各地全面系统地贯彻新法颁布的内容，不过，中央卫生机制的建立，无疑还是促进了地方官府和社会对清洁等卫生事宜的介入。此后，越来越多的清道局等设施在各地设立。比如，常州于光绪三十一年(1905年)年底由商会创办清道局，设清道夫8名，在城区主要街道逐日打扫一次，经费以各铺户月捐支付。次年，巡警局成立，即由巡警局接办。[①] 至少到光绪三十三年(1907年)年初，苏州城乡内外已设有清道夫，并在路中设立木桶倒置垃圾。[②] 但任意丢弃垃圾的现象仍然很严重，以致"臭秽污塞，易染疾病，殊与卫生有碍"。故苏商总会建议在城中设立一专管局，每日早晨八点至中午十二点，由司事押令挑夫分段逐户收取垃圾，搬至专门雇用的船只上，由其运出城外，并将街道"遂时洒扫洁净"。[③] 这一建议得到了苏州知府何刚德的肯定和支

---

① 参见《常州市卫生志》编纂委员会编：《常州市卫生志》，常州市卫生局1989年铅印本，第283页。

② 参见《苏商总会拟订治理城市卫生简章》(光绪三十三年二月)，见华中师范大学历史研究所、苏州市档案馆合编《苏州商会档案丛编》第1辑，第689页。

③ 《苏商总会拟订治理城市卫生简章》(光绪三十三年二月)，见华中师范大学历史研究所、苏州市档案馆合编《苏州商会档案丛编》第1辑，第690页。

持，他马上与三县酌定办法，严饬改良。① 宣统元年(1909 年)二月，杭州设立巡警道及卫生警察，并在每区设清道夫 40 名。② 另外，像济南、天津等城市也都设有专门的清道人员。③ 特别是京师，相继制定了一系列的规章制度。比如，光绪三十四年(1908 年)四月，根据民政部札发的《预防时疫清洁规则文》，制定了《预防时疫清洁规则文》十五条，对公共环境清洁的管理和督察做了十分细致的规定。④ 第二年闰二月，直隶警务处又拟定了《预防传染病章程》十七条，其中多项涉及清洁内容：

> 第八条　凡可媒介传染病之饮食物，巡警官长得临时指定种类，禁止其贩卖及输入。
>
> ⋯⋯⋯⋯⋯
>
> 第十二条　清洁法之概要如左：
>
> 一、扫除。如居室、院落及其他不洁之处，则须扫除之。
>
> 一、洗涤。如衣服、被褥等物有不洁者，则须洗涤之。
>
> 一、疏浚。如沟渠积有污秽等物，则须疏浚之。
>
> 一、搬运。如尘芥、秽物堆积之处有害卫生，则须搬运之。

---

① 参见《苏州知府致尤先甲吴讷士函》(光绪三十三年二月)，见华中师范大学历史研究所、苏州市档案馆合编《苏州商会档案丛编》第 1 辑，第 691 页。

② 参见《杭州市卫生志》，送审稿，油印本，刊年不详，第 118—119 页。

③ 参见[日]田中次郎：『山東概観』，通信大臣官房经理课，1915 年，第 100 页；清国驻屯军司令部编：『天津誌』，东京：博文馆，1909 年，第 518 页。

④ 参见内城巡警总厅卫生处编：《京师警察法令汇纂·卫生类》，宣统元年京华印书局铅印本，第 1—2 页。

第十三条　遇有传染病流行时，无论患病者与不患病者之家，均须施用前条清洁等法。①

同时，还有巡警对垃圾的清扫进行管理：

交通警察仅对新修道路进行某些管理，而对其他旧道路则不管。管理也只是扫除或修复而已。后者虽非警察所当然必行之事，但从工巡局创立之时起，一直仿效上海租界行政之制实行至今，因此，不论是工巡总局时期，或是今日巡警部时期，均有街道费拨发给各分局，以进行街道之扫除修复，各局设街道所专司其事。警巡率巡捕指挥夫役扫除街道，如街道出现破损塌陷，则垫实。委员每日分班监督，并实行清洁法。例如通知各户，禁止将垃圾丢弃路上，要求各自清扫门前，并向各小巷派装土车搬运脏土，以不使污物堆积等等。②

与此同时，不时出现的瘟疫，仍是推动这一事业发展的重要动力。面对瘟疫，地方官府历来多少会采取一定举措，不过到这时，由于清洁已被视为防疫之要务，而且又有国家制度规定，其促进作用自然会更明显。比如，光绪三十三年(1907年)，"近闻盖邑瘟疫流行，营埠官府禁止售卖腐物，以杜传染。凡瓜果梨类，稍有腐烂，概行禁食。又派人沿街查验，如有贩卖烂梨等

---

① 中国第一历史档案馆：《清末直隶警务处拟定客店戏场及预防传染病章程》，《历史档案》1998年第4期，第75—76页。

② 张宗平、吕永和译：《清末北京志资料》，北京燕山出版社1994年版，第243页。

品，立即着其倒弃河内，以儆效尤云"①。在当时的报章中我们很容易看到，在瘟疫流行之时，各地往往会像上海的工部局和都统衙门一般，发布要求清洁街道等的示谕和禁令，比如，在宣统二年(1910年)的东北鼠疫中，长春防疫会发布的禁令称：

> 长春防疫会，近以城关疫症盛行，昨特谕饬商家、住户门前、院内，一律扫除，并定禁令八条，照录如下：
>
> (一)禁止住户、栈店用不洁净之水。
>
> (一)禁止贩卖变色变味之果品。
>
> (一)禁贩卖驴马肉。
>
> (一)禁止出卖变色之鱼肉等物。
>
> (一)禁止街衢、胡同、住户墙根，堆积污物，倾倒积水。
>
> (一)禁止于道路、沟渠投置倒毙禽兽。
>
> (一)禁止于住户附近处设有粪厂及灰堆。
>
> (一)禁止道傍及田园间弃置尸棺，任其暴露者。
>
> 以上各项，商民均须恪守，勿得违误，并应于每早起先将自己院内门前扫除洁净，毋任积污，违者究罚云。②

湖广总督瑞澂也在关于防疫的奏折中称："即经严饬巡警道，将

---

① 《禁卖腐食》，《盛京时报》光绪三十三年七月十七日，第5版。
② 《防疫会之禁令》，《盛京时报》宣统二年十二月初十日，第5版。

卫生事宜加意注重，先以捕除鼠类、清洁道路为入手之方针。"①
这正如《东方杂志》的一则评论所说：

> 至于中国北京街道之污秽，房屋之不洁，卫生之不讲，
> 疾疫之丛生，举为各国报纸所腾笑。自义和团作乱，联军入
> 京后，京师之房屋街道，较前稍为清洁。乃时隔十年，又有
> 鼠疫之扫除，将曩时不洁而多疾之北京，一变而为清净宜人
> 之北京矣。其进化之迅速，施行之敏妙，不独为中国政府所
> 不及料，亦为治疫西医所不及料者也。古语有之曰：塞翁失
> 马，安知非福。北京若无鼠疫之发现，焉能有如此之进
> 步乎？②

由此可见，在传统认知、西方观念、民族危机和瘟疫侵扰等
多重因素的影响促动下，由官方权力主导或介入，依托卫生警察
来推行的清洁制度，作为卫生行政的主要内容，已经在各地，特
别是北京、上海和天津等一些大城市逐渐建立起来。

(二)检疫

在瘟疫来临时，国家或民间社会采取一定的隔离措施，在中

---

① 《湖广总督瑞澂为报已于汉口设立防疫所事奏折》(宣统三年正月二十八日)，
见中国第一历史档案馆《清末东北地区爆发鼠疫史料(上)》，《历史档案》2005 年第 1
期，第 21 页。
② 李广诚：《扑灭中国北方之瘟疫——译六月分美国世界大势报》，《东方杂志》
第 8 卷第 8 号，1911 年 9 月 17 日，第 6 页。

国并不是晚清才有的事，而是早在秦汉时期就有相关的史料记载。在清代，亦有政府设立查痘章京，以及地方官府或民间机构设立隔离病院的史迹，特别是针对麻风病，很多地方均设有专门的隔离病院。不过这些或为临时偶一为之的举措，或为非强制性举措，或为针对某一特定疫病(麻风病)的地域行为，与近代意义上的普遍强制的检疫显然有着重要的差异。①

现代一般将检疫分为国境卫生检疫和疫区检疫。而在晚清，除了海港检疫，其他口岸的检疫尚未展开，故国境卫生检疫，其实就相当于海港检疫。关于海港检疫，现有的研究对其在中国出现和建立的基本状况已有清楚的勾勒。② 一般认为，中国的海港检疫始于清同治十二年(1873 年)，不过亦有研究者指出，当时各海关检疫的实施实际要早于此，只不过在这一年才正式制定检疫章程。1873 年，因暹罗(今泰国)及马来群岛诸地霍乱流行，为防备疾疫由海上传入，上海、厦门两地的海关经与各国领事商议，率先分别于当年的 7 月 21 日和 8 月 21 日制定了中国最早的检疫章程，并予以施行。③ 上海的情况，当日的《申报》曾予以报道：

> 上海今方行防备瘟疫之法，于海洋船只进口者大为加意，经道宪与各领事拟定章程。凡船由吴淞进口时，即由该

---

① 参见拙著：《清代江南的瘟疫与社会——一项医疗社会史的研究》，第 219—230 页；梁其姿：《麻风隔离与近代中国》，《历史研究》2003 年第 5 期，第 3—14 页。

② 参见拙著：《清代江南的瘟疫与社会——一项医疗社会史的研究》；梁其姿：《麻风隔离与近代中国》，《历史研究》2003 年第 5 期，第 3—14 页。

③ 参见何宇平：《中国卫生检疫法规演变史》，见顾金祥主编《纪念上海卫生检疫一百二十周年论文选编》，百家出版社 1993 年版，第 11—12 页。

> 关吏查明此船系由何埠来者，倘由行瘟之处驶来，即令登挂
> 黄旗一面于前桅上，此旗盖各国所用以表示疾病之幌子也。
> 船既驶进浦中，一面由水师即委医官查验情势，一面派巡察
> 小艒围视其案，一切人均不使上岸。若医官尚未复命，则不
> 准该船进港，须泊于三里之外。如船中实未染病，仍照常例
> 放进，如果染病，则必斟酌而办，或令停泊港外数日，或回
> 至吴淞口外，均照势之轻重而办，总期疫气不至传入，是亦
> 保民之道也。①

当时上海和厦门的检疫章程均比较简单，仅 4 条，翌年，酌改订
为 8 条，相关规定进一步细化，并明确了惩处规定："有人违犯
以上各章者，华人送地方官查办，洋人送领事官查办。"②

　　此后，其他重要的通商口岸，如汕头（1883 年）、宁波（1894
年）、牛庄（即今营口，1899—1900 年）、天津（1899 年）、汉口
（1902 年）、秦皇岛（1909 年）和广州（1911 年）等，也相继在清亡
之前创设了相应的检疫设施和规章。③ 可见，到清末，海港检疫
在一些主要的通商口岸已经展开。

　　一开始，这些举措基本是由海关和各国领事决定，经费也由

---

① 《上海县防备海洋船只带来疫疾新例》，《申报》同治十二年七月十一日，第
1—2 版。

② 《上海口各国洋船从有传染病症海口来沪章程》，《申报》同治十三年九月二十
九日，第 2—3 版。有关各海关检疫章程的具体条款，可以参见何宇平前揭论文，以
及交通、铁道部交通史编纂委员会编：《交通史航政编》第 2 册，交通、铁道部交通史
编纂委员会 1931 年版，第 907—932 页。

③ 参见顾金祥：《我国海港检疫史略》，《国境卫生检疫》1983 年第 1 期，第 6
页；何宇平：《中国卫生检疫法规演变史》，见顾金祥主编《纪念上海卫生检疫一百二
十周年论文选编》，第 11—13 页。

海关和租界承担。① 不过进入 20 世纪以后，清政府和地方官府
也开始日渐以积极的态度参与其中，比如，光绪二十八年（1902
年），光绪帝曾就此发出谕旨，要求地方官员积极参与：

> 据称上海查船验病，系中西集资合办，现在全由洋人作
> 主，以西法治中人，惨酷异常，多至殒命。请饬南北洋大
> 臣，速筹善法等语。著袁世凯、刘坤一按照所陈各节，设法
> 变通，妥筹办理，以顺舆情而保民生。②

翌年，时任两江总督的张之洞曾致电上海道台，明确指出："查
防疫传染、保卫地方，乃地方官应尽之责，海口查验船只，尤为
国家应有之权。况将来整顿章程，查验之时如何体恤行旅，养病
之法如何方便华人，均须权归自主，方能操纵自如。一归各国揽
办，流弊何堪？万不能因惜小费致失主权。倘各国领事照会来
询，万望以自办复之为要。"③这样的要求虽然因为经费和政治等
方面的因素，未能完全实现，但也争取到派遣华医和女医来参与
对华人和妇女进行检疫的权利，还"起造华医院一所，以供华人
治病之用"④。为此，上海道台答应每月支付 1000 两白银作为检

① 比如，上海早期的章程，"系江海关监督及各国领事官酌设"（《申报》同治十
三年九月二十九日，第 2 版）。天津的情况亦是如此，1899 年的检疫章程制定由天津
海关监督道、税务司和法国总领事商定，经费全部由海关道承担。参见［日］饭岛涉：
『ペストと近代中国：衛生の「制度化」と社会変容』，第 69—74 页。

② 第一历史档案馆编：《光绪宣统两朝上谕档》第 28 册，光绪二十八年，广西
师范大学出版社 1996 年版，第 179 页。

③ 苑书义、孙华峰、李秉新主编：《张之洞全集》卷 256《电牍八十七》，河北人
民出版社 1998 年版，第 9021 页。

④ 交通、铁道部交通史编纂委员会编：《交通史航政编》第 2 册，第 908 页。

疫经费。① 这一办法也为其他口岸的检疫所效仿，比如，袁世凯在光绪三十年(1904 年)的奏折中，记叙了天津地方官府举办检疫的情形：

> 伏查北洋为通商巨埠，商旅云集，轮舶往来，帆樯相望，海口验疫向未专设医院，仅由津海关饬派华医随同查验，而一切章程办法皆由外人主持，与上海情形又复歧异。迨至乱后，则统由联军派西医管理，华官更无从过问。臣钦奉寄谕，正值议交天津之际，即拟变通办法，收回事权。当经札饬津海关道督同试用知府屈永秋等，参酌西人防疫之法厘订章程，在大沽、北塘各海口建盖医院，就近由北洋医学堂选派高等毕业生及中国女医前往住院经理。饮食必洁，送药必精，办理甫有端倪。②

尽管如此，这也不过是局部的通融，其基本的主权，直到 1930 年南京国民政府收回检疫权为止，仍主要操控在西方列强手中。③

而对疫区的检疫，当时主要表现为对出现疫情的地区的挨户检查、强制消毒和交通封锁等。对此，目前的研究还缺乏专门的探讨，于此我们拟略做梳理。局部的检疫和隔离，至少在租界范

---

① 参见上海市档案馆编：《工部局董事会会议录》第 15 册，上海古籍出版社 2001 年版，第 597 页。

② (清)袁世凯：《遵旨妥筹验疫办法折》，见天津图书馆、天津社会科学院历史研究所编《袁世凯奏议》(下)，第 1064 页。

③ 参见[日]饭岛涉：『ペストと近代中国：衛生の「制度化」と社会変容』，第 262—288、296—300 頁。

围内，在 19 世纪 60 年代就已出现。比如，在 1864 年 9 月，上海公共租界的科格希尔医生在致工部局董事会总办古尔德先生的信中称，当时霍乱流行之所以未出现严重的情况，"主要是因为将霍乱病人隔离在几个巡捕房中治疗，而且治疗得及时果断"[①]。在租界，面对瘟疫流行时，这样的举措当会经常推行，比如，1890 年 7 月，上海租界出现了霍乱流行，工部局的卫生部门为此"聘请了一位助手担任公共卫生稽查员，并将所有死于霍乱的人的房屋进行了消毒，死者衣物或者焚毁或者放在棺内埋掉"[②]。不过这样的行为并未见在华界执行，而且亦未见制定专门的章程。1894 年香港鼠疫流行，港英当局成立了洁净局（Sanitary Board），并制定了专门的防疫章程，其中有不少疫区检疫的内容，如挨户检查，将疑似病人强行带往海之船（hygeia）隔离等。[③]对此，《申报》给予了及时的报道。[④]　不过从《申报》等资料来看，当时上海租界当局和上海道所采取的措施，在检疫方面主要关注的是港口的检疫，而对区域内的防疫，则以强化清洁为主。而且这类对疫区实施检疫的规定和行为，似乎都由外国租界当局施行。比如，光绪二十五年（1899 年）天津订立的租界扩充条例规定：

---

① 上海市档案馆编：《工部局董事会会议录》第 2 册，上海古籍出版社 2001 年版，第 488 页。

② 上海市档案馆编：《工部局董事会会议录》第 10 册，上海古籍出版社 2001 年版，第 690 页。

③ 相关内容可参见 Elizabeth Sinn, *Power and Charity：A Chinese Merchant Elite in Colonial Hong Kong*，Hong Kong：Hong Kong University Press，2003，pp. 159-182.

④ 《香港治疫章程》，《申报》光绪二十年四月十八日，第 10 版。

除了海关道阁下在其告示中专门提到的行政和卫生权力外,"归英国当局管理"还应理解包括如下权力:

············

(5)在瘟疫、鼠疫、霍乱或其他致命疾病流行时,检查、封闭和在给予适当赔偿后拆毁房屋、迁移并隔离病人,普遍采取适当措施以保护公众健康。

············

(9)检查牛奶房、屠宰场、面包房以及所有出售食品之店铺,一旦发现掺假或不符合卫生之食品得没收之,并起诉售卖者。进入本界售卖食品之外界商贩如拒绝接受检查,或拒绝出示已领取之执照,得不准其进入。①

同年营口出现腺鼠疫以后,在俄国等国公使的要求交涉下,营口成立了主要由外国人组成的营口卫生局,制定了《营口防除疫痘瘟章程》(12 条),在检疫方面,除对港口检疫做出规定外,还规定"实施挨户检查,发现患者即送至医院,打扫并清洗患者的住居及屋内的器物、被服,烧毁其衣服,若是贫民则予以补偿,对街道、沟渠进行清扫,禁止为移葬而停棺,其他的事情则通过协议来解决"。② 又如,青岛在 1901 年,"当出现霍乱由内地向保护区蔓延的危险时,对青岛华人及郊区华人村镇中中国居民的健

---

① 《天津英国租界扩充界章程(1899 年)》,转引自刘海岩译:《天津租界市政章程法规选》,见庄建平主编《近代史资料文库》第 1 卷,上海书店出版社 2009 年版,第 455—456 页。

② [日]饭岛涉:『ペストと近代中国:衛生の「制度化」と社会変容』,第 56—66 頁。

康状况进行了严密监视。这样一来，在霍乱蔓延到青岛及其市郊之后，就能立刻确诊出个别病例，将其送进花之安医院，并对患者采取必要的消毒措施，以便尽可能阻止蔓延"①。在1902年的天津霍乱流行中，"城隍庙东于媪日前染患时疫身亡，被该段法捕查知，将尸埋葬后，即将房门用白灰封固，其同院之居民一并封在院内，不许出入。限定一礼拜为期，以杜传染之患"②。

在这些记载中，均未见中国官府的身影。不过随着中国专门的卫生机构的设立，局面亦随之改观。光绪二十八年(1902年)，直隶总督袁世凯接管了天津的都统衙门，建立了中国第一个官方常设的卫生机构，包括疫区检疫在内的检疫亦成为其积极介入的事务。光绪三十年(1904年)夏，营口一带发生鼠疫，天津地方当局制定的防疫章程规定：

　　—该处地方四围路口均派巡丁把守，海口一并派令巡丁查防，所有车船均不准载有病人，私往他处。倘有违犯，私自装载者，除将病人抬送医院诊治外，其车船即行扣留入官。

　　—居民如有患病者，立即报明医院，由医官前往验视，即抬到医院诊治。

　　—如有有患瘟病故者，除将病故人住房用硫磺薰过外，仍封闭十日后，方准住用。

---

① 《胶澳发展备忘录(1901年10月—1902年10月)》，见青岛市档案馆编《青岛开埠十七年——〈胶澳发展备忘录〉全译》，中国档案出版社2007年版，第194页。

② 《封门避疫》，《大公报》光绪二十八年五月十四日，第4版。

——病故人棺木于抬埋时报知医院，派令巡捕随去，当面看明，掘坑至七尺深，铺用白灰，再行掩埋。

——凡装过病人之车辆、船只，均须用硫磺薰过以消疫气。

——无论车船火车，如载有外来棺木经过该处者，即由医院扣留编记号簿，督埋义地，不准运往他处。

——除营口、前所、北塘、新河各车站派有医官严查外，倘查不及，仍有病人搭坐火车者，即由车守于查票时留心查明，送到相近之医院收诊。

——此次出示并前谕防疫法，该居民等，务当实力遵行，倘有阳奉阴违者，查出重究。①

这些举措中，除口岸检疫外，也明显包含疫区检疫的内容。而在清末东北的鼠疫中，清政府在这方面的行为就更多、更为具体了②。为此，朝廷还在鼠疫扑灭后制定的防疫章程中，对疫区检疫的相关内容做出如下规定：

第二章，报告诊验：第四条，鼠疫发现及预防传染时，无论患何病症或故者，须速报本管官厅派医官往验。第五条，旅店会馆工场等一切公众聚集处所，逐日由医官诊断健康。第六条，无论何项病故之人，均须医官检验始准殓葬，

---

① 《天津防疫章程》，《东方杂志》第1卷第4期，1904年6月8日，第74—75页。
② 有关这次防疫活动所开展的检疫举措，可以参见焦润明：《1910—1911年的东北大鼠疫及朝野应对措施》，《近代史研究》2006年第3期，第115页；胡成：《东北地区肺鼠疫蔓延期间的主权之争(1910.11—1911.4)》，见常建华主编《中国社会历史评论》第9卷，第221—225页。

不得因其宗教异同之故借词抗拒。第七条，患鼠疫病或疑似染疫之人及其同居者，经医官诊验后，分别送入隔离舍、养病室。

第三章，遮断交通：第八条，患鼠疫病及疑似染疫或故者之家及其邻近，得定期遮断交通。第九条，遮断交通之处须派巡警守视并由医官随时施行健康诊断。第十条，遮断之范围或广至数十家或少至某房之一间，须以无虞病毒传播为率，得由警官随处酌定，陈明该管官厅办理。

第四章，清洁消毒：第十一条，患鼠疫病或故者之家厉行消毒后，将尘芥及不洁之物扫除烧化，其近邻及与病人往来之家亦须实行消毒方法。第十二条，患鼠疫病故者，非经医官检验消毒后，不得棺殓移于他处。第十三条，患鼠疫病者所用之物非消毒后，不得洗涤使用、买卖赠与或遗弃之。第十四条，患鼠疫病故者经医官检验消毒后，即于距离城市较远处所掩埋，非经过三年不得改葬，火葬者不在此限。第十五条，各街巷之沟渠厕所溺池及尘芥容置场须厉行清洁。第十六条，预防传染疫病时得施行左（下）之事项：一、传播疫菌，鼠为最易，亟须严行搜捕，蝇蚊蚤虱亦能传染，均应一律设法驱除。二、破烂衣服纸屑及其他可传播病毒之物，得禁止其售卖。三、陈腐及易于含受毒菌饮食物或病死禽兽等肉一律禁止贩卖。①

---

① 《章奏》，见奉天全省防疫总局编译《东三省疫事报告书》上册，奉天图书印刷所 1911 年版，第 14—17 页。

由此可见，到清末，国家对疫区的检疫，虽然未见得在各地都能切实地执行，不过至少在法律上，疫区检疫已经成为官府有权力并且也有义务执行的事务。

四、晚清卫生行政的基本特征

通过以上论述，不难看到，晚清时期，在西方文明的影响和日渐加深的民族危机的推动下，由公权力介入的卫生行政制度逐渐被引入和建立，虽然各地的规制建立的情况大有不同，实施效果也并无一致，但至少在规制上已经初具规模。整体而言，当时的卫生行政大体有以下几个方面的特征。

首先，晚清的卫生行政主要围绕着防疫而展开，内容主要集中在清洁、消毒和检疫、隔离等方面。前引马允清的论述表明，在他的观念中，"清洁防疫"乃是当时卫生行政的基本内容。那么这一说法是否确实呢？只要我们稍微看看当时一些有关卫生的章程，便不难看到卫生行政的主要职掌确如马允清所言，为清洁防疫。比如，最早的卫生机构天津卫生总局的章程开宗明义："本局之设，以保卫民生为宗旨，举凡清洁道路，养育穷黎，施治病症，防检疫疠各端，均应切实施行。"①而清末新政中设立的国家卫生机构，"掌核办理防疫卫生、检查医药、设置病院各事"②，

---

① 《天津卫生总局现行章程》，见(清)甘厚慈辑《北洋公牍类纂》卷25《卫生》，第1a页。

② (清)刘锦藻：《清朝续文献通考》第2册卷119《职官五》，第8790—8791页。

下设三科：保健科，负责检查饮食物品、清洁河川道路等公共卫生事项；检疫科，负责疫病的预防和免疫、检疫等事项；方术科，负责医生和稳婆的考验，药品、药品营业和病院的管理等。① 天津卫生总局章程中的"养育穷黎"带有一定的慈善性质，在后来的规章中则未再论及，若不计此一特别内容外，当时的卫生行政，除日常的医政管理(医药和医生的监管)外，直接面向社会的职能主要就是清洁、防疫两端。应该正因如此，杜丽红专论清末北京卫生行政的论文，在论述卫生行政的主要内容时，只探讨了"卫生行政之街道清洁"和"卫生行政之防疫"两项内容。② 而清洁也与防疫密切相关，因此可以说，当时的卫生行政是以防疫为中心的。那么防疫的基本内容又是什么呢？我们不妨以京师为例来看一看。光绪三十一年(1905 年)十二月北京颁布了《内城巡警总厅设官治事章程》，设立了专门的卫生行政部门——卫生处，并对卫生管理权限做了较为详细的规定。根据规定，卫生处下设清道、防疫、医学及医务四股，其中清道股的职责主要为街道和环境的清洁与消毒，而防疫股"主要负责，预防传染病，查察监视养病院，劝告种痘法，检查防止兽疫，检查屠宰场及饮食店，驱逐晾粪场及扫除官厕"③。可以说，防疫的内容除劝告种痘外，主要就是检疫与清洁。同时，从光绪三十四年(1908 年)民政部颁布的《预防时疫清洁规则文》中，也可以非常清楚地看

---

① 参见韩延龙、苏亦工等：《中国近代警察史》上册，第 78—79 页。
② 参见杜丽红：《清末北京卫生行政的创立》，见余新忠主编《清以来的疾病、医疗和卫生——以社会文化史为视角的探索》，第 320—335 页。
③ 杜丽红：《清末北京卫生行政的创立》，见余新忠主编《清以来的疾病、医疗和卫生——以社会文化史为视角的探索》，第 312 页。

到，当时日常的防疫，主要就是清洁与消毒。① 而发生疫情后的防疫，则从当时官府在东北鼠疫中所采取的举措和事后奏定的章程中可以看到，主要就是检疫、隔离、清洁和消毒四端。对于当时的防疫举措，事后官方编纂的《东三省疫事报告书》在第二编"防疫概况"中做了说明，该编共分十章，分别为"三省防疫行政机构""疫病发见法""尸体措置法""遮断交通之措置""病院及隔离所""除鼠""清洁及消毒""水陆检疫之措置""对于营业上不洁之措置"和"防疫行政之劝告"。② 从中可以看到，除比较特定的行为"除鼠"和防疫宣传外，防疫基本不出以上所说的四个方面。而在事后制定的《防疫章程》中，这一点表现得更为明显。该章程分六章，除第一章"总则"、第五章"经费"和第六章"罚则"外，其余三章涉及防疫内容的部分分别为"报告诊验""遮断交通"和"清洁消毒"③，非常清楚地表明了防疫的基本内容乃是"清洁""消毒""检疫"和"隔离"四项，与当时的防疫理念甚为一致。除了以上基本内容，防疫措施亦包括种痘和卫生宣传等事务。种痘实际上也是防疫的一部分，卫生宣传当然内容广泛，不过从当时的诸多史料来看，其宣传的主要内容似乎也在于防疫。④

其次，促成晚清社会引建卫生行政的思想资源无疑是多元而复杂的，不仅有欧洲和日本的外来影响，也有传统观念的铺垫，

---

① 参见内城巡警总厅卫生处编：《京师警察法令汇纂·卫生类》，宣统元年京华印书局铅印本，第1—2页。

② 参见奉天全省防疫总局编译：《东三省疫事报告书》下册，第二编第一章至第十章。

③ 《章奏》，见奉天全省防疫总局编译《东三省疫事报告书》上册，第14—17页。

④ 参见本书第五章至第八章的相关论述。

但就整体的规制而言，则带有明显的日本模式的印记。在早期，特别是在上海等通商口岸，源自英法的卫生观念及其在租界的卫生行政实践，不仅直接在中国土地上创建了卫生行政制度，也对周边地区产生了一定的影响，并对一部分士人精英的卫生观念产生了触动。但其影响范围还比较有限，也未引起中国主流社会普遍的关注。到 19 世纪末，民族危机的日渐加深和日本现代化的巨大成功对国人刺激的不断发酵，引发了中国主流社会对卫生问题的强烈关注，和为强国保种而引建卫生行政制度的强烈渴求。虽然卫生行政的观念和制度从根本上讲源自欧洲，但对中国社会来说，很多甚至说大多数乃是经过日本转译而来的，即经过日本的消化吸收而影响至中国。晚清时期，不仅"卫生"概念本身的演变深受日本影响，像"清洁、检疫、隔离、消毒"的防疫理念，也基本就是日本"清洁、摄生、隔离、消毒"这一防疫话语的翻版。[1] 而作为中国第一个正式的官方卫生机构天津卫生总局前身的都统衙门的卫生局，则主要由日本人负责运作，带有明显的日本印记。[2] 不仅如此，清末民初颁布的众多有关卫生的法规，很多直接就是日本相关法规的翻译和次序调整。[3] 这表明，中国效

---

[1]　关于日本近代的防疫话语，可参见［日］阿部安成：《预防传染病话语——转折期的日本近代国家与卫生》，孙茜译，见黄东兰主编《身体·心性·权力》，第263—280 页。

[2]　参见［美］罗芙芸：《卫生的现代性：中国通商口岸卫生与疾病的含义》，向磊译，第 183—184、200—204 页。

[3]　参见［日］飯島涉：『ペストと近代中国：衛生の「制度化」と社会変容』，第209—217 页；田涛、郭成伟：《中国城市管理走向近代化的里程碑——新发现的清末北京城市管理法规研究》，见田涛、郭成伟整理《清末北京城市管理法规（1906—1910）》，燕山出版社 1996 年版，第 5—10 页。

仿日本引入的卫生行政与警察权联系密切，比较不同于英法的环境主义的防疫策略，而相对更具德国式的强制干预主义色彩。①

最后，晚清卫生行政的引建具有相当大的不平衡性和复杂性。与日本由中央政府制定卫生行政法规，然后推行全国的模式②颇为不同，晚清的卫生行政是从地方出发，各自为政发展起来的。在光绪三十一年(1905年)确定国家卫生行政以前，作为官府职责开展的清洁行为乃至相应的规章制度，已在上海、天津等口岸城市出现，但国家卫生行政制度在颁行后，亦未能被全面地贯彻，在相当多的地方不过是一纸具文而已③，推行状况具有明显的不平衡性。而且就是在同一地区，实施的效果也时好时坏，因地而异，比较缺乏强有力的制度保障，表现出相当的复杂甚或混乱。

五、小结

在晚清卫生行政的引建中，西方和日本等的外来影响是显而易见，甚至首要的。不过，在观念演变和制度引建的过程中，内因的作用绝不可忽视。通过前面的梳理不难看到，这种变动乃是

① 关于欧洲防疫策略的区别，可参见 Peter Baldwin, *Contagion and the State in Europe*, *1830 - 1930*, Cambridge: Cambridge University Press, 1999, pp. 1-122.

② 关于日本国家卫生制度建立的过程，可参见[日]小野芳朗：『清潔の近代「衛生唱歌」から「抗菌グッズ」』，第90—134页。饭岛涉对此亦有简练的概述，参见[日]饭岛涉：『ペストと近代中国：衛生の「制度化」と社会変容』，第96—103页。

③ 参见韩延龙、苏亦工等：《中国近代警察史》上册，第142—143页。

各种内外因素胶着和综合作用的结果，并不是单纯地用西化或"内变迁"可以简单解释的。它既是传统的卫生观念和行为的继续和发展，也是西方经验的引入和借鉴；它既是官府与社会自身对嘉道以来自然社会环境变动的因应，也是他们对西方文明观念冲击的反应。在这一变动中，一个根本性的变化是，众多的士人针对旧有卫生体系的弊端，感受到了引入专门的管理机构、制度以及日常巡查惩罚条令的必要性，即应直接以公共和国家的权力介入卫生的经常性管理。与此同时，社会力量和地方官府也往往能顺应这样的要求而对原有职能和制度做出调整。这种变化当然是引入西方经验的结果，但同时也应与中国社会自身变化所带来的对解决卫生问题的迫切要求以及社会力量对寻求解决之道的热情和观念的开放密不可分。在这样的背景下，国家卫生行政的引入和贯彻也就相对自然而容易，其意义主要就在于，在卫生事业的近代转变过程中，使其逐渐由个别的、自为的、缺乏专门管理的行为转变成系统化的、有组织的、被纳入官方职权范围的工作，从而使这种转变更具确定性和合法性，同时也让地方官府明确认识到自身已被赋予本来极为模糊的卫生职能，进而增加其开展这项工作的压力或动力。

对于近代以来中国卫生的现代化来说，晚清卫生行政的引建，显然只是一个开端，或许因为这一开端尚未来得及展现效应，又或许腐败、衰微的标签式印象让人自觉不自觉地轻忽晚清，现有的研究大都将晚清作为近代卫生制度的一个无足轻重的开端而一笔带过。然而，通过前面的梳理，我们已然看到，这一开端绝非无足轻重，若就条规乃至理念而言，至清末，已经颇为系统、细致而完备，日后重要的似乎乃是进一步的落实和推广。不仅如此，在 20 世纪中国现代化过程中展现出来的"卫生"的特征在晚清的变革中已有相当的展露，卫生"制度化"的大幕已经拉开。

第四章　清代城市水环境问题探析

一、引言

水乃生命之源，水对人类社会的重要性，无论在现实中还是历史上，都毋庸赘言。在历史研究中，水虽然向来不缺乏关注，但研究基本都是从水灾和水利的角度展开的，即研究者探究的主要是人类是如何开发利用水资源和防治水患的，关注的重点在于人类的活动，而非水资源本身，水往往只是被侧面论及。近年来，随着水利社会史研究的日渐兴起，研究者的兴趣已经日渐从航运、灌溉、水害防治等直接的水利问题延展到与水利相关的社会、经济、政治、文化以及环境等问题，如水对地域社会性格的形塑，水利组织、水利纠纷与地方社会的社会结构和社会控制，水利与社会生活和习俗，水资源和环境变动与社会变迁的关系，等等。①

---

① 有关水利社会史的兴起，可以参见行龙：《"水利社会史"探源——兼论以水为中心的山西社会》，《山西大学学报（哲学社会科学版）》2008 年第 1 期，第 33—38 页。相关的研究成果，可以参见廖艳彬：《20 年来国内明清水利社会史研究回顾》，《华北水利水电学院学报（社科版）》2008 年第 1 期，第 13—16 页。

这样的探究无疑更加深入和全面地揭示了水与人类社会极其密切而复杂的关系,但将水作为研究的切入点而非正面考察的对象,水主要只是被侧面论及的状况并没有得到改变。

历史研究主要着眼于人和社会,这固然是理所当然的,不过若不能对自然生态多一些正面的关注和探究,恐怕不利于在更全面、更高的层面上来认识人类社会的变迁。显然,从正面考察历史上的水资源和环境对更深入地探究水利史和水利社会史来说无疑是十分必要的。实际上,如果从环境卫生史和日常生活史的角度出发来探究水利,首先就会涉及水资源和环境的两个基本要素——水量和水质。日常生活中人类有关水的行为、观念和习俗均当与此直接相关。在以往水利史的探讨中,对水资源也非全然没有论及,特别是近年来随着水利社会史和环境史研究的兴起,对水资源和环境的探讨更见增多,但其关注点似乎大多集中在水量上,而对水质问题甚少顾及。[①] 当然,如果在某个时空范围

[①] 比如,较早时,侯仁之和蔡蕃就曾对北京的城市水源有专门的探讨,不过其关注的主要是基本水量问题(参见侯仁之:《历史地理学的理论与实践》,上海人民出版社 1979 年版,第 159—204、272—304 页;蔡蕃:《北京古运河与城市供水研究》,北京出版社 1987 年版)。行龙在介绍其团队的山西水利社会史研究计划时,就将水资源的时空分布当作基本的研究内容,不过就团队已有的研究成果和相关表述来看,其所说的水资源主要侧重的乃是水量(参见行龙:《"水利社会史"探源——兼论以水为中心的山西社会》,《山西大学学报(哲学社会科学版)》2008 年第 1 期,第 36 页)。又如,目前环境史的重要研究者王利华曾有多篇论文论及中古时期华北的水环境和水资源,但也基本未涉及水质的问题(参见王利华:《中古时期北方地区的水环境和渔业生产》,《中国历史地理论丛》1999 年第 4 期,第 41—55 页;《中古华北水资源状况的初步考察》,《南开学报(哲学社会科学版)》2007 年第 3 期,第 43—52 页)。再如,吴文涛在探讨永定河的筑堤对北京的水环境的影响时,论及的也都是水量的问题(参见吴文涛:《清代永定河筑堤对北京水环境的影响》,《北京社会科学》2008 年第 1 期,第 58—63 页)。当然,也已有少数的研究注意到水质污染的问题,相关介绍详见后文。

中，水质良好且并没有出现明显的变化，即水质问题不成为问题时，这种忽视自然是无可非议的。不过实际上，在中国历史上，特别是城市中，水质问题并非不存在，尤其是近世以降，这一问题日渐凸显。因此，对中国近世城市水质的探究也就显得十分必要了。而对于本研究来说，城市的水质问题直接关乎城市环境和形象，也是直接引发人们关注和讨论卫生问题的重要动因。对这一问题的探讨，不仅可以为本书后面有关粪秽处置和清洁观念与行为等议题的研究做好铺垫，而且也有利于更全面地理解和思考晚清相关议论的性质及其隐含的权力关系。

相对于一般的水利建设来说，日常生活中的用水卫生和利用方式的改变，可能更能展现出现代性的形成，故而在西方，有关用水特别是城市用水问题，早已有了《水的征服》等一系列专门而精深的论著。[①] 在中国史研究中，也出现了不少从卫生史、城市史角度出发的关于用水问题的探讨，不过这些研究的着眼点基本在于城市现代用水系统（主要是自来水）的建立，对水质问题甚少正面涉及。[②] 而即使是最近出现的专门论及城市用水问题的研究，其注意力也在于城市水源，用水方式，用水组织及其背后的

---

① Jean-Pierre Goubert, *The Conquest of Water*: *The Advent of Health in the Industrial Age*, trans. Andrew Wilson, Cambridge: Polity Press, 1989. 其中文书评可参见张瑞：《水与健康的变奏曲——〈水的征服〉评介》，见常建华主编《中国社会历史评论》第 11 卷，天津古籍出版社 2010 年版，第 410—425 页。其他相关的研究可以参见邱仲麟：《水窝子：北京的供水业者与民生用水（1368—1937）》，见李孝悌主编《中国的城市生活》，第 203—204 页。

② 参见邱仲麟：《水窝子：北京的供水业者与民生用水（1368—1937）》，见李孝悌主编《中国的城市生活》，第 204—205 页。

社会、经济和文化因素,对城市的水质依然缺乏全面而专门的论述。[①] 当然,在以往的论著中,也有一些从水质方面论述历史上水环境的内容,其大多出现在现代编纂的地方志和专业志中,基本都是依据少数几条史料所做的一般性论述,既缺乏研究性也没有系统性;而在现有不多的环境卫生史的研究中,也有一些关涉到水质问题,特别是梁志平的博士论文对近代太湖流域的水质进行了颇为详细的论述[②],不过总体上仍多为局部而非专门性的探讨。这些研究不仅无法让人们对历史上的水环境的水质状况有一个完整、系统的认识,而且各种论述间还存在着令人疑惑甚至相互抵牾之处。现代编纂的方志、专业志等论著在涉及这一问题时,基本都从近代或现代谈起,偶尔列举一两条或数条古代有关水污染的记载,然后直接跳到现代或当代,认为水质的真正污染是民国或 20 世纪 50 年代以后的事。然而,不仅在 20 世纪以前的文献中,有关城市水质污染的记载时有出现(详见后文),而且根据现有的研究,情形似乎也并非如此。梁庚尧的研究表明,至迟至南宋,临安等城市中的河湖之水就已存在较为严重的污染问

---

① 这类的研究主要有邱仲麟:《水窝子:北京的供水业者与民生用水(1368—1937)》,见李孝悌主编《中国的城市生活》,第 203—252 页;杜丽红:《知识权力与日常生活——近代北京饮水卫生制度与观念嬗变》,《华中师范大学学报(人文社会科学版)》2010 年第 4 期,第 58—67 页;熊远报:「清代民国時期における北京の水壳買業と「水道路」」,『社会経済史学』第 66 巻第 2 號,2000 年 7 月,第 47—67 页;熊远报:「十八~二十世紀における北京の生活給水と都市の外来労働者」,『年報都市史研究』(通號 12)2004 年 10 月,第 33—44 页。

② 参见梁志平:《太湖流域水质环境变迁与饮水改良:从改水运动入手的回溯式研究》,复旦大学博士学位论文,2010 年。相关研究的具体内容详见后文。

题。[①] 我的研究已指出，到了清代，特别是嘉道以降，江南地区这样的问题更见严重。[②] 不仅如此，晚清以《申报》为代表的近代报刊和外国人留下的档案等文献，对城市水域的水质不良甚或臭秽不堪，更是有相当集中的描述，据此梁志平认为，至 19 世纪 70 年代，上海县城内外的河道水质已经不堪饮用，不过同时他也认为，这种情况当时仅限于上海地区，周边的苏杭等地的水质污染仍是民国以后之事。[③] 牟振宇亦依据档案等文献，认为开埠初期上海周边的水环境已相当恶劣。[④] 而与此同时，冯贤亮则依据较多的外国人来华游记，呈现了清代主要是晚清太湖流域水环境的不良，指出不仅在苏杭等城市，就是乡镇的河道也往往"饮汲苦污"。[⑤]

以上这些研究尽管都为中国历史上某个特定时空中的探究，但至少表明城市水域水质污染作为一个问题由来已久。那么是否那些认为真正的污染出现于 20 世纪中后期以后的说法全都是因为缺乏对历史的了解呢？实际上，按照今日实际的生活经验和常规的理解，在工业化之前，水环境相对较好是理所当然的。但如

---

①　参见梁庚尧：《南宋城市的公共卫生问题》，见《"中央研究院"历史语言研究所集刊》第 70 本第 1 分，1999 年 3 月，第 119—163 页。

②　参见拙文：《清代江南的卫生观念与行为及其近代变迁初探——以环境和用水卫生为中心》，《清史研究》2006 年第 2 期，第 12—26 页。

③　参见梁志平：《太湖流域水质环境变迁与饮水改良：从改水运动入手的回溯式研究》，第 61—118 页。

④　参见牟振宇：《开埠初期上海租界的水环境治理》，《安徽史学》2010 年第 2 期，第 12 页。

⑤　参见冯贤亮：《清代太湖流域的环境与卫生——以外国人的游程与感觉为中心》，《中国历史地理论丛》2009 年第 2 辑，第 73—76 页。

果相信真正的污染乃是 20 世纪中后期以后之事，那么又该如何来理解历史文献中的诸多相关记载呢？又该如何来看待研究呈现出的水质污染问题？同时，若完全相信这些记载和相关研究，认为水污染早就存在，那么横跨传统和近代的清代中后期，城市水域的水质状况究竟如何，污染到了何种程度呢？上述相关的研究虽然都已从各自的角度呈现了部分历史的"真实"，但要回答以上问题，显然还需要在充分了解史料的性质、语境的基础上，通过全面把握资料来做出综合的分析。

二、类型与性质：主要史料概观

在传统时期，由于没有专门的对环境卫生的关注，有关城市水环境的记载并不多，不过水乃日常生活须臾不可或缺之物，而身边的水环境也需时时面对，因此人们也往往会在不经意间留下有关城市水环境的信息。而 19 世纪以来，随着中外交流的增多和日渐深入，外来者的视角和西方的环境卫生与卫生观念作为一种参照物登场，让更多的有关中国水环境的记录进入报刊、游记等历史文献之中。大致说来，历史文献中有关城市水环境的史料有以下三类。

一是传统史料中的记载。在传统时期的史料中，虽然缺乏专门的记载，不过由于水与人们的日常生活关系密切，人们往往会在不经意间留下各种有关城市水环境状况的信息。这类记载大体可分成两类：一类是散见于各种载籍，如笔记、小说、方志或诗文集等之中的记载，亦无特定的主题；另一类则是相对集中的记载，主要出现在有关河道特别是城市河道的疏浚的文献中。关于前者，这类记载不少，但很零散，在宋代的文献中就偶有出现。比如，南宋吉州的学者欧阳守道给地方官的一封信中，在谈到减少城市民众疾病时，就提到城市水道的污染问题，他说："若夫阛阓稠密之处，或可使之减病，则有一说，盖今沟渠不通，致病之一源也。……沟渠不通，处处秽恶，家家湿润，人之血气，触此则壅气不行，病于是乎生。今通逵广路，犹无洁净之所，而偏街曲巷，使人掩鼻疾趋，如此则安得不病？"[1]这透露出当时吉州城水质的不良。类似的文献在清代则更易找到，如清前期的查慎行在描述京城淘渠的诗作中写道："京师饮汲井，城减但流恶。"[2]道光时期，南京的梅曾亮在和地方官探讨南京的水利时谈道："况沿河居民，日倾粪桶污水，荡涤无从，郁积日增，病症日作。前此道光十一年水灾，曾经堵塞者半载，逮十二年春夏之交，满河之水变成绿色，腥秽四闻，时疫大作，死亡不可胜计，此非明鉴也耶？今平心以处，亦惟以挑浚内河为第一要义。"[3]咸丰年间，著名医家王士雄在探讨霍乱的病因时，论及上海城内水质的不良，称"上海特海陬一邑耳……然人烟繁萃，地气愈热，室庐稠密，秽气愈盛，附郭之河，藏垢纳污，水皆恶浊

---

① （宋）欧阳守道：《巽斋文集》卷4《书·与王吉州论郡政书》，见《景印文渊阁四库全书》第1183册，台湾"商务印书馆"1986年版，第539页。

② （清）查慎行：《敬业堂诗集》中册，上海古籍出版社1986年版，第1052页。

③ （清）甘熙：《白下琐言》卷9，民国十五年江宁甘氏重印本，第10b页。

不堪"①。晚清天津的一首竹枝词则称:"水波混浊是城河,惹得行人掩鼻过。"②这类资料十分零散,也没有特定的主题,但都从某个特定角度表现了特定时空中的城市水质存在的问题。

关于后者,河道疏浚向属水利事务,由于关涉农业灌溉、航运、水患救治等国家大事,故一向深受国家和地方社会的重视。这类记载可谓汗牛充栋,较多出现在地方志、文集、经世文编以及碑刻资料集等文献中,不过其论述大多着眼于以上所说的大事,很少涉及水质的问题。但值得注意的是,在其中疏浚城市河道的记录中,有一部分涉及水质的问题,可谓是传统文献中相对集中地反映城市河道水质的记录了。载有这类信息的疏浚河道记录在宋代就已出现,比如,席益在一篇题为《淘渠记》的文章中称,他和其祖父在 11 世纪前半期先后担任成都知府,他们在任职期间都注意疏浚城内的河道,"以流其恶"。然中间三十年,官府忽视此政,致使"城中渠堙",不仅引发水灾,而且水灾之后,还因"污秽薰蒸"而发生大疫。③ 这一记录虽然并未直接探讨水质,但从其论述中似乎也可以从侧面了解到,若不能及时疏浚城内河道,就可能导致污水无法外泄、城内水环境变差的问题。就管见所及,载有这类信息的浚河文献在清代之前只是偶尔出现,

---

① (清)王士雄:《随息居霍乱论》卷上,见曹炳章原辑,高萍主校《中国医学大成》第 4 册,第 654 页。

② (清)唐尊恒:《竹枝词》,见(清)张焘撰,丁绵孙、王黎雅点校《津门杂记》卷下,天津古籍出版社 1986 年版,第 115 页。

③ (宋)席益:《淘渠记》,见四川省水利电力厅编著《四川历代水利名著汇释》,四川科学技术出版社 1989 年版,第 132—133 页。

而且表述也不是十分明确，进入清代后，则开始增多。比如，康熙中期，杭州的裘炳泓在《请开城河略》中称："今者城内河道日就淤塞……以致省城之中，遇旱魃则污秽不堪，逢雨雪则街道成河，使穷民感蒸湿、成疫痢。若河道开通，万民乐业，利赖无穷矣。"①雍正年间成都知府项诚在《浚成都金水河议》中论及开浚金水河的嘉惠，其中第四利为"旧河既塞，城中地泉咸苦，每至春夏，沉郁秽浊之气，不能畅达，易染疾病……是河一开，则地气既舒，水脉亦畅，民无夭扎，其利四"②。这些论述都比较明确地表达了在浚河之前城市水质的不良。这样的记载到乾隆后期以后似乎更见增多，特别是到晚清，不仅出现在苏杭等大城市的浚河文献中，在一些中小城镇的浚河记录中，也谈到了水质污浊的问题。③

　　不过，若总览历代有关疏浚河道的文献，一方面应该说，涉及城市水环境信息的文献，其数量所占比例是相当小的，即使在有关疏浚城市水道的文献中，所占分量也不大；另一方面也可以看出，相关的记载到清代，特别是 18 世纪末以降，有较为明显的增多迹象，而且涉及范围也有所扩大。这一点，只要稍稍细致地翻阅一下当时地方志中的《水利志》或后人编纂的水利及碑刻资

---

　　①　雍正《浙江通志》卷 52，上海古籍出版社 1991 年版，第 1098 页。

　　②　（清）项诚：《浚成都金水河议》，见（清）贺长龄《清经世文编》下册卷 117《工政二三·各省水利四》，中华书局 1992 年版，第 2870 页。

　　③　如清代陈宝善的《疏浚河道示禁勒石》（见金柏东主编《温州历代碑刻集》，上海社会科学院出版社 2002 年版，第 365 页）、《荡口镇开河禁碑》（见无锡市水利局编《无锡市水利志》附录，中国水利水电出版社 2006 年版，第 440 页）等。

料汇编①，就不难看出。

二是近代的报刊等资料。19世纪中期以降，随着西方卫生观念和制度的引入和传播以及西方侵略者在租界的卫生实践，国人对卫生问题的关注日渐加深②，相应地，有关城市水质及其污染的问题亦越来越多地为国人所注目，相关的记录和议论渐趋增多。这些内容相对集中地出现在《申报》《上海新报》《时报》和《大公报》等近代报刊文献中。特别是在早年的《申报》中，这类报道和时论相当多，如《上海城内宜设水船以便民用论》③、《论城内浚河秽气酿疹事》④和《上海饮水秽害亟宜清洁论》⑤。梁志平曾列举了《申报》中的相关记载178条，其中属于清代的有71条，而这之中有48条属于光绪七年(1881年)之前，也就是《申报》创刊后的头十年中。⑥ 这类记载内容比较详细，不过多集中在上海、天津等沿海通商口岸城市。这类文献虽然多有西方文化、观念的

---

① 这类资料不少，如(清)贺长龄：《清经世文编》下册卷106—119《工政·水利》，第2572—2909页；四川省水利电力厅编：《四川历代水利名著汇释》；金柏东主编：《温州历代碑刻集》；吴明哲编著：《温州历代碑刻二集》(上下)，上海社会科学院出版社2006年版；俞福海主编：《宁波市志外编》，中华书局1998年版，第706—736页；冼剑民、陈鸿钧编：《广州碑刻集》，广东高等教育出版社2006年版，第1086—1173页；等等。

② 参见拙文："The Treatment of Night Soil and Waste in Modern China", in Angela Ki Che Leung and Charlotte Furth(eds.), *Health and Hygiene in Chinese East Asia*: *Policies and Publics in the Long Twentieth Century*, pp. 51-72.

③ 《申报》同治十一年十一月初十日，第1版。

④ 《申报》同治十二年五月十九日，第2版。

⑤ 《申报》同治十二年二月初二日，第1—2版。

⑥ 参见梁志平：《太湖流域水质环境变迁与饮水改良：从改水运动入手的回溯式研究》，第312—317页。

诸多影响，但都为中文撰写，撰著者亦多为华人（或许也不无以华人口吻撰写的情况）。而另一类报刊资料则直接由西人用英文撰写，并刊发于西文的出版物中。这类材料主要有由海关组织编写的专业报告《海关医报》（*The Medical Reports of the China Imperial Maritime Custom*）以及其他的年度和十年报告①，《海关医报》创刊于 1871 年，刊载海关医务官及其他医师在中国所做的疾病调查报告和医学论文，1904 年休刊，1911 年改为小册子出版了 1 期而终刊。与此相似并直接以医学期刊的面目出现的则有上海的中国博医会（The China Medical Missionary Association）创办的《博医会报》（*China Medical Missionary Journal*），该刊创刊于 1887 年，是今日《中华医学杂志》英文版的前身。② 这些刊物的关注点在于中国人的体质、疾病和环境卫生状况，内中有不少有关当时包括水环境在内的中国环境卫生的信息。③ 这些虽然是专业的医学刊物，但就环境卫生的报告而论，则大多是各地传教士对居住地的观感和实地生活经验，以及与疾病相联系的一些思考，他们的报告往往与个人的思想倾向有相当密切的

---

①　有关海关资料的基本情况，可以参见吴松弟、方书生：《中国旧海关出版物评述——以美国哈佛燕京图书馆收藏为中心》，《史学月刊》2011 年第 12 期，第 54—63 页；《中国旧海关出版物的书名、内容和流变考证：统计丛书之日报、月报和季报》，《上海海关学院学报》2012 年第 2 期，第 1—8 页。

②　关于该杂志的一般情况，可以参见现代《中华医学杂志》英文版官网的介绍。(http://www.cmj.org/AboutUs/Information.asp?infoClass=HC，2011 年 8 月 20 日。)

③　李尚仁主要依据这些资料，对 19 世纪在华西方人的环境感受有细腻的论述。参见李尚仁：《腐物与肮脏感：十九世纪西方人对中国环境的体验》，见余舜德主编《体物入微：物与身体感的研究》，第 45—82 页。

关联。①

　　三是各类外国人的游记、生活记录和回忆录。清代特别是
19 世纪以后来华的大量外国人(主要包括西方人和日本人)写下
了数量众多的游记、生活记录和回忆录等文献,从异文明的观察
者的角度记下了不少当时中国社会中不为国人所注意的生活情景
和环境状况,其中就有不少有关水环境的记录。比如,著名的医
学传教士雒魏林(William Lockhart)在其 1860 年出版的回忆录中
就上海的情形写道:"在黄浦江和吴淞江,那里有早晚的潮汐,
但汇入它们的小河细流,由于没有涨潮和落潮,水则是静止而污
浊的,泛着绿色并散发着令人作呕的气味。"②这类记录在明末随
着西方传教士进入中国就已出现,如利玛窦的《利玛窦中国札
记》③,不过比较多的出现则是在 19 世纪特别是 19 世纪末以后,
且数量甚多,不仅有西方人的记录,还有不少日本人的著作。④
自 20 世纪 90 年代黄兴涛、杨念群策划出版了"西方视野里的中
国形象"丛书⑤后,这类译著日渐成为各大出版社的出版热点,

---

　　① 这在德贞身上有非常好的体现,在他到中国的初期,他关于中国环境卫生的
状况的描述与大多数传教士并无差异,以批评为主,但随着其立场的改变,他后期则
往往以非常赞赏的口吻来描述中国的环境卫生。参见李尚仁:《健康的道德经济——
德贞论中国人的生活习惯和卫生》,见李尚仁主编《帝国与现代医学》,联经出版事业
股份有限公司 2008 年版,第 223—270 页。
　　② William Lockhart, *The Medical Missionary in China: A Narrative of Twenty Years' Experience*, London: Hurst and Blackett, Publishers, 1861, p. 28.
　　③ [意]利玛窦、金尼阁:《利玛窦中国札记》,何高济、王遵仲、李申译,中
华书局 1983 年版。
　　④ 关于日本人的中国游记,小岛晋治曾将其编辑出版。参见[日]小岛晋治监
修:『幕末明治中国見聞録集成』,東京:ゆまに書房,1997 年。
　　⑤ 时事出版社 1997 年版。

目前已经有不下十个系列的丛书出版。①

以上所说为我所注意到的几种主要的资料类别，能反映当时城市水环境的资料肯定不止这些，如日本驻屯军司令部在清末所修的《北京志》和《天津志》，又如当时的西方人或日本人留下的一些档案资料②，等等。本章虽然主要通过以上三类资料的排比、综合和解读分析，来呈现清代中后期的水环境状貌，但若有可能，也会尽量采用其他类别的资料。

三、秽浊与清澄：史料呈现的相反图景

将某一主题的记载从浩瀚的史籍中汇集起来，并将其从具体的语境中抽离出来，就抽离出来的史料的字面含义来呈现历史，而较少将相关论述放在具体的历史情境和语境中来分析、解读，是目前很多史学研究论著或多或少都存在的问题。如果按照这样的做法，仅仅依据汇集起来的资料的字面含义来分析，那么我们将会看到一幅怎样的清代城市水环境的图景呢？

---

① 如"西方的中国形象"（中华书局）、"认识中国系列"（国际文化出版公司）、"西方早期汉学经典译丛"（大象出版社）、"域外汉学名著译丛"（上海古籍出版社）、"'走近中国'文化译丛"（上海书店出版社）、"'西方人看中国'文化游记丛书"（南京出版社）、"亲历中国丛书"（北京图书馆出版社）、"基督教传教士传记丛书"（广西师范大学出版社）和"近代日本人中国游记"（中华书局）等，另外，"国家清史编纂委员会·编译丛刊"中也有相当一部分属于这类著作。除了丛书外，单独出版的这类译著也不在少数。

② 如天津图书馆编：《天津日本租界居留民团资料》，广西师范大学出版社2006年版。

首先，流经城市的大江大河往往十分浑浊。就中国两大河流黄河和长江而言，黄河的浑浊人所共知，历史上"黄河清"早已成了特异的自然现象，黄河水的含沙量至迟在明代已经相当可观。① 即使是长江，在宋以后，也时常可见水浊的记录。宋代的范成大和陆游在游记中均多次谈到长江的浑浊，陆游尝言："江水浑浊，每汲用，皆以杏仁澄之，过夕乃可饮。"②范成大亦指出："汉水自北岸出，清碧可鉴，合大江浊流，始不相入，行里许，则为江水所胜，浑而一色。"③而到清代，不仅长江，就是汉江等支流，也已成为浊河。19 世纪的魏源曾指出："谓秦蜀老林棚民垦山，泥沙随雨尽下，故汉之石水斗泥，几同浊河。"④这种景象在外国人的游记中也多有反映。比如，一位美国人在 20 世纪初的游记中就长江写道："这条滔滔巨河从光绪皇帝的帝国心脏带来大量黄土，使黄海 50 英里的范围都因此而染上黄色。"⑤稍后，日本人中野孤山在 1906 年途经宜昌的游记中写道：

> 江水浑浊不堪，尤其是江岸附近，常有粪水流入。当地

---

① 参见王星光、彭勇：《历史时期的"黄河清"现象初探》，《史学月刊》2002 年第 9 期，第 29—35 页。

② (宋)陆游：《入蜀记》，见陈新译注《宋人长江游记》，春风文艺出版社 1987 年版，第 88 页。

③ (宋)范成大：《吴船录》，见陈新译注《宋人长江游记》，第 287—288 页。

④ (清)魏源：《湖北堤防议》，见谭其骧主编《清人文集地理类汇编》第 5 册，浙江人民出版社 1988 年版，第 88 页。杭宏秋对古代长江水的清浊情况有较为简要的探讨，可参见杭宏秋：《古代长江水清浊考略》，《农业考古》1987 年第 1 期，第 184—186 页。

⑤ [美]威廉·埃德加·盖洛：《扬子江上的美国人——从上海经华中到缅甸的旅行记录》，晏奎、孟凡君、孙继成译，山东画报出版社 2008 年版，第 16 页。

人毫无顾忌地在这些污水横流的地方取水。①

而民国初年德富苏峰的游记则对这两大河流的颜色做了比较，称："黄河水和长江水都是一样浑浊的，但长江水像黄酱汤，而黄河水就像番茄汁一样。"②不仅长江、黄河，其他一些比较大的河流，无论南北，河水也不清澄。关于与长江相连的黄浦江，于19世纪中期来到上海的几位日本人在游记中均谈到其"江水混浊"。峰洁称："不过江水非常混浊，无法直接饮用，用明矾将浊泥之类的污物沉淀后，才渐渐可以吞咽。"③另一名日本人亦言："上海之地井泉少，大抵汲取江水，江水混浊，其色黄，故投明矾使之澄清仅够充饮。"④此外，长江中上游的赣江和锦江，也同样存在江水浑浊的问题。20世纪初期访蜀的山川早水在其游记中写道：

> 锦江原为洗锦之水，故以锦命名。这条江现在还在，虽
> 然江水浑浊，但古时可能是很清澈的。如果自古以来就是浑

---

① ［日］中野孤山：《横跨中国大陆——游蜀杂俎》（1906年前后），郭举昆译，中华书局2007年版，第50页。

② ［日］德富苏峰：《中国漫游记》，刘红译，中华书局2008年版，第234页。德富苏峰是日本著名的作家、记者、历史学家和评论家，他在日本侵华时以"言论报国"，鼓吹"皇权中心论"和"超国家主义"，为侵略战争效力。战后，他在东京审判中被以甲级战犯身份拘禁于自宅内，后因美国主导的审判不了了之而被解除拘禁。《中国漫游记》是德富苏峰继《七十八日游记》后写的第二部中国游记，记载了他于1917年在中国考察游历的所见所感，为我们今天了解当时中国的现实状况提供了历史资料。

③ ［日］峰洁：「清国上海见闻录」，见［日］小岛晋治监修：『幕末明治中国见闻录集成』第11卷，東京：ゆまに書房，1997年，第28页。

④ ［日］名仓予何人：《海外日录》，见冯天瑜《"千岁丸"上海行——日本人1862年的中国观察》附录，商务印书馆2001年版，第419页。

浊的，岂能洗锦？①

差不多同时前往四川的中野孤山亦称："蜀都八十万人口，每天饮用的都是浑浊的锦江水。"②而关于赣江，德富苏峰谈道："赣水是江西省的大动脉，船运业很发达。赣水也是浊流滚滚，只不过没有长江水那么混。"③在北方，关于黄河流域的灞河，于乾隆二十七年(1762年)典试四川的积善在途经西安时的日记中写道："灞水分流为四支，浊浪如黄河。"④由此可见其水质相当浑浊。而对于海河流域的白河，乾隆晚年来华的斯当东在日记中写道："来往船只从这条河(即天津白河——作者注)的河底带上来的，从两岸掉下来的，以及从山上飘荡来的大量泥土，悬浮在水里，以致河水混浊几乎无法饮用。"⑤一个世纪后海关的年度报告则指出："白河之水，向来不洁。"⑥在八国联军攻占天津后，一位法国人有关战乱情形的记录写道："现在在大河上继续前进，黄泥翻滚的河水恶臭熏天，河面上漂着各式各样的垃圾、肚皮胀水的

---

①　[日]山川早水：《巴蜀旧影——一百年前一个日本人眼中的巴蜀风情》，李密、李春德、李杰译，四川人民出版社 2005 年版，第 125 页。

②　[日]中野孤山：《横跨中国大陆——游蜀杂俎》(1906 年前后)，郭举民译，第 128—130 页。

③　[日]德富苏峰：《中国漫游记》，刘红译，第 144 页。

④　(清)积善：《构山使蜀日记》，乾隆二十七年十月十三日壬寅，南开大学图书馆藏清末何绍基抄本。

⑤　[英]斯当东：《英使谒见乾隆纪实》，叶笃义译，三联书店(香港)有限公司 1994 年版，第 249 页。

⑥　《光绪二十二年(1896 年)天津口华洋贸易情形论略》，见《津海关年报档案汇编(1888—1911 年)》下册，吴弘明译，天津社会科学院历史所、天津市档案馆 1993 年内部印行本，第 60 页。

骨架、人和牲畜的尸骸。"①这样的景象显然跟战乱有关，不过黄泥翻滚应该不是战争引起的，而是常态。

由此可以看到，至少到晚清时，当时那些大江大河的河水已颇为浑浊，而城市居民又以颇为浑浊的河水作为饮用水，这一点似乎让当时来华的外国人印象颇深。应该正因如此，当时的中国人也找到了澄清水源的办法，即用明矾来澄清。这一点斯当东的日记就已谈到，他说："中国人用了一个相当简便的办法使它立刻变成可以食用的水。方法是把河水取上来之后，用一些明矾放在一个穿孔的竹筒内，然后把这个竹筒放在水里搅动。水里面的泥沙遇到明矾立刻沉淀到水底，三四分钟之后，全部泥沙都沉下去，整桶水完全清洁了。"②一本首刊于 1911 年的描写中国人的英文著作也就此谈道：

> 城市中没有公共用水。在那些位于河边的城市中，未经处理的河水便是居民的公共用水。每天专门负责挑水的人把河水分送到家家户户，从桶内泼出的水整日把通往河边的石阶打得湿漉漉的。当挑来的河水过于浑浊不能饮用时，人们一般用装有明矾块并带有小孔的竹筒在水中搅拌几下，使水慢慢澄清。③

---

① ［法］皮埃尔·绿蒂：《在北京最后的日子》，马利红译，上海书店出版社 2006 年版，第 19 页。

② ［英］斯当东：《英使谒见乾隆纪实》，叶笃义译，三联书店（香港）有限公司 1994 年版，第 249 页。

③ ［美］E. A. 罗斯：《变化中的中国人》，公茂虹、张皓译，中华书局 2006 年版，第 2 页。

当然，在北京等北方城市，居民使用得更多的还是井水①，不过这类使用河水的描述，也从侧面说明了当时途经城市的河流水质的浑浊。

其次，城内河道往往秽水横流，气味不佳。除了途经的大江大河外，城内一般都还会有其他中小河流，特别是南方的城市，往往还河网密布。关于这些城市河道的水质，在上面所说的几类文献中，时可看到一些城河水质污浊的记录。

有关清中前期的记载，大多出现在杭州、成都、苏州和宁波等较大的城市中。康熙年间，浙江巡抚曾大举疏浚淤塞多年的城市河道，当时的一些浚河文献就对城内河道的污秽有所描述。比如，邵远平在文章中就浚河前后的情况记载道："久之，故道尽失，塞为街衢，占为庐舍，断沟腐水，曾不容刀，浊垢烦蒸，无所宣泄……(昔)浊滓弗渫，疾病侵寻，今洁而甘。"②雍正年间担任成都知府的项诚亦在浚河文献中载有类似的信息，他说："成都金水河一道，向日原通舟楫，日久渐至淤塞。……旧河既塞，城中地泉咸苦，每至春夏，沉郁秽浊之气，不能畅达，易染疾病。"③细读这类文献可以发现，其和前面举出的宋代文献一样，描述的侧重点在于疏浚河道有利于宣泄城市的污秽，河道淤塞，则会使污秽郁积，导致疾病，对城市河道水质的秽恶的描述比较

---

① 参见邱仲麟：《水窝子：北京的供水业者与民生用水（1368—1937）》，见李孝悌主编《中国的城市生活》，第 203—252 页。

② （清）邵远平：《戒山诗文存·遂余集·浚河纪略》，康熙二十三年刊本，第 10a—10b 页。

③ （清）项诚：《浚成都金水河议》，见（清）贺长龄《清经世文编》下册卷 117《工政二三·各省水利四》，第 2870—2871 页。

间接。这样的记录在苏州有关的浚河文献中亦有，如嘉庆初年，时任江苏巡抚的费淳在浚河记中称："顾其地当都会……烟火稠密，秽滞陈因，支流易壅。"①乾隆晚期宁波的浚河文献中也有类似的记录：

> 今其上流经河通塞不等，以致喉道日久淤废，水自西南两水门入者，仍由西南两水门而出，不特城内停蓄污垢，居民汲引，多生疫疬。②

到了清中期，还能看到一些比较直接地描述城市河道水质秽浊的记载，比较典型的是乾隆二年（1737 年）《苏州府永禁虎丘开设染坊污染河道碑》中反映出的信息。这块碑现在已经有些漫漶不清，不过主旨仍可辨识。碑中谈到，从染坊流出的污水造成禾苗受损，花园胜景遭到破坏，饮水更成问题。由于这种污水有害肠胃，因此市民深受其害。许多傍山的茶棚也因水质问题，冲泡的茶水无法饮啜。更有甚者，名山景观也随之黯然失色，昔日之清流，变成满是"青红黑紫"的散发着使人窒息的臭气的污水沟。③乾隆末年出版的《扬州画舫录》中也载有直接描述扬州城河污浊的内容：

---

① （清）费淳：《重浚苏州城河记》（嘉庆二年），见苏州历史博物馆、江苏师范学院历史系、南京大学明清史研究室合编《明清苏州工商业碑刻集》，江苏人民出版社1981 年版，第 305—306 页。

② 乾隆《鄞县志》卷 4《水利》，见《续修四库全书》"史部"第 706 册，上海古籍出版社 2002 年版，第 74—75 页。

③ 参见苏州历史博物馆、江苏师范学院历史系、南京大学明清史研究室合编：《明清苏州工商业碑刻集》，第 71—73 页。

城河即市河，南出龙头关，有坝蓄水，与官河隔，谓之
针桥。……龙头关河道，半为两岸匽潴。潴池所集，浑浊污
秽，五色备具，居人恒苦之。[①]

嘉道时期的包世臣则就南京的情况指出：

夏秋潮通内河，而夹河多妓馆，净桶上泼，居民即于下
流汲用，是城中居民，自少至老，肠胃皆渐渍污秽而成，志
趣卑下，实有自来。[②]

19 世纪中期以降，这类记载大增，特别是在新出现的第二
类资料和数量剧增的第三类资料中，相关论述相当丰富，而且也
比较多地集中在上海等近代通商口岸城市。就我掌握的资料来
看，有关上海的论述最丰富，而且上海的水质问题还相当严重。
这在上述几类资料中均表现得很明显。比如，王韬在 19 世纪中
期的笔记中言：

城中河渠甚狭，舟楫不通。秋潮盛至，水溢城阃，然浊
不堪饮。随处狭沟积水，腥黑如墨。一至酷暑，秽恶上蒸，
殊不可耐。邑人多凿井而汲，每值潮涨，则取水于城外浦
中。如饮城河中水，易生疾病。[③]

---

① (清)李斗：《扬州画舫录》卷 9《小秦淮录》，中华书局 1960 年版，第 193 页。

② (清)包世臣撰，潘竟翰点校：《齐民四术》卷 2《农二·答方葆岩尚书书》，中
华书局 2001 年版，第 83—84 页。

③ (清)王韬：《瀛壖杂志》卷 1，上海古籍出版社 1989 年版，第 4 页。

差不多同时，温病大家王士雄也在其有关霍乱的专著中指出："然（上海）人烟繁萃，地气愈热，室庐稠密，秽气愈盛，附郭之河，藏垢纳污，水皆恶浊不堪。"①而在第二类资料中，《申报》对此有着数量较多的描述，而且很多描述都让人感到问题相当严重，比如：

> 沪城滨海枕浦，朝潮夕汐，城内居民咸资其利，无如城河浅狭，糟蹋尤甚，沿河两岸，倾倒垃圾过多，潮水一来，满渠便黑污秽，所酿无非毒流。②

> 无论城内之河，其狭小有同沟浍，民间所积秽物，相率倾弃其中，水黑若墨，烈日所曝，秽气熏蒸，行路人触之易生疫疠。③

梁志平曾对《申报》中有关城市河道水质的描述有较为详细的罗列，于此不赘。④ 与此同时，一些外国人的观察记录似乎也证实了这一点，他们也留下了不少相关的记录，比如：

> 上海旧县城以脏和令人讨厌出名，但在那个阳光明媚的下午，我们并没有发现这里有多脏，或多令人讨厌……潮水已经涨得很高了，横在我们和这些中国人的房子之间的河水

---

① （清）王士雄：《随息居霍乱论》卷上，见曹炳章原辑，高萍主校《中国医学大成》第 4 册，第 654 页。

② 《邑侯叶公淘河德政记》，《申报》同治十一年十二月初一日，第 1 版。

③ 《论开浚城河之利》，《申报》光绪十三年六月十八日，第 1 版。

④ 参见梁志平：《太湖流域水质环境变迁与饮水改良：从改水运动入手的回溯式研究》，第 66—67 页。

> 虽不太难闻，但却污浊不堪；与其说是一条河，不如说是条被滥用的水渠，流进来的什么水都有。①

当然，这一时期有关城市水质不良的记载绝不仅限于上海。光绪中期的一份有关浚河的文献就南京秦淮河的情况指出："春夏水涨，兼江湖灌输，朝夕不断。至秋冬水涸流停，舟楫难通，即汲饮亦皆秽浊，民甚病之。"②而民国初年游览中国的德富苏峰亦描述说："秦淮河的水比东京柳桥下的水还要脏，两岸的房子大概是教坊，到处都搭着四四方方的渔网，非常妨碍游览船来往。"③在宁波，时任宁绍台道的薛福成在光绪十四年(1888 年)的浚河文献中写道："迄今未及十年，河道淤浊已甚。"④而 20 世纪初的海关报告则指出："每人可以发觉，一走出孔浦就不见有任何卫生设施。城内街道照旧肮脏不堪，流经闹市的河浜有时充满有机物的绿色沉淀。"⑤而在天津，咸丰年间一份外国人的记录就城河情况谈道："天津城的围墙外边有条河沟，河沟蓄积了来自城市和近郊的废物和垃圾。我们大部分的士兵的驻地都非常接近这条河沟，有些更在河沟的岸边，因而受到臭味的困扰。"⑥不仅城

---

① [英]阿绮波德·立德：《穿蓝色长袍的国度》，刘云浩、王成东译，中华书局 2006 年版，第 28—29 页。
② (清)左宗棠：《左宗棠全集(诗文·家书)》，岳麓书社 1987 年版，第 380 页。
③ [日]德富苏峰：《中国漫游记》，刘红译，第 161 页。
④ (清)薛福成：《庸盦文别集》卷 6《重浚宁波城河记》，上海古籍出版社 1985 年版，第 232 页。
⑤ 《浙海关十年报告(1902—1911 年)》，见中华人民共和国杭州海关译编《近代⑥ [英]芮尼：《北京与北京人(1861)》，李绍明译，国家图书馆出版社 2008 年版，第 243 页。

河，天津城市及周边的河流也情况不佳，比如，当时报刊的一则时论指出：

> 津人行汲，皆仰给于潮河，潮逢小信，则取诸支巷，或以井泉代之。用以烹茶，黯然无色，贮杯中停少顷，则色如碧玻璃，又时许，则黑如墨汁，其气腥，其味恶，令人作呕，固知其不洁矣。[1]

位于比利时租界的大直沽官沟，就因比领事认为其"曲湾淤污，水不洁净，船难抵埠"而欲采取措施。[2] 1900 年，八国联军攻占天津，决定拆除天津城墙、填平城河，卫生亦为理由之一[3]，这显然与城河的污浊不无关系。此外，中国第一个留美学生容闳学成归来后，曾于咸丰九年（1859 年）至绍兴买生丝，他就其城河水质描述说：

> 绍兴城内污秽，不适于卫生，与中国他处相仿佛。城中河道，水黑如墨。以城处于山坳低湿之地，雨水咸潴蓄河内，能流入而不能泄出。故历年堆积，竟无法使之清除。总绍兴之情形，殆不能名之为城，实含垢纳污之大沟渠，为一

---

① 《郡城内外宜开浚河道洁饮政以奠民居论》，《时报》光绪十二年七月二十六日，第 88 号，第 1 版。
② 天津档案馆、南开大学分校档案系编：《天津租界档案选编》，天津人民出版社 1992 年版，第 477 页。
③ 参见刘海岩总校订：《八国联军占领实录：天津临时政府会议纪要》（上），第 97 页。

切微生物繁殖之地耳，故疟疾极多。①

不仅一些较大城市多有此类记载，就是一些城镇，到 19 世纪中后期，也出现了有关市河水质污浊的记录。比如，一份同治年间永嘉县疏浚城河的文献谈道："前于嘉庆、道光、咸丰年间屡加疏浚，迭蒙各宪示禁在案。乃人居稠密，日久禁弛，不肖居民，或浸茅竹，或弃秽物，开沟倾注，秽水横流。甚至造坑厕于湖边，搭桥盖于湖上，致恶物停积，淤塞不堪。"②光绪年间金匮县《荡口镇开河禁碑》也指出："荡口镇人烟稠密，舟楫通衢，市河本形狭小，频年居民任意淤塞，以至瓦砾堆积，行船搁浅，农田庤水难资灌溉，河水臭秽，饮易致疾，种种受累，已非一日。"③

此外，我们还可以看到一些一般性的论说城河污浊的言论。比如，道光年间，苏州善士潘曾沂在主张挖井、使用井水的文章中谈道："而今人乃习焉不察，听其(井——作者注)填塞、蔽固，等之无用之地，而别取污秽之河流以自给。"④而 20 世纪初一篇题为《崇洁说》的文章在论说当时中国亟待推行卫生之举时，首列"开浚市河"，称：

> 内地河道，虽离市较远之处，尚见宽广，若市廛繁盛之区，两面房屋逐渐侵占，河身竟狭不容刀，兼之灰艇粪船到

处充塞，自朝至晚，居民有又事于洗衣涤秽，以至河水污浊不堪，汲而饮之，必致滋生疾疫。①

从以上这些记录不难看出，中国传统社会中，由于国家缺乏专门负责垃圾清扫和搬运的机构和人员②，沿河的居民往往随意将垃圾秽物抛入河中，再加上部分居民侵占河道、在河道上搭盖建筑，以及河流泥沙的沉积，使得城市河道往往淤塞严重。若不定期疏浚河道，就会导致城河水流不畅，水质污浊，甚或臭气熏天。

最后，由于清代的城市普遍缺乏较为完善、通畅的下水设施，加上街道往往也坑洼不平，所以城市里时常存在着臭水沟、污水潭。虽然当时的中国人较少谈到这些，不过晚清来华的外国人却对此产生了深刻的印象。这样的内容常常出现在外国人的旅华记录中。比如，雒魏林在 19 世纪中期就上海的情形写道：

对城市和水道的清洁均缺乏警察的管理，任何类型的公共清道夫均闻所未闻。……不仅如此，下水道则是最有问题的。那排水沟并不比污水坑好到哪里去，各种各样的污物堆积其中并污染着空气。③

---

①　（清）张德彝：《醒目清心录》第 1 册卷 2，第 156—157 页。

②　参见拙文："The Treatment of Night Soil and Waste in Modern China", in Angela Ki Che Leung and Charlotte Furth(eds.), *Health and Hygiene in Chinese East Asia*: *Policies and Publics in the Long Twentieth Century*, pp. 52-58.

③　William Lockhart, *The Medical Missionary in China*: *A Narrative of Twenty Years' Experience*, p. 37.

1875 年，前来中国游历的曾根俊虎就天津的情况谈道："城内地基很低，一下雨，城墙之下积水成河。一到暑日，各处污水沟臭气冲天，热气引发多种流行病，致使丧命无数。"①稍后，晚清著名的传教士卫三畏也在 19 世纪 80 年代论述中国的著作中就此叙述道：

> 排水系统很近地表，而且不完善，阴沟很容易堵塞或损坏，污水外溢，流到路上。产生的氨气和其他气体加剧了眼病的流行；居住如此稠密，呼吸的空气如此恶浊，没有引起霍乱、鼠疫、黄热病在居民中肆虐，倒是令人惊讶的事。②

差不多同时，一则有关广州卫生状况的报告称："在许多狭窄街道的两边，有未加盖的沟渠充满了垃圾和脏水，其表面被一层泡沫所覆盖，显示其下正在发生化学反应。这种情况，经年如此，只有在大雨之时，人们在经过时才不会感受或意识到难闻的臭味。"③这也给 20 世纪前来中国的俄国外交官马克戈万留下了颇深的印象，他在游记中说：

> 街道两旁既不搞林阴道，又不搞绿地，而路面多为自然形成的泥土面。天长日久，人、畜便在泥土面上踏出了辙和

---

① ［日］曾根俊虎：《北中国纪行　清国漫游志》(1875 年)，范建明译，中华书局 2007 年版，第 7 页。

② ［美］卫三畏：《中国总论》上册，陈俱译，上海古籍出版社 2005 年版，第 111 页。

③ J. G. K. , "The Sanitary Condition of Canton", *The China Medical Missionary Journal*, Vol. 2, No. 3, Sept. , 1888, p. 136.

坑，再经雨雪侵蚀，便成了沟和洼。由于排水沟有限，加上长久失修，所以一阵暴雨过后，污水四溢，臭气熏天。[①]

曾在沈阳生活了三十年的医生司督阁（原名杜格尔德·克里斯蒂）对此也有论述，他说：

> 房子周围的环境同样是脏乱和不卫生的。停滞的污水积聚在一起，各种垃圾和废品，成了狗和猪的食物。1905 年前，奉天并没有建立卫生设施的意图，除一些敞开的地沟之外，看不到任何排水设施。下雨时，排水沟成为奔腾咆哮的激流，干旱时，又变为臭气熏天的污水沟。[②]

这一现状，也逐渐引起一些具有卫生意识的国人的注目，比如，民初的一部方志就此指出：

> 至于坑厕杂置，秽水盈街，污物乱弃，则各镇皆然，亦卫生之一大障碍也。[③]

由此可见，由于当时的城市缺乏封闭且相互连通的下水设施，而且街边的沟渠还往往是市民丢弃污物和垃圾的场所，故排水往往不畅。平时沟渠污秽流淌，臭气弥漫。而遇到大雨，街道

---

① ［俄］D. 马克戈万：《尘埃：百年前一个俄国外交官眼中的中国》，脱启明译，时代文艺出版社 2004 年版，第 189 页。

② ［英］杜格尔德·克里斯蒂著，［英］伊泽·英格利斯编：《奉天三十年（1883—1913）——杜格尔德·克里斯蒂的经历和回忆》，张士尊、信丹娜译，湖北人民出版社 2007 年版，第 40 页。

③ 陆晶生：《新庄乡小志》卷 3《街衢》，见沈秋农、曹培根主编《常熟乡镇旧志集成》，广陵书社 2007 年版，第 1004 页。

又往往污水横流，或积水成潭，经久不消。

从以上揭示的史料中可以看到，在清代，不仅大的江河河水浑浊，大城市的水环境亦难如人意，特别是 19 世纪以降，污染日渐严重，城市河道往往污秽不堪，臭气熏天。就是一些中小城镇，水质污染问题也开始显现。若仅就此来看，前述那些有关城市污染的研究显然就值得信任了，不难据此认为，中国城市水质的污染问题，清代业已存在，至晚清已颇为严重。那么又该如何来理解一般方志和专业志中所谓水污染多始于民国以后的说法呢？该如何看待民国以降城市水环境的问题呢？实际上，只要不带着强烈的先入之见来阅读文献，也应该不会忽略另外一些记载，这些记载似乎又让我们看到了另外一幅历史图景。比如，明末的张国维曾对当时松江府城的河道水质称赞道：

> 松江府城不甚广，外四面环濠，水通东西南北四关，出入城内，河脉最繁，处处通流，位置经纬各当，东南有龙渊，西有日月二河，西南有西湖小西湖，皆蓄聚渊渟，清澈心目，真水国之胜区也。①

他在赞扬松江的同时，还对苏州的情况提出了批评，在这篇文章最后感叹道："今苏城湮塞殆尽，曷不仿而行之，徒抱抑郁之叹，致贻哂于松耶？"虽然没有直接谈到苏州的水质不良，但透露出苏州的水质显然不尽如人意。不过清初的鲁日满却对苏州城河有着

---

① （明）张国维：《吴中水利全书》卷 1，见《景印文渊阁四库全书》第 578 册，台湾"商务印书馆"1986 年版，第 45 页。

美好的印象，他说：

> 这座城市真大！它建在一条宜人的河流之上，河水清冽
> 可饮，宜称之为湖而不是河；这里的街道与威尼斯一样，既
> 可舟行又有陆道，而在这方面苏州更超出了威尼斯，因为它
> 到处都是适于饮用的水。①

而且就是在晚清，也仍然可以看到一些比较正面的描述。比如，
紧邻杭州城的西湖的水就相当清澈，咸丰九年（1859 年）访问杭
州的容闳曾描述道："城之西有湖曰西湖，为著名名胜。湖面平
如镜，底为沙泥，水澄碧，游鱼可数。"②德富苏峰民国初年的游
记也说："走过了荒草地，站在西泠桥上往下看水中的鱼儿，水
很清，我们开始数起游来游去的鱼儿来。"③又如，大运河和江南
密布的河道，虽然靠近城市的地方或稍有污浊，但总体上似乎仍
较为清洁。1868 年游历中国的瑞士人克莱尔曾这样描述其在运
河上航行时的见闻：

> 从昆山到苏州大约有 20 英里水路，河道又宽又直。
>
> ⋯⋯⋯⋯⋯⋯
>
> 河岸两旁是数不尽的废墟，惟一值得一提的是我们看见
> 两个捕鱼人用长长的三尖鱼叉在叉鱼。捕鱼的地方水深而清

---

① M. Marlini, *Novus Atlas Sinensis*，p. 100，转引自［比］高华士：《清初耶稣
会士鲁日满常熟账本及灵修笔记研究》，赵殿红译，大象出版社 2007 年版，第 162 页。

② 容闳：《西学东渐记》，见钟叔河编《走向世界丛书》（修订本）第 2 册，第
81 页。

③ ［日］德富苏峰：《中国漫游记》，刘红译，第 191 页。

澈。他们身手敏捷,当着我们的面从河里叉上来好几条小鳗鱼。①

能生长鳗鱼的地方,水质显然没有问题。稍后于 19 世纪 70 年代中期访问中国的曾根俊虎虽然对中国的环境状况多持批评态度,而且在论及临近城市的江南河道的水质时,也多次称其浑浊肮脏②,不过在描述自己从上海到杭州所经历的河道的水质时,还是给予了一定的肯定,他说:

> 从上海出发至此,历时六天五夜,航路不是河就是湖。湖之广至二里,深亦及十五六尺。河之宽处五六十米,窄处十二三尺,深浅四五尺至十五尺不等,河水虽不甚溷浊,也不如溪流之清澈,而本地人皆以此为饮用水。③

而清末一部描述中国各地地理人文的书籍,则对杭州的大运河叙述道:“杭州的运河则为灌溉提供了水源。而且这儿的运河没有被用作排污的下水道,因为农民太珍惜肥料的价值,经常疏通河道,用河泥来肥沃农田。在运河里洗澡的人并不多,但淘米和洗衣服等都是在这儿进行的。”④能直接用来淘米,水质当不至于太坏。另外,德富苏峰在民初游历苏州城外的宝带桥时,用颇具文

---

① [瑞士]阿道夫·克莱尔:《时光追忆——19 世纪一个瑞士商人眼中的江南旧影》,陈壮鹰译,东方出版中心 2005 年版,第 11 页。
② 参见[日]曾根俊虎:《北中国纪行 清国漫游志》,范建明译,第 181、325 页。
③ [日]曾根俊虎:《北中国纪行 清国漫游志》,范建明译,第 356 页。
④ [美]威廉·埃德加·盖洛:《中国十八省府》,沈弘、郝田虎、姜文涛译,山东画报出版社 2008 年版,第 20 页。

学性的笔触描述道：

> 离开留园的时候，日头已经偏西了。我们从这里坐船前
> 往宝带桥参观，船下江水滔滔直通太湖，虽说是运河，看起
> 来却是一望无边，汪洋渺茫，夕阳照射在水面上没有一丝波
> 浪，江湖淡荡，让人有一种扁舟在五湖上的感觉。①

毫无疑问，若是这里的水质污浊不堪，应不会让游历者产生如此
美好的感受。不仅如此，更有意思的是，根据 1870 年上海工部
局委托英国皇家化学学院弗兰克兰特（Frankland）博士化验的结
果，即使是被时人视为最为污浊的上海的河流黄浦江和苏州河的
水质，总体上也要优于同时期的泰晤士河，"属于可利用的软淡
水，其特点是矿物质含量适中，硬度低和有机污染极轻或无"。②
　　由此又可以看到，清代城市水环境即使到了晚清，仍相当不
错，特别是跟现代相比，似乎说不上有污染。这与前面那些记录
显然多有抵牾，那么又该如何来看待这一似乎矛盾的现象呢？这
恐怕就要求我们不能仅就字面含义来理解史料，而需要将那些记
录放在具体的时空和语境中来认识，唯有如此，才有可能根据各
类记载中所反映出的信息，比较综合全面并尽可能"真实"地呈现
清代城市水环境的状貌。

---

① ［日］德富苏峰：《中国漫游记》，刘红译，第 210 页。
② 上海市公用事业管理局编：《上海公用事业（1840—1986）》，上海人民出版社
1991 年版，第 111—115 页。

四、超越选粹：史料及其呈现之图景辨析

以上图景是将出现在不同类别、不同时空中的相关记载抽取出来，拼集到一起而得出来的，即在特定意识指引下精选集萃而成的。① 虽然，由于历史记载的相对缺乏以及为了便于展开研究，适当地采用这样的方法，在历史研究中不仅难以避免，而且也是必要的；但在具体研读和利用史料时，如果不能将其放在具体时空、历史情境和语境中来解读，而只是根据集萃起来的史料的字面含义来呈现历史，或者在自己先入之见的指引下，仅从史料中片面地抽取对自己有利的信息加以论述，那无疑就会使呈现的历史图景的真实性和全面性大打折扣。而上述抵牾的出现，显然也与此有关。若要对清代城市的水环境有一个基本全面、"真实"的认识，就需要在利用这些零散的资料时，考虑这些资料的性质、立场和语境，去了解作者是在什么样的情境中做出这样的表述的，这样表述的目的何在，以及明了所搜集的资料在整体文献中所占的比重，等等。那么又该如何来认识和解读这些史料呢？

_____

① 李伯重曾以解构"宋代江南农业革命"这一史学界的通识为切入点，探析了传统经济史研究中普遍采用的"选精法"和"集粹法"及其问题，认为正是这两种错误的方法论，建构了"宋代江南农业革命"这一"虚像"(参见李伯重：《"选精"、"集粹"与"宋代江南农业革命"——对传统经济史研究方法的检讨》，《中国社会科学》2000 年第 1 期，第 177—192 页)。李氏的这 研究对我有重要的启发，不过本书无意说明这两种方法错误与否，而是希望通过具体分析，更全面地阐释使用这两种方法导致得出片面的历史图景甚或"虚像"的缘由以及如何避免出现这样的问题。

首先，既要注意史料具体的时空范围，同时也不应忽略史料作为例证的典型意义。毫无疑问，任何史料都出现在特定的时空中，而且其叙述的内容也往往具有一定的时间性和空间性。如果不注意史料的这类信息，而仅就少数几条不同时空中的记载，就得出带有普遍性的认识，那无疑就难以避免有以偏概全之嫌。比如，由于有 18 世纪苏州虎丘的河流因为染坊的污染而出现河水"青红黑紫"这样个别的记载，就认为中国城市的河流已经普遍受到工业污染，显然就言过其实、以偏概全了。研究者不仅要关注史料表述内容中的时空信息，同时还要关注相关史料出现的时空分布。梳理这一分布对呈现历史图景十分重要。比如，如前所述，在传统的史料中，关涉城市河道秽浊的记录较为集中地出现在有关河道特别是城市河道疏浚的文献中，在数量庞大的浚河文献中，论及城河秽浊的记录至迟在宋代即已出现，但一者数量甚少，二者表述也比较间接。到清代时，相关的记录在清前期就较之前有所增加，表述也相对明确，但基本集中在大城市，而到 18 世纪，一些中等城市如宁波、扬州也出现这类记载，19 世纪以后，这样的记载明显增多，涉及的范围不断扩大，不仅是大中城市，就是一些城镇的浚河文献中也出现了河水秽浊的信息。城镇的浚河文献中出现水质污浊的记录，确实是一个新的现象，比如，前揭永嘉县的同治年间的记录中对此有明确的论述，而早前与永嘉毗邻的平阳县的浚河文献中，则完全没有相关的内容：

> 嵩庵金公，莅事三载，实心实政，废者修，堕者举，旋下浚河之令……不数月而河道尽疏矣。因思此举为利有六：

> 培气脉，一也；通舟楫，二也；便挹注，三；防火患四；杜
> 侵占以清官河五；壮观瞻以成县道六，一举而诸善备焉。[①]

> 虽然，淤易而淘难，官斯土者能留心五六年一浚，而严
> 禁私占之罪，则濠深而城益坚，水明而山滋秀，百姓免负担
> 之劳，就装运之便，而水旱火灾之虞，其藉以防备者尤为无
> 尽，事半功倍，而陂泽永永无穷矣，是为记。[②]

这说明，到清代，特别是 19 世纪以后，随着城市人口的不断增
多，城市水环境污染问题日渐严重，而且涉及面也由大中城市扩
展至城镇。

当然，也应注意，并不能因为当时的城镇出现了这样的记
载，就认为江南的城镇到晚清时水质污染已经很严重。实际上当
时城镇的大多数河道水质都是不错的，比如，在常熟双浜镇，到
民国年间，该镇的河水除臭河外都是清洁的：

> 幸河流清洁，沟渠通畅。市河绕东西街后，臭河绕西北
> 街侧，周春浜绕东北街傍。沟渠泄水，尚无壅阻，四巷门
> 外，均有大水站供公共饮料洗濯之用。潮洪活动，浜流澄
> 澈。除臭河不可饮外，余水皆清。[③]

---

① （清）吕弘诰：《重开(平阳)城内河道记》(康熙三十四年十二月)，见吴明哲编《温州历代碑刻二集》(下)，第 1022 页。

② （清）何子祥：《浚平阳环城内外河记》(乾隆三十一年)，见吴明哲《温州历代碑刻二集》(下)，第 1053 页。

③ 王鸿飞纂：民国《双浜小志·市镇八门限里 1932 年》，见沈秋农、曹培根主编《常熟乡镇旧志集成》，广陵书社 2007 年版，第 754 页。

由此可见，若将那些史料置于具体的时空中来理解，那么就不难看到，清代城市和晚清市镇河道水质污染作为一个问题尽管已经普遍存在，但就某一具体城镇来说，可能是局部的、有时间性的。

与此同时，由于历史上留下的相关记载较少，加上研究者也不太可能穷尽史料，如果研究者只是拘泥于史料中明确表达的信息，而忽略其作为例证而可能具有的典型意义，那就可能作茧自缚，自废武功，将难以对历史现象得出相对完整全面的认识，而只能呈现诸多相互割裂甚至矛盾的片段图景。比如，梁志平在探讨近代以来太湖流域的水质时，按照地理区域和城市来论述：一方面，认为上海县在开埠后，县城内外之河浜水就不堪饮用，19世纪70年代后，城外重要河浜水质恶化，同时，杭州城市水质恶化问题由来已久，康熙年间就已存在，晚清更见严重；另一方面，又否认人口规模更大的苏州在19世纪中期以后城市水质变坏，并认为苏州、松江等地，城市水质受污染均是民国以后之事。[①] 梁文的这些认识，显然都是根据其掌握的有关各地或多或少的相关记载而得出，单个来看，都不无依据，但放在一起来看，就会让人感到有些疑惑。按照常理，在地理条件、城市规模和城市污物处理等公卫措施基本相似的情况下，城市水环境的总体状况也应该基本类似。就19世纪中期前后的情势而言，苏州、杭州、上海、松江等地的地理环境、污物处理等条件基本一致，上海虽然开埠以后，情况比较特殊，发展也较快，但开埠初期，

---

① 参见梁志平：《太湖流域水质环境变迁与饮水改良：从改水运动入手的回溯式研究》，第64—98页。

与中国传统城市相比尚未见有根本性的差别，且规模更小，而且从前面列举的资料来看，当时上海城内外的水质不良亦非上海独有，那么这些城市之间又怎么会出现如此大的差异呢？显然，要解决这个问题，就需要不拘泥于字面含义，而进一步挖掘出史料的典型意义。

第一，不能因为看到上文列举过的康熙年间杭州有关浚河的文献中谈到杭州城河无从宣泄秽浊，就认为只有杭州的城河水质污染问题由来已久，实际上，从前面的论述可以看出，中国传统的大中城市中，这样的问题可能都早已存在，并不仅限于杭州，至少成都、苏州、宁波等城市都有这样的问题存在。而且，从上面列举的文献中还可以看到，城河水质不良，主要是因为泥沙淤积，居民随意倾倒垃圾秽物，导致城河淤塞，水流不畅，特别是遇到干旱之时，河水就会秽浊不堪。以下乾隆五十年(1785 年)宁波的浚河记录亦较为充分地表明了这一点：

> 按郡城形势，西南高而东北庳，东北通海潮，故无水门，赖三喉泄之，庶全城之气不至壅遏。且城河久淤，虽如刀之舟不得行，居民多占盖棚屋，倾弃秽浊，以农贾纷集之渠下，类断港绝潢，淀洼日积，无所流恶，譬之人身，嗌既不利，呼吸弗克自如，而鬲腹复有痞结膜胀之患，其能免于病乎？[1]

从中不难看到，城河的污浊主要是因为城河的淤塞，若城河能够及时疏浚，则城河之水就会"甘而洁"，就像前面谈到的明末松江

---

[1] （清）钱维乔：《竹初文钞》卷 1《鄞县重建三喉修浚城河记》，嘉庆刻本，第 22a 页。

府城的情况一样。而关于当时各地城河的浚治，上一章的论述业已表明，虽然浚河在制度上当为官府的职责所在，而且各地确实也时有举行，但由于缺乏明确具体的规定和相应的考核指标，其能否得到及时举行，带有较大的不确定性。由于各地的城河会不时得到疏浚，城河水即使一段时间内受到污染，也不会经常如此，至少在城河得到疏浚的一段时间内，这一问题就会好转。而且在城市中，一条河流淤塞秽浊，也并不表示所有的河流都淤塞秽浊，实际上淤塞者往往为支流小浜，故城市河道的水质秽浊情况也不是普遍一致的。比如，在上海，虽然前面的文献均指出河道污秽不堪，不过显然也不是所有河道的水质都是如此，如《申报》上的一则议论称：

> 上海之水，类皆污秽，惟近浦以及北市租界能通大潮之处稍可。虽来汛泥浑，然皆江水，以矾搅之，可顿使澄清，盖黄浦之吴淞口受潮，海水与洋子江水同时泛涨，江水先冲，是以尚无海水醎味。职是故耳，浦中作践弃掷秽物固多，幸汐汛呼吸，能不致于积聚，民间取饮，虽其流过浊，不及山水之清洁，而入口之余，尚无秽气，则亦可以将就矣。①

而一些小的河浜，特别是死水沟，情形可能就会像董竹君回忆录中所说的那样，"是一条黑得如墨汁、稠得如柏油、看不见流动的污水浜。浜里有死猫、死狗、死老鼠、垃圾，也有用草席、麻

---

① 《上海饮水秽害亟宜清洁论》，《申报》同治十二年二月初二日，第1版。

袋装盖的婴儿尸体"①。这样的臭水沟，到清末往往就成了租界当局和华界官绅填埋的对象。② 因此，当时不少地方有关城河浚治的文献中出现河水污浊的记载，既不能将其视为某一个城市独有的现象，也不应就此认为这些城市河道的水质污染是全面而一贯的。

第二，晚清上海城河污浊的记载特别丰富，并不见得只有上海才有这样的问题。前面的论述对于上海城河的污浊已多有揭示，这固然说明上海城河水质问题确实比较严重，但同时也要考虑到，这些记录主要出现在第二类和第三类资料中，特别是第二类资料，尤其是《申报》中，而这无疑与来沪的外国人较多，同时上海又是《申报》等资料主要关注的对象有关，也跟这些资料的性质和当时一些"先进"士人卫生观念的改变关系密切(具体论述详见后文)。实际上，就是《申报》上讨论上海城内河道的时论也认为城河污浊不独上海为然，"盖河道既隘，而诸家垢秽辄复倾弃其中，安得而不浊而且臭，此等情形他处城内莫不皆然，而上海则尤甚"③。也就是说，当时城市中一些淤塞的河道水质污浊，是常见的现象，只不过上海比较严重而已。另一篇讨论上海如何获得清洁饮用水的言论亦称：

> 查凡省城都邑，无不商贾云集，居民辐辏，而城厢河

---

① 董竹君：《我的一个世纪》(修订版)，生活·读书·新知三联书店 2008 年版，第 3 页。

② 参见牛庐宁：《开埠初期上海租界的水环境治理》，《安徽史学》2010 年第 2 期，第 12—14 页；(清)李维清：《上海乡土志》，第 90 页。

③ 《上海城内地方宜加整顿说》，《申报》光绪七年十月二十七日，第 1 版。

道，必致污恶不堪。……余前见苏城内河，均有储水之船，停泊埠上，凡茶铺、老虎灶及民间饮水，均向船内取给。盖船从城外大河运装清水入城，以便汲饮。①

又如，虽然明末时的记载称松江的河水清洁，但出版于嘉庆二十年（1815 年）的文献中则称：

> 松江府城素称泽国，东门地接黄浦，因潮水挟沙来疾去缓，积年累岁，近时城河都已淤塞，人家买水以给，居者患之，他方莫论矣。即苏杭城居，都承雨水藏备煮茶，名为天泉，无奈稍久辄生孑孓，俗名打拳虫，殊属可厌。②

由此不难看出，像苏杭及松江这样的大中城市，当时城内河水的水质污浊即便不见得如上海那样严重，但恐怕也不会有根本性的差异。

可见，在分析利用相关史料时，既要充分注意史料的时空范围，绝不能忽视或人为抽去其时空意义，同时也不能拘泥于史料的具体的时空范围，放弃对其典型意义的挖掘。

其次，解读史料时应对其性质、立场和具体语境有清醒的认识，唯其如此，才可能比较适切地从相关记载中获取相对"真实"的历史讯息。具体来说，在第一类资料中，相对较集中地反映水质问题的是有关疏浚城河的文献，这些文献之所以论及该问题，

---

① 《上海城内宜设水船以便民用论》，《申报》同治十一年十一月初十日，第 1 版。
② （清）黄凯钧：《遣睡杂言》卷 2，见四库未收书辑刊编纂委员会编《四库未收书辑刊》第 6 辑第 20 册，北京出版社 2000 年影印嘉庆二十年刻本，第 573—574 页。

主要是希望借此表明疏浚河道的迫切性和必要性，或者借描述河道经过疏浚后的新气象以彰显这项工作的重要意义。在这样一种情境下，对浚河之前的水质污染问题有所凸显甚至夸大，应是不难想见的。另外，对其他一些零散的资料，需要了解作者是在什么样的语境中来论及水质问题的。比如，前面谈到，道光年间，苏州的潘曾沂曾在劝导人们开井、利用井水以预防疾病的文章中认为，时人不注意利用相对干净的井水，"而别取污秽之河流以自给"，正是导致"多疾"的缘由。① 潘氏在这里称河流污秽，显然是为了证明其倡导利用井水的合理性。若就此而认为当时苏州的河流都已污秽，显然有些断章取义。但若因为潘氏在文中没有直接论述河水不洁导致疾病，而否认这一表达的意义，恐怕也不无以今解古之嫌。②

　　而对于第二类资料，诸如《申报》之类的近代报刊，必须特别注意其史料的性质和立场。这类资料最初由西人引入，其后也大多与西方有关，至少在晚清，这些报刊都大抵有一种趋新崇洋的

---

① 　(清)潘曾沂：《东津馆文集》卷 2《资一药房记》，第 12a—12b 页。

② 　我曾借该史料认为当时苏州水质状况渐趋恶化(参见拙著：《清代江南的瘟疫与社会——一项医疗社会史的研究》，第 174—175、205—206 页)，对此，梁志平提出了批评，认为潘氏劝人使用井水，是出于风水和五行理论方面的考虑，而非针对河水水质状况而言(参见梁志平：《太湖流域水质环境变迁与饮水改良：从改水运动入手的回溯式研究》，第 89—90 页)。这一批评无疑具有一定的道理，在解读史料时，必须考虑作者论述时的语境和立场。不过潘氏既然在文中明确提到了"别取污秽之河流以自给"，要说他完全不是针对河水水质而言的，似乎也有问题。而且梁氏的这一质疑，似乎忽视了一个更大的历史背景，即传统上一般认为河水水质要好于井水。试想，如果当时苏州没有城河水质不良的问题，潘氏何以会提出饮用河水致疾的问题？至少可以说，当时河水的不洁已经给潘氏留下了印象。至于说潘氏劝人使用井水，多基于风水和五行理论，这一点也无可怀疑，因为潘氏并没有现代的卫生认知，他以熟悉的风水和五行理论为自己的主张张目，实在是太正常不过了。

思想倾向，作者或为"先进"的士人，或直接就是"洋人"，对中国的现状多持批评的立场，因此，对中国之问题往往可能极力渲染和放大。而且那些论述跟第一类资料一样，也存在语境的问题，相关记载很多出现在有关讨论疏浚城市河道和劝用自来水的文章中，这类论说对水质污染问题有所放大，十分自然。不仅如此，人们对某一问题的关注和感受，也跟时代和个人的观念密切相关，虽然不洁易致疾病的认识早已存在，但在近代之前，清洁问题在中国人的防疫和卫生观念中并不占据重要地位，而近代以降，随着西方卫生观念与机制的引入和实践，清洁问题不仅日渐受到关注，而且还被视为关涉民族兴亡的"国之大政"。① 对清洁问题的关注自然会伴随着对水质是否清洁的关注，这些报刊的作者，往往是深受近代西方卫生观念影响之人，所以自然会对水污染的问题十分敏感。比如，早期《申报》中出现了大量有关城市河水秽恶的议论和报道，但并不能就此认为当时上海的城市水环境急剧恶化，而只能说明刚刚引入的卫生观念让一部分士人受到了强烈的刺激。实际上，《申报》上后来的相关议论反而不若最初几年的多，显然不应是上海的水环境问题得到了改善，而应是这类刺激的减弱和关注点的转移所致。

　　外文的报刊以及外国人的游记等文献资料，也存在同样的问题。就我们看到的那些专业报告和外国人的游记或有关中国的论著而言，都是较为严肃认真的著述，他们记录下来的观感和图景，

---

① 参见本书第六章。

无疑都有"真实"的一面。不过，由于不同作者的秉性、立场和对中国的情感不同，其对中国的关注点无疑也各不相同，不难想见，那些崇敬中国或对中国抱有情感的人士，往往会努力去发现中国美好的一面，相反，那些文明或种族优越感强烈、鄙视中国者，则无疑容易放大中国的黑暗面。在阅读相关文献时，我注意到，尽管总体上西方人的游记数量更多，但对中国水环境问题记录较多的，却是晚清来华的日本人。当然，就是在日本人中，情况也是不一样的，下面这段日本游历者的对话，比较明显地反映了情感和立场对观察的影响：

> （在武汉）尽管在异乡遇到了无比思念的国人，我却总感觉有种莫名的寂寞袭上心头。只不过都是一样的黑眼珠，聚集在饭桌前的五十多个人全都和我素未谋面，顶多能和旁边的人聊上几句：
>
> "第一次来中国吗？"
>
> "是的。"
>
> "这里太脏了，是不是受不了？"
>
> "没有啊，觉得非常有意思。"
>
> "啊？是吗。"
>
> 接下去再也没有什么话题了，所以感觉气氛沉闷。①

还有，虽然像德贞那样一开始批评中国的卫生状况，后来却特别

---

① ［日］小林爱雄：《中国印象记》(1908 年)，李炜译，中华书局 2007 年版，第83—84 页。

赞赏中国人的生活方式的西人[1]并不多见，但确实在不少西方人的报告，特别是一些专业的报告中可以看到，他们一方面对中国城市包括水环境的卫生状况多有批评性的描述，但另一方面又往往承认，中国人的健康状况远比在他们认识中理应有的状况要好。比如，雒魏林就上海的情况谈道：

> 虽然河道仅仅有一部分能被大潮一个月冲刷两次，但无论何时的涨水，都会被城里所有的家庭汲为家用。尽管这些水富有腐败物质，容易导致各种疾病，不过人们通常完整地保持一般的健康水平。虽然脸色有些蜡黄和苍白，有时还有些精力不足，但他们完全胜任他们的工作。[2]

《博医会报》1888 年刊载的一篇有关广州的卫生状况的文章也在最后的部分称：

> 尽管有所有这些事情，在这里居住了 30 多年后，我所形成的观点是，广州在总体上并不比西方的城市更不健康，也并不更易招致疫病。[3]

而 1896 年天津的海关年报亦就天津的白河的水质指出："白河之

---

① 有关德贞的情况，参见李尚仁：《健康的道德经济——德贞论中国人的生活习惯和卫生》，《"中央研究院"历史语言研究所集刊》第 76 本第 3 分，2005 年 9 月，第 223—270 页。

② William Lockhart, *The Medical Missionary in China: a Narrative of Twenty Years' Experience*, p. 40.

③ J. G. K., "The Sanitary Condition of Canton", *The China Medical Missionary Journal*, Vol. 2, No. 3, Sept., 1888, p. 138.

水，向来不洁，但历年各人饮之，亦不见甚害。"①虽然西方人的
立场、观点各不相同，但总体上似乎都普遍持有程度不等的文明
优越感。而且他们在观察中国时，总是自觉不自觉地在比照自己
的国度，在做这类比较时，不自觉地美化自己的记忆是常见的现
象，特别是在拥有文明优越感时，更会如此。20世纪初美国人
盖洛游记中的一段话，便在无意中透露出了这样的信息：

> 我的同窗学友威廉·斯特克尔曾对我说过，流动的水是
> 万千自然中最美的。但他所说的流动的水，乃是宾州多伊尔
> 斯顿附近的可爱草地中，蜿蜒流过奇形怪状的鹅卵石的某条
> 秀丽的溪流，而绝对不是眼前这庞大丑陋的泥河（指长
> 江——作者注）。②

另外，水环境和气味对异文明的人来说，还存在长期以来形成的
感官习惯问题③，对于这种不习惯，那些具有文明优越感的人又
往往会将其视为不卫生、不文明。雒魏林曾就此认为中国人嗅觉
不灵敏，他说："通常情况下，中国人的嗅觉器官似乎不太敏感，
因为当外国人在中国城市的任何一地受到令人厌烦的臭气的冲击

---

① 《光绪二十二年(1896年)天津口华洋贸易情形论略》，见《津海关年报档案汇
编(1888—1911年)》下册，吴弘明译，第60页。
② [美]威廉·埃德加·盖洛：《扬子江上的美国人——从上海经华中到缅甸的
旅行记录(1903)》，晏奎、孟凡君、孙继成译，第18—19页。
③ 李尚仁对此有细致的探究，可参看〔李尚仁：《腐物与肮脏感：十九世纪西方
人对中国环境的体验》，见余舜德主编《体物入微：物与身体感的研究》，第10—
82页）。

而几乎被击倒时，本地人却几乎没什么反应，无论在家还是在外。"①而日本人夏目漱石的游记的相关记载，则将其抱有的文明优越感表现得淋漓尽致：

> 我端起茶碗喝茶时，尝到一种又酸又咸的味道，觉得有些奇怪，于是，放下茶碗慢慢听桥本讲解。根据桥本的解释，奉天自古至今没有下水道，拉屎撒尿不能得到有效的处理。因此，自古以来的几百年间，奉天百姓排泄出的大小便靠着岁月的力量，自然而然地渗到地下，至今仍然影响着饮用水的水质。他讲的有一些道理，但是似乎缺少一点科学根据。我首先想到的是既然如此谷物蔬菜也应该长势茂盛才对，这样的争论太无聊，所以我没有与桥本争辩。桥本也事先声明他讲的是传说，既然是传说，那就和日本武尊东夷征伐属于同一类的故事，且不论真伪如何，必定有一个被人们重视的故事来历。果然是肮脏的国民。②

由此可见，对于以上这些文献中描述的城市河道污染问题的严重性的评估，应该持非常审慎的态度。在中国都市中，即使是到了晚清，尽管应该确有污秽不堪的河流，尽管流经城市的大河流也很是浑浊，但恐怕不见得当时城市河流的水质都已遭受污染，大河流尽管浑浊，但水质应该还不坏，1870年的化验结果表明，

---

① William Lockhart, *The Medical Missionary in China: A Narrative of Twenty Years' Experience*, p. 36.
② ［日］夏目漱石：《满韩漫游》(1909 年)，王成译，中华书局 2007 年版，第243 页。

中国大河流的水质至少不见得比当时西方工业化国家河道的水质差。[①] 要不然，当时的中国人又怎么可能保持较为健康的身体呢?

最后，在集萃史料时，需对自己所收集的史料在相关的整体文献中所占的分量有全面的把握。为了研究的便利，需要荟萃史料，但在解读史料时，则应该有尽可能将史料放回出处的意识，不仅应看那些文献说了什么，也要注意它们没说什么，不仅要注意说了相关信息的记载，也要了解没有相关信息的类似文献，以及它们各自所占的分量。比如，虽然在有关疏浚河道的传统文献中，宋代就出现了河水不洁导致疫病流行的说法，不过总体上看，有关河道疏浚的文献在历史上可谓汗牛充栋，但其中涉及河水污浊的却凤毛麟角。而在清代疏浚城河的文献中，在论说浚河的必要性和嘉益时特别提到河水污染影响居民饮水卫生的记载仍很少见，特别是在清前期，似乎只是极少数，并限制在大城市的浚河文献中。19 世纪以后，这样的记载开始增多，特别是到晚清，甚至有些市镇的浚河文献中也有出现，但丝毫没有提及这一问题的记录更多。而且，在众多的外国人的游记等著作中，虽然

----

① 对于观感和实际情况存在的差异甚或矛盾的现象，梁志平在最新的研究中做了考察，他以上海为例，探讨了西人(实际应为外国人，因为他引用的很多例子都是日本人)对饮用水水质的认知和应对，指出他们的认知为：水体的物理特性表现为浑浊，生物特性表现为污秽，化学特性表现为洁净。他将造成这种差异的原因主要归结为生活习惯不同(参见梁志平：《西人对 1842 年至 1870 年上海地区饮用水水质的认知与应对》，《农业考古》2013 年第 1 期，第 192—197 页)。这一观察非常有趣，不过若因为当时上海吴淞江等地水质好于泰晤士河，就认为其化学特性洁净，或许与凡事奉西力为圭臬的心态有关。实际上，当时的泰晤士河恐怕是世界上最脏的河流。另外，仅仅将这种差异归结为生活习惯的不同，解释力也似有不足。

有相对较多的相关记录，但同时，很多作者特别是西方人，并没有在他们的游记等著作中对城市河道水环境给予关注，这多少表明当时的水质状况并没有对他们产生特别的刺激。不仅如此，即使是一些文献论及水质污浊问题，那也只是众多问题的其中之一。比如，在前揭项诚的《浚成都金水河议》中，"是河一开，则地气既舒，水脉亦畅，民无夭扎"也只是四利中的一利而已，且还是最后一利。同时很多记载的行文语调也表明，水质问题并非疏浚城河最为核心的关注点。比如，道光《苏州府志》中费淳的传记是这样记录费淳疏浚城河之事的："苏城河道淤塞，秽浊之气，蒸为疾沴，淳督守令，劝谕士民，一律疏浚深通，舟行无阻。"[1]可见城河疏浚深通，最重要的结果不是水质的变化，而是"舟行无阻"。由此可见，如果将相关的历史记载放回具体的语境中来把握，就可以避免断章取义，过度凸显水质的污染问题。这也说明，到清代，特别是晚清，尽管城市水质污染问题日渐明显，但总体上似乎并不像将相关记载集萃到一起而显现的那样夸张。

五、小结

综上所述，以往有关城市水环境的论述之所以会出现一些看似矛盾之处，一方面是因为还比较缺乏对这一问题通盘而系统的考量，对相关资料的搜集也不够系统、全面，另一方面则在于研

---

[1]　道光《苏州府志》卷70《名宦二》，道光四年刊本，第33b页。

究者在解读史料方面还存在这样那样的问题。尽管在具体的历史研究中，使用"选精""集粹"等研究方法无可厚非，也难以避免，但在使用这些方法时，若缺乏适切的观念和方法，就往往会出现"将某一或某些例证所反映的具体的和特殊的现象加以普遍化"①或拘泥于字面含义而缺乏全局观等问题，要么夸大存在的问题或取得的成就，要么人为割裂历史图片的连续性和系统性。故此，要想解决以上问题，就需要在系统搜集相关史料的基础上对其做全面深入的考察，在考察时要特别注意解读和利用史料的方法论，必须充分考虑所利用史料的性质、语境和时空特性等内容对自己所关注的信息的影响。既要充分了解史料具体的语境和时空特性，也不应拘泥于文本字面的含义，而要注意挖掘文本蕴含的"常识"和典型意义。据此，通过上文的分析，可以得出以下几点有关清代城市水环境的认识。

第一，流经很多城市的大江大河大多较为浑浊，但水质并不恶劣，只要经过适当的处理(如明矾沉淀)，饮用应该不至于危害健康。

第二，由于城河多被赋予了排泄城市污物的功能，在一些大城市，城河淤塞造成部分水域污染的情况很早就已出现，在清代同样存在这一问题，而且随着清代中后期人口的大量增加而渐趋严重，范围不断扩大，程度也有所加深。但这应该是局部和不时出现的问题，一旦城河得到疏浚，问题至少会得到缓解。而且传统粪秽处置机制让粪便和垃圾中众多可以作为肥料的有机物不会

---

① 李伯重：《"选精""集粹"与"中世纪江南农业革命"——对传统经济史研究方法的检讨》，《中国社会科学》2000年第1期，第177页。

轻易流入河流，使得这种污染不至于太过严重。另外，流经城市或城市周边的较大河流的水质应该仍然不错。

第三，由于排水设施不良，污水沟、污水潭和污水横流现象在清代的城市中应该时常可见，但这也具有时间性和局部性。水域污染在观感上对城市的水环境具有较大影响，但究竟在多大程度上有损健康，仍有待评估。①

---

① 虽然这往往会被当时的外国人视为中国环境状况不够卫生的重要依据，但上文谈到，他们对此是否真的影响居民健康，亦不敢肯定。有人甚至还提出了质疑，英国人芮尼就曾于1861年针对天津城市污水沟散发臭气问题议论道："这些城市的情况，无论我们觉得怎样恶劣和令人不安，总比我们要改变它还好。这我是确信无疑的。事实上，我们把那些所谓公共卫生措施——填堵沟渠和粪坑——引入中国，让有机物质埋在分解媒介下而产生影响人类健康的有毒气体，这我认为是错的。相反，中国现行的做法是，把有机分解物暴露在空气下。无论这和当前的卫生观念怎样不吻合，我个人认为是无害的。换言之，只有在有机废物被埋藏在密闭的和非自然的环境下，它们才会变得对人有害。这便衍生了两个在所谓现代公共卫生科学运作方面非常重要的问题。首先，密封的沟渠和粪坑的不完全分解环境(这点难以避免)是一个确定的人为致病因素。其次，反对把腐坏的有机物质和流体暴露在地面上是基于错误的教条的。这浪费了大量的含有高度农业价值的物质，即是浪费了大量的国家资源，却也造福不了人民的健康。而如果容许我们对事实做出评鉴的话，更极可能是适得其反的。听起来好像令人困惑，我们正在高价输入农业有机物质，这些物质的质量比我们大批扔掉的为低。"而且，芮尼还在三年后对此加了注释："写了以上的话3年之后，我发现了一些实际的例子足可证明，让有机物质在密闭的沟渠中腐烂，较之于让它自由地在空气中分解，造成的祸害更大。在1864年年初的时候，政府的医务委员会要去视察加尔各答城市街道中卫生最差的地方——即屠宰牲畜的集中地。委员会的目的是要找一个场所以建筑屠宰房。当各委员到达之后，他们发觉那里的臭味是他们从未经验过的。于是他们以为已经找到了散播到附近区域的疾病之源。然而调查过当地人的健康状况后，他们大感意外的是，当地没有发生流行疾病，死亡率也不高。而正在影响城市其他区域特别是居于河船上的人的传染病霍乱，当地的人居然完全没有波及。河船距离城市臭味极远，但船上的人仍不能够逃避霍乱，可证明臭味和疾病没有关系。另一宗例子发生在格埃佛舍德(Gravesend)，日期是1864年8月6日，以下是报章的报道：'几个工人被派去清理一个粪坑，其间一个工人被发出的有害气（转下页）

第四，虽然在个别工商业发达的城市，河渠也出现了一定的手工业或工业污染，但绝大多数城市水环境的变坏还是由于人口增加带来的生活垃圾无法及时有效地清除，与后来的现代工业污染造成的水质恶化有着根本的不同。

(接上页)体导致窒息而从梯子上跌下去。另一个工人为了拯救同伴，落到坑里准备救人，但一样中了毒气而昏迷。其余工人于是报警。一个警察队长设法下去救人，竟不幸成为第三个牺牲者。最后人们用"灭火器"消除坑里的毒气，把 3 人抬上来，但全都返魂无术了。'卫生学家无疑会说，他们的学科的目的便是要避免这些惨剧的发生，但我认为以上的事实应该让他们重新思考一下，他们所要对付的问题是不是他们自己制造出来而没有必要发生的。这些问题其实是由他们的学科的矫枉过正而引起的，因为他们要用人工方式处理大自然自行分解吸收的东西，虽然后述的方法看起来不甚科学，但却显然更为有用。而称为合。"([英]茵尼:《北京与北京人(1861)》，第 244—245 页。)

第五章　清代的粪秽处置及其近代变迁

一、引言

在晚清以后诸多外国人有关中国的论著中，常常可以见到对中国人"不讲卫生"之类的描述或指责，有些甚至将其视为中国人的代名词。① 对这类带有一定蔑视的叙述，在当时国人的文献中，不仅未见多少相应的辩驳，相反，很多人只是对此表现出令人痛心的自责，痛斥自己民族"卫生之不讲"。卫生的内涵固然丰富，不过就外国人的观感而言，卫生与否最直接的印象来源莫过

---

① 比如，日本人于民初编纂的《山东概观》中称："一般认为中国缺乏卫生思想是适当的，让人感到，'不洁之民'实乃中国人之代名词。"（［日］田中次郎：『山東概觀』，第99页。）清末编纂的《天津志》中也有类似的表述。参见清国驻屯军司令部编：『天津誌』，第535页。关于这一问题的探讨，可参见胡成：《"不卫生"的华人形象：中外之间的不同讲述——以上海公共卫生为中心的观察（1860—1911）》，《"中央研究院"近代史研究所集刊》第56期，2007年6月，第1—43页。

于各地特别是城市中的外在环境状况，而粪秽，即粪便和垃圾的处置无疑与此有着最直接而密切的关系。

不过，不假思索地将粪秽处置视为卫生问题，其实是现代人的观念，在传统中国人的认识中，粪秽的处置似乎还是更多地跟农业和生计问题相关联。① 这样的改变显然与近代以来现代公共卫生观念和制度的发展密不可分。在发端于1750年以后，并在19世纪取得了长足发展的近代西方公共卫生事业中，粪秽处置乃是非常重要的内容。② 在日本，随着明治政府和长与专斋等人对西方近代卫生机制的主动引入和创立③，粪秽处置也被纳入国家卫生行政事务之中。④ 那么中国的转变是怎么样的呢？与此同时，传统时期中国的粪秽又是怎么处理的？这样的问题虽然与历史上人们的日常生活息息相关，也同中国历史的近代转型密不可分，但在以往的研究中，却仍是一个较少受到关注的问题。对于

---

① 或许正是出于这方面的原因，20世纪30年代，李家瑞在编纂《北平风俗类征》时，将其所搜集到的与此相关的资料放在"市肆"类中[参见李家瑞编，李诚、董洁整理：《北平风俗类征》(下)，北京出版社2010年版，第627页]。

② 参见 George Rosen, *A History of Public Health* (Expanded Edition), Baltimore and London: The Johns Hopkins University Press, 1993, pp. 107-269; Dorothy Porter, *Health, Civilization and the State: A History of Public Health from Ancient to Modern Times*, New York: Routledge, 1999.

③ 1871年，日本近代卫生事业的开创者长与专斋随岩仓具视使节团赴欧美考察，在考察过程中，英美特别是德国的国家卫生行政制度引起了他的关注和思考。回国后不久，他便开始着手在日本引入并创立近代公共卫生制度。(参见[日]长与专斋：「松香私志」，见[日]小川鼎三、酒井シヅ校注：『松本顺自伝・长与专斋自伝』，第133—139页。另可参见[日]小野芳朗：『清潔の近代「衛生唱歌」から「抗菌グッズ」』，第98—105页。)

④ 参见[日]小林丈広，『近代日本と公衆衛生，都市社会史の試み』，東京，雄山閣出版株式会社，2001年，第28—35页。

明清时期粪秽处置的情况，现在还基本缺乏专门的探讨。① 而在
目前相对较为兴盛的中国近代卫生史的研究中②，已有些研究者
从各自不同的角度对民国时期，主要是 20 世纪 30 年代的粪业改
革做出了探讨③，虽然这些研究都具有相当的深度，而且也尽可
能地对民国以前的情况做了一些回溯，但限于研究主题和资料掌
握情况，均未能对民国之前传统的粪秽处置情况以及晚清的变动
做出较为清晰的说明。关于明清时期的粪秽问题，就管见所及，
薛涌的《"惜粪如金"：近世江南城乡间的经济和生态联系》一文④
乃是唯一专门处理这一主题的研究，不过这一研究主要是从农村

---

① 熊远报曾有关于明清北京城市粪秽处理系统的探讨，不过其有关传统时期的
论述十分简单，主要呈现的乃是士人对当时城市卫生状况不良的评论和身体感觉（参
见熊遠報，「排泄物との格闘：十五—二十世紀北京における人畜の排泄物の処理シ
ステムの成立について」，見追悼記念論叢編集委員会編：『明代中国の歷史的位相：
山根幸夫教授追悼記念論叢』上巻，東京：汲古書院，2007 年，第 643—664 頁）。对
于熊远报呈现的主题，即北京城市的卫生状况和环境感受，邱仲麟有更为细致的论
述。参见邱仲麟：《风尘、街壤与气味：明清北京的生活环境与士人的帝都印象》，
《"清华"学报》新 34 卷第 1 期，2004 年 6 月，第 181—225 页。不过他们对城市的粪秽
处置，都只是附带地提及，缺乏专门的探讨。

② 相关的研究可参见李忠萍：《"新史学"视野中的近代中国城市公共卫生研究
述评》，《史林》2009 年第 2 期，第 173—186 页；拙文：《卫生何为——中国近世的卫
生史研究》，《史学理论研究》2011 年第 3 期，第 132—141 页；[韩]辛圭焕：《国家·
城市·卫生——20 世纪 30 年代北平市政府的卫生行政和国家医疗》（韩文）。

③ 这方面的研究主要有辛圭焕的《国家·城市·卫生——20 世纪 30 年代北平
市政府的卫生行政和国家医疗》、杜丽红的《1930 年代的北平城市污物管理改革》（《近
代史研究》2005 年第 5 期，第 90—113 页）、辛圭焕的《20 世纪 30 年代北平市政府的
粪业官办构想与环境卫生的改革》（见常建华主编《中国社会历史评论》第 8 卷，第
163—182 页）和潘淑华的《民国时期广州的粪秽处理与城市生活》（《"中央研究院"近
代史研究所集刊》第 59 期，2008 年 3 月，第 67—95 页）。

④ Yong Xue, "Treasure Nightsoil as if It Were Gold: Economic and Ecological
Links Between Urban and Rural Areas in Late Imperial Jiangnan", *Late Imperial Chi-
na*, Vol. 26, No. 1, June, 2005, pp. 41-71.

的粪肥需求和收集出发来展现城乡之间复杂的互动关系，基本没有涉及卫生问题，而且也没有对城市粪便的处置制度做出清晰的呈现，更未对晚清以降的变动给予关注。故此，本书希望在尽可能清晰地呈现一个目前尚为人所忽视的历史面相的基础上，对晚清中国卫生观念与行为的变动及其动力等问题做一探索，进而对卫生的现代性做出一定的省思。

二、近代以前中国的粪秽处置

现代研究表明，在近代以前，东西方对待人的粪便的态度有所不同，与东方明清时期的中国和江户时代的日本将其视作贵重的农业肥料而倍加珍惜①相比，西方可能出于宗教和畜牧业相对发达而动物厩肥较为充足等原因，虽然不是严格排斥人的粪肥，但并未将其大规模地商品化，在城市中随意弃置不用的现象比较普遍。在东亚世界，农村的农产品流向城市，而同时，农村也向城市买回粪便以保持地力，从而保持了城乡之间的生态平衡。②

---

① 关于中日前近代将人的粪肥当作重要的商品可以参见李伯重：《明清江南肥料需求的数量分析——明清江南肥料问题探讨之一》，《清史研究》1999 年第 1 期，第 30—38 页；Yong Xue, "Treasure Nightsoil as if It Were Gold: Economic and Ecological Links Between Urban and Rural Areas in Late Imperial Jiangnan", *Late Imperial China*, Vol. 26, No. 1, June, 2005, pp. 41-71；[日]熊沢徹：「江戸の下肥値下げ運動と領々惣代」，『史学雑誌』1985 年第 94 編，第 482—511 頁；[日]小林茂：『日本屎尿問題源流考』，東京：明石書店，1983 年。

② 参见[日]滝川勉：「東アジア農業における地力再生産を考える——糞尿利用の歴史的考察」，『アジア経済』第 45 巻第 3 期，2004 年 3 月；[日]徳橋曜編著：『環境と景観の社会史』，東京：文化書房博文社，2004 年，第 13—16 頁。

近代以来，不少观察和研究者均对这一保持生态平衡的机制给予了较高的评价①，一些日本论著甚至认为，欧洲粪秽在路上和公共水域的随意丢弃所导致的环境恶化乃是促成近代下水道发达的要因，而江户时代的日本，由于粪尿的充分利用，这方面并未产生深刻的环境卫生问题，而这也是日本下水道发展相对迟缓的原因。② 这些无疑表明，在以下水道和垃圾的填埋或处理为基本内容的近代粪秽处置方法传入并确立以前，包括明清中国在内的东亚世界，自有一套基本适当或者说与生态环境大体协调的粪秽处置系统。那么其具体的运作情况如何呢？就中国的情况而言，现有的研究并未能给出比较清晰的说明。

尽管缺乏比较明确的历史记载，不过明清时期数量庞大的历史载籍多少还是留下了一些相关讯息，通过这些零散的记录大体可以明了当时城市中粪秽的处置情况。

首先，在制度层面上，上一章的论述业已表明，除了京城，国家基本没有对此做任何制度性的规定，即使在京城也往往不过是虚应故事而已。虽然不能说城市的清洁卫生全然在当时政府的职责之外，但显然，粪秽处理这样的"细务"绝不在国家和地方官府重点关

---

① 　参见［日］滝川勉：「東アジア農業における地力再生産を考える——糞尿利用の歴史的考察」，『アジア経済』第 45 巻第 3 期，2004 年 3 月；Yong Xue, "Treasure Nightsoil as if It Were Gold: Economic and Ecological Links Between Urban and Rural Areas in Late Imperial Jiangnan", *Late Imperial China*, Vol. 26, No. 1, June, 2005, p. 62. 另外，1899 年，时任上海工部局卫生官的斯坦利（Arthur Stanley）博士曾在一份报告书中指出，他认为中国这套城乡互动的环境卫生处理机制要优于中世纪的英国（参见 F. H. King：『東亜四千年の農民』，［日］杉本俊朗訳，東京：栗田書店，1944 年，第 154 頁）。

② 　参见下水道東京 100 年史編纂委員会編纂：『下水道東京 100 年史』，東京：東京都下水道局，1989 年，第 109 頁。

注之列，特别是对地方官府来说，基本可以说是放任不管。

其次，关于粪便的处理。这首先就涉及厕所的问题，邱仲麟曾指出，明代京城的厕所很少，所以往往满街粪秽。① 这一情况清代似乎也沿袭如故，康熙年间，方苞曾在一位医生的墓志铭中借这位医生之口谈道："此地人畜骈阗，食腥膻，家无溷匽，污潦弥沟衢。"②这应该不是北京特有的现象，晚明的谢肇淛也曾谈道："今大江以北，人家不复作厕矣。"③编撰于乾隆初年的官书《授时通考》曾要求北方"须当照江南之例，各家皆置粪厕"④。不过这样要求是否有效，殊可怀疑。清末日本人所修的《北京志》指出，"凡下等社会家中不设厕所，随时随地排便，毫无忌惮"；"即便上流社会，家里也是大多没有厕所，夜间到街上随地小便"。⑤ 当然这应该只是就男性而言的，至于女性，即使在北方也都设有"马子"(马桶)，北京的粪壅业者中，有专门负责"倒马子"者。⑥ 嘉道时期的一则笔记在谈到人们随地便溺时言，"当道中人率便溺，妇女辈复倾溺器于当衢"⑦。这里的溺器即为马桶

---

① 参见邱仲麟：《明代北京的瘟疫与帝国医疗体系的应变》，《"中央研究院"历史语言研究所集刊》第 75 本第 2 分，2004 年 6 月，第 349—351 页。

② (清)方苞著，刘季高校点：《方苞集》卷 10《陈驭虚墓志铭》，上海古籍出版社 1983 年版，第 295 页。

③ (明)谢肇淛：《五杂组》卷 3《地部一》，第 86 页。

④ (清)鄂尔泰等：《钦定授时通考》卷 35，见《景印文渊阁四库全书》第 732 册，台湾"商务印书馆"1986 年版，第 8 页。

⑤ 张宗平、吕永和译：《清末北京志资料》，北京燕山出版社 1994 年版，第 461、21 页。

⑥ 参见吴宝钿：《掏大粪的》，见中国人民政治协商会议北京市委员会文史资料研究委员会编《北京往事谈》，北京出版社 1988 年版，第 280 页。

⑦ 阙名：《燕京杂记》，北京古籍出版社 1986 年版，第 114 页。

之类。不过，这里所谓甚少厕所，应是指时人的家中很少设有厕所，而不是说当时城市中厕所绝对稀少。光绪中期游历中国的宫内猪三郎曾专门谈到圊厕，称："都会之地，各处都设有很大的圊厕，白天近街的居民和路人都到此如厕。"①只不过这些厕所比较简陋而不甚符合近代卫生标准而已。据清末《北京志》记载："旧式厕所三面围以土墙，墙内挖土成粪坑，无屋盖，无门板，无隔障，极不完备，只不过遮路上行人之眼而已。"②

尽管如此，这并不表明当时的北方没有一定的粪便处理系统，否则，像北京等大都市，情形就会不可收拾。在北京，至少到乾隆年间，已经形成组织完备的集粪便的收集、运输、加工和售卖等于一体的"粪厂"机构，这些粪厂由官府划定一定的淘粪范围（即"粪道"），由粪夫在各自指定范围内派人淘粪，运到粪厂，经加工后再售卖给附近的农民。③ 这些粪厂多设在城内各处，清末宣统年间，"警厅为卫生起见，饬五城内粪厂，悉移至五城之外，且抽收粪捐"，结果引起了粪业工人的罢工。④ 而且，即使没有组织完备的"粪厂"之类的机构，也不能说粪肥在城乡之间缺乏有效的流动。明末福建的谢肇淛虽然批评江北人家不设厕所，并说"江北无水田，故粪无所用"，不过还是承认北方对粪肥也是

① ［日］宫内猪三郎：「清国事情探検録・圊廁及び肥料」，见［日］小岛晋治监修：『幕末明治中国見聞録集成』第 11 卷，第 549 頁。

② 张宗平、吕永和译：《清末北京志资料》，第 461 页。

③ 参见吴宝钿：《掏大粪的》，见中国人民政治协商会议北京市委员会文史资料研究委员会编《北京往事谈》，第 279—282 页；金祥瑞：《旧北京的粪夫与粪阀》，见文安主编《清末杂相》，中国文史出版社 2004 年版，第 118—123 页。

④ 蒋芷侪：《都门识小录》（摘录），见《清代野史》第 4 辑，巴蜀书社 1987 年版，第 258 页。

加以利用的，只是利用的方法有所不同，即"俟其地上干，然后和土以溉田"。① 既然如此，应该不难想见，在北方的城市中，若无专门的粪业组织，应该也像后面所说的南方的情况一样，常有近郊的农民前往收集和收买粪肥。不过，由于北方气候相对干燥寒冷，冬季较为漫长，而且农工不兴，所以这种收集可能不一定非常及时。前面谈到，"妇女辈复倾溺器于当衢"，这当然不至于直接倒在路上，而应是倾入街边的沟渠中。对此，乾嘉时期江南的沈赤然曾记载称："(京师)城中人家，都无坑厕，其妇女溺器，清晨辄倾门外沟眼中，而洗濯饭器之水亦入焉。"②这些沟渠也就成了暂时收纳未被粪夫收走的粪便等秽物的场所，而京城每年一次的淘沟之举，则实际成了清理粪秽的另外一种办法。关于京城的淘沟，当时留下了不少的记载，于此略举数例：

> (粪便)京师则停沟中，俟春而后发之，暴日中，其秽气不可近。③

> (京师)冬月冰凝，尚堪步屧，甫至春深，晴暖埃浮，沟渠滓垢，不免挑浚。④

> 京城二月淘沟，道路不通车马，臭气四达。⑤

---

① (明)谢肇淛:《五杂组》卷3《地部一》，第86页。
② (清)沈赤然:《寒夜丛谈》卷3《琐谈》，见《丛书集成续编》第91册，上海书店出版社1994年版，第286页。
③ (明)谢肇淛:《五杂组》卷3《地部一》，第86页。
④ (明)沈德符:《万历野获编》卷19《工部》，第487页。
⑤ 阙名:《燕京杂记》，第115页。

> 燕台为帝王之都，而数百年来，街道失修，河渠湮塞，每年二月，各街开沟，臭秽触鼻，夏初近竣。故俗有"臭沟开，举子来，臭沟塞，状元出"之谚。①

也就是说，在京城等北方城市，平日里往往将一些粪便倒入沿街的沟渠中，最后以淘沟的方式进行清理。这些挑浚出来的粪土，当然不会就留在街道上，而应该是由近郊农民收买而去或由专门的机构贩卖至农村。②

在南方，由于气候温暖湿润，且水田便于直接利用粪肥，所以厕所的设置和粪肥的利用方法明显与北方不同。厕所数量甚多，往往各家均设置厕所③，且厕所大抵有遮挡风雨的功能。比如，在江西抚州，"此间农人惜粪如金，农居之侧，必置粪屋，低为檐楹，以避风雨"④。更为重要的是，在南方特别是江南地区，农业精耕细作的程度较高，对粪肥的需要也相对较大，粪的身价日增，甚至出现了"粪便即金钱"的说法⑤，粪肥的商品化程度自然也比北方高。从当时的文献中可以看到，至少到晚明时，

---

① 杨寿枬：《觉花寮杂记》，转引自邓云乡：《鲁迅与北京风土》，河北教育出版社 2004 年版，第 207 页。

② 嘉道时期的包世臣曾针对江南的情况建议说："官时饬输作清街巷大小各沟，于城外可通水处筑坑贮之，使乡民便运积粪，既收利裕公，又沟港不停秽恶。"[（清）包世臣撰，潘竟翰点校：《齐民四术》卷 1 上《农一上》，第 13 页。]就此应该可以反观北方的情况。

③ 参见（明）谢肇淛：《五杂组》卷 3《地部一》，第 86 页；（清）鄂尔泰等：《钦定授时通考》卷 35，见《景印文渊阁四库全书》第 732 册，第 9 页。

④ （清）何刚德等：《抚郡农产考略》卷下《种田杂说》，转引自李文治编：《中国近代农业史资料》第 1 辑，生活·读书·新知三联书店 1957 年版，第 593 页。

⑤ 参见李伯重：《明清江南肥料需求的数量分析——明清江南肥料问题探讨之一》，《清史研究》1999 年第 1 期，第 30—38 页。

"江南作厕,皆以与农夫交易"①。当时南直隶的宣城,人多力农,而有水道相连,百里外的芜湖,人多业贾,故宣城"所以粪其亩者,例载薪以易诸芜,于是有宣船粪埠曰'莲花池'"②。可见在当时,粪肥市场即使在芜湖这样并不算很繁华的城市中都已形成,在杭州、苏州之类的大都市,必然更具规模。据晚明的《沈氏农书》的记载,杭州的人粪市场辐射范围甚广,连 135 里(1里为 500 米)以外的湖州的双林买人粪也"必往杭州",而且粪码头也不止一个。③ 另外,明后期的葡萄牙人的游记亦充分地说明了这一点,而且还显示这种交易已颇具规模。有两则 17 世纪后半期的游记指出:

> 人粪也得到利用,需要用钱购买,或用蔬菜交换,并且要上门掏粪。他们要付钱或付相等价值的东西,对方才允许他们打扫厕所,当他们背着粪把它从城里带走时,一路上气味难闻。为了减少臭味,他们把粪桶的外面打扫得很干净。④

既有机会提到各种商品,我就再讲一讲我们所见到的一

---

① (明)谢肇淛:《五杂组》卷 3《地部一》,第 86 页。

② (清)施闰章撰,何庆善、杨应芹点校:《施愚山集(一)·文集》卷 13,黄山书社 1992 年版,第 277—278 页。

③ 参见(清)张履祥辑补,陈恒力校释:《补农书校释》(增订本),农业出版社 1983 年版,第 56 页。另可参见 Yong Xue, "Treasure Nightsoil as if It Were Gold: Economic and Ecological Links Between Urban and Rural Areas in Late Imperial Jiangnan", *Late Imperial China*, Vol. 26, No. 1, June, 2005, pp. 44-46.

④ [葡萄牙]加斯帕尔·达·克鲁斯:《中国情况介绍(节选)》(1569 年),见[葡萄牙]费尔南·门德斯·平托等《葡萄牙人在华见闻录——十六世纪手稿》,王锁英译,澳门文化司署、东方葡萄牙学会、海南出版社、三环出版社 1998 年版,第 113 页。

种交易，看到人们居然抓住这么低贱肮脏的东西来为自己的贪心服务，令我们十分吃惊。这就是有许多人在买卖人粪。……欲购者走在街上，边走边敲击一块木板，其状犹如沿街乞讨。……这种交易如此兴隆，以至有时在某个海港会看到有二三百条船入港装粪，犹如我国海港的轮船装运食盐。根据各地的需求，往往还要市场监察府进行分配才行。①

在这种情况下，开设公共厕所，自然也就成了有利可图的事。清初的小说《照世杯》中的一则故事讲到，湖州乌程县义乡村因为离城较远，"没有水路通得粪船，只好在远近乡村埂路上拾些残粪。这粪倒比金子还值钱"。有一位叫穆太公的人就想起，他曾见到城里"道旁都有粪坑，我们村中就没得。可知道把这些宝贝汁都狼藉了"。于是他就开设了一个豪华的厕所，号召远近之人前来如厕，通过经营粪便而发家致富了。② 设置厕所可以营利，于此可以看得很清楚。晚清上海的《申报》也谈道："老闸绍兴会馆后有钱姓者，夙设坑厕于左侧，盖以便行人而亦以为肥私计也。"③而清末作成的一首题为《大便处》的竹枝词则对此有生动的描述：

　　造成坑厕亦招财，大字书墙引客来。路上咸防巡捕见，

---

① ［葡萄牙］费尔南·门德斯·平托：《游记（节选）》（1580 年完稿，1614 年出版），见［葡萄牙］费尔南·门德斯·平托等《葡萄牙人在华见闻录——十六世纪手稿》，王锁英译，第 194 页。

② （清）酌元亭主人编：《照世杯》卷 4，上海古籍出版社 1985 年版，第 70 页。

③ 《海夫逐臭》，《申报》同治十三年八月二十三日，第 3 版。

投钱给纸小门开。①

同时也可以看出，当时的城中，坑厕一定不少。在苏州，"五步一池(粪池)，十步一楼(厕所人称一步楼)"，是流传已久的说法②，这表明过去苏州的厕所很多。晚清时期的上海城内亦是如此。"一入城中，则城门之侧，即有排列坑厕者，城墙之下，两面皆是，令人无从回避，而且相隔数家，即又有一二处。"③在这样的背景下，组织完备的收集和贩卖粪尿的商业性组织至少到清初已经出现在苏州等大都市中，其行业被称为"壅业"或"粪壅业"。壅业商人各有专门划定的收集粪便的地段，这些"祖遗粪段，世代相传"。④ 这些壅业商人当然需要向官府缴纳一定的税收，然后便可以取得收集和售卖某一地段的粪尿的特权。若未经授权而私自到别人的地段倒粪，则被视为"偷粪"，是为官府所禁止的。⑤ 与北方的粪厂有所不同的是，南方的壅业商人似乎并不将粪便进行加工处理，而是直接装船或装车贩卖给农民。在当时苏州的城河中，常常行驶着粪船，嘉庆时，昭文的吴熊光在与皇

---

① (清)颐安主人：《沪江商业市景词》卷 4，见顾炳权编著《上海洋场竹枝词》，第 173 页。

② 《苏州解放前公共卫生概况》，见《苏州市志·卫生分志》第 2 卷第 4 篇《预防》，苏州市卫生局编志组 1988 年送审稿(手稿本)，第 6 页。

③ 《去秽所以祛疫说》，《申报》光绪二十年五月十九日，第 1 版。

④ 《肥壅业商人禀呈》(光绪三十四年二月)，见华中师范大学历史研究所、苏州市档案馆合编《苏州商会档案丛编》第 1 辑，第 691 页。

⑤ 参见《肥壅业商人禀呈》(光绪三十四年二月)，见华中师范大学历史研究所、苏州市档案馆合编《苏州商会档案丛编》第 1 辑，第 691—692 页；《常昭二县严禁粪行占埠索扰农民碑》(光绪二十八年)，见苏州历史博物馆、江苏师范学院历史系、南京大学明清史研究室合编《明清苏州工商业碑刻集》，第 298—299 页。

上谈话时也说："（苏州）城中河道逼仄，粪船拥挤，何足言风景？"①道光时，包世臣曾向南京的官员建议，设立船只，"仿苏城挨河收粪之法"②。当然，粪船不可能遍及各处，因此，必然还应有收集和在陆上运送粪便的粪车和挑夫。比如，光绪时的南昌，"载运货物，每用手车，故街衢虽宽，常为拥塞。……六门一日所进多至万余辆……就中粪车最夥"③。随着城市人口的增加和粪肥商业化程度的提高，城市中的壅业组织也应在不断地发展，到光绪年间，在江南即使像常熟这样的县城中，也已有粪业机构。④ 德国学者 W. 瓦格纳（W. Wagner）在 1926 年出版的《中国农书》中谈到，在中国的都市中，到处都有多数为合作社性质的有组织的粪尿搬运企业。⑤

不过在晚清以前，特别是在那些相对偏远或人口较少的市镇中，这样的组织是否存在似乎仍有可疑之处。根据我在江南小镇昌化的生活经验，在 20 世纪 80 年代中期现代城市下水系统设立以前，镇上众多公厕的粪便似由附近农民自由淘取，每日的拂晓或清晨，在通往乡间的公路上，常常可以见到"衣着污秽"⑥、淘

---

① （清）赵尔巽等：《清史稿》第 37 册卷 357《吴熊光传》，中华书局 1985 年版，第 11324 页。

② （清）包世臣撰，潘竟翰点校：《齐民四术》卷 2《农二·答方葆岩尚书书》，第 84 页。

③ 《粪车藏土》，《申报》光绪七年五月初七日，第 2 版。

④ 参见苏州历史博物馆、江苏师范学院历史系、南京大学明清史研究室合编：《明清苏州工商业碑刻集》，第 298 页。

⑤ 参见［德］ウィルヘルム・ワグナー：『中国農書』下卷，［日］高山洋吉訳，東京：刀江書院，1972 年，第 48—49 页。

⑥ 我当时的印象如此。

完粪用手推车将其运回家的农民。由于粪厂或粪壅业都为以营利为目的的商业性机构①，在需求或城市人口未达到一定规模以前，显然难以获利。这在文献中也不无反映。道光年间，包世臣就农业问题建议说："凡附城民，令多备缸桶，至城运粪，仍以桶置各家收尿。"②这说明，当时城市中由粪壅业者垄断粪便收集的情况还未见得非常普遍。

由此可见，至少到清中期以后，无论在北方还是南方，组织完备的清除粪便的商业性机构均已出现，城市的粪便经由它们流向农村，即使是没有这类组织之处，一般也会有附近的农民自发将其淘走，从而保持城市基本的环境卫生。对此，晚清的西方传教士的记录给予了很好的说明，比如，麦高温在一部成书于20世纪初的著作中指出：

> 官方没有采取任何措施来解决城市的卫生问题。他们将这件重要的事务交由民间去做，处理污物这个行业能够带来可观的收益，这对那些有能力胜任此项工作的私人企业具有相当的吸引力。事实上，拥有足够资本的人都会向这个行业投资，因为它确确实实是一个能赚钱的行当。他们在大街、小巷、街角及客流量大的主要干道上都修建了厕所。③

除此之外，在城市中还有一类拾粪草者，他们在街头巷尾拾

---

① 参见[德]ウィルヘルム・ワグナー：『中国農書』下巻，[日]高山洋吉訳，第49—50頁之"监译者注"。

② (清)包世臣撰，潘竟翰点校：《齐民四术》卷1上《农一上》，第14页。

③ [英]麦高温：《中国人生活的明与暗》，朱涛、倪静译，中华书局2006年版，第256页。

取随地大便者或牲畜留下的粪便，以及一些有用的垃圾，经过积累卖给农民或粪业机构维生。比如，明万历年间，邵荣在南京"检积粪草，卖钱度日"①；北京"捡粪的"经常串胡同或在街上拾取人畜粪便，卖于城外粪厂子为业②；在晚清的江西抚州，"近城市者，每日携担往各处代涤便溺秽器，且老稚四出，多方搜聚，兼收各种畜粪"③。西方传教士的观察也指出："有相当数量的贫苦人是靠捡拾粪便维生的。"④18 世纪末随马嘎尔尼访问中国的斯当东对此有颇为详细的描述，他说：

> 中国人非常注意积肥。大批无力做其他劳动的老人、妇女和小孩，身后背一个筐，手里拿一个木耙，到街上、公路上和河岸两边，到处找各种动物粪便和可以做肥料的垃圾废物。除了家禽粪而外，中国人最重视人的尿粪……中国人把这种粪便积起来，里面掺进坚硬壤土做成块，在太阳下晒干。这种粪块可以作为商品卖给农民。⑤

这显然可被视为当时正常的粪便处理机制之外的一种补充。

最后，关于垃圾的处理。垃圾不同于粪便，一者，一般情况下，垃圾不像粪便那样秽恶难忍；二者，垃圾也比较难像粪便那

---

①　(清)王樵：《方麓集》卷 1，四库全书本。

②　参见吴宝钿：《掏大粪的》，见中国人民政治协商会议北京市委员会文史资料研究委员会编《北京往事谈》，第 281 页。

③　(清)何刚德等：《抚郡农产考略》卷下《种田杂说》，转引自李文治编：《中国近代农业史资料》第 1 辑，第 593 页。

④　[英]麦高温：《中国人生活的明与暗》，朱涛、倪静译，第 256 页。

⑤　[英]斯当东：《英使谒见乾隆纪实》，叶笃义译，上海书店出版社 2005 年版，第 454—455 页。

样成为一种商品，虽然不排除部分垃圾具有可利用价值，但总体上，单纯的清运垃圾恐怕无利可图。这一点，从晚清上海租界工部局的有关文件中，可以看到清楚的说明，当时工部局的粪秽股每年都会以招标的方式将其所辖区域的粪便和垃圾的清运承包给个人，承包者需要向工部局支付获得清运粪便资格的费用，但同时，工部局也要向承包者支付清运垃圾的费用。比如，在1882年，工部局接受了孙龙海的投标书，其中清除垃圾的费用为737元，而获得清除粪便资格的费用为412元，最终需要由工部局支付325元的差额。① 故而，在当时的文献中，并未发现像粪壅业组织那样专门处理垃圾的商业性机构的记载，而且也未见提到有专门的管理机构，清末日本人所修的《北京志》称：

> 各家庖厨等废弃物，无可丢弃的特别场所，亦无处理此物的清洁公司，故皆丢弃于道路。②

自然，当时之人不可能不丢弃垃圾，这若在相对地旷人稀的农村，由于有大自然的天然分化，不成问题，不过在人烟稠密的都市，情况就不同了。在当时的文献中，亦常有这方面的记载。比如，一份嘉道时期有关北京的记载指出，"人家扫除之物悉倾于门外，灶烬炉灰、瓷碎瓦屑堆如山积，街道高于屋者至有丈余，入门则循级而下，如落坑谷"③；在杭州（同治年间），"杭城

---

① 参见上海市档案馆编：《工部局董事会会议录》第7册，上海古籍出版社2001年版，第795页。
② 张宗平、吕永和译：《清末北京志资料》，第460页。
③ 阙名：《燕京杂记》，第115页。

道路窄狭，各家扫出砖灰泥土，水洗鸡鱼菜等，泼堆墙角路侧，行人有碍，秽污浊气熏蒸"[1]；而在广州（光绪年间），"盖城厢内外无论通衢隘巷，类多粪草堆积，小则壅塞里闬，大则积若邱陵"[2]。由此大概可以看出，由于缺少专门的垃圾清运机构，当时中国的城市垃圾成堆的现象比较严重，那么是不是当时都市中的垃圾也像农村那样任其自然分解呢？答案是否定的。根据文献中一鳞半爪的记载，我们大致可以看到当时城市中处理垃圾的方法主要有以下几种。

一是由城市附近的农民或城里的拾粪草者捡走一部分可以用作肥料的垃圾。不难想见，与现代高度工业化的社会相比，当时社会的垃圾中可能用作肥料的有机物所占的比例应该要高得多，据日本人1915年所纂修的《上海市卫生志》记载，在1908年至1914年的七年间，上海租界每年收集的垃圾总量约为13万吨，其中差不多一半的垃圾被作为肥料卖掉。[3] 正因如此，当时城市中那些捡粪草卖钱者，除了捡拾零散的人粪和畜粪，也会拾取其中一部分有用的垃圾，城市附近的农民自然也会如此。比如，江西抚州的近城的农民，"老稚四出"，除搜集人畜粪外，"及阴沟泥污，道路秽堆，并柴木之灰滓，鸟兽之毛骨，无不各有其

---

① 不著撰人：《杭俗怡情碎锦·扫除垃圾》（"中国方志丛书"第526种），成文出版社有限公司1983年版，第20页。

② （清）郑观应：《盛世危言后编》卷4《政治》，见夏东元编《郑观应集》下册，第350页。这里的粪草应指垃圾。

③ 参见内务省卫生局编：『上海衛生状況』，東京：内務省衛生局，1916年，第296—297页。

用"。① 同治年间，日本的峰洁来到上海后，发现当时的上海城内，"垃圾粪土堆满街道，泥尘埋足，臭气刺鼻，污秽非言可宣"。为此，他责问本地人，人们回答说，因为近来商市兴隆，本地人"多被雇为按日论薪的缲丝短工，没有闲暇去关心农作，倘象从前那样来把垃圾运往农田去当肥料，街路自然不会这样不雅观"。② 二是沿河居民就近抛入河中。中国的城市，特别是南方城市，大都沿河沿江，有些还河网密布，当时的居民就便将垃圾丢弃于河中是常见的行为。雍正年间成都府的一份公告指出："沿河两岸，俱系居民，凡粪草腌臜，每图便易，倾入河内。"③ 同治年间上海县的示谕也说："潮水河之淤塞，非仅沙泥壅积，皆由近岸居民之作践。"④这些垃圾被抛入河中，一部分会被河水冲走，一部分沉积下来，往往导致河流淤积，最终通过官府或地方乡贤兴工疏浚河道(这一疏浚并不一定很及时)而得到解决，所以这一行为至少可以暂时解决卫生问题。可能正因如此，方苞在前引描述北京污秽的论述中，将"城河久堙，无广川大壑以流其恶"视为其主要的原因。⑤ 三是一些社会的协作性组织或官府组

---

① (清)何刚德等：《抚郡农产考略》卷下《种田杂说》，转引自李文治编：《中国近代农业史资料》第 1 辑，第 593 页。

② [日]峰潔：『清国上海見聞録』，见小岛晋治监修：『幕末明治中国见闻录集成』第 11 卷，第 28 页。葛正慧曾对该书 1942 年在日本《沪上史话》上摘录发表的部分做过译注，附录于《上海公共租界史稿》(上海人民出版社 1980 年版)一书中，虽然其译文不够完整，但这段文字已经译出，这里引用的为葛氏之译文，谨此说明(参见该书第 623—624 页)。

③ 雍正《四川通志》卷 13 上《水利·开浚成都金水河事宜》，见《景印文渊阁四库全书》第 559 册，台湾"商务印书馆"1986 年版。

④ 《上海饮水秽害亟宜清洁论》，《申报》同治十二年二月初二日，第 1 版。

⑤ (清)方苞著，刘季高校点：《方苞集》卷 10《陈驭虚墓志铭》，第 295 页。

织清扫活动进行清理。虽然缺乏常规而普遍的垃圾清扫机构和活动，不过类似的内容在传统时期似乎也不是全然没有，如光绪初年的一则议论称："大城之中，必有通衢数处，所集店户，生意清高，雇人粪扫，挨户醵资，犹不碍手，故官无辟除之令，而民有清理之劳。"①论者在这里指的是中国旧有的做法，也就是说，过去在那些大城市的繁华地段，由于店家众多，它们为了自己的生意，往往会集资雇人清扫街道。这应该不难想见，而且也是符合当时的实际情况的。同治初年，有日本人来到上海，感觉"上海市坊道路之脏无法形容。特别是像中小街道的通道，到处是垃圾粪堆，无插足之地，人们也不清扫"②。显然，大街道的卫生状况较好应该是由于有人清扫。清末北京的一则笔记也谈道："大栅栏之同仁堂生意最盛，然其门前为街人聚而便溺之所，主人不为忤，但清晨令人泛扫而已。"③另外，在资料中也偶尔可以发现官府临时组织的一些粪除行动的记载，如康熙年间，杭州对城河进行疏浚后，在碑文中提到，"设官艇受粪除以弃其恶，立碑石禁填淤以著其罚"④。官府在城河中设立官艇清运垃圾，这样的史迹我在此后的杭州文献中尚未发现，其是否延续下来，殊可怀疑，不过不管怎样，至少可知，虽然没有制度性的规定，地方官府有时也会采取一些行动来改善城市的卫生状况，只不过这

---

①　《城壕建厕说》，《申报》光绪七年十一月十三日，第 1 版。

②　［日］纳富介次郎：《上海杂记》，见冯天瑜《"千岁丸"上海行——日本人 1862 年的中国观察》附录，第 310 页。

③　（清）夏仁虎：《旧京琐记》卷 8，第 94 页。

④　（清）邵远平：《戒山诗文存·遂余集·浚河纪略》，康熙二十三年刊本，第 10a 页。

大多可能只是官员的一种个人行为。同治年间，在杭州又看到了这样一位官员：

> (杭城道路窄狭污秽)是以刘镇祥胜每日遣勇丁多人，往各处爬扫，挑至城外，弃于空野，免滩积半街路，清除街道，亦极好大善事。刘军升任他去，虽经户捐、铺捐，地保经管，雇夫扫除，有名无实，中饱肥己，事难长久。今之义井巷口，水浊垃圾盖地，脚踏秽水污泥之上，行人不便，妇女更难。各处街巷倒积如旧碍路。①

从中还可以看出，当时杭州存在着通过抽捐的方式雇人清扫的现象，这和上文所说的情况是一致的，不过杭州不仅有铺捐，还有户捐，而且由地保来管理。不仅杭州如此，同时期的苏州也是这样，"街巷居铺出垃圾捐，皆地保收捐修治，而宪官出入通道，略为清净，且挹彼注兹，因此小街更多，而地保惟奉行收拾垃圾之钱，吞食最为稳妥，最为大注财项，而历来所役此等者未有如此好差使也"②。这似乎表明不仅商铺集中的繁华街道有清扫垃圾的协作组织，而且这类组织在居民区也存在，同时由地保管理。这显然跟官府有一定联系，大概可以表明官府已经半正式地介入经常性的垃圾处理事务中。这一现象出现于何时，目前尚无法确定，不过联系到抽捐这一现象，似乎应该出现在清中期以后。但不管怎样，由于缺乏监督和管理，抽捐雇人清扫这一制

---

① 不著撰人：《杭俗怡情碎锦·扫除垃圾》，第 20—21 页。
② 《记苏城求雨情形并街衢宜及早清理事》，《申报》同治十二年闰六月十四日，第 1—2 版。

度，似乎也效果不彰。

综上所述可以看出，在中国传统社会的城市中，自有一套粪秽处置机制，它主要由社会与市场来主导，缺乏国家和地方官府制度性的介入，也基本没有相应的监管观念和举措。其效果很大程度上有赖于市场对粪秽的需求程度、城市人口的密度与规模以及社会的组织力量，所以，与北方相比，南方由于农业上对粪秽的需求相对较大而城市卫生面貌相对较好，而中小城镇的卫生状况也相对好于大都市。① 这一机制虽然整体上大体满足维持城市正常运转的最基本的环境卫生要求，但其效果不尽如人意也是毋庸讳言的，不仅近代以来常常为外国人所诟病，即使在此前国人自己的议论中，也多有烦言。明末绍兴王思任曾作《坑厕赋》批评北京的不洁："愁京邸街巷作溷，每昧爽而揽衣。"②清嘉庆年间

---

① 关于南北的差异，清初的《授时通考》中尝言："北方惟不收粪，故街道不净，地气多秽，井水多咸，使人清气日微而浊气日盛。"[（清）鄂尔泰等：《钦定授时通考》卷 35，见《景印文渊阁四库全书》第 732 册，第 8—9 页。]邱仲麟在前揭文中谈到诸多文人对北京卫生状况的批评，其中大多人，如谢肇淛、徐渭、屠隆和李流芳等均是南方人(参见邱仲麟：《明代北京的瘟疫与帝国医疗体系的应变》，《"中央研究院"历史语言研究所集刊》第 75 本第 2 分，2004 年 6 月，第 350—351 页)。另外，像绍兴的王思任甚至说："虽厕亦屋，虽溷亦清，惟越所有。"[（明）王思任著，蒋金德点校：《文饭小品》卷 1，岳麓书社 1989 年版，第 99 页。]关于农村或中小城镇的差别，清代嘉道时河北顺德的士人到北京后，开始也对北京的臭秽很不习惯(参见阙名：《燕京杂记》，第 114 页)。咸丰时浙江海宁的王士雄到上海后，亦感到此地"室庐稠密，秽气愈盛，附郭之河，藏垢纳污，水皆恶浊不堪"[（清）王士雄：《随息居霍乱论》卷上，见曹炳章原辑，高萍主校《中国医学大成》第 4 册，第 654 页]。另可参见 Yong Xue, "Treasure Nightsoil as if It Were Gold: Economic and Ecological Links Between Urban and Rural Areas in Late Imperial Jiangnan", *Late Imperial China*, Vol. 26, No. 1, June, 2005, p. 62.

② （明）王思任著，蒋金德点校：《文饭小品》卷 1，第 99 页。明代的有关批评另可参见邱仲麟前揭文。

的一位士人来到北京，也痛感北京臭秽难堪，说："余初入都，颇觉气味参商，苦出门者，累月后亦安之，殊不觉矣。"① 而包世臣则批评南京的情况称：

> 城中沟渠无不淤塞，污秽无归，浸淫入井，以致井水苦咸。夏秋潮通内河，而夹河多妓馆，净桶上泼，居民即于下流汲用，是城中居民，自少至老，肠胃皆渐渍污秽而成，志趣卑下，实有自来。②

这些批评大多不过是一些抱怨或自嘲，而很少谈到如何改进，即使有所建白，也基本多为建议官府、倡导乡贤疏浚河道之类。从中即使能让人感受到随着城市人口增加而问题变得日趋严重，也似乎看不到根本改善的途径。

另外，这一机制虽然局部亦可起到"故官无辟除之令，而民有清理之劳"的效果，但由于缺乏专门资金和职掌部门、人员，这项工作必然无法做到经常化、普及化和制度化。其实施的好坏往往要视为政者、地方乡贤善士、各地经济和环境状况等具体条件而定，也必然会存在众多的卫生死角，如像前引议论所指出的那样，大街通衢的卫生状况尚可保证，而市梢城郊也就不免臭秽不堪了。又如，在苏州玄妙观这样的中心之地，由于"恰在城之中离，有水之河过远，故皆不来□粪，所有厕坑，尽行倾满，泛

---

① 阙名：《燕京杂记》，第 114—115 页。
② (清)包世臣撰，潘竟翰点校：《齐民四术》卷 2《农二·答方葆岩尚书书》，第 83—84 页。

溢街衢"①，卫生状况自然也时好时坏，一如前面谈到的上海和杭州的情况。同时，缺乏监督和管理，既不利于社会垃圾清运办法的有效运作，也无法制约民众保持卫生。

三、租界的粪秽处置：以上海公共租界为例

对于晚清上海租界的公共卫生状况，程恺礼曾有专门的研究，她主要利用西文资料勾勒了上海租界地从开埠后到 19 世纪末的五十年间，从沼泽荒野之地演化为已基本建成近代卫生机制的近代都市的历程。她认为，到 1893 年，上海的租界的卫生状况已经跨入世界至少远东的先进行列。② 她的这一研究的关注点主要集中在用水、公共医疗和医院建设等方面，而对粪秽处置鲜有论述。近年，《工部局董事会会议录》③这一档案资料的出版，为理清这方面的情况提供了良好的条件。下面，我就主要围绕上海租界的粪秽处置方法的改进对晚清中国社会这方面的转变做一论述。

以西方的眼光来看，在 19 世纪 40 年代上海租界开设之初，

---

①　《记苏城求雨情形并街衢宜及早清理事》，《申报》同治十二年闰六月十四日，第 2 版。

②　参见 Kerrie L. MacPherson，*A Wilderness of Marshes*：*The Origins of Public Health in Shanghai*，*1843 - 1893*，pp. 264-270.

③　由上海市档案馆编撰，上海古籍出版社 2001 年出版。

其卫生状况显然是不尽如人意的。① 而在草创阶段，专门的卫生管理人员与卫生机构似乎也尚未顾得上设立。1854 年，公共租界的市政机关工部局(Shanghai Municipal Council)创立(在法租界后来设立了公董局)，负责管理租界的日常事务，并设立了道路、码头及警务、税务、财务两个委员会。卫生事务由警务委员会兼管。1861 年 9 月，工部局任命英军退伍炮兵军士卡莱尔(Carlyle)任工部局卫生稽查员，这是工部局设立专职卫生管理人员的开始。② 此后，据现有的研究，1870 年，经警备委员会提请，工部局董事会设立卫生官(Health Officer)，以 500 元的年薪聘请亨德森(Henderson)为首任卫生官；又于 1898 年设立卫生处，由斯坦利医师(Arthur Stanley)担任首任卫生处处长。③ 不过从《工部局董事会会议录》来看，负责粪便和垃圾清理的机构"粪秽股"至少在 1867 年时就已经存在，1867 年 11 月 12 日，董事会一致通过警备委员会增加管理粪秽股的任务的决定，而粪秽

---

① 参见 Kerrie L. MacPherson, *A Wilderness of Marshes*:*The Origins of Public Health in Shanghai*, *1843－1893*, pp. 1-14；[日]野口謹次郎、渡邊義雄:『上海共同租界と工部局』，東京:日光書院，1939 年，第 61—62 頁。

② 参见徐公肃、丘瑾璋:《上海公共租界制度》，见蒯世勋等编著《上海公共租界史稿》，上海人民出版社 1980 年版，第 117 页；史梅定主编:《上海租界志》，上海社会科学院出版社 2001 年版，第 218 页。

③ 参见史梅定主编:《上海租界志》，第 218 页；[日]野口謹次郎、渡邊義雄:『上海共同租界と工部局』，第 62 頁。不过据严娜考证，卫生处(Sanitary Department)早在 19 世纪 70 年代初就已存在，直到 1898 年才设置专职的卫生处处长(参见严娜:《上海公共租界卫生模式研究》，复旦大学博士学位论文，2012 年，第 35—40 页)。

股的职责为清运粪便和垃圾。① 另外，在会议录中，还看到有工部局卫生官 J. G. S. 科格希尔于 1868 年 3 月 31 日给工部局总办（Secretary）的信函，而且，在这一年的 11 月时，亨德森已经是代理卫生官了。② 由此看来，警备委员会名下的专门卫生机构如"粪秽股"等应该在较早时已经成立。不管怎样，可以明确的是，上海租界的市政当局在工作初上轨道后，便引入了西方卫生行政制度，逐步设立专门负责城市卫生的管理和监督人员及机构。

尽管现在还不是很清楚负责粪便和垃圾清运的粪秽股成立的确定时间，不过，至少在 19 世纪 60 年代的早期，工部局已经招雇苦力负责租界垃圾和粪便的清运。在 1862 年 7 月 16 日的董事会上，卫生稽查员提出，建造公共厕所将弊多利少，因为华人可以借此机会免予支付（他们现正在支付）给苦力一笔清除粪便的费用。③ 同年 11 月 25 日的会议上，卫生稽查员又汇报了负责运送垃圾的垃圾船承包人要求增加承包费用，即每船增加 2 元。④ 1865 年 10 月 10 日的会议记录记载，工部局工程师在使用工部局运货车来进行街道清扫工作，这样，与使用苦力相比，每月可节省 40 多元。⑤ 而 1868 年 6 月 8 日的记录在"出售大粪，清扫街道"名目下记载道："本委员会遵循前任的建议，在警备委员会帮

① 参见上海市档案馆编：《工部局董事会会议录》第 3 册，上海古籍出版社 2001 年版，第 620 页。
② 参见上海市档案馆编：《工部局董事会会议录》第 3 册，第 656、689 页。
③ 参见上海市档案馆编：《工部局董事会会议录》第 1 册，上海古籍出版社 2001 年版，第 644 页。
④ 参见上海市档案馆编：《工部局董事会会议录》第 1 册，第 662 页。
⑤ 参见上海市档案馆编：《工部局董事会会议录》第 2 册，第 518 页。

助下作出这样的安排，即，希望使'粪秽股'今后能自给自足，无需耗费工部局年税收的 1,600 多两银子。"①通过这些零星的记载，大致可以看出，当时由工部局的有关机构(在粪秽股成立后即为粪秽股)雇用苦力负责街道的清扫和粪便的清除，然后交由承包人运出城外。费用由工部局承担，不过同时工部局也要向住户和单位收取一定的清除费。这一点，从此后发生过的一次有关收费争议的记录中可以得到进一步的证实。1869 年 5 月，工部局获得租地人大会授权，决定向界内所有人征收每个便桶 120 文的粪便清除费，但引起很多自己找人清运粪便的业主的反对。工部局在陈述他们收取这项费用的理由时说：首先，粪秽股同时还承担马路清扫工作，因此工部局的职员、工人和清道夫均参与了这些房子的清扫工作；其次，租界内的卫生需要工部局经常监督，并且经常干预私人方面的事务，以防止疾病传染和蔓延，而这也是收取粪便清除费的一个方面；最后，为了清扫工作，工部局需要拥有大量的车辆、马匹和人员。②

最初，工部局似乎并未特别区别垃圾和粪便，不过，他们应该很快就意识到了粪便对中国农民的意义，在 1865 年 6 月 7 日的会议上，董事们发出疑问：

> 华人百姓很需要污水和粪便用于耕作，他们从几英里外过来将它们拉回去。是否可以设想，这些东西一年算下来也

---

① 上海市档案馆编：《工部局董事会会议录》第 3 册，第 672 页。
② 参见上海市档案馆编：《工部局董事会会议录》第 3 册，第 717 页。

有一定价值?①

很快，在同年 9 月开始的新粪便合同中，便开始约定承包人邓坤和每月须向工部局支付 505 大洋，为此，工部局不再要求承包人提供以前必须提供的清洁苦力。② 正因工部局能够从清除粪便的合同中获得收益，工部局曾一度希望粪秽股能自给自足。③ 不过这一愿望显然没有实现，此后，我们看到每年一签的粪秽合同中，粪便和垃圾的清运均一并交于同一承包人承包，虽然承包人需支付售卖粪便的费用，不过清运垃圾的费用要更高，两项相抵，每月都是工部局需要向承包人支付一定费用。④ 这种粪秽处置的模式，此后一直延续到清末乃至民国时期。在这一模式中，由工部局所辖的粪秽股雇用清道夫和苦力清扫街道和到各住处或厕所收取粪便，就近放置于一定场所，然后让承包人负责及时将其运出城外。

由于粪便的清理有利可图，也由于工部局要向业主收取一定的粪便清除费，所以租界内的粪便并非全由工部局指定的承包人来处置，也有相当一部分业主交给私人承包商清运。正因如此，当 1869 年工部局要求向租界内所有业主普遍征收粪便清除费时，便遭到众多人的反对，因双方争执不下，最后交由英国首任按察

---

① 上海市档案馆编：《工部局董事会会议录》第 2 册，第 505 页。

② 参见上海市档案馆编：《工部局董事会会议录》第 2 册，第 515 页。

③ 参见上海市档案馆编：《工部局董事会会议录》第 3 册，第 672 页。

④ 有关每年签订一次的清除粪秽合同，在董事会会议录中常常可以看到，较早多出现在 8 月，后来则多为 3 月。上文已举过一例，这里再举一例：1990 年度的合同中，清除垃圾等项要价 1004 元，扣除出售粪便价款 340 元，工部局每月净付 664 元。(参见上海市档案馆编：《工部局董事会会议录》第 9 册，第 711 页。)

使何爵士来裁决。何爵士最终做出了不利于工部局的裁决。他认定，这笔钱只能向那些其粪便由承包商清除的人征收。[①] 从这次事件中不难得知，当时交由私人承包商清除粪便的业主并不在少数。此后，由于工部局一直都希望而且也努力争取将租界所有的粪便清运均归于工部局指定的承包人负责[②]，因此租界的私人承包商数量可能在减少，但似乎一直都没有完全消失，在 1904 年，董事会还指出，"使用苦力而不使用工部局承包商的那些人来清除粪便是不受欢迎的"[③]。另外，1904 年以后，抽水马桶的问题开始在租界出现，有些商户开始安装这一新式的卫生设施，但这一代表未来发展方向的新设备却没有受到工部局的欢迎，相反还被明确拒绝了。在此后的董事会会议中工部局多次讨论到抽水马桶的问题，但基本都以污染水源等为理由，表示出明确的反对态度。[④]

当然，工部局的有关机构和人员的工作并不仅限于维持粪秽清运工作的日常运转，同样重要的还在于在巡捕房巡捕的配合下，对粪秽清运工作以及保持街道清洁卫生进行监督和管理。这

---

① 参见上海市档案馆编：《工部局董事会会议录》第 3 册，第 716—717、726 页。

② 比如，1887 年，老顺记商行提出要由商行自己的承包人来负责虹口 700 户的粪便清运，为此，工部局总办拜访了美国的陪审员，据称，陪审员认为："为了维护租界的卫生状况，最好由工部局的承包人来清除华人所有房屋住户的粪便。因为若业主疏忽而不清除粪便，很难使会审公堂谳员处罚他们。他保证说，若他再次承审这样的案件，他将尽一切力量使谳员的判决有利于工部局。"(上海市档案馆编：《工部局董事会会议录》第 9 册，第 597—598 页。)

③ 上海市档案馆编：《工部局董事会会议录》第 15 册，第 670 页。

④ 参见上海市档案馆编：《工部局董事会会议录》第 16 册，上海古籍出版社 2001 年版，第 552、554、641 页；第 17 册，上海古籍出版社 2001 年版，第 531、611、620 页。

主要体现在以下几个方面。

　　首先，根据其西方的理念和实际的需要制定某些规则。比如，对于粪便的清除，1869 年 7 月 6 日的会议决定，负责清除粪便的人只能在晚上 8 时至次日上午 7 时之间清除粪便；而且，所用粪桶应加上盖，装运租界粪便的船只必须将盖盖紧。[①]　对此，《申报》亦报道说：“租界地方定章，凡乡民之挑出粪秽，早晚立有时限，不准过时，逾限粪桶均须盖罩。”[②]后来，工部局又对粪桶的形制做出统一的规定，1894 年 11 月 27 日的会议决定，“自明年 1 月 1 日起租界内为人家掏运粪便的苦力均应使用密封的马口铁桶”[③]。对于垃圾的清扫，要求除星期天外，每天对租界的大街小巷进行清扫，必要时还要进行洒水。[④]　也就是说，在清扫的同时，为了防止尘土飞扬，还需使用洒水车洒水。[⑤]　工部局还规定，禁止在上午 9 时之后在马路上倾倒垃圾和任何种类的废物，“倘若过九点钟后倒出垃圾，即行拘解会审公堂，究办不

---

　　① 　参见上海市档案馆编：《工部局董事会会议录》第 3 册，第 714 页。

　　② 　《担粪宜用桶盖》，《申报》同治十一年九月廿五日，第 2 版。

　　③ 　上海市档案馆编：《工部局董事会会议录》第 11 册，上海古籍出版社 2001 年版，第 670 页。

　　④ 　参见上海市档案馆编：《工部局董事会会议录》第 4 册，上海古籍出版社 2001 年版，第 730 页。

　　⑤ 　洒水车对当时的中国人来说，应是个新鲜的东西，葛元煦在光绪初年到上海后，对此留有深刻印象，在《沪游杂记》里做了较为详细的记录(参见拙著：《清代江南瘟疫与社会——一项医疗社会史的研究》，第 210 页)。有一首竹枝词——《洒水马车》对此描述道：“满街尘土屡飞扬，驾马拖车洒水忙。铁柜旁穿无数眼，开机如雨涤沙场。”[(清)颐安主人：《沪江商业市景词》卷 3，见顾炳权编著《上海洋场竹枝词》，第 156 页。]

贷"。① 1898 年以后，又规定，"禁止在夏季上午 6 时，冬季上午 7 时之后向租界内的街道上倾倒垃圾，而且垃圾都应装入垃圾箱内，不得随意散置在街道上"②。

其次，监督和管理相关的从业者做好其工作，防止其雇用的清道夫、苦力以及承包人不能及时、整洁地清运粪秽。在 1882 年 11 月 13 日的会上，董事会决定指示稽查员在可能的条件下让所有船只安装密封的木板舱盖。③ 而在 1886 年 3 月 19 日，"会议决定指示捕房：凡用不加盖的粪桶挑粪经过租界各马路的小工，一律加以拘捕，送交会审公堂。若谳员对他们不加处罚，就指示巡捕没收他的粪桶"④。对于垃圾的清除，1887 年 10 月 10 日，董事会批准了稽查员的建议，决定，"若承包商不把每日的垃圾运走，就处以五元钱的罚金"⑤。针对有人反映垃圾承包人在无法处理租界内所收集的垃圾时，就让手下的人把垃圾扔入江中的情况，董事会于 1891 年 3 月 17 日的会上决定，"向捕房发出指示，如发现苦力将垃圾从码头倒入江中时，即予拘捕"⑥。

再次，监督界内居民和游客保持街道的清洁卫生，制止其随地便溺和乱扔垃圾等行为。这一般由巡捕配合卫生稽查员进行，对违反者科以罚款或拘禁。由于华人社区向无此类规定，所以违

---

① 上海市档案馆编：《工部局董事会会议录》第 8 册，上海古籍出版社 2001 年版，第 667 页。《论工部局能尽其职》，《申报》光绪二十年四月十一日，第 1 版。

② 上海市档案馆编：《工部局董事会会议录》第 13 册，上海古籍出版社 2001 年版，第 564 页。

③ 参见上海市档案馆编：《工部局董事会会议录》第 7 册，第 807 页。

④ 上海市档案馆编：《工部局董事会会议录》第 8 册，第 667 页。

⑤ 上海市档案馆编：《工部局董事会会议录》第 9 册，第 608 页。

⑥ 上海市档案馆编：《工部局董事会会议录》第 10 册，第 730 页。

反者非常普遍，因此文献中有关的记载也很常见。在早年工部局的预算中，常将罚款列入其中①，显示出这一现象的普遍。比如，1863年1月28日，有4名华人因在门前倒垃圾而被带到董事会处理，1人系第二次违反规定，罚款5元，其余则给予警告。② 1869年12月17日的会议认为，对乱倒垃圾的华人提出的这类控诉十分频繁，这有力地证明了现在所课的惩罚显然太轻。为此，"会议通知总办，指示捕房督察，命令捕房人员集中注意力，将那些在租界内乱倒垃圾的华人予以逮捕"③。同时，华人随地便溺的行为也较为普遍，以致很多弄堂简直成了便溺之所。为此，工部局也常常贴出布告严厉禁止。1890年8月19日，有人因为华人在公墓道路上随地便溺，建议工部局在早上5时至8时、晚上7时至9时派一名身着便衣的巡捕驻守该地，逮捕任何一个随地便溺的人，将其送交会审公堂并处以罚金，结果这一建议被批准。④ 但这种情况仍时有出现，甚至据说有一名路经上海微服私访的巡抚，因随地便溺而被巡捕关押了一夜。⑤ 不过总体上看，华人的卫生习惯在不断改善，1894年6月12日的会上，"捕房报告各条道路、里弄清洁卫生工作有了明显的改进。目前只有极少数华人由于在禁止期间往街倒垃圾而被逮捕"⑥。

最后，根据各方的投诉和卫生稽查员自己的观察，尽可能地

---

① 参见上海市档案馆编：《工部局董事会会议录》第3册，第505页。
② 参见上海市档案馆编：《工部局董事会会议录》第1册，第670页。
③ 上海市档案馆编：《工部局董事会会议录》第3册，第744页。
④ 参见上海市档案馆编：《工部局董事会会议录》第10册，第692页。
⑤ 参见上海市档案馆编：《工部局董事会会议录》第10册，第775页。
⑥ 上海市档案馆编：《工部局董事会会议录》第11册，第632页。

解决一些实际的卫生问题。我们看到,在工部局的董事会会议上,常常讨论到厕所的问题。有时,有些露天厕所或坑厕因为条件恶劣,而被要求关闭或填平①;同时,又常常会在那些必要的地方新建厕所,或为厕所装上新的排水设备②。若有人特别反映某地的卫生状况存在问题(如存在垃圾堆等),董事会也会责成有关机构或人士采取措施加以解决。比如,1877 年冬,有人反映了从污水坑清除出来的污泥的堆放问题,后经卫生官证明,把其堆放在租界境内的荒地上是有碍公共卫生的,于是董事会在 12 月 17 日的会议上指示这种做法应立即停止,今后从污水坑里挖出来的东西应像人粪和垃圾一样运出租界。③ 1885 年 8 月 10 日,卫生官写信给董事会,称虹口百老汇附近有 3 处垃圾堆,他认为这些垃圾对公众健康有害,建议立即采取措施加以清除。结果,会议决定再次写信给那些产业业主,责成他们立即清除,并要他们注意《土地章程》附律第 28 条和第 30 条。④

综上所述可见,就粪秽的基本处理方法而言,租界的做法本身并无多少特别之处,尤其像粪便的处置,还基本借用了中国旧有的处理粪便的运营网络,雇用清道夫和苦力负责垃圾的清扫,即使在中国传统的城市中未能普遍推行,但也算不上新鲜的事物。其不同之处在于:第一,租界设有专门的管理机构和人员,而且有固定的经费支持;第二,它还有依托巡捕体制以及相关法

① 参见上海市档案馆编:《工部局董事会会议录》第 3 册,第 689 页;第 5 册,上海古籍出版社 2001 年版,第 575 页。
② 参见上海市档案馆编:《工部局董事会会议录》第 11 册,第 522、631 页。
③ 参见上海市档案馆编:《工部局董事会会议录》第 7 册,第 624—625 页。
④ 参见上海市档案馆编:《工部局董事会会议录》第 8 册,第 633 页。

律规定的监督和管理。也就是说，它的不同之处主要在于行政的全面介入以及严格而全面合理的监督、管理。对此，当时的一些论述已有一定的认识。比如，同治十二年（1873 年）的一则议论说：

> 观上海城厢内外，街巷似欠清洁，每交夏令，暑气熏蒸，真有不堪闻者也。……推原其故，总由中国保甲非比外国巡捕，终日梭行巡缉，以至疲玩成风，置通衢往来之地于度外。现虽已蒙大宪设局委员随时洒扫清理，然终不能如外国租界之认真。①

光绪七年（1881 年）有人则认为，洋场与城内之所以形成天渊之别，主要在于"洋人创设埠头，事事经营，仿其国中章程，特设工部局，专司街道"；而国人，"无有专司之人，而乡民之散处与城市之聚居，地殊而势即不同，因而民居市廛，所在往往失于辟除，而地方遂以恶浊"。② 光绪二十年（1894 年），有人比较中西有关卫生的做法的不同时说：

> 道途污秽之物，每日必饬人役扫除洁净，便溺皆有一定之所，不得任意污秽，较中国铺户、居民，随地倾弃垃圾，粪秽狼藉，无人过问者不同；所用打扫人役，确遵定章，核实办理，不敢稍逾时刻，较中国之清洁局，有名无实者不同……所以然者，西人之视生也独重，故能合众心以为心，

---

① 《论沪城街道污浊官宜修洁事》，《申报》同治十二年三月廿三日，第 1 版。
② 《城壕建厕说》，《申报》光绪七年十一月十三日，第 1 版。

行其所当行，为其所欲为，而无扞格难行之虞。华人虽重视生命，然地广人稠，官府既不能一一代为之计，又人心不同，各如其面，故未能强以所难行。①

四年后，在傅兰雅(John Fryer)主编的《格致新报》上的一则问答谈道，有杭州人因为杭州的清道事业屡兴屡蹶，于是询问上海租界的情况："愚谓清道必有省工之机器，不知泰西其物若何?"但《格致新报》的编辑则回答说：

> 沪上洋街，清晨用人扫除芜秽，置马车中，载至别处。西国亦系此法，并无另外机器。设官府实力奉行，款项涓滴归公，严饬清道夫，毋使偷惰，则华街亦可清洁。②

从这些议论中大体可以看出，时人其实已经注意到，租界的清洁卫生，并非因为它们拥有先进的机器或特别的处理方法，而主要在于行政组织的介入和实心任事，以及巡捕等的严格监督和管理。

与中国传统的方法相比，租界粪秽处置方法的实践效果的优越性是显而易见的。这一点，早在同治晚期就已经引起上海一些士人的注意，在早年的《申报》中，常常可以看到相关的议论，比如：

> 上洋(海)各租界之内，街道整齐，廊檐洁净，一切秽物

①　《论养生》，《申报》光绪二十年五月十九日，第1版。
②　《格致新报》第15册，光绪二十四年六月十一日，第12页。

亵衣无许暴露，尘土拉杂无许堆积，偶有遗弃秽杂等物，责成长夫巡视收拾，所以过其旁者，不必为掩鼻之趋，已自得举足之便。……试往城中比验，则臭秽之气，泥泞之途，正不知相去几何耳。①

这种鲜明的对比，显然在一定范围内引起了一部分与租界或西方关系较为密切者对粪秽处置等卫生问题的关注和思考。他们中，有的赞扬"工部局专用人夫驱马车以供泛除之役，其用意为深且至矣"②；有的建议，"推此清理街道之一条，更复扩而充之，严派保甲随时巡行，如租界之法以治之，遇有堆积小便等等，即予薄惩。如此，一则保护民生免遭秽气，且街衢清洁，一望可观，岂不美哉"③；有的进而对中国的官府对这一问题的无视提出质疑：

若以为事属琐亵，不足以渎官长之听，不足以启官长之口，则所谓清治道路、爱护人民者，又何为也哉？……置民事之不问，爱民之美名，甘让之于西人乎？④

在这种情况下，租界的实践逐渐成为中国社会取法的对象也就成了自然的事了。

---

① 《租界街道洁清说》，《申报》同治十一年六月十五日，第1版。
② 《论工部局能尽其职》，《申报》光绪二十年四月十一日，第1版。
③ 《论沪城街道污浊宜修洁事》，《申报》同治十二年三月廿三日，第1版。
④ 《去秽所以祛疫说》，《申报》光绪二十年五月廿四日，第4版。

四、卫生问题的政治化与粪秽处置方法的变动

在理念上，中国传统国家以"普育万民"为责任，皇权的职权范围几乎无所不包，不过实际上，卫生之类的事务，由于并不直接关乎道德、秩序以及国家财政，显然不在国家和地方官府的施政要务之列。① 从上文的论述中可以看到，朝廷和官府对粪秽处置等事务虽也有介入，但显然既缺乏必要的制度建设，也没有持续的重视和关心。而对士人来说，尽管从明到清都不时有人对城市环境卫生的不尽如人意提出批评，但似乎亦未见有必须痛加改革的要求。或许正是这几重因素的结合，使得中国社会在打开国门以后，并未出现日本长与专斋那样主动关注并积极引入西方近代卫生观念和制度的人。同治以降，清朝也开始有一些官员和士人赴海外考察、游历，他们中有相当一部分人都对西方和东洋的整洁留下了深刻的印象。同治六年(1867 年)，张德彝出使欧美，途经日本时他注意到，"日本屋宇纯以木构，逗笋不严，时虞风雨之患，然殊洁甚"②。抵达美国纽约后，他记载道：

> (同治六年闰四月初二日)记：⋯⋯新埠(New York)城周约七十五里，居民一百五十万。街道宽阔，楼房净丽如巴里，人烟辏集，铺户稠密似伦敦。⋯⋯路途之不洁者，有兵

---

① 参见拙文：《清代江南的卫生观念与行为及其近代变迁初探——以环境和用水卫生为中心》，《清史研究》2006 年第 2 期，第 12—26 页。

② (清)张德彝：《欧美环游记》("走向世界丛书")，岳麓书社 1985 年版，第 631 页。

晨昏洒扫。每日各巷皆有一车经过，车后横一圆刷，长约九尺，周八尺，车行刷转，则地净矣。①

不过其并没有从卫生制度的角度加以论述，而基本只是阐述一种直观的感受。

与此同时，西方的近代卫生观念和知识也随着西方相关著作的译介等途径开始逐渐传入中国②，其中当然也包括国家应致力于保持城市环境卫生的内容。比如，出版于光绪十年（1884年）的《自西徂东》（*Civilization，China and Christian*）中有专章讨论"道路的修治"，主张中国应学习西方，修治街道，保持其清洁广阔。③翌年出版的《佐治刍言》（*Political and Economy*）中也谈道：

> 又国家应于各大城镇设立卫生章程，使地方可免疾病之险。如人烟密稠处，其房屋内并街道上若多积秽物，秽气所蒸，居民易染霍乱吐泻，身子虚热，及发出天花等症。国家必代民间设立章程，令于房屋内外逐日清扫，凡龌龊之物一概不准堆积。如敢故违，立拿其人，治以应得之罪。④

另外，如上所述，西方各国在中国一些城市设立的租界的卫

---

① （清）张德彝：《欧美环游记》（"走向世界丛书"），岳麓书社1985年版，第651—652页。

② 参见拙文：「清末における「衛生」概念の展開」，［日］石野一晴訳，『東洋史研究』第64卷第3號，2005年12月，第104—140頁。

③ 参见［德］花之安：《自西徂东》，第51—53页。

④ ［英］傅兰雅口译，应祖锡笔述：《佐治刍言·论国家职分并所行法度》，上海书店出版社2002年版，第48页。

生实践，也直接对中国特别是沿海通商口岸的卫生观念和行为产生了影响，在一定范围内引发了部分士人的关注和思考。不过，就整体而言，在开埠后的较长的一段时间里，其影响还是相当有限的，且未能引起当时国家和主流舆情的注目①，即使是那些外出考察的使节，似乎也均未对外国整洁的意义及其背后的制度等事项表现出兴趣，自然也未见当时有人特别介绍西方的公共卫生观念和制度。

不过，随着时局的变化，特别是中日甲午战争的失败所导致的中国社会民族危亡意识的急剧增强，这一局面也开始发生明显的变化。日本影响的加强和卫生与种族危机的相联系，促使中国社会不再将卫生视为无关国家兴亡宏旨的细务，而是逐步认识到卫生问题的公共性，进而开始积极地倡导和推行粪秽处置等卫生事务的改革。

中日甲午战争的失败，使中国社会不得不对日本开始刮目相看，进而逐渐形成一股留学东洋、学习东洋的风潮，日本明治维新的成功经验开始受到广泛的关注并成为被效法的对象。在此背景下，早年少人问津的黄遵宪等人有关日本的著作开始日渐风行，比如，完成很久都未能正式刊行的《日本国志》自光绪二十年（1894 年）以后，在各地被一再重印。② 卫生行政作为日本明治维新以来的新政的一部分，自然也受到了更多的注目。当时大量被派往或自身前往日本考察的人士，大多都注意到了日本的近代国

---

① 参见拙文：「清末における「衛生」概念の展開」，［日］石野一晴訳，『東洋史研究』第 64 卷第 3 號，2005 年 12 月，第 104—140 頁。

② 参见刘雨珍：《日本国志・前言》，见（清）黄遵宪《日本国志》，第 19—23 页。

家卫生行政机构(包括卫生局、地方警察机构等)，他们不再像早期的游历者那样只是简单记录"卫生局"之名，而是进行了较为详细的介绍甚至议论。① 他们大都对日本卫生行政在明治维新中的重要性留下印象，认为这是日本能走向富强的主要甚至首要的原因。比如，《日本各政治机构参观详记》的一则议论指出："日本自维新以来，讲求卫生，不遗余力，于是有保健行政、医药行政诸大端。……使人皆健康，民气因之以振，所以成为世界强国也。"②有考察者甚至提出："日本之变法自医学始，诚有味(昧?)乎斯言?"③他们除在整体上对国家行政强势介入医药卫生的管理监督(中央设卫生局，地方设卫生警察)印象深刻以外，也对其中的街道清洁一项颇多在意。比如，早年黄遵宪在《日本国志》中介绍"卫生局"的职能时，首先介绍的便是扫除粪秽：

> 卫生局，以大书记官为局长，其职在保护人民，使无疾病。凡粪除街衢、疏通潴匽、洁清井灶，皆督饬府县官及警察官，使地方人民扫除污秽，以防疾病。……④

于光绪三十一年(1905年)访问日本的段献增在游记中介绍了日本卫生行政制度后，借当时日本卫生局局长之口言："卫生第一要洁净，中国街市人户，多堆秽物，积臭水，非特薰蒸致疾，而

① 这一点，看看《日本政法考察记》(刘雨珍、孙雪梅编，上海古籍出版社2002年版)中所收录的各东游记录就不难认识到。
② (清)刘庭春等：《日本各政治机构参观详记》第2编《地方行政官厅》，见刘雨珍、孙雪梅编《日本政法考察记》，第328页。
③ (清)段献增：《三岛雪鸿》，见刘雨珍、孙雪梅编《日本政法考察记》，第86页。
④ (清)黄遵宪：《日本国志》卷14《职官志二》，第164页。

且多生蝇蚋等虫，大有妨害，应扫除净尽。又厕所不得法，其或无之，大小便随处皆是，宜求造厕规则，二便分所，均起屋盖之。"①差不多同时，舒鸿仪在介绍日本的卫生法时说，卫生法即为"豫防各种传染病及强制种痘，执行清洁方法"，其中专门就街道清洁谈论道："人之健康，以新鲜空气为最要，若街道不洁，人口众多，则空气不良，有碍卫生。故明治三十三年，法律第十五号规定污物扫除法，委任于市町村，而行政警察，当指挥监督，必使确实施行。"②

当然，日本影响的加强并不只是体现在那些出访日本的游记中，在当时其他的诸多文献，特别是光绪二十四年(1898年)以后编纂的诸多"经世文编"中也多有体现。限于篇幅，这里不再罗列，不过即使只根据以上的论述，也已经不难看出，日本的成功经验及其对中国影响的日趋加强已经让国人愈益深刻地认识到了城市街道的整洁等卫生问题并非只是无关宏旨的民生问题，同时也是关系国家富强的政治大事。

这样的意识不仅源于日本的影响，而且也来自日趋深重的民族危机。相当多的精英痛感国家的衰敝、种族的病弱，而开始迫切地寻求救亡之道。强盛的西方的干净整洁、日本卫生行政的成功经验以及租界卫生实践带来的与中国街道的鲜明对照，促使他们开始反省旧有的卫生机制，纷纷抨击国人和中国社会的不讲卫生，并要求学习西方和日本，讲究卫生之道，建立相应的国家卫

---

① (清)段献增：《三岛雪鸿》，见刘雨珍、孙雪梅编《日本政法考察记》，第86页。
② (清)舒鸿仪：《东瀛警察笔记》卷1，见刘雨珍、孙雪梅编《日本政法考察记》，第220页。

生制度，认为唯有如此，才有可能强国保种、救亡图存。光绪三十一年(1905 年)《东方杂志》上的一则议论称：

> 芒芒禹甸，历历神州，数千年来，国与民不知卫生关系绝重，遂至路政不修，阛阓嚣隘……呜呼，不明卫生，其祸烈矣。今之策强国者，以教育普及为第一要义，然强国必先强种，则国民卫生尤为教育之原质。①

稍早的一则议论则指出：

> 中人不明卫生之道，房屋邃密，养气不敷，渠路不洁，炭气熏灼，实为致病之原。而且饮食不事考求……中国地广人稠，其因居室之防闭，饮食之不宜，坐是致疾而殒躯者，一岁不知凡几，虽曰众四万万，宁足恃乎？此种弱之故二也。②

虽然卫生内涵丰富，涉及环境、用水、食品监管、医政管理和检疫防疫等诸多方面，不过由于城市等的公共卫生给人的印象最为直观，所以也最易引起大家的注意。这些意见认为，国家对公共环境卫生的不予重视，不仅使得城市粪秽堆积，臭味熏蒸，易致疾疫，而且也易遭外国人讥笑，让人感觉国之气象不振。比如，较早对卫生问题予以关注的著名人士郑观应在甲午以后出版

---

① 《卫生论》，《东方杂志》第 2 卷第 8 期，1905 年 9 月 23 日，第 157 页。

② (清)黎祖健：《若为六极之一说·总论》，转引自(清)杨凤藻：《皇朝经世文新编续集》卷 1《通论下》，见沈云龙主编《近代中国史料丛刊》第 79 辑第 1 册，第 190—191 页。

的时论集——十四卷本的《盛世危言》中就作有《修路》一文，他在
文中写道：

> 诚以道路之修否，可觇国政之兴废，可征人事之勤
> 弛……
>
> 今泰西各国皆设工部局，司理道路桥梁以时修葺。化艰
> 险为平易，变欹侧为整齐，以水车洒尘埃，以木车收垃圾，
> 街道洁净迥异寻常，非若中国各府、州、县，道路则任其倾
> 圮，污秽则任其堆积。官虽目见耳闻，不啻司空见惯，置诸
> 不理，盖修路之政久废矣。……
>
> ……………
>
> ……可见有司之失政，富室之无良，何怪乎外人轻
> 侮也。①

光绪二十三年(1897 年)，梁启超在《时务报》上发表文章《治始于
道路说》，痛斥中国都会路政不修、臭秽难当以及官府和达官贵
人对此漠然无视，他说：

> 中国固文明之古国，而人数四万万余。又地球所谓殷庶
> 之邦也，然而城会之间，猥狭湫滞，毂击映咽，不能旋踵，
> 且其粪秽之所积，腥膻之所萃，污垢散物之所丛集，弃遏蒸
> 郁，动如山阜……而其重卿巨公，与夫分司而守此土者，熟
> 视无睹，固恬而不怪，此蒙所为大惑不解者也。……夫古今

---

① (清)郑观应：《盛世危言》，见夏东元编《郑观应集》上册，第 660—663 页。

相去千余年，而泰西新政，曾无少异于古王之旧制，岂非有
国者之所急，必不能遗此切线之最近者哉！……远法商周之
旧制，近采泰西之新政，内豁壅污之积弊，外免邻国之恶
诮，民生以利，国体以尊，政治以修，富强以基，一举而数
善备，固未有切近便易于此者也？①

同时，有人根据实际观察，认为中国卫生迫切需要解决的问题首
先在于街道的清扫和食品管理，呼吁"所望有治民之责者，以西
人之法为法，衢巷则勤于粪扫，市肆则严以稽查，庶民间灾害不
生，咸登寿域乎"②。而另一则议论则更具体地建议政府改革京
师的街道管理办法，认为"（街道）若不加修整，不足壮天居而保
民命"，提出应采取"筹巨款""专责成"（设立专门机构）和"借资兵
力"等举措，来保证京城街道的干净整齐，以达到"壮国体""便商
民""消疫疬"的目的。③

　　在这样的背景下，一部分官绅纷纷开始效法西方和日本的做
法，改革传统的粪秽处置方法。对于垃圾的处理，官方陆续设立
专门的卫生机构负责清理。光绪二十四年（1898 年），黄遵宪借
鉴日本的经验，在当时的湖南巡抚陈宝箴的支持下，创立湖南保
卫局，并订立《湖南保卫局章程》四十四条，规定其职责为"去民
害，卫民生，检非违，索罪犯"，其中包括保持城市清洁等公共

---

　　①　梁启超：《治始于道路说》，见《时务报》第 15 册，光绪二十三年十一月二十
一日，第 3a—4b 页。
　　②　（清）邵之棠：《皇朝经世文统编》卷 99《格物部五·医·续卫生说》，见沈云
龙主编《中国史料丛刊续编》第 72 辑第 9 册，第 4061 页。
　　③　《集成报》上册（第 6 册），光绪二十三年五月廿五日，中华书局 1991 年影印
本，第 295—300 页。

卫生事务。^① 光绪二十三年(1897 年),杭州开始设立清道局,雇用清道夫打扫街道。光绪二十九年(1903 年)闰五月,清洁事宜改由警察局管理,规定垃圾必须在清晨八点以前清扫完毕,粪担不准在大街行走,并设置木箱清倒垃圾。^② 特别是随着光绪三十一年(1905 年)清政府设立国家卫生机构,越来越多的负责垃圾清扫和搬运的清道机构开始在各地设立。^③

对于粪便的处置,各地的做法也一如租界,利用粪壅业等旧有的商业组织来清运,同时,随着巡警机构的建立,明显加强监督和管理。在苏州,从光绪三十二年(1906 年)起,巡警当局屡屡札谕粪壅业者,令其粪桶上一律加用木盖,挑粪之夫随倒随盖,同时,"城厢内外倒粪,春夏二季统限早晨八点钟倒尽,九点钟一律装船出城。秋冬二季统限九点钟倒尽,十点钟一律装船出城。并将粪船满遮芦席",而且要求挑夫腰间悬挂腰牌,注明个人信息和服务地段,以便管理。^④ 在北京,开办警政后,粪厂被勒令从城内移至城外,而且还开设了一些较为完整的公共厕所。^⑤ 而天津则一共开设了 27 个公共厕所。^⑥

这些变化可能只是比较多地出现在那些较大的都市中,特别是东部沿海地区的都市中,而且从外国人的眼光来看,效果也未

① 参见郑海麟、张伟雄编校:《黄遵宪文集》,第 298—299 页。
② 参见《杭州市卫生志》,第 118—119 页。
③ 详见本书第三章。
④ 华中师范大学历史研究所、苏州市档案馆合编:《苏州商会档案丛编》第 1 辑,第 686—688、691—694 页。
⑤ 蒋芷侪:《都门识小录》,见《清代野史》第 4 辑,第 258 页;张宗平、吕永和译:《清末北京志资料》,第 461 页。
⑥ 清国駐屯軍司令部編:『天津誌』,第 528 页。

必理想，不过，与过往相比，城市环境卫生有所改进恐怕也是可以肯定的。《光绪三十二年(1906)苏州口华洋贸易情形论略》指出："至于城厢内外之街道，自有巡士稽察，较往年清洁实多。"①而宁波浙海关20世纪初的海关十年报告的编纂者则感到："城内街道照旧肮脏不堪，流经闹市的河浜有时充满有机物的绿色沉淀。然而已有觉醒迹象，虽然还没有真正干起来，但可以觉察到人们要变革。……看来真正改善卫生状况的工作可在短期内启动。……良好种子已播下，来年定会丰收。"②汪康年认为，"都城近年(指宣统年间)修理街衢、清洁沟渠，遂与前此有天壤之别"③。日本人清末的观察也指出，(天津)街道的外观，与前些年比，明显变清洁了。④ 有人认为这当属中国卫生方面最具进步性的部分。⑤

五、余论：粪秽处置与近代公共卫生观念的形成

通过以上的论述可以看到：在前近代的中国都市中，无论是北方还是南方，尽管处理方法有所不同，但都有主要由社会与市

---

① 陆允昌编：《苏州洋关史料(1896—1945)》，南京大学出版社1991年版，第197—198页。

② 《浙海关十年报告(1902—1911年)》，见中华人民共和国杭州海关译编《近代浙江通商口岸经济社会概况——浙海关、瓯海关、杭州关贸易报告集成》，第68—69页。

③ (清)汪康年：《汪穰卿笔记》卷3，上海书店出版社1997年版，第83页。

④ 参见清国驻屯军司令部编：『天津誌』，第518页。

⑤ 参见[日]田中次郎：『山东概观』，第100頁。

场来主导的粪秽处置系统。除个别的情况外，国家基本缺乏制度性的介入和规定。因此，中国城市的环境卫生状况明显受制于市场对粪秽的需求程度、城市人口的密度与规模以及社会的组织力量等因素。这一处理体系虽然整体上可大体满足维持城市正常运转的最基本的环境卫生要求，但其效果显然不尽如人意。针对城市卫生状况的不良，虽然各个时期均有人不时发出议论和批判，但是总体上并未触动社会提出较为强烈的改革愿望和具有建设性的建议。鸦片战争以后，上海等租界社会开始在各地出现并日趋发展，通过对上海公共租界粪秽处置方法的梳理，我们可以看到，就粪秽的基本处理方法而言，租界的做法并无多少特别之处，尤其像粪便的处置，还基本借用了中国旧有的处理粪便的商业网络，其不同之处，主要在于在设立专门的管理人员和机构基础上的行政的全面介入以及严格而全面的监督、管理。其优势不仅在于粪秽的处置有人员、经费和制度的保障以及能够令行禁止，而且也在于相关的机构和人员可以针对现实中不断出现的新问题而适时地对这一处理系统进行调整改进。租界实践所形成的城市整洁面貌显然给国人带来了焕然一新的感觉，与此同时，西方有关做法也通过西书的译介而传入国内，这些无疑都在一定范围内引起了部分人士的关注和思考。不过整体上，在较长的一段时间里，这些实践和做法并未能很快在国家和主流舆情层面受到注目，影响还相当有限。然而，随着时局的变化，特别是中日甲午战争以后，在日本影响日趋加强和民族危机日益深重的双重背景下，国人开始认识到，城市街道的整洁等卫生问题并非只是无关宏旨的民生问题，而是关系国家富强的政治大事，这样，粪秽

处置等卫生事务就由民生问题转化成了政治和民族问题，也就开
始受到了主流舆论乃至官府日渐迫切的关注。在此情形下，一部
分官绅纷纷开始效法西方和日本的粪秽处置办法和制度，特别是
清末建立国家卫生行政制度以后，在国家卫生行政架构下的新的
粪秽处置体系不断在各地，特别是东部沿海地区的都市中出现。
尽管其效果未必理想，不过与以往相比，也显然改善了城市环境
卫生状况。

　　清代的最后一二十年间，在有关抨击中国路政不修、都市粪
秽狼藉，要求国家和地方官府采取措施维护街道整洁等的议论
中，人们往往都会追溯《周礼》等典籍中的记载，认为并非中国古
来如此，而是后代子孙忘记古代圣王之政所致。比如，一篇《崇
洁说》的论说指出：

> 　　呜呼，中国古时圣王之政，亦何尝不以洁净为尚哉？读
> 《周礼》一书，于浚河渠、修桥道、栽树木、禁停葬诸事，皆
> 有专官，想见其时，都邑之内肃穆清夷，上下皆有整齐严肃
> 气象。……三代以降，在上者鄙此为琐屑之务，不复为之经
> 营，小民更安于卑污，相率因陋就简，因之郊野之外，阛阓
> 之间，耳目所经，秽气四塞。[①]

这大概可以看作传统的重新发明。其实稍加分析便不难看到，传
统本身并非议论者关注这些问题的基本动因，他们的引经据典实
不过是为自己的倡言增添合法性和说服力而已。因为事实很明

---

① 　（清）张德彝：《醒目清心录》第 1 册卷 2，第 155—156 页。

显，圣王之政的被遗忘早已不是晚近之事，其直接的触动无疑还是来自中国都市的卫生状貌与外国列强以及租界的鲜明比照。不过也需指出的是，对照本身并不必然带来对国家必须介入卫生事务之类的思考，就像早年那些使节，虽然大多注意到了西方各国都会的整洁，却丝毫未见关心国家卫生行政的兴趣。何以如此？原因恐怕至少有以下两端：一是他们当时对自己国家的贫弱还缺乏深层的切肤之痛，二是他们对国家富强的思考尚未触及民生的层面。中国历代统治者都以"稳定"作为施政最根本的出发点，对民生问题相对缺乏关注，似乎只有当民生问题关系到国家的体面或社会的稳定之时，其才会引起统治者的足够重视。① 时至晚清，在民族危机的日益深重和国人对西方文明了解的日渐加深的背景下，粪秽处置这一民生问题较早引起关注并被政治化，应该是顺理成章的。因为，街道的粪秽狼藉有碍观瞻，有失体面，影响到国家的脸面，同时，环境卫生的不良也直接导致了疫疠多发，严重影响种族的强健。以此为契机，甲午以降，人们越来越多地意识到卫生问题的公共性和国家性，纷纷以重新发明的传统为依据，要求效法西洋和日本，建立国家卫生行政体系。

传统上，卫生基本属于个人的私务，而近代卫生所追求的乃是自我健康基础上的集体健康，具有明显的公共性。② 在中国，公共卫生观念显然与对国家卫生行政的认识相伴随，胡适曾就此

---

① 中国古代比较完备的灾赈制度即为一例。

② 参见［意］卡斯蒂廖尼：《医学史》，程之范主译，广西师范大学出版社 2003 年版，第 822—823 页；拙文：「清末における「衛生」概念の展開」，［日］石野一晴訳，『東洋史研究』第 64 巻第 3 號，2005 年 12 月。

谈道:"公共卫生的意义只是充分运用行政机关的权力,管理制裁一切关系人生健康疾病生死的种种重要因子,扫除疾病的来源,造成清洁健康的环境。"①通过以上的论述,已不难明了,在中国,近代公共卫生观念并非源自社会自身的酝酿,而是在诸多外力的刺激下通过将其政治化而逐步形成的②,因此,公共卫生观念的推广亦基本是一个自上而下的过程。在这一进程中,直接体现粪秽处置机制的城市卫生面貌是促使这一问题政治化的重要契机,同时,粪秽处置机制的变动也是中国社会公共卫生观念形成最早的表征和成果之一。

---

① 胡适:《卫生学与卫生行政·序》,见陈方之《卫生学与卫生行政》,商务印书馆 1934 年版,第 3 页。

② 对此,民国时的著名卫生学家俞凤宾在 1923 年总结中国的卫生事业时指出:"故凡卫生问题,蒙友邦志士提倡于前,吾人自当继承于后。吾敢警告国人曰:芸芸众生,须知自卫,设或必待人卫而不谋自卫,则虽卫生之机鼓动而乏原动力以推进之,其必致停顿无疑矣。"(俞凤宾:《五十年来中国之卫生》,见申报馆编《最近之五十年》,上海申报馆 1923 年版,第 10 页。)

第六章　清代的清洁观念与行为及其近代演变

一、引言

今天，若说到清洁，人们恐怕会自然而然地将其与卫生、健康等概念联系起来。清洁，即干净、洁净①，而洁净，也就预示着卫生乃至健康。② 在今人的认识中，这无疑是不言而喻的常识。清洁是一个古老的词语，这一义项也为其本来之义，不过在

---

① 在现代汉语中，干净、洁净基本就是清洁的唯一义项。《新华词典》未收"清洁"一词的解释，不过在"洁"的条目下解释道："干净。例清洁/洁白。"（商务印书馆1988 年版，第 451 页）。2002 年版的《辞海》中有"清洁"一词，释义有两条：第一，"洁净无污。如注意清洁卫生"；第二，"表示生丝品质的主要指标之一"［缩印本（音序），上海辞书出版社 2002 年版，第 1359 页］。第二义项系日常生活甚少用到的专业术语，于此不论。就日常的使用而言，清洁就是干净、洁净，而且与卫生有密切关联。

② 将清洁与卫生相联结甚至相混同，是近代的产物，与西方近代卫生观念和机制的出现密不可分。关于这两者联结乃至混同的过程，可参见 Jean-Pierre Goubert, *The Conquest of Water*：*The Advent of Health in the Industrial Age*，trans. Andrew Wilson, pp. 34-51.

前近代，清洁的意涵却明显要丰富得多，而且也几乎没有与"卫生"或"养生"连用的（详见后文），那么近代的"清洁"是如何生成的呢？

2003 年 SARS 流行期间，在面向市民的诸多专家提醒以及预防非典的宣传材料中，勤洗手、洗脸，扫除与通风以保持环境的清洁卫生乃是其中的重要内容，对此，大凡较为熟悉近代以来防疫历史之人，不免会有似曾相识之感。保持清洁卫生以防疫病，也早已成为人们心目中的科学常识。虽然好洁恶秽似为人之天性，在不同的文化中，都不乏追求净洁的习俗，但是，是否污秽就必然等于疾疫，防疫就意味着必须设法清洁呢？在不同的历史时空中，答案恐怕就不那么统一了。不管怎样，在科学的名义下，以行政命令的方式将防疫与清洁捆绑在一起，则是晚清时期才逐步登上中国历史舞台的。那么这一历史进程是如何实现的呢？对此，国人又是如何因应并接受的？

在以上问题的指引下，我开始了对中国清洁观念与行为问题的思考和探索。通过前面的探讨可以发现，在中国传统的城市中，虽然原有的粪秽处理机制可以大体满足维持城市正常运转最基本的卫生要求，但从现在的眼光来看，整洁程度显然难如人意。在西方观念和卫生实践等因素的影响下，在强国保种的民族危机的促动下，国人对城市的整洁欲求直接推动了近代公共卫生观念的引入和形成。本章将在此基础上，希望在社会和文化的双重视野下，考察在中国近代防疫机制的建立过程中，传统的清洁观念与行为是如何被"近代化"的，以及在这一过程中有关政治与身体的诸种权力关系。与目前国内大多数相关著述的"现代化叙事"模式①不同,本书无意否认中国卫生近代化的成就,但也不认同将所谓"现代化"简单地等同于一个日渐进步的线性过程,而希望通过在钩沉过程的同时,呈现在近代化叙事中被忽视或被认为迷信愚昧的内容,来更全面地展现和省思"现代化"。

需要指出的是,关于清洁,日本人小野芳朗曾著有《"清洁"的近代:从"卫生唱歌"到"抗菌商品"》一书,作为环境工程学家,他带着对现代环境问题隐忧的警觉,检视了近代以来日本日渐成为"清洁而健康的国度"的踪迹。② 虽然该著关注的是日本的问题,而且也很少对清洁概念与观念本身着墨,但我对清洁问题的关注,无疑与此有关。③ 另外,英国著名史家克里斯托夫·哈姆林(Christopher Hamlin)在考察英国查德威克(Chadwick)时代的公共卫生时对卫生"现代性"的深刻省思④也对触发我的思考起到了积极引领作用。

---

① 在这一点上,杨念群的前揭专著是较少的例外。

② 参见[日]小野芳朗:『清潔の近代「衛生唱歌」から「抗菌グッズ」』。

③ 同时,我对这一问题的兴趣与京都大学文学部高嶋航先生的提问有关。2005年1月,当我在日本 COE 项目「東アジアにおける国際秩序と交流の歴史的研究」第三回国際シンポジウム「東アジアにおける前近代と近代―接点―港湾都市―」上做完有关"晚清卫生概念演变"的报告后,高嶋先生向我询问有关近代清洁概念的问题,我当时自然无从回答,不过问题却深刻地印在我的脑海里。另外,在 2005 年 9 月离开日本前,我曾与京都大学人文科学研究所的岩井茂树教授谈及日本历史上与现代的环境清洁问题,岩井先生一些极具启发的洞见也对我关于这一问题的思考产生了重要影响。谨此说明,并致以诚挚的谢意。

④ 参见 Christopher Hamlin, *Public Health and Social Justice in the Age of Chadwick: Britain, 1800-1854*, Cambridge: Cambridge University Press, 1998.

二、传统认识中的清洁与疾疫

　　清洁是个古老的词语，先秦时代的《韩非子》中就有清洁一词，《韩非子·外储说左下》言：“辩察于辞，清洁于货，习人情，夷吾不如弦商，请立以为大理。”不过这里的清洁是指“不贪污财货”，即清廉之义。① 清之本义乃“澄水之貌”②，即清澄。清、洁连用，意指洁净，当亦为题中之义。不管怎样，检诸《四库全书》(电子版)不难发现，汉代以后，清洁一词出现的频率日渐增多，其中虽然也时有表示洁净之意的用法，如东汉的荀爽在注解《周易》的井卦时言“渫，去秽浊，清洁之意也”③，但其含义显然不像现在这么单一。根据《汉语大词典》的解释，其义有五：第一，清白，洁净无尘；第二，清廉，廉洁；第三，清除；第四，清楚，明白；第五，犹清爽。④ 而就检索《四库全书》的结果来看，总体上，前三项的用法较为常见，不过，用来表示洁净、清除的场合，似乎也远不如用来形容某人清正廉洁的品行的情形为多。“在仕清洁自守”⑤、“母以清洁闻”⑥之类的说法，在汉唐以降的

---

　　① 罗竹风主编：《汉语大词典》(缩印本)中卷，汉语大词典出版社 1997 年版，第 3298 页。

　　② 舒新城主编：《辞海》(合订本)，中华书局 1947 年版，第 802 页。

　　③ (唐)李鼎祚：《周易集解》卷 10《井》，上海古籍出版社 1989 年版，第 159 页。

　　④ 参见罗竹风主编：《汉语大词典》(缩印本)中卷，第 3298 页。

　　⑤ (宋)郑樵：《通志》卷 139《列传第五十二·杨公则》，浙江古籍出版社 2000 年版，第 2191 页。

　　⑥ (明)解缙等：《古今列女传》卷 3《宋》，见《景印文渊阁四库全书》第 452 册，台湾“商务印书馆”1986 年版，第 112 页。

史籍中,可谓是相当常见的。

虽然近代以前,"清洁"并不总是甚至较少被用来表示环境和人身的洁净,而且人们也甚少将"清洁"与卫生或养生相联系,但这并不表示古人全然没有认识到清洁与否和疾疫之间存在某种关联。实际上,在唐宋以降的文献中,不时有认为不够清洁可能导致疾疫的论述出现:

> 沟渠不通,处处秽恶,家家湿润,人之血气,触此则壅气不行,病于是乎生。今通逵广路,犹无洁净之所,而偏街曲巷,使人掩鼻疾趋,如此则安得不病。①

> 于春之初,必尽去牢栏中积滞蓐粪,亦不必春也,但旬日一除,免秽气蒸郁,以成疫疠。②

> 沟渠通浚,屋宇洁净无秽气,不生瘟疫病。③

> 己酉(弘治二年,1489 年),蜀大饥,民流入会府,日如蚁,公为广室于城内十余区,为粥以食之,而勤涤其秽以防疫……④

---

① (宋)欧阳守道:《巽斋文集》卷 4《书·与王吉州论郡政书》,见《景印文渊阁四库全书》第 1183 册,第 539 页。

② (宋)陈旉:《农书》卷中《牛说》,见《景印文渊阁四库全书》第 730 册,台湾"商务印书馆"1986 年版,第 184 页。

③ (元)佚名:《居家必用事类全集》丁集《宅舍·沟渎》,见北京图书馆古籍出版编辑组编《北京图书馆古籍珍本丛刊》第 61 册,书目文献出版社 1988 年版,第 135 页。

④ (明)罗玘:《圭峰集》卷 18《故都察院右副都御史谢公行状》,见《景印文渊阁四库全书》第 1259 册,台湾"商务印书馆"1986 年版,第 244 页。

一曰修街道。街道污秽，易生疾病，荒疫相因，尤不可不慎。故当修洁街道，以防其渐。①

为申严监狱事，照得囹圄重地，干系匪轻，提牢官吏，每日清晨，督率禁卒打扫洁净，毋使秽气蒸人，致起疾疫。②

道光二十一年，予乡大水，十月间曾偕友集捐，设丐厂于本镇社庙之旁，便诸丐者住宿。中铺稻草，日给粥二餐，来者日众，破衣败絮，蚤虱成堆，臭秽熏蒸，互相传染，以致病者日多，死者日甚。至冰雪之夜，则死者多于平日十倍。医治不及，为之恻然。因再四计议，另为改章，添设草厂，不使群聚，更备棉衣、棉裤，令诸丐各剃发洗澡，重换棉衣、棉裤。其脱下衣裤，各令拆下洗涤，重加补缀。③

卜居最宜审慎，住房不论大小，必要开爽通气，扫除洁净。④

若将这些并非常见的史料合而观之，不难发现，其实在近代以前，国人对不清洁与疾疫的关系已有清晰的认识，无论是讨论

---

① （清）魏禧：《救荒策》，见李文海、夏明方主编《中国荒政全书》第 2 辑第 1 卷，北京古籍出版社 2004 年版，第 17 页。
② （清）凌铭麟：《新编文武金镜律例指南》卷 1《监门示》，见四库全书存目丛书编纂委员会编《四库全书存目丛书》"史部"第 260 册，齐鲁书社 1996 年版，第 298 页。
③ （清）余治：《得一录》卷 3《冬月恤丐说》，光绪十三年四川臬署刊本，第 2a 页。
④ （清）王士雄：《随息居霍乱论》卷上，见曹炳章原辑，高萍主校《中国医学大成》第 4 册，第 667 页。

公共环境还是家庭居室乃至个人的卫生时均已涉及。应该说，古人有这样的认识并不奇怪，这与当时人们对瘟疫病源的认识是相一致的。关于古人对瘟疫的认识，我通过以清代江南为中心的考察得出，他们认为瘟疫是由天地间别有一种戾气而非四时不正之气所致，这种戾气系由四时不正之气混入病气、尸气以及其他秽浊之气而形成，主要通过"秽气熏蒸"，即空气传染。① 既然"秽气熏蒸"会导致疾疫传染，那么涤秽、清洁以免秽气，对避免疫病自然就是必要的了。

不过，似乎并不能根据上举的事例认为清洁已成为时人防疫举措的重要内容。面对疾疫，无论是官府还是地方社会力量，普遍采取的行为不外乎延医设局、施医送药、刊刻医书以及建醮祈禳等。② 在上述资料中，虽也有灾年除秽防疫的例子，但那不过是针对特别人群(饥民、流民、囚犯)的特定行为，而非整体专门性的防疫举措。在欧阳守道和魏禧的例子中，浚城河和清洁街道固然可以被视为防疫举措，但其基本只是士人对为政者的一种期待或建议，而非普遍的实际行动。实际上，通过第四章的论述我们可以知道，魏禧之类的建议，在近代以前很少为人所提及，更遑论化为行动了。浚城河虽然是官府与地方社会力量不时采取的行为，但其目的似乎主要还在水利、交通、防火等方面，防治疾疫只是其中一个甚至是一个不太重要的目的，而且也不算是官府

---

① 参见拙文：《清人对瘟疫的认识初探——以江南地区为中心》，见张国刚主编《中国社会历史评论》第 3 卷，第 238—258 页。

② 参见拙文：《清代江南疫病救疗事业探析——论清代国家与社会对瘟疫的反应》，《历史研究》2001 年第 6 期，第 45—56 页。

必须施行的职责，就一个地方来说，基本属于缺乏保障的个别行为。而关于屋宇和沟渠清洁的论述，更只是面向个人的一种建议。

而且，还必须指出，我们也不能将这些"集粹"而成的清晰观念视为具体的历史时空中的普遍认识。总的来说，虽然人们多少觉得污秽与疾疫有关，但清洁似乎较少受到特别的关注，"吃得邋遢，做得菩萨"，"不干不净，吃了没病"等一些大家都耳熟能详的民间俗语，无疑反映了民间对此的认识。而且即使是士人，对于不洁也不是一概排斥。魏晋风度中"扪虱而谈"自不必说，白居易曾"经年不沐浴，尘垢满肌肤"①。王安石也特别不爱洗澡更衣，常常带着一身污垢、满脚泥土就钻进被窝，弄得夫人都不愿与他共枕。一次上朝，一只虱子从他的衣领中钻出，顺着胡须往上爬，逗得皇上龙颜大开，这只曾经御览的小虫也成了宝物。②这些自然不能证明古人完全不追求清洁，但至少表明清洁并不像今日这样具有重要的健康和象征意义。③

可见，对于秽恶，古人可能未必有今人这般敏感，而且在当时疫气致疫的认识中，人们主要需要避免的只是秽恶之气。不仅

---

① （唐）白居易著，丁如明、聂世美校点：《白居易全集》卷10《沐浴》，上海古籍出版社1999年版，第128页。

② 参见徐可：《古人的洁与不洁》，《北京师范大学报》2006年4月20日，第4版。该文承蒙赵献海博士提供，谨致谢忱。

③ 这种古今观念上的差异，在西方也同样存在，甚至表现得更明显。达尼埃尔·罗什（Danial Roche）的研究指出："在长时期里，有气味的人意味着力量与富裕，许多谚语表明了这一点。人们用粪便的臭味来抵抗瘟疫，大门口的粪便垃圾堆不使任何人感到不适，而是代表这家人的富足——这是了解未婚妻可能得到的遗产的可信标志。"（［法］达尼埃尔·罗什：《平常事情的历史——消费自传统社会中的诞生（17世纪初—19世纪初）》，吴鼐译，百花文艺出版社2005年版，第194—195页。）

如此，就是对于秽恶之气的防避，清洁也并非主要的努力方向。第二章的讨论业已表明，当时对疫病的应对主要以避和治为主，甚少有系统性的积极的预防举措，人们思考问题的重点并不是如何清洁环境以除秽，而是如何躲避或者更好地适应既存的环境，以使自己生活得更游刃有余。

综上所述，在传统时期，清洁是一个含义相当广泛的词语，洁净只是其中的用法之一，而且似乎不是最常用的义项。虽然有关污秽可能致疫、清洁有助于防疫的观念已经形成，但在具体的历史情景中，这些观念既非世人普遍的认识，更未化为广泛的实际行动。清洁既不是防疫的重要举措，也非国家和官府应尽的职责，更谈不上是一种公共议题和行为。

三、卫生防疫视野下近代清洁观念的生成

虽然在传统时期，清洁并未成为防疫行为中的重点关注对象，不过，诚如前几章所谈到的那样，针对在传统时期主要由社会和市场主导，缺乏国家和行政介入的粪秽处理机制下城市卫生状况的不良，仍不时有人发出不满和抱怨之声，有些甚至还直接指出其有碍健康。而且随着城市环境状况的日渐恶化以及霍乱的传入和流行，嘉道以后，至少在江南地区，人们开始更多地关注河水污秽与健康的关系。但这些言论均没有意识到应从根本上改进传统的粪秽处置机制，或改变传统的防疫策略。晚清以降，在西方文明的影响下，粪秽处理机制开始发生重要的变动，那么在

卫生防疫视野下，清洁观念是否也经历了类似的进程呢？

应该与国人因为城市环境卫生状况不良而日渐关注河水等的污秽等因素有关，当西方文明展现于国人面前时，清洁问题很快引起了国人的注目。最初刺激国人思考的因素有两点。其一，租界的卫生实践及租界与华界在城市卫生面貌上的鲜明对比，引起了国人的思考。以近代最重要的上海租界为例，自开埠不久，上海租界当局就开始设立专门的卫生管理人员和机构，到 19 世纪 70 年代初，已经初步建立起由工部局行政介入，设有专门监管人员和机构的城市粪秽处理机制。① 这些使得租界拥有较为整洁的城市环境，从而与上海城内的污秽狼藉形成鲜明的对照，进而引发了当时一些士人的关注和议论。只要翻翻较早出版的《申报》，大概就不难体会到，城市的清洁问题已经引起不少人的关注，比如：

> 上洋(海)各租界之内，街道整齐，廊檐洁净，一切秽物亵衣无许暴露，尘土拉杂无许堆积，偶有遗弃秽杂等物，责成长夫巡视收拾，所以过其旁者，不必为掩鼻之趋，已自得举足之便。甚至街面偶有缺陷泥泞之处，即登时督石工为之修理；炎天常有燥土飞尘之患，则当时设水车为之浇洒；虑积水之淹浸也，则遍处有水沟以流其恶；虑积秽之薰蒸也，则清晨纵粪担以出其垢。盖工部局之清理街衢者，正工部局之加意闾阎也。……试往城中比验，则臭秽之气，泥泞之途，正不知相去几何耳。而炎蒸暑毒之时，则尤宜清洁，庶

---

① 参见本书第五章。

免传染疫气,而谓可任其芜秽,纵其裸裎耶?达时务者,尚以予言为然乎?①

　　水为世人一日不可短少之物,若非清洁熟热,适足以致病而伤生。上海洋场经工部局照西国例收捐,修整洁净,不论大小街道,逐日按时打扫,各河浜内不准倾倒龌龊,所以大小茶坊及老虎灶,水清而熟,民人饮之,不致生病。至于城内,较之城外,不啻天渊。……乃开设老河(虎)灶者,多半江宁、溧水等县之人,雇用水夫,不肯远至黄浦挑水,均图就近,或于城外护城河内,或于城内河浜,甚至不通活水之大沟内挑水烧卖。不知城外之护城河紧靠码头,其旁设有粪厕屎池,其屎粪往往从马(码)头流入河内,潮水来时,挑夫以桶舀之,虽云来潮活水,实系和入上流尿粪,挑之入城,烧热即行发卖,不候其煮之滚而又滚,草草舀付,请问秽水不熟,人饮之,岂不易生病症哉?再有于城内河浜沟池之中挑水者,不知城内河浜沟池之中,染坊洗褪黄绿青黑颜料,就近人家洗濯小孩尿粪等布,以及洗刷净桶污秽,更不堪言。凡饮此水者,无不致病,甚至伤生。倘蒙官宪先行示谕,饬将靠近城河之厕坑移于他处,城中庶可免饮尿粪搀和之水,一也;再请谕示城内染坊不准于城内河浜洗褪颜料,须在离城较远之大河方准洗褪,不妨染价稍增,以抵赴远洗漂之劳,城中免饮污秽之水,二也……②

---

① 《租界街道洁清说》,《申报》同治十一年六月十五日,第1版。
② 《除秽水以免致病论》,《申报》同治十二年十二月初九日,第1版。

> 盖时疫似属气所飘流者，然地方秽污，亦能致此，是以
> 工部局劝令诸人相勉，使污秽物不延积者，法莫善于此者也。
> 吾又思得一端，水为人所日用，水不清洁，亦能致疠。⋯⋯
> 预防之术，未有善于饮清洁之水，去秽污之物而已。欲保全
> 身家者，其勿忽略可也。①

这样的议论在早年的《申报》中出现得颇为频繁，人们往往从与租
界的对比中，明确指出城市环境与水质的污秽是疾疫流行的重要
根源，故吁请地方当道仿行租界的做法，清洁街道，维护用水卫
生。从上面的论述中已经看到，污秽的环境与水质会引发疾疫，
在当时的中国并不是什么新的观念，实际上，近代以前就不时有
人论及，不过有意思的是，当时的这些议论除有人追及三代《周
官》之政外，均未言及近世国人有这样的认识，而一概从租界和
西人之政中寻找思想资源。当然，这样的认识虽然传统时期也
有，但就这一问题发表如此集中而专门详尽的议论，并明确提出
清洁以防疾疫乃当道者之职责，则显然是一种新的现象。从中可
以看出，一方面，传统的认识便利了时人从对比中充分认识到清
洁的重要性，另一方面也说明，似乎传统中有关清洁与疾疫的观
念显得隐晦而并未给人留下深刻的印象。与此相对，租界的状貌
和西人的清洁行为却对时人产生了直接而强烈的刺激。同时，西
人颇具新意的粪秽处理机制也给国人提供了新的如何清洁环境的
思考空间。这类由比较而激发的思考，在此后也不时出现在一些
士人的议论中，不过似乎不如同治末光绪初的《申报》中表现得这

---

① 《却疫论》，《申报》同治十二年闰六月十五日，第1版。

么集中。比如,戊戌前后的一则议论亦指出:"中之与西,俗尚不同,嗜好亦异,而其养生之术,实较华人为胜,以其取清洁而去污秽,深有合于日新又新之意也。更推而之于街道,必取夫宽阔平坦,俾往来者咸有履道坦坦之乐,较中国之渠路窄狭,两旁更设地摊,动辄阻碍者不同;道途污秽之物,每日必饬人役扫除洁净,便溺皆有一定之所,不得任意污秽,较中国铺户、居民,随地倾弃垃圾,粪秽狼藉,无人过问者不同;所用打扫人役,确遵守章程,核实办理,不敢稍逾时刻,较中国之清洁局,有名无实者不同……"①

其二,促使国人思考清洁问题的原因也在于当时众多洋人对中国不洁的描述与批评。20世纪中期,西方一项有关19世纪西方人的中国观的研究指出:"中国人另一个被西方人批评的缺点是不讲卫生。……中国城镇在卫生和清洁方面远远落后于西方,作者们经常描写中国街道的肮脏情况。"②这样的描述实在不胜枚举,比如:

> 有一个作者曾说道,在上海中国人居住的城区转一圈之后,他简直想吊在晾衣绳上被大风吹一个星期;天津肮脏的程度和难闻的气味还要糟糕;即使是在北京,据大家所说,大街小巷也污秽不堪,令人厌恶,卫生条件之差超出想像。如果连首都都处于这样一种恶劣的状况,那么,外国人罕至

---

① (清)邵之棠:《皇朝经世文统编》卷99《格物部五·医学·论养生》,光绪二十七年上海宝善斋石印本,第29a页。

② [美]M. G. 马森:《西方的中国及中国人观念(1840—1876)》,杨德山译,中华书局2006年版,第192页。

的内地城市又会是什么样子呢?①

对此,国人自然深有体会,并引以为痛,如 20 世纪初的一篇文章谈道:

> 呜呼!中国者,以不洁闻于世者也。观外人游历所记,莫不曰:其街道则暗黑阴湿,一入其市,秽气冲鼻,行片刻,不觉头岑岑而痛矣。……呜呼!终此以往,几何而不殄其国。吾故曰:中国而不欲改革则已,苟欲改革,必自注意卫生始,不然者,且不能战胜于天演,又乌能与列强相抗耶?②

这内外两方面的触动,与以下两个方面的影响一道,促成国人日渐集中地从防疫卫生的角度来理解清洁和使用"清洁"。

一方面,鸦片战争以后,西方文化在中国的影响日渐扩大,特别是光绪初年以后,西方乃至日本的近代"科学"的卫生学知识也随着西方的译著开始日渐增多地传入中国。③ 其介绍的内容涉及卫生学的方方面面,其中自然有不少涉及清洁防疫的内容。刊于光绪二年(1876 年)的《儒门医学》介绍了保身之要有五:"一曰

---

① 〔美〕约翰·斯塔德:《1897 年的中国》,李涛译,山东画报出版社 2004 年版,第78 页。

② 罗家伦主编:《中华民国史料丛编·江苏》第 3 期,中国国民党中央委员会党史史料编纂委员会 1968 年版,第 78—79 页。

③ 有关光绪前期西方卫生学知识传入中国的情况,可参见拙文:「清末における「衛生」概念の展開」,〔日〕石野一晴訳,『東洋史研究』第 64 卷第 3 號,2005 年 12 月,第 115—123 頁。

光，二曰热，三曰空气，四曰水，五曰饮食。"①而这几个方面，大都涉及保持清洁、祛除污秽的内容。同年刊于《格致汇编》的《格致论略·论人类性情与源流》则有关于洁净的详细论述：

> 第二百七十六……免百体之乱用，应知百体之公理与职司，如欲百体各循其职司，全身坚壮，则有四事：曰空气，曰饮食，曰运动，曰洁净。
>
> …………
>
> 第二百八十一，洁净亦保身之要事，每日或两三日洗浴全身，更换衣服，则皮肤能循其出汗等职司……而所居之房屋，亦必干燥，每日扫除数次，多通风气，凡有臭恶之物，不可存于屋内。又街上应每日扫除，所有垃圾移至远处，为肥田之用。凡城市应有阴沟遍通各房屋前后，应有多水常冲其阴沟，则免各种恶气。②

译于光绪八年(1882 年)、次年在广州出版的《卫生要旨》(嘉约翰译)一书，也在论述家庭和乡邑的卫生责任时指出：

> 一家内外，应时洗扫，不可堆集垢秽之物，粪溺要日日倾泻远方，以免臭污熏触。家中所用之水，须洁净……③

----

① ［英]海得兰撰，［英]傅兰雅口译，(清)赵元益笔述：《儒门医学》卷上，第3b 页。

② 《格致论略·论人类性情与源流》，见［英]傅兰雅辑《格致汇编》，光绪二年十二月，第 4a—5a 页。

③ ［美]嘉约翰口译，海琴氏校正：《卫生要旨》，第 35a 页。

> 清积秽以肃观瞻，免发毒染，一也；禁病猪坏牛，认真严罚，以免生病，二也；引导山泉，以饮以濯，免井水苦咸杂质之弊，三也；设医局以重民命，四也；挑清粪溺，祛除病毒，以免传染，五也；所司责成乡正、保正，六也。①

光绪十一年(1885年)出版的《佐治刍言》也谈道：

> 又国家应于各大城镇设立卫生章程，使地方可免疾病之险。如人烟密稠处，其房屋内并街道上若多积秽物，秽气所蒸，居民易染霍乱吐泻，身子虚热，及发出天花等症。国家必代民间设立章程，令于房屋内外逐日清扫，凡龌龊之物一概不准堆积。如敢故违，立拿其人，治以应得之罪。②

稍后出版的《居宅卫生论》则言：

> 凡人烟多处，日遗粪尿不少，如不设法销除，必污溅街道，熏坏人民，有碍卫生之道，以无奈必设法理之，以利民生。③

这些论述表明，清洁不仅关乎个人的养生，有利于预防疾疫，而且也是一项公共防疫事业，应由国家设法推行。

另一方面，当时出洋的一些文人使臣虽然没有像日本的长与

---

① ［美］嘉约翰口译，海琴氏校正：《卫生要旨》，第37a—37b页。
② ［英］傅兰雅口译，应祖锡笔述：《佐治刍言·论国家职分并所行法度》，第48页。
③ ［英］傅兰雅辑：《居宅卫生论》14，第29b页。

专斋考察欧美时那样对西方的卫生行政制度产生浓厚的兴趣，但也对西洋以及日本的洁净有深刻的印象①，而且也有一些人对相关的卫生机制做了介绍。黄遵宪在定稿于光绪十三年（1887 年）的《日本国志》中介绍了日本的卫生局，其中谈道："凡粪除街衢、疏通潴匽、洁清井灶，皆督饬府县官及警察官，使地方人民扫除污秽，以防疾病。"②张德彝也在光绪十四年（1888 年）的游记中详细记载了德国的卫生制度，其中也有不少涉及清洁的内容：

> 德国因瘟疫传染，前曾设法预防，近来考究愈详，总国设一公署，专管其事，曰御灾司。……凡易传染之症，皆须告知巡捕，巡捕应即照法使地洁净，如修治阴沟等类。……街道不可使有秽气，须时时洒扫，人家屋内中厕并一切秽水，皆由沟筒流至乡间，其未有沟道之处，宜用车载赴乡间。然不可使秽气外蒸，亦不可运入河内，以防鱼害。……是皆养生防病之善举也。③

这些知识的译介自然会产生一定的影响，比如，光绪七年（1881 年）一则报道《清秽除疫》的最后特别指出："诚如西人所云易染疫疠，苟垃圾局早为认真禁止，则方便居民不浅矣。"④不过，总体上说，这些译著和国人著述，在中日甲午战争以前，似乎都没有产生非常重要的影响，特别是国人探讨这一问题的著

---

① 参见拙文：《清代江南的卫生观念与行为及其近代变迁初探——以环境和用水卫生为中心》，《清史研究》2006 年第 2 期，第 21 页。
② （清）黄遵宪：《日本国志》卷 14《职官志二》，第 164 页。
③ （清）张德彝：《五述奇》卷 4，光绪十四年四月二十七日，光绪十八年序抄本。
④ 《清秽除疫》，《申报》光绪七年三月初七日，第 3 版。

述，在甲午之前大都没有正式刊行。比如，《日本国志》虽然于光绪十三年（1887 年）已经定稿，但正式出版则在光绪二十一年（1895 年）以后，而《五述奇》当时只有抄本流传。[①] 然而，当清朝在甲午战争中失败后，随着民族危机的日趋深重，这一局面很快发生了改变。相当多的精英痛感国家的衰敝、种族的病弱，而开始迫切地寻求救亡之道。他们开始认为，中国国家的衰败实源于种族的孱弱，而欲振兴中华，则须"新民"，"其人皆为病夫，其国安得不为病国也"？[②] 所以"强国必先强种"[③]，而要强种，则必须学习西方和日本，讲究卫生之道。在此背景下，卫生问题越来越多地受到精英人士的关注，中国社会对于西方和日本的卫生知识和制度也不再只是被动地接受，而开始主动地吸收。精英们开始日渐增多地将西方的卫生知识转化为自己的论述。[④] 颇具意味的是，虽然在西方的译著和国人的介绍中，清洁只是防疫卫生的举措之一，但在国人的转述中，清洁则被置于特别显要的位置。比如，戊戌前后一篇有关卫生的论说在介绍了西方卫生知识和中国的实际情况后，在结论中写道：

> 所望有治民之责者，以西人之法为法，衢巷则勤于粪

---

①　参见拙文：「清末における「衛生」概念の展開」，［日］石野一晴訳，『東洋史研究』第 64 卷第 3 號，2005 年 12 月，第 111—123 頁。

②　梁启超：《新民说·论尚武》，第 191 页。

③　《卫生论》，《东方杂志》第 2 卷第 8 期，1905 年 9 月 23 日，第 157 页。

④　参见拙文：「清末における「衛生」概念の展開」，［日］石野一晴訳，『東洋史研究』第 64 卷第 3 號，2005 年 12 月，第 123—128 頁。

扫，市肆则严以稽查，庶民间灾害不生，咸登寿域乎。①

即其最终将目前卫生最紧要之处归结于街衢和饮食的清洁。差不多同时的一则时论则指出，"瘟疫之起，原由于不洁，既由东西人士数十年之考求，而知之至确矣"，并认为当时上海发生瘟疫的原因主要在于尸棺的暴露和街道不洁。② 光绪三十年（1904年），严复在《社会通诠》的译评中亦称：

> 夫国之有大疫者，其社会必贫而不洁，此历验无一爽者也。……且卫生之事，莫重于洁清，甚贫之社会，未有能洁清者也。容膝之室，夫妻子女聚居其中，所嘘噏者，皆败血之残气；处城阓湫隘之地，为微生疫种之所蕴生，而其人又至愚，与言卫生，彼不知何语；其国之旧教，又有以使之信鬼神禬禳之谬说，甘穷约溷浊，而不耻恶食与恶衣，夫如是之民，其初之所以不至于大疫者，徒以地广人稀已耳。使一旦庸增谷贱，将勤嫁娶，而生忽蕃，人烟既稠，而不洁愈至，则大疫不起者，未之有也。③

与此同时，甲午以后，日本对中国的影响迅速增强，日本卫生行政的成功经验也开始被广泛引入国内，并产生重要影响。④日本明治以后的卫生行政，早期明显是围绕着防疫展开的，防疫

---

① （清）邵之棠：《皇朝经世文统编》卷99《格物部五·医·续卫生说》，见沈云龙主编《中国史料丛刊续编》第72辑第9册，第4061页。
② 《论凭借鬼神》，见金煦生《新闻报时务通论·民政第九》，第2a—2b页。
③ ［英］甄克思：《社会通诠》，严复译，商务印书馆1981年版，第136—137页。
④ 参见本书第三章。

重心大致经历了从病家标示和隔离、阻断交通到实施"清洁法"的过程，清洁在日本卫生防疫策略中地位相当突出。① 这显然也影响了国人对清洁问题的关注。晚清大儒吴汝纶于光绪二十八年（1902 年）以京师大学堂总教习的身份奉命赴日本考察教育，他特别注意到了日本的学校卫生，专门聘请日本人早川新次翻译《学校清洁法》，以备采行。② 光绪三十一年（1905 年）访问日本的段献增在游记中介绍了日本卫生行政制度后，借当时日本卫生局局长之口言：

> 卫生第一要洁净，中国街市人户，多堆秽物，积臭水，非特薰蒸致疾，而且多生蝇蚋等虫，大有妨害，应扫除净尽。又厕所不得法，甚或无之，大小便随处皆是，宜求造厕规则，二便分所，均起屋盖之。③

可见，随着西方和日本文化影响的日渐加深以及中国民族危机的日趋严重，国人对卫生的关注也不断增多，作为近代卫生知识和防疫策略的重要内容的保持环境和饮食的清洁，也随之越来越多地融入国人的观念，并被置于非常突出的位置。

除了以上两个方面，外国人在香港以及租界的防疫实践也是促使国人重新理解清洁的重要动因。这一点，从光绪二十年（1894 年）香港鼠疫暴发期间《申报》的有关报道和言论中可以得

---

① 参见［日］小林丈広：『近代日本と公衆衛生：都市社会史の試み』，第 15—37 頁。

② 参见（清）吴汝纶：《日记》卷 10《教育》，见施培毅、徐凯寿校点《吴汝纶全集》第 4 册，第 722 页。

③ （清）段献增：《三岛雪鸿》，见孙雪梅编《日本政法考察记》，第 86 页。

到充分的展示。这一年的春天，一场猛烈的鼠疫开始在广东和香港蔓延流行①，这一事件很快受到了远在上海的《申报》的撰稿者的关注和议论。光绪二十年(1894 年)四月十八日的《申报》详细记载了香港的防疫章程，当时，面对瘟疫，香港很快成立了专门的防疫机构，《申报》称之为"洁净局"。报载，"香港洁净局初七日所定防疫章程，业经批准施行，计共十二款，兹将大略译供众览"，所涉及的条款，主要包括隔离、送医和清洁消毒等事宜。②此后，《申报》也一直对香港和广东的疫情予以关注。③ 与此同时，上海租界当局也很快展开防疫行动，工部局董事会在这一年的五六月间(公历)，多次召开会议讨论防疫事宜，除了要求严格按港口章程实施检疫，研究设立隔离设施，还主张采取预防措施，以防止疫病流行。为此工部局要求会审公堂的谳员发布示谕，要求华人遵循。④ 4 月 23 日的《申报》报道了这则示谕：

> 钦加五品衔代理上海英美租界会审事务宋为出示晓谕事，据英美工部局函称，迩来广东香港等处盛行疬子、瘅子等疫症，恐上海亦有传染，设法将街道阴沟收拾洁净，已登

① 关于这次鼠疫的情况，可参见 Carol Benedict, *Bubonic Plague in Nineteenth-Century China*, pp. 131-149；［日］饭岛涉：『ペストと近代中国：衛生の「制度化」と社会変容』，第 28—40 页。饭岛涉的著作还进一步论述了上海的应对，即当时上海租界当局所采取的检疫举措。

② 《香港治疫章程》，《申报》光绪二十年四月十八日，第 10 版。

③ 张中华曾摘录了部分相关资料，可参看(张中华整理：《〈申报〉载 1894 年香港疫情及应对措施摘要》，见北京市档案馆编《北京档案史料(2003.3)》，第 221—227 页)。

④ 参见上海市档案馆编：《工部局董事会会议录》第 11 册，第 625—627、634—635 页。

华洋各报，劝谕租界居户人等，务宜打扫洁净，勿使垃圾堆积，致沾时症，函请示谕等因，到廨合行出示晓谕。为此示，仰租界居民、铺户诸色人等，一体遵照，尔等须知，疫气传染，虽曰天时，然人事亦不可不尽，况时当夏令，凡一切居住之所，尤宜扫除洁净，勿任垃圾堆积，使秽恶之气，触发致病。现在工部局议有定章，并刊传单，挨户分送，无论大街小巷，每日清晨九点钟以前，各将垃圾扫至门首，由工部局马车夫役沿户扫载，惟不得过九点钟以后。自示之后，尔居民铺户诸色人等，务各查照工部局所定时刻，每日督令佣人勤加扫除，一总倒置门首。此为驱疫养生起见，切弗视为末务，稍有忽略，自干未便。懔之慎之，毋违。特示！①

显然，所谓预防的措施，主要即为环境的清洁。有意思的是，这样的防疫举措尤其得到了精英人士的赞同。五月初四，该报在简要报道了上海实行检疫、消毒等防疫举措外，特别议论道：

> 而本馆犹有望者，上海各处之污秽留存者，日内急须扫除净尽，租界中贫苦小民，往往将尸棺抛弃荒郊，无力营葬，炎天毒日，秽气熏蒸，行人触之，最易致疾。虽昨经英界谳员出示查禁，犹恐小民视若具文，所期城厢内外，各官实力施行，辅工部局之所不及，则居民戴德，益觉窭寠弗

① 《辟除污秽示》，《申报》光绪二十年四月廿三日，第3版。

喧矣。①

也就是说，面对疾疫的威胁和外国人的防疫举措，时人对其中的清洁措施不仅认同，而且还特别重视。这从当时的一些议论中也可以明显看出。比如，有人对中西防疫之法详加比较，认为华人治疫，除了设局施医送药，就是设坛祈禳，"徒事张皇，毫无实际"；而西人则不同：

> 地方一有时疫，即由清洁局派人逐户查察，如室中有不洁之物，必令洗涤净尽，更以药水遍洒室中，使无污秽之气。凡患疫者，则另设一地以处之，免致传染他人。街衢秽物，亦必辟除使尽。其有患疫而毙者，亦另择一地以葬之，随毙随葬，不少停留，以免秽气熏蒸。各厕所每日洗涤，投以生灰，以辟秽恶。一切事宜，皆派委员专理，防疫之法，可谓无微不至。

作者进而认为，"西人于防疫之法，既周且密，而有时疫疠之兴，或且蔓延不已，未能即息。此亦时事之适然，非人事之有未尽也"。② 可见，该文作者不仅对西人的防疫赞赏有加，而且所述的西人防疫举措亦几乎尽为清洁行为。另一则议论虽然没有为当时香港的防疫举措未能立即使"疠气潜消"做曲意辩解，但极力称颂上海租界的防疫，说："租界中既已辟疫章程，尽善尽美，凡城厢以及南市，推而至于乡村市镇，次第仿照，百密而无一疏，

---

① 《上海防疫》，《申报》光绪二十年五月初四日，第3版。
② 《论中西治疫之不同》，《申报》光绪二十年四月廿一日，第1版。

则香港虽祸患难除，此间断不沾染濡毫。"此则议论认为，"苟既有疫而始谋施治，虽良医亦有力难施，诚不如防之于未然，为得诗人未雨绸缪之道也"，并指出："防之之法，奈何？一曰洁清屋宇……一曰洁清道路……一曰洁清食物……一曰洁清用物……以上四端，皆防疫中最要之务。"①所举防疫要务，无一不为清洁。

当然，这一认识并不仅仅限于一时一地，此后，每有瘟疫流行，往往都会出现类似的评论。比如，光绪三十三年(1907 年)，营口出现鼠疫，《盛京时报》的一则时评称：

> 其(指西国)防瘟疫之法，不知几经考验，确有其实据，始谕通国奉行之，而后能奏明效也。东三省督抚与各巡警局，既关心于民瘼，深以恶疫之传染为虑，念及思患预防，必应熟悉列国法则，于瘟疫之始末，为之研究其详，以表示于众庶，施行强迫洁净之法，不令稍行疏虞，庶几补救于万一，可幸免于异日也。②

又如，在清末的鼠疫流行中，有一则关于天津防疫的感言表示："观其所订防疫章程及火车验疫章程，种种设防，可谓不遗余力矣。乃起视吾民房屋之污秽如故，饮食之疏忽如故，一若行所无事者，既不知个人卫生之道，则所谓公众卫生者更无论已。"这些议论显然都从外国人的防疫举措中感受或联想到了清洁的重要性。

---

① 《防患未然说》，《申报》光绪二十年五月初一日，第 2 版。
② 《论防疫之法》，《盛京时报》光绪三十三年八月十五日，第 2 版。

在租界良好的卫生状貌的刺激、西方和日本卫生资讯的传入以及日趋主动地接受外国人的防疫实践等因素的影响下，清洁这一古老的词语无论在用法还是含义上都发生了明显的变化。检诸晚清时期的文献时可以感受到，"清洁"一词不仅使用频率日渐增加，而且也较少用来描述一个人的品行，而主要用来表示洁净。这一点，从前面所举的资料中应不难看出。不仅如此，人们关于清洁或洁净的普遍认识也发生了很大的变化，清洁与疾疫的关系不再是人们心目中不甚关注甚或模糊的认识，而成了具有近代科学根据的清晰观念。① 而且，清洁与否不但关乎疾疫，还是防疫的重要甚至头等的事务，至少从 19 世纪末开始，这样的论述在当时的文献中可谓相当常见：

> 照得卫民以防疫为先，防疫以除秽为本。②

> 卫民之生，莫先清理街道。……臭秽污塞，易染疾病，殊与卫生有碍。③

---

① 时人往往会以西方的细菌学说解释污秽与疫病的关系，比如，《申报》的一则议论指出："闻之西国歧黄家谓，疫盛时，有毒虫飞舞风中，中之即兴疫症，辟之之法，无他秘诀，惟在居处、饮食事事求其洁清，自能使疫虫无可藏身，疫气消弭于不觉。"(《续防患未然说》，《申报》光绪二十年五月初五日，第 1 版。)又如，严复在论述何以疫病源于不洁时说："容膝之室，夫妻子女聚居其中，所嘘噏者，皆败血之残气；处城圃湫隘之地，为微生疫种之所蕴生，而其人又至愚，与言卫生，彼不知何语。"([英]甄克思：《社会通诠》，严复译，第 137 页。)
② 《卫生局示》，《大公报》光绪三十年正月廿八日，第 5 版。
③ 《苏商总会拟定治理城市卫生简章》(光绪三十三年二月)，见华中师范大学历史研究所、苏州市档案馆合编《苏州商会档案丛编》第 1 辑，第 689—650 页。

至清洁街道，尤为防疫要务。①

伏思各国防疫之法，治本莫要于清洁卫生，治标莫亟于查验消毒。②

从当时的报章中还可以发现，人们在批评国人防疫不尽人事、徒事祈禳时，往往以无视街道的污秽而不加清洁作为不尽人事的证据，比如：

苏州省城自入春来，喉症盛行，入夏又盛行霍乱吐泻疫症，死者不少。据云此症俗名黑螺痧，又名子午痧。居民遂终日以禳醮符箓为事，好事者，舁神游行街市，装神饰鬼，恐吓小儿。家家门首俱贴黄符，画钢叉。官长形同聋瞽，亦不知清街道秽污。天气渐暑，此疫尚不知伊于何底也？③

杭州时疫流传，间有因症不起者，近日上中下三城各街巷，墙壁黏贴各种符咒，劝人佩带或焚服。又有好事之流集捐，念豆腐佛者，聚囚首垢面之老妪七人一桌，一街巷可以摆至四五六桌不等，同声念阿弥陀佛四字而已。另设一桌，供瘟元帅，中列极大豆腐一方，念毕，大家各分豆腐一块而散。谓其可以驱疫，而街巷之污秽便溺触鼻令人欲呕者，决

---

① 《民政部奏胪陈办理防疫情形折》，《盛京时报》宣统三年二月十六日，第2版。
② （清）盛宣怀：《愚斋存稿》卷19《奉直地方验疫拟派医随车查验折》（宣统三年正月），民国二十八年思补楼刊本，第38a页。
③ 《瘟疫流行》，《大公报》光绪二十八年六月初一日，第5版。

不为之清洁，一切瓜果腐败之物，尤无禁忌也。①

若将这些报道与光绪初年《申报》中的类似报道做一比对的话，时人有关清洁观念的变化则彰显无遗。当时的报道是这样的：

> 宁波于入正后，其城乡等处复有疫疠流行。……该(苏州)处自去腊至今，亦有患此者。一遇此病，便噤口而不能言，宛如中风光景，速则周时，迟则亦不过三日，医家亦莫能实指其症，惟束手以待其自毙已耳。……顾余以为，天定胜人者，亦可人定胜天，苟各人能修省于厥躬而无惭衾影，或转足以驱除疹疠，亦未可知也。若徒事祷禳，则亦何益之有哉。②

当时对于清洁之举，几乎是一片赞同之声，就是某些对近代防疫中的检疫颇有微词之人，对于清洁之举，同样是赞赏有加。当时《大公报》刊载的一则读者来函说：

> 至于西人防疫甚严，观其清洁房屋，涤除必勤，稽查市物，腐烂必倾，法良意美，华人昧焉，毫不措意。然其于轮舟出进之时，医官检疫之法，却未善也。③

同时，清洁也不再被视为个人的私事或某种特定行为和当政者值

---

① 《自愚愚人》，《大公报》光绪二十八年六月初十日，第4版。
② 《苏垣时疫》，《申报》光绪元年正月廿一日，第3版。
③ 《疫症杂说汇志》，《大公报》光绪二十八年六月廿七日，附张。

得称道的义举，而被看作应有行政强制介入的普遍的公共事务。当时的一些议论指出：

> 夫防疫行政，非赖官府强制之力，则民间不易服从。①

> 噫，民政之行难也，不认真稽查，而徒恃示谕，可乎哉？夫总厅颁发示谕，令人知时疫所由传染，必能预为之防，方可以免于患，言固深切著明矣，然尤非势驭强迫，指示清洁之法，使之实事求是，而无或贻误，则其所谕者，究属空文耳，何实政之足云？②

而且，保持环境和饮食的清洁卫生也被看成是当政者应尽的职责。就此，有时人议论道：

> 地方官秉开化之责，应责令百姓讲求卫生之学，清洁道路，开通沟渠，考查起居饮食，乃为免疫之道。今龌龊污秽，不加修治，道路沟渠，不事浚淤，无处非致疫之地。是明明召疫在时气，而致疫在人事，不此之务，求之冥冥漠漠、奇奇怪怪、不可知、不可见之瘟神疠鬼，文武大员，深信不疑，一再为之，有是理乎？③

既然清洁乃防疫卫生之根本要务，而防疫卫生又是关系到健

---

① 《民政司张贞午司使亲临防疫会演说词》，《盛京时报》宣统二年十二月二十日，第3版。
② 《论防疫之法》，《盛京时报》光绪三十三年八月十五日，第2版。
③ 《论驱逐疫疠》，见金煦生《新闻报时务通论·民政第九》，第20b页。

身强种的大事，同时，个人的健康、种族的强壮乃为国家强盛的前提，就此，清洁对于国家民族的重要性已不言而喻了。毫无疑问，清洁事务早已不再是无关国家宏旨的个人细务，而被推举到了一个相当崇高甚至神圣的地位。当时的一些议论往往将清洁与否看作民族盛衰的原因与表征。20世纪初报端的一则议论将"迷信与不洁"视为造成当前中国衰微的主因，不过，两者"虽同为亡国灭种之大端，而就二者之中，较其轻重，则似乎迷信尚可，而不洁必不可"，因为"不洁之习，为害至大，而其故最无以自解。其最可怪者，观其人秽净之程度，即可得其兴亡盛衰之概"。①

污秽不洁不但有碍卫生，应予强制清除，而且也成了被鄙视的对象。《大公报》的一则报道甚至把不洁之人视为"疫种"：

> 杨梅竹斜街西头南去之岔道内，依墙支席覆一病丐，遍沐淤泥，臭秽外达，过者无不掩鼻疾趋。值此时疫流行之际，而特置此疫种于四达之衢，其为害何可胜言耶?②

鄙夷之情，跃于纸上。进而，不洁已被赋予了某种象征意义，比如，当时一篇讨论洁净的文章称：

> （洁净的好处）头一节，与卫生有益，可以坚强身体，加增智慧；第二节，能振作人的精神，可以免去懒惰；第三节，脏净分清，能使人作事有次序。肮脏邋遢的人，与这三

---

① 《论中国人之不洁》，《中外日报》1904年10月31日，转引自张仲民、潘光哲：《卫生、种族与晚清的消费文化——以报刊广告为中心的讨论》，《学术月刊》2008年第4期，第142页。

② 《传疫须防》，《大公报》光绪二十八年六月初三日，第4版。

节全相反。

　　肮脏邋遢，不讲究洁净的人，身体必不坚强，智慧必不灵敏。因循懒惰，作事毫无精神，脏净不分，动作毫无次序。影响与一身一家一国，全有极大的关系。①

在这里，清洁与否不仅关乎卫生，而且还直接与智力和品行相联系。清洁显然有些被神圣化了。

　　需要指出的是，这些虽然可能多为当时精英人士的认识，不过通过当时白话的解说、告示以及小说，已经开始逐步向下层民众渗透。前举丁国瑞有关洁净的议论就是用白话写成的。在清末东北的鼠疫中，兰西县令以白话形式示谕民众：

　　你看外国人，最讲究卫生，就是防疫的妙法，盖毒疫皆因肮脏之气而生，洋人房院要清洁，术（街）道要干净，龌龊秽亵之物，必须向没有居人处倾倒，牛马有病及自死的肉决不吃，你想他能染毒气么？东荒一带，新开辟地方，学洋人的卫生，固然学不到，然亦大不讲究了。⋯⋯所以本县听说小榆树有疫死的人，甚是着急，不得不想防疫的法子，这法子也很容易，只用你们众户，家家把院子打扫洁净，屋里收拾清楚，一切污秽之物都除尽了。吃饭喝水，都要慎重些。然后照本县后开的药方，预备下几剂，一有病人如法煎服，

――――――――――
　　① 丁国瑞：《论洁净的益处（见光绪三十三年十二月二十二日第一百三十八号〈竹园白话报〉）》，见《竹园丛话》第3集，天津敬慎医室1923年版，第68页。

断无不效的。①

而当时一部专门的卫生小说也介绍说:

> 至于平常卫生的法则,尤与疫病有关系,今试将要紧数
> 条,讲给你听听:第一要戒不洁,凡这疫虫的来路每每隐伏
> 那污埃秽尘之内,人苟有隙缝可进,他即乘势而入,所以住
> 宅之内,宜时时洒扫,内外衣服,宜常常洗涤,厨房之中,
> 万要清洁,那些腐败及隔宿的食物,断断不可入口,坑厕不
> 可接近,粪溺更当除净,庶几恶毒疠气,无路可入,是为
> 免疫。②

综上所述,晚清时期,随着西方文明影响的日渐加深和国内
局势的变动,清洁和清洁问题也不再像以前那样较少受到关注,
清洁成了一个使用频繁,基本专指洁净的词语,清洁问题也成了
人们观念中防疫卫生的关键甚至头等要务,进而被视为关乎国家
和民族兴亡的大事。清洁甚而渐渐开始超越防疫卫生的范畴,而
被赋予了文明、进步的隐喻。19 世纪末以后,"清洁"的倍受推
崇,一方面固然与清洁在西方近代的卫生观念和制度中占有重要
地位,以及相对更注重清洁的日本卫生行政对中国影响较大有
关,另一方面更与中国自身的状况有关:首先,不洁可能导致疾

---

① (清)阎毓善:《龙沙鳞爪·公牍类》,见沈云龙主编《近代中国史料丛刊》第
91 辑第 7 册,文海出版社 1973 年影印民国二年铅印本,第 121—122 页。
② (清)儒林医隐编:《医界镜》第六回《张善人卫生谈要略 钱塘县签票拿名医》,
第 37 页。

疫乃是中国旧有的观念，西方文明中的这部分认识与中国旧有观念具有衔接性，相对容易被国人接受；其次，与"文明""发达"的西方诸国及日本相比，中国的卫生状况明显不良，这也使得国人对解决卫生问题更感迫切，民初身在日本的彭文祖在讨论卫生时，痛感中国缺乏必要的清洁，而特别主张"先以清洁二字为卫生之主，有清洁而后有健康，非奢谈卫生即可获健康也"①，清楚地说明了这一点；最后，也因为国人将清洁视为摆脱民族危亡的举措中的重要一环，而且清洁与否不仅关乎卫生，还象征文明、积极向上，甚至关乎"国体"②，故而也就更加突出了清洁的重要性。

四、清洁行为的行政化

与时人清洁观念的变化相伴随，有关清洁的举动也由原来的私人事务和官府的个别或特定的行为，而被逐渐纳入地方和中央的行政机制之中，成为普遍的公共事务，以及官府日常的行政职责。清洁事务关涉的内容，我们从前面的论述中大概不难有一个基本的了解，概括起来，可能就像前举资料所言："一曰洁清屋宇……一曰洁清道路……一曰洁清食物……一曰洁清用物……以

---

① 彭文祖：《盲人瞎马之新名词》，第 170 页。
② 当时的一则倡导街衢整洁的评论认为道路的整洁有三善，首善即为"壮国体"，并引薛福成的日记为证，说："薛福成日记称，比国都城，街道闳整精洁，德国柏林城中，街衢宽阔，道路整洁，望而知为振兴气象。"[《金匦丞工部平治街道沟渠议》，见《集成报》上册（第 6 册），光绪二十三年五月廿五日，第 298 页。]

上四端，皆防疫中最要之务。"①而另外一篇《崇洁说》的时论则将当时紧要的清洁事务归结为以下几端：开浚市河、限葬棺木、疏通阴沟、远建厕所，以及禁售腐败食物和多开浴室等。②综上要而言之，清洁事务不外乎公共环境的整洁以及个人的饮食衣物与住处的清洁。公共环境的清洁为行政应负责的公共事务自不待言，就是个人清洁，官府也负有责任，如多开浴室，强制检查与清除，以及订立条例、多方劝谕③等。前面第三章的梳理业已表明，这样一套由官方权力主导或介入，依托卫生警察来推行的清洁制度，在传统认知、西方观念、租界卫生实践、民族危机和瘟疫侵扰等多重因素的影响促动下，作为卫生行政的主要内容，首先在上海租界，继而在长沙、天津等地开始引入推行，到清末，随着国家卫生规制的引建，更逐渐在各地，特别是上海、天津和北京等一些大城市建立起来。就条规乃至理念而言，至清末，其已经颇为系统、细致而成熟，日后重要的似乎乃是进一步的落实和推广。

当时的清洁举措，大概不外乎两个方面，即日常的环境、饮食和个人的清洁卫生的监管，以及防疫活动中的强制清洁措施。这两方面就具体的举措而言，似乎不无重合之处，只是面对瘟疫

---

① 《防患未然说》，《申报》光绪二十年五月初一日，第2版。
② 参见(清)张德彝：《醒目清心录》第1册卷2，第155—160页。
③ 比如，清末一部关于防疫的著作倡言："身体衣服饮食居住，求求清洁，躲避天地疠气，与特别疠气，人人皆能为之，特恐愚民及妇孺，不能尽知，故拟请订为条例，通行各行省，转饬各学堂，及各府厅州县自治会，作为卫生自治专科，随时宣讲，务令家喻户晓，凡人皆知卫生，似为断绝疫源要法。"[(清)曹廷杰：《重校防疫刍言·例言》，第1a页。]

时，作为防疫活动的重要一环，官府往往会集中更多的社会和国家的力量加强和切实贯彻有关清洁的各项规章制度，如发布示谕、加强巡视和检查、增配人力和设备等。从当时的诸多议论中可以看到，瘟疫已经成为当时促进城市清洁状貌改进和推动清洁举措施行的重要的契机。卫生行政中的清洁作为现代性的重要内容，无疑具有相当大的正当性和进步性，所以当时乃至此后，都很少有人对此提出疑义。实际上，以今日的知识来说，清洁与疾疫无疑具有重要的关联性，但面对许多疫病，如通过空气飞沫传播的肺鼠疫，清洁环境或个人衣食等是否真的对控制流传那么有效？面对这些疾疫，采取清洁措施，是否真的就那么迫切和必要，大概也不是没有疑问的，至少还有进一步探究的必要。实际上，对于清洁的实际防疫效果，当时的文献中很少谈及，不过倒也有些无意中显示效果有限的记载。比如，在清末的东北鼠疫中，黑龙江兰西县令阎毓善在回答上宪有关何种防疫法最有效的公牍中说，"治疫之法以遮断交通，强迫隔离为最有效"，尽管其在有关防疫的示谕中特别强调清洁的重要性。① 又如，光绪二十年(1894 年)香港鼠疫流行期间，报端的一则议论曾指出："香港疫气流行，患者死亡相继，虽英官设法防卫，余力不遗，创设医院医船，悉心调治，并令人扫除屋宇，清洁街衢，而灾患难弥，病势亦形猖獗。"尽管如此，作者并未对清洁举措抱有任何疑问，只是认为，"盖疫之来也，其势疾如风雨，苟既有疫而始谋施治，

---

① 　(清)阎毓善：《龙沙鳞爪·公牍类》，见沈云龙主编《近代中国史料丛刊》第 91 辑第 7 册，第 135 页。

虽良医亦有力难施",非人事所能尽,故应防患于未然。① 这在道理上自然没问题,不过有意思的是,从上面钩沉的实际情况看,当时中国社会或出于民族自强的目的,或为了免遭外国人讥讪,或为了防止外国借机干涉内政②,借鉴西法,相继颁布行政框架中的系列规章,然而,平日往往"善政敷衍"③,效果不彰,要到面对疫情时,才临时抱佛脚,采取一些强力甚至强暴的手段强制清洁。如此,清洁的防疫效果似就更不无疑问了。不过,在当时崇尚"文明""进步",趋新、趋洋的时论中,这样的疑问并不存在。就如上文所引述的,人们往往在指责时人以祈神赛会等"迷信""愚昧"的行为来应对瘟疫的同时,质问民众和官府为何"不尽人事",即行清洁之事。以祈神赛会来验证防疫是否有效,自然是可议并值得重新考量的,但清洁呢?难道真的就是不证自明的吗?

显然,到了清末,清洁行为已从私人、民间或官员个别的行为,转变成了官府的职责和制度化的日常行政事务。虽然这些事业往往需要借助于民间社会力量,如商会、善堂等,但它们显然最终均在规制上被纳入了官方的制度化轨道中,利用官方的权威,以官府的名义展开。其中,官府的责任主要体现在以下几个方面:首先,设立专门的机构并配备专职从业和管理人员;其次,提供或建设必要的硬件设施,如清扫垃圾的车辆、官厕、垃

---

① 《防患未然说》,《申报》光绪二十年五月初一日,第2版。
② 饭岛涉曾从卫生检疫角度对此做过探讨,可参见[日]饭岛涉:『ペストと近代中国:衛生の「制度化」と社会変容』,第69—85頁。
③ 《善政敷衍》,《大公报》光绪二十八年八月初八日,附张。

圾堆放场等；再次，进行保持环境和个人清洁卫生的宣传、劝谕；最后，出于防疫目的，采取临时性的强制清洁和消毒措施。于此，官府的职责和日常事务自然增多了，但同时也无疑获得了增加税收和加强民众控制的合法理由。

这一当时多被称为"为民之生"或"保卫民生"的"善政"，在今天往往被视为促进中国社会走向近代化的进步之举。清末民初，在科学、文明和进步的名义下，"清洁"不仅在观念上获得了关乎国家兴亡的崇高地位，而且也为国家进一步扩展自己的权力提供了"合法"而"合理"的理由。然而，当在倡言这一举动给中国社会带来了怎样的进步时，似乎也应该看到，其时不仅国家冠冕堂皇地借此更进一步地加强了对民众财力和身体的控制，而且大量的"民众"也变成了"迷信愚昧"的代名词。为了文明和进步，为了个人和民族身体的健康，自己身体的自由便变得不再重要。面对自由或者健康，主流的舆论似乎义无反顾地为国人的身体做出了选择。

五、健康或者自由：身体的近代选择

在以上所述的清洁行为中，虽然也把饮食的清洁，如官府禁售腐败食品等包括在内（对于这些，时人也常以清洁一词来描述），不过从当时制定的清洁规条来看，当时所指的清洁行为主要是公共空间及个人，特别是公共空间的清洁卫生。就一般而言，其关涉的内容主要是在公权力的监管下，配合近代卫生行政机制中的粪秽处置方式，通过节制自己行为的随意性，以保持环境卫生的清洁，如不随地便溺，不乱扔垃圾，在规定的时间、规定的地点倾倒垃圾，以及保持家室和自身的清洁卫生等。另外，在疫病流行之际，官府还会以文告或强制的方式，要求民众开展清洁活动。前举清末鼠疫发生期间，长春的禁令最后要求："以上各项，商民均须恪守，勿得违误，并应于每早起先将自己院内门前扫除洁净，毋任积污，违者究罚云。"①在黑龙江，防疫会"饬各区巡警，协同防疫队，按户清查，凡有房院不洁之家，勒令实时打扫，以清污秽"②。对此，当时参与防疫事宜的官员曹廷杰在事后总结说："街衢住户，由巡警同消毒兵役，按段稽查，务令洁净，以消毒气。"③当时的一些言论也纷纷指出：

> 奉天省城，居民亦繁矣，苟由总局派委员与各街巷绅商，集议地方要务，预防恶疫之流行，使各区各户口皆自行扫除洁净，勿令秽恶涂地，致腐败之难堪，丛积微生之物，以贻性命之隐忧。将见一家之政能改良，推之千百家，有所观感，自无难翕然从风，渐著其化道之隆，以表其强国之体。④

先说说咱们京津地方防疫的办法罢，据我看，先从强迫清洁入手，街巷宅院，一律晓谕各家日日打扫，违反者罚。

---

① 《防疫会之禁令》，《盛京时报》宣统二年十二月初十日，第5版。
② 《黑龙江防疫会之纪事》，《盛京时报》宣统三年正月十二日，第5版。
③ (清)曹廷杰：《重校防疫刍言·序》，第1a—1b页。
④ 《论防疫之法》，《盛京时报》光绪三十三年八月十五日，第2版。

注意食品，务使家喻而户晓。①

如前所述，在这一体制中，官府虽然增加了职责，但也获得了进一步加强对民众的财力和身体的控制的契机。而就民众来说，尽管至少在理论上，他们可以因此享受免遭疫病危害、清洁的环境乃至个人和民族的健康等嘉惠，但不用说，他们也因此而失去了许多行动的自由，使自己的身体套上了更多的束缚。国家和官府不仅通过日常清洁规条、强制清洁检查等手段限制民众的身体行为，而且也通过个人的清洁和个人的卫生行为给公共环境带来的影响可能导致疫病的流行与否这样的论述，来进一步将个人的身体与社会和国家联系起来，并以具体的法令规章来合理合法地将个人的身体纳入国家的控制体系中，促进近代以来身体的国家化进程。② 面对健康还是自由这样的选择，普通民众与精英显然有不同的认知。

在传统时期，一方面，民众对国家的人身依附关系显然要较现代强，"普天之下，莫非王臣"，万民皆皇帝的子民。皇帝对自己的子民有生杀予夺的大权，而子民不仅需要在编户齐民的体制下缴纳皇粮国税（土地税和人头税），而且还需服劳役。近世以来，民众对国家的人身依附关系不断松弛，但民众作为皇帝的子

---

① 丁国瑞：《对于外人防疫烦苛之感言（见宣统三年正月初九日第一千四百八十七号北京〈正宗爱国报〉）》，见《竹园丛话》第 11 集，天津敬慎医室 1925 年版，第 50 页。

② 黄金麟对身体的国家化进程有精彩的论述，不过他基本是从政治的角度切入的，而几乎没有注意卫生方面的内容。参见黄金麟：《历史、身体、国家——近代中国的身体形成（1895—1937）》，联经出版事业公司 2001 年版，第 33—107 页。

民的理念并未有根本的改变。但另一方面，官府对民众的日常管理却是相当松散的，清代实行了"摊丁入亩"以后，民众只要交足税粮，个人的人身行动就相对自由，一般情况下，国家基本没有明确的法规来约束民众的日常行为。比如，对倾倒垃圾、随地便溺之类的行为，国家并无什么制度性的规定，也几乎无人监管，而往往通过那些以拾粪草为业者的行动来保持城市的基本环境卫生。① 应该正基于此，晚清著名的传教士丁韪良在自己的回忆录中才写下了本书开头那段话。

因此，当面对这一近代变革时，民众显然无论从观念上还是行动上均感到不适应。由于普通民众没有自己的书写，所以也很难在历史上留下自己完整的声音。不过只要细心体会民众的心声，多少还是可以从士人的一些叙事中看到些许蛛丝马迹。在清末民初的文献中，常常可以看到一些有关随地便溺的批评与笑谈，其中有一则是这样的：

> 有北人初到上海，不谙租界章程，在马路上大便，被巡捕捉去。捕房令罚洋释出，其人不服，吵闹不休。解赴公堂，官判加罚数元，以为吵闹者戒。其人复大辩曰："难道上海人都是一肚子屎，从不大便?"官曰："非禁汝大便，大便自有坑厕，但不应在马路上耳。"其人曰："然则老爷何不多出告示，此明明欺我初来上海之人。上海人腹中能容得许

---

① 参见本书第五章。

多粪，我熬不住也。"官命逐出，其人悻悻而去。①

从这类记载中，不难看出当时没有类似经历的普通民众对此类规定的迷惑。对于这类强制性规定，民众开始显然难以适应，并多有抵触。1894 年，香港暴发鼠疫，由于香港洁净局实行强制性的清洁、消毒和隔离政策，华人一时人心惶惶，纷纷逃离香港，逃离人数达八万人之多。② 当时上海租界出于防疫之目的，也发布清洁之令，同样招致质疑和不满，《申报》的一则议论谈道："日前经英工部局知照美捕房捕头，饬巡街捕通知各产主将大小坑厕，一律填平，惟新虹桥畔之坑厕，迄今未毁。某日经工部局管路西人察看情形，以既在路旁，秽气逼人，遂令坑主不日毁去。论者谓此事近乎不顺人情，且上海晴燠得宜，人口平安，何必作此预防之计，以致拂人之性乎？"③论者所谓不顺人情，无疑应该是指这样的清洁行为有违民众的意愿。强制清洁，制定卫生规则命令民众遵从，不用说会给民众的自由带来限制，给生活带来不便，引发民众的不满甚至抵制应不难想见。无视禁令的现象，自然比比皆是。在南昌，"告示遍于通市，然今日视之，街道犹堆积如故，而粪桶则无一有盖者"④。在河南的祥符，县令因西瓜上市，瓜贩和民众随意丢弃瓜皮，便示谕禁止，然"卖瓜

---

① 陈无我：《老上海三十年见闻录》，上海书店出版社 1997 年版（据 1928 年初版），第 244 页。

② 参见［澳］费克光：《中国历史上的鼠疫》，见刘翠溶、伊懋可主编《积渐所至：中国环境史论文集》（下），"中央研究院"经济研究所 1995 年版，第 700 页。

③ 《去秽所以去疫说》，《申报》光绪二十年五月廿四日，第 4 版。

④ 《善政敷衍》，《大公报》光绪二十八年八月初八日，附张。

之徒置若罔闻,依然弃之者"①。假若遇上一些特殊情况,则更易激起反对。在营口,由于俄人执行卫生禁令时对华民多不尊重,就连当时一般推崇西法的报人也抱有同情和不满。光绪二十八年(1902 年)《大公报》的一则报道称,"凡商民家院内外,未除净之粪腐,若为俄人查见,必勒令以手捧出,以除尽为度。自时疫流行以后,不特因病被俄人羁绁于医院者实繁有徒,即本非染病,或因扫除不洁,致被拘押凌辱者,亦随在多有"②,同情之意溢于言表。而另一则报道则明确表示出不满甚至愤慨:

> 查街除秽之俄兵,每见途巷之中,墙垣之下,有遗留之粪溺,皆不肯用铁锹掇除,辄逼迫左近商民,以手捧掬远移焉。前日天德长粮店门前有狗粪遗于该地,俄兵查见,乃决令该店主人捧送他处,其仆佣向前代劳,乃批其颊,不容。职是之故,深结众怨。后复有派人以手捧粪之事,遽被华民捧粪污掷俄兵面目,遂远遁焉。俄人之看待华民,直奴隶之不若也,肆意摧辱,毫无忌惮,势将何所不至,而俄人待华人之举动,于此可见一斑矣。拨云雾而再见青天,亿兆苍黎,其孰不引领而望治乎?③

同时,在规章的执行中的一些不尽妥善的行为,也会影响民众的执行和议论,如为了改善环境,填平厕所,禁止随意便溺,致使民众便溺极为不便。光绪初上海的一则议论曾就此论述道:

---

① 《藐视禁令》,《大公报》光绪二十八年八月二十日,第 3—4 版。
② 《查病近闻》,《大公报》光绪二十八年七月廿二日,第 5 版。
③ 《污人自污》,《大公报》光绪二十八年七月廿八日,第 5 版。

"从前之设坑厕，因其太多，是以求地下之洁净，而反积墙隅之臭秽也。……倘以坑厕太多，臭秽转甚，概令填平，则往来之人无厕可赴，自必沿途即遗，而粪秽日积矣。"①光绪三十年（1904年），《大公报》的一则有关山海关的报道亦呼吁：

> 山海关自清除积秽，巷口禁止大小二便，通衢颇称净洁。惟人言藉藉，多称不便。缘各胡同内，皆系住户，距厕较远，既不得随意便溺，左近又无官厕，是在有地面之责者设法善其后耳。②

关于诸如此类民众的不配合甚至反对，从清末民政司官员的演说中，不难得到反映：

> 夫防疫行政，非赖官府强制之力，则民间不易服从，然风气未开，大半以生命为儿戏，迷信鬼神，托诸命运，或畏警察之检视，而讳疾不言，或安污浊之习惯，而以身殉死，或奸人煽惑，播散谣言，或搜索太严，致生反抗，至以卫民主良法，疑为贼民之苛政。③

由此不难看出，在健康与自由之间，虽然不能说民众不重视健康，但他们在清晰而明确地体认到清洁与自己健康之间的必然关系以前，明显对因此而造成的自身行动不自由抱有不满。显

---

① 《城壕建厕说》，《申报》光绪七年十一月十三日，第1版。
② 《善后事宜》，《大公报》光绪三十年二月初八日，第3版。
③ 《民政司张贞午司使亲临防疫会演说词》，《盛京时报》宣统二年十二月二十日，第3版。

然，他们更愿意让自己活得更自在，而不是为了某些抽象的名义，如个人和民族的健康，而牺牲自己的行动自由。而当时精英们，至少是那些被认为思想进步的精英们的态度则迥然有异。他们在接触这一机制后，不仅欣然接受，或赞赏有加，还往往出于保种救国、防止外国人干预等目的，对此予以特别的强调和倡导。就如前面论述中所谈到的那样，在早年的《申报》中，撰稿者对租界清洁机制很是关注，且颇为推崇，有一则《论工部局能尽其职》的时论就此评论道：

> 道路最宜洁净，西人于此尤为讲究，其街道上稍有积秽，无不立予扫除，盖不仅以美观瞻，实以防疾疫也。蕴积秽气，最易酿疫，垃圾之中，无非秽恶，倘积聚不散，熏蒸之气中于人身，则必成疾。虽曰自甘偷惰，伊戚自贻。而此等疫疾，最易传染，且将滋蔓乡邻，波累不止，此其害，胡可胜言？故工部局专用人夫驱马车以供泛除之役，其用意为深且至矣。……即此一节，而知工部局于地方诸事，其虑之深而思之密有不可及者已。①

特别是 19 世纪末以降，清洁等卫生事务日渐被视为防疫甚至保种救国的要务，更被赋予了重要的政治意涵。注意环境和个人的清洁，实施卫生行政，不仅关乎民生，而且也牵涉民族的兴亡："不能强一身，能强一家乎，强一国乎？"②同时，污秽不洁则成

---

① 《论工部局能尽其职》，《申报》光绪二十年四月十一日，第 1 版。
② 《论奉省宜整顿医学考究卫生》，《盛京时报》光绪三十三年十月十九日，第 2 版。

了文明社会的耻辱，当时的一则报道就此论述道：

> 铁邑卫生之废弛，已达极点……即如城厢街道，往往大小便顾无人视，即随意遗弃。又牛粪马渤，任性堆积，不知收拾。所最恶者，各铺户门前，用污水泼街，其酸臭之气，令人掩鼻。卖香瓜床所遗瓜瓤，苍蝇蘯蘯，大小饭馆，以宿肉供客，天气炎热，多半臭烂。到处洋沟，秽物充满。以上种种不洁，当兹盛暑，最易酿成时疫。且际此文明世界，亦为生人之大耻也。①

既然清洁卫生关乎民族和国家的兴盛，代表着科学、文明和进步，那么民众对这一机制的不理解、不配合甚至抵触自然就是迷信和愚昧了。这从当时的众多文献在谈论这类行为时每每使用"愚民"之词中可以明显感觉到。更有时论认为，当时，"吾民房屋之污秽如故，饮食之疏忽如故，一若行所无事者，既不知个人卫生之道，则所谓公众卫生者更无论已"，并认为其重要原因之一就在于民众的迷信：

> 自新学发明，一二开通之士，皆能破除迷信之见，然中等社会以下，愚夫妇之沉迷如故也。故当疾疫盛行之际，非设坛建醮，即赛会迎神，以为如此即可以禳疫，而师巫邪教，遂得乘机而起，借书符念咒之事以惑众敛钱者。即有稍知义理之人，亦且以死生有命，诿之不可知之气数，而一切

---

① 《有碍卫生》，《盛京时报》光绪三十三年六月二十九日，第 5 版。

防疫之方法，漫不经心，甚或疑为骚扰。①

这时精英们对清洁问题的特别强调以及对有碍清洁行为的特别批评，显然不是因为当时的环境变得更不清洁，或者人们变得更不注意环境卫生了，而是在当时趋新趋洋的主流思潮中，随着西方卫生观念的引入，他们希望通过强制清洁之类的行动来改变国家萎靡不振的面貌以及保种救国。在强烈的政治诉求下，面对健康与个人的自由，他们显然毫不犹豫地选择了前者。

他们的批评自然不是没有道理的，不过强烈的精英意识似乎让他们忽视了小民的诉求和权利。其实，无论是在传统的认识中，还是在西方近代科学卫生知识中，不洁与疾疫之间存在关系都是显而易见的；并且，作为芸芸众生的中下层民众，受经济条件和教育水平等生存状况的限制，往往表现得不够清洁，健康状况也相对较差，一方面他们是法规实际约束的对象，容易引起反弹，另一方面，他们在瘟疫流行之际，死亡率必然也相对较高。这两方面原因的存在，似乎也妨碍了精英们对以下这些问题做出进一步细致的省思：清洁程度究竟在怎样的条件下如何影响疾疫的发生？对于民众的健康，清洁是否真的那样重要？面对疫病，运动式的强制清洁对于防疫是否真的有直接的效果？是否还有更重要的工作要做呢？这样一些问题，显然不是不用思索就可以理所当然地予以回答的。

个人的自由无疑不是绝对的，而且似乎也必须有所约束，实

---

① 《对于天津防疫之感言》，《大公报》宣统二年十二月十九日，第3版。

际上，作为国家，为了全民的利益而制定一些约束性的法规是题中之义，为了全民享有清洁的环境、健康的身体而制定并强制推行清洁法规，于理于法也都是正当的。不过，在这一过程中，以下两点值得我们思考。第一，目标的正义并不意味着行为的正当，在推进近代化的过程中，普通民众的权利与合理诉求是否可以置之不理？第二，为了某些正当而必要的目标而牺牲部分民众的自由，自然无可避免，但在采取这样的行动时，是不是应对这样的牺牲是否值得做出更多的考量？至少我们不应该完全无视这样的牺牲。

六、小结

从前面的论述中可以看到，在传统时期虽有洁净之意但义项多样的清洁一词，在近代以来使用更见频繁，义项也日趋单一，即开始基本专指干净、洁净。尽管有关清洁与否同疾疫的发生密切相关的认识在中国早已存在，但在具体的历史情境中，这些观念既非世人普遍的认识，更未化为广泛的实际行动。清洁既不是防疫的重要举措，也非国家和官府应尽的职责。近代以降，在租界的清洁状况与华界形成了鲜明对比、西方和日本的近代卫生知识与制度的引入以及国人对其日益主动的接受、外国人在中国领土上的防疫实践等因素的影响下，清洁在国人的观念中逐渐变得重要而明晰，清洁事务不仅开始被视为防疫卫生的关键乃至首要之务，而且还在科学、文明和进步的名义下被进一步神圣化，成为关乎种族强弱、国家兴亡与体面的政治大事。在观念演变的同时，原来基本属于个人事务的清洁活动也日益作为公共事务被纳入官府的日常行政事务之中。在这一过程中，与日本由中央政府制定卫生行政法规，然后推行全国的模式颇为不同，清代包括清洁事务在内的卫生行政基本是从地方出发，各自为政发展起来的，即使是国家卫生行政制度颁行后，亦未能被全面地贯彻，推行状况具有明显的不平衡性。而且，若就条规乃至理念而言，至清末已经相当系统、细致而成熟，日后最重要的似乎乃是进一步的落实和推广。尽管如此，在多数地方，这些规章的执行虽然使当地的卫生状况有所改进，但整体效果显然不彰。卫生行政的内容主要涉及日常清洁卫生规条与临时防疫举措两个方面，然而有意思的是，本来应该作为主要预防性措施的清洁行为，实际上往往成了地方官府面对瘟疫时"临时抱佛脚"的举措。在这一机制中，官府的职责和日常事务虽然增多了，但与此同时其也获得了增加税收和加强民众控制的合法理由，进而国家得以冠冕堂皇地借此更进一步加强对民众财力和身体的控制。民众的身体不得不面临要自由还是健康的选择。面对这一选择，普通民众和精英显然有不同的态度。对普通民众来说，虽不能说他们不重视健康，但在未能清晰而明确地体认到清洁与自己健康之间的必然关系的情形下，显然，他们更愿意让自己活得更自在，而不是为了某些抽象的名义牺牲自己的行动自由。而精英们，特别是那些"思想进步"的精英们，则毫不犹豫地选择了有助于民族强健的"健康"。

一般认为，近代以来逐渐形成的欧洲的现代卫生制度乃是现代化的重要内容，而且其对挽救人类生命的作用并不亚于近代医

学科学的发展。不过，近二三十年以来，随着现代社会新的环境
卫生问题日渐增多以及后现代思潮的兴起，在国际学术界，对这
一制度形成实践过程中，制度背后的权力关系和制度本身的反省
也日渐增多。不过，在中国，无论在史学研究还是现实操作中，
这样的省思基本均未展开。在目前的卫生史研究中，"现代化叙
事"模式无疑占据主导地位，在这一模式中，大家主要关注和着
力呈现的乃是近代以来，中国如何在西方的影响和中国有识之士
的努力下，克服困难，破除迷信，开启民智，努力引入并实践或
创造性地实践西方和日本的卫生行政体制。就清洁问题而言，无
论在历史的论述中还是现实中，清洁崇高而神圣的地位都未曾受
到任何质疑，不洁不仅有碍卫生，还受人鄙夷。在现代的防疫策
略中，清洁依然是重要的内容。在今日中国，与发达国家相比，
环境和个人的清洁似乎也仍具有相当大的改进空间。显然，近代
清洁机制在中国形成的历史意义和现实价值是不可否认的。我自
然无意于做诸如此类的否定，而只是希望通过尽可能全面细致地
呈现这一历史进程来表明，我们似乎应该以更多的反省精神来检
视现代化历程，同时也应该对以下这些问题做更进一步的深思：
第一，对于防疫和健康来说，清洁的重要性和必要性是否真是不
证自明的；第二，目标的正义并不意味着行为的正当，在推进近
代化的过程中，为了国家振兴，是否可以将普通民众的权利和合
理诉求置之不理；第三，为了某些正当而必要的目标而牺牲部分
民众的自由，自然无可避免，但在采取这样的行动时，是不是应
该对这样的牺牲是否值得做出更多的考量，至少不应该完全无视
这样的牺牲。

第七章　晚清检疫制度的引建及其权力关系

一、引言

在现代卫生学术语中，检疫是"对可能与传染病接触过的人或其他生物的活动加以限制，直到确认他们未曾受感染为止的一种措施。其目的是防止传染病，主要是检疫传染病的传播"①。其立意的对象可以说主要是跟疫病患者有过接触而尚未发病的群体，不过在具体实施过程中，至少在历史上，检疫针对的对象，不仅仅是那些可能感染病原体的人群，更有被视为患者的人以及因疫而亡的尸体。其主要的内容大体包括检查、隔离和消毒。②

---

① 盖宝璜主编：《中国医学百科全书·流行病学》，上海科学技术出版社 1984年版，第 42 页。

② 详见下文，亦可参见［日］阿部安成：「"衛生"という秩序」，见［日］見市雅俊、斎藤修、脇村孝平、飯島渉編：『疾病・開発・帝国医療：アジアにおける病気と医療の歴史学』，第 107－130 頁。

检疫不仅是近代公共卫生制度中的主要内容之一，也是其中相对容易引起反抗和争议的措施。① 作为一种带有强制性的公共卫生举措，其在中国，显然是晚清时从西方（包括日本）逐渐引入并推行的。

关于检疫的历史，目前的研究大多集中在海港检疫上，对此，医学史和海关史的研究者已在"近代化"的叙事模式中，对海港检疫这一新生事物在中国出现和制度建设的历程做了不少的钩沉。② 这些研究基本以行为和制度的梳理为主，而且依据的史料和揭示的内容也大抵相同，几乎没有什么分析，并理所当然地将卫生检疫机制的引入和建立视为中国近代化的重要指标，也就是说，检疫具有不言而喻的正当性和先进性。近些年来，随着医疗社会史研究的兴起，历史学者也开始对此予以关注，其中较为重要的，当数饭岛涉和胡成的研究。饭岛涉在《鼠疫与近代中国：卫生的"制度化"和社会变迁》一书中，将检疫作为卫生行政化的重要内容，在多个地方论述了中国海港检疫的实施情况，并以日

---

①　关于检疫措施在实施过程中所引起的反抗，可参见カルロ・M.チポラ：『ペストと都市国家：ルネサンスの公衆衛生と医師』，［日］日野逸譯，第 23—107 页；［日］小林丈広：『近代日本と公衆衛生：都市社会史の試み』，第 15—28 页；Elizabeth Sinn, *Power and Charity：A Chinese Merchant Elite in Colonial Hong Kong*, pp. 159-166；等等。

②　这类的研究较多，如陈邦贤：《中国医学史》，第 273 页；宋志爱、金乃逸：《我国海港检疫事务沿革》，《中华医学杂志》第 25 卷第 12 期，1939 年 12 月，第 1068—1074 页；杨上池：《我国早期的海港检疫》，《国境卫生检疫》1983 年第 1 期，第 3—5 页；杨上池：《试论我国早期检疫章程的特点》，《中国国境卫生检疫杂志》1990 年第 2 期，第 88—89 页；顾金祥：《我国海港检疫史略》，《国境卫生检疫》1983 年第 1 期，第 6—9 页；何宇平：《中国卫生检疫法规演变史》，见顾金祥主编《纪念上海卫生检疫一百二十周年论文选编》，百家出版社 1993 年版，第 11—15 页。

本为参照对象，将 20 世纪 30 年代国民政府收回检疫权视为中国卫生制度化在外交方面取得成功的重要象征。他有关检疫的具体论述，主要是放在中外交涉和主权之争的视域中来展开的，对检疫背后的主权冲突有较为深入的探析。① 胡成则从租界政治和近代国家形成的视角出发，考察了 1910 年上海租界检疫风潮和清末东北鼠疫中的检疫行为，借此来表明华人争取自主检疫和国家对检疫的积极推行对加强中国的国家主权所起到的积极的推动作用。胡文不仅利用的资料颇为丰富，而且还在关注外交、主权的同时，特别注意到了普通民众的感受和回应。② 另外，杜丽红的《清末东北鼠疫防控与交通遮断》一文，从东北鼠疫防治中的断绝交通这一举措入手，借助丰富的档案和报刊资料，对清末东北防疫中的断绝交通的具体情况做了甚为细腻而全面的呈现，并进而探究当时清政府的政治运作和利益博弈问题。③ 东北鼠疫中的断绝交通自然属于检疫范畴，不过该文虽对相关的情况论述颇为细腻，但并没有从检疫卫生史的角度展开论述。这些研究跳脱出大多数研究在"革命史观"或"现代化范式"指引下将问题简单化的窠臼，较为具体地呈现了检疫这一近代行为的复杂性。尽管如此，从社会文化史和公共卫生史的角度，对检疫举措背后复杂的权力

---

① 参见［日］飯島渉：『ペストと近代中国：衛生の「制度化」と社会変容』。

② 参见胡成：《检疫、种族与租界政治——1910 年上海鼠疫病例发现后的华洋冲突》，《近代史研究》2007 年第 4 期，第 74—90 页；《东北地区肺鼠疫蔓延期间的主权之争(1910.11—1911.4)》，见常建华主编《中国社会历史评论》第 9 卷，第 214—232 页。

③ 参见杜丽红：《清末东北鼠疫防控与交通遮断》，《历史研究》2014 年第 2 期，第 73—90 页。

和利害纠葛做出全面的梳理，特别是对检疫所蕴含的"现代性"做出反省，目前依然还较少展开，存在着较大的进展空间。① 而近年来另外一些中国医疗社会史的研究，虽然对医疗、卫生范畴中彰显的"现代性"给予了关注和梳理②，却基本没有涉及检疫这一问题。

有鉴于此，本章将在已有研究的基础上，致力于考察晚清检疫制度的引入和建设，并进而探究这一"现代化"的举措背后复杂的利益和权力关系。

二、检疫推行的契机及各方之心态和认识

检疫是为应对瘟疫流行而启动的临时性紧急措施，它的出现显然离不开瘟疫的流行。③ 而作为一种由相关职能部门强制推行的防疫措施，其在近代中国的出现和推行，自然也少不了瘟疫的刺激。也就是说，检疫措施和制度的出现，往往是以瘟疫的流行为契机的。故而现有的一些相关研究，也往往将其放在瘟疫的背

---

① 西方在这方面已有相当出色的成果问世，如 Peter Baldwin, *Contagion and the State in Europe*, *1830-1930*。

② 如梁其姿：《医疗史与中国"现代性"问题》，见常建华主编《中国社会历史评论》第 8 卷，第 1—19 页；［美］罗芙芸：《卫生的现代性：中国通商口岸卫生与疾病的含义》，向磊译；杨念群：《再造"病人"——中西医冲突下的空间政治（1832—1985）》；等等。

③ 关于检疫出现和发展，可参见カルロ・M.チポラ：『ペストと都市国家：ルネサンスの公衆衛生と医師』，［日］日野逸訳，第 23—107 頁；Peter Baldwin, *Contagion and the State in Europe*, *1830-1930*。

景下加以论述，或直接放在某次疫病的应对个案中加以考察。①
实际上，从上文的论述中已经多少可以看到，晚清检疫举措的引
入和推行，亦无不是在瘟疫流行的背景下出现的。1873年中国
海港检疫的开端，针对的就是东南亚的霍乱流行，而1894年的
粤港鼠疫、1899年营口的鼠疫、1902年华北等地的霍乱等，都
对晚清检疫的推行起到了直接的促动作用，特别是清末东北鼠疫
的大流行，更是为促成中国检疫的全面展开提供了契机。

不过，本书前面的研究已经指出，检疫作为一种近代公卫措
施，基本上并非由中国社会自我孕育而来，中国传统对疫病的应
对，其关注的重点在避和治，而非防，基本缺乏积极主动的、由
公权力介入的制度和行为。而且，即使在19世纪早些时候的文
献中，也看不到有人提出类似的建议或思考。显而易见的是，瘟
疫本身并不必然会促成检疫的出现，它只不过为实施检疫提供一
种外在的契机而已。检疫之所以能够被引入并推行，更为重要的
无疑还在于国家和社会的内在因素。就近代中国来说，我认为，
其主要动因就是以租界为据点的外国势力的存在及外国势力经常
以卫生检疫的名义侵蚀中国的主权，以及近代西方的卫生观念在
中国的影响的日渐加深和加强。

检疫这一举措，向为中国官府和社会所轻忽，而鸦片战争之
后，随着西方势力在中国的加强，在西方早已实行的检疫措施，
作为彰显其文明优越性和尽可能使得自身远离疾疫的手段，也被
引入中国。因此，就检疫在中国的推行本身来说，外国势力的侵

---

① 参见本章引言。

入以及扩张，乃为其最直接的契机。实际上，早期的检疫也几乎均由租界的各国领事和海关等外国势力倡议推行。所以，如果只是简单地把检疫当作"现代化"的重要内容的话，那么仅就此而言，认为中国的现代化在一定程度上乃是西方势力入侵所带来的结果，倒也不能说是过当之言。

当然，随着时局的变动，检疫这一防疫举措也开始越来越多地受到中国官府和社会的关注，至少在进入 20 世纪以后，清廷和地方官府就开始积极地参与其中。当然，他们的参与亦算不上是出于内心认同而自觉主动的参与，而主要是因担心外国势力在检疫过程中往往借此以侵蚀中国主权而不得不推行的一种不得已行为。胡成在其有关清末东北鼠疫的论文中，颇为深入地考察了在面对俄、日采取的措施和直接军事干涉的威胁时，清政府以紧急外交事件的方式来推行检疫、防疫措施的经过。[1] 这一论述特别清楚地说明了清政府在采取检疫措施时的被动心态。对此，当时的一则评论明确指出："宣统庚、辛之交，东三省鼠疫发生，蔓延津沽，几及京师。官厅从事于扑灭防备之术，成绩优美，然实出于旅华外人之强迫也。"[2]实际上，这种情形并不是第一次出现，在 20 世纪初上海、天津的检疫中，地方要员的心态也同样如此。光绪二十八年(1902 年)，南洋大臣张之洞在要求参与检疫的电文中，一再强调的不外乎主权："海口查验船只，尤为国家应有之权。……一归各国揽办，流弊何堪？万不能因惜小费致

---

① 参见胡成：《东北地区肺鼠疫蔓延期间的主权之争(1910.11—1911.4)》，见常建华主编《中国社会历史评论》第 9 卷，第 216—225 页。

② (清)徐珂编撰：《清稗类钞·外交类》第 1 册，中华书局 1984 年版，第 461 页。

失主权。"①稍后，北洋大臣袁世凯亦在奏折中表明自己推行检疫的契机与心态，他说：

> 适值上年五月间上海一带瘟疫盛行，营口鼠瘟相继，北塘患疫尤甚，于是各国军队、领事无不于中国防疫之举属耳目焉。迭据法国提督雷福禄、德国提督裴策先后来函，拟派军医会同查验，均以业经实力举办毋烦派员，并示以章程婉切驳阻。……而后各国军队及领事各官，咸晓然于中国防疫一端，办理不遗余力，始终无可借口，遂亦枝节全消。②

尽管到东北发生鼠疫之时，官府开展检疫事务已经不是全无经验，但鼠疫发生后，仍未见有官府自发的行动，他们也仍将鼠疫作为紧急外交事件来处理，充分证明了外国势力借检疫干预中国主权对于中国关注并推行检疫的重要性。除此之外，在检疫过程中，因洋人歧视华人所引发的反弹，亦是促成官方开始关注检疫的缘由之一。在 20 世纪初官方有关检疫的文件中，往往都会强调"洋医验疫，过于苛虐，无不痛恨"，要求改革"验疫之法，以全民命"。为此，朝廷多次发布上谕，要求地方官和外务部妥善处理。③ 当时掌管上海商务的郑观应也上书要求李鸿章任用华医来检查华人，以免华人受辱，商船行旅来沪受阻。他说："嗣后

---

① 苑书义、孙华峰、李秉新主编：《张之洞全集》卷256《电牍八十七》，第9021页。
② 天津图书馆、天津社会科学院历史研究所编：《袁世凯奏议》(下)，第1064—1065页。
③ 参见第一历史档案馆编：《光绪宣统两朝上谕档》第28册，光绪二十八年，第179页；《清实录》第58册《德宗实录》卷518，光绪二十九年六月庚申，中华书局1985年版，第840页；《清实录》第59册《德宗实录》卷540，光绪三十年十二月辛酉，中华书局1985年版，第175页。

凡各船华客准归华商公举有名华医到船查验，庶言语相通，疾苦可问。伏想上海洞悉中西医理之华人颇多，堪以聘用，况以华医验华客，同文同种，不致受人陵辱。"①

不仅如此，这一举措最终能够在总体上为多数精英所接受（详论参见本章余论），应该也跟晚清特别是甲午战争以降，中国社会对近代卫生观念和行为的日渐重视有关。如果没有这一点，检疫这一举措也就不可能在日后日渐内化为中国社会自身制度的一部分。前几章的论述表明，同光以降，西方的卫生观念和行为随着租界的卫生实践、西方卫生学著作的译介以及部分国人的主动引介而开始传入中国，但影响有限。中日甲午战争之后，空前的民族危机让越来越多的精英人士开始关注近代卫生观念和行为，并将其置于强国保种的高度加以认识。对于检疫之法，虽不无批评之声，但从下文可以看到，总体上，官府和精英都往往将其视为近代、文明和进步的事物而给予认可，其中亦不乏积极引介的褒扬之声，如前引香港鼠疫暴发后，《申报》上的言论对西方防疫之法的激赏。1903 年一篇全面论说卫生的文章，则将检疫视为"国外卫生者，关系于他国之卫生"的三大要政之一，并对此论述道：

（一）客民检病法　　自交通日繁，病种亦随地随人而转移焉。故欲保一国之健康，更必除外来之疾病。此客民检病之所以为要也。依文明公例，甲国之民往乙国，当其出发时，必先检病以免退回之虞。既至，又必严行诊察，以防病

_____

① 　夏东元编：《郑观应集》下册，第 857 页。

种之迁移。去冬日本有黑死病，美利坚移文日政府，谓日人之渡美者，出发前必于无疫之地居住一周无恙，然后始可准行。俄人亦有移文，谓已认定日本某地为有疫之地，盖亦所以阻其民之迁徙也。①

该篇文章还将此视为国家强盛的必要之举，指出：

> 瘟疫所起，其房屋尽付一炬，传染病所生，其轮船不得入口，若是者岂无故哉？稽其所以，盖有二端：自保守之道言之，自智识日进，事业日繁，人之生命，即因以而日贵，非如是，不足以尽保护之道也。自进取之道言之，有健康之土地，斯有健康之人民，有健康之人民，斯有健康之事业。不然，则疆土虽广，尽疫土也；人民虽众，尽病夫也。疫地、病夫，安望其有健康之事业哉？②

在这样的背景下，各方对检疫的心态也极为复杂，而且也往往随地位、身份以及信仰认识的不同而多有差异。就此，我们将分别从官方、士绅精英以及普通民众等几个方面对各方对于检疫的认识与心态做一梳理。

(一)朝廷和官府

卫生防疫，向不为中国官府所注目，也基本缺乏专门负责的

---

① 普澄：《卫生学概论》，《江苏》第4期，1930年9月，第79—80页。
② 普澄：《卫生学概论》，《江苏》第3期，1930年7月，第78页。

制度、人员和组织机构①，故官方对于检疫，亦向不加意。光绪初年，宁波的外国人曾就此谈道："说实在的，凡是有预防和治疗霍乱之信息，地方官员倒是不会阻拦，但他们也未采取像西方那样'防疫封锁线'（指传染病流行地区所实施的），并对区线内外之人士都注射霍乱预防针。"②上文谈到，虽然自 20 世纪初，迫于外交上的压力，中国官方对检疫的参与在上海、天津、营口等地即已开始，但总体上，检疫仍并未受到各地官府的重视，以至在宣统二年（1910 年）冬东北鼠疫暴发后，与外国人相比，中国官方的反应仍相当迟缓。鼠疫初起时，俄国巡警局、庶务工会和铁路公司等即连日召开会议讨论预防之法，"多主持照会中国地方官，派俄医士在傅家甸查验"，而"不识傅家甸地方官吏对于此事著何措置"。③当时另外的报道亦称，"华人多不知防备……而俄人则防备甚严"，"租界如此防范严密，而华界傅家甸毫无准备"。④而在防疫过程中，山东巡抚则感慨道："臣窃维中国卫生政令素罕，讲求防疫之说尤为向所未闻，仓卒筹画，一切机关均不完备。"⑤对此，后来的一则追记论述道：

---

① 参见本书第三章。

② 《光绪四年（1878 年）浙海关贸易报告》，见中华人民共和国杭州海关译编《近代浙江通商口岸经济社会概况——浙海关、瓯海关、杭州关贸易报告集成》，第 210 页。

③ 《〈远东报〉摘编·卫生防疫》，《哈尔滨史志丛刊》1983 年第 5 期，第 23 页。对于鼠疫暴发后中俄双方的处置情况，可参见杜丽红：《清季哈尔滨防疫领导权争执之背景》，《"中央研究院"近代史研究所集刊》第 78 期，2012 年 12 月，第 93—98 页。

④ 《满洲里哈尔滨防疫记》，《东方杂志》第 7 卷第 11 期，1910 年 12 月 26 日，第 344—345 页。

⑤ 《山东巡抚孙宝琦为报山东疫情及办理情形事奏折》（宣统三年二月十二日），见中国第一历史档案馆《清末东北地区爆发鼠疫史料（上）》，《历史档案》2005 年第 1 期，第 26 页。

方肺百斯笃初传染至满洲时，中国政府，度外视之，置诸不理，于是教会西医，及中国习西医者，有鉴于斯疫传染之迅速而酷烈也，独抱杞忧，谓当疫症萌芽时代，防治不力，则其势蔓延，将来不可扑灭，非南遍中国各地，北至俄国东方诸省不止，万一斯疫由东俄而传至西欧，其为患何堪设想。既而斯疫愈传愈烈，外人屡以为言，而中国政府，始知畏惧，乃设防疫医局。①

显然，就当时中国普遍的情况而言，若没有外国人的压力，绝大多数官员恐怕不会主动去积极采取防控措施，更不用说是施行颇为繁杂且易起冲突的检疫了。前面已经谈到，对于检疫，当时官方主要是将其当作紧急外交事件来处理的，也就是说，是在遭受外国人漠视民命等方面的非议，以及外国人以卫生检疫的名义对中国主权虎视眈眈的压力下而实施的被动之举。不过，另一方面也需看到，对于检疫，当时官方的心态其实颇为复杂，虽然有无奈和畏难的情绪，但内心在理念上亦不乏认同之心。这在东北鼠疫中总理其事的东三省总督锡良的奏折中有清晰的表达：

当腊正之交，几有猝不及防之势，医药设备无一应手，稍一延缓，外人便执世界人道主义以肆责言；操之过急，群情又百端疑阻。地方官吏本无经验，或偏信中医固执不化，

① 李广诚：《扑灭中国北方之瘟疫——译六月分美国世界大势报》，《东方杂志》第8卷第8号，1911年9月17日，第4页。

充其不忍人之心以姑息为仁爱，亦足以助长疫势，使地方
糜烂。①

　　经臣等严饬各属厉行扑灭，只以事属创见，从事员绅苦
无经验，所有防检各种机关仓卒设备，诸形艰棘。兼之火车
停开，交通梗阻，应用中外药品购运维艰，加以民间风气未
开，检验隔离既苦不便，焚尸烧屋复谓不情，往往隐匿病人
藏弃尸身，甚且造谣滋事，相率抗阻。且沿边一带铁路各站
以及省城之拘留外人，又复遇事要求多方指摘。层层困难，
几于无从措手。②

由此不难看到，这些官员虽然感觉困难重重，但对于检疫措施本
身还是颇为肯定的，存在的困难除外国人干涉以及没有经验之
外，也在于民间风气未开。他们对这些措施的效果亦未见怀疑，
认为只有实心坚持，才能克服困难，取得成效。"然非实力执行，
则疫无遏止之期，不特三省千数百万人民生命财产不能自保，交
通久断则商务失败，人心扰乱则交涉横生，贻祸何堪设想。臣等
苦无经验，只有坚持定见，博采群言，数月以来，仰赖圣主洪

---

① 《东三省总督锡良为奉天民政使张元奇等员殚精极虑调度得宜清奖事片》(宣
统三年四月十七日)，见中国第一历史档案馆《清末东北地区爆发鼠疫史料(下)》，《历
史档案》2005 年第 2 期，第 27 页。
② 《东三省总督锡良为黑龙江防疫出力各员择优续奖三十四员事奏折》(宣统三
年五月初二日)，见中国第一历史档案馆《清末东北地区爆发鼠疫史料(下)》，《历史档
案》2005 年第 2 期，第 29 页。

福，克收成效。"①不仅如此，从锡良对某些地方官"充其不忍人之心以姑息为仁爱"的批评中不难看到，对于那些执行过程中不人道甚或残暴的现象，他认为不过是为了最终遏制疫情，保卫国权、民命而付出的必要代价，也就是说，为了最终的目标，那些牺牲是值得的、必要的，否则就会"助长疫势，使地方糜烂"。这样的心态，亦可见于光绪三十年(1904年)在天津开展检疫时的袁世凯，他在奏折中特别强调，由于北洋防疫措施的见效，"各国军队及领事各官，咸晓然于中国防疫一端，办理不遗余力，始终无可借口，遂亦枝节全消"。而之所以见功，则是因为官员医士实行了检疫措施，"当前年瘟疫盛行，全赖各该员督率华洋医士冒险从事，奋不顾身，始克毕力经营，归我自主。而沿海商民全活无算。是裨益国权甚大，而拯救民命甚众"。② 从中可以看到，这些地方大员虽然对于办理此类事务颇感头疼，亦不愿主动开展，但从道理上讲，他们亦认为，这样的举措既可维护国权，又能拯救民命，当不失为善政。

这样的认识，同样体现在一些中下级官员的观点中，只不过他们或许更同情在检疫过程中，民众所遭受的来自洋人或官吏的屈辱和不幸。光绪三十一年(1905年)，湘潭的袁树勋在给当时南洋大臣的公文中称："至止疫一事，虽系卫生美举，惟西医治法与华医不同，华人体气，亦与西人迥殊，往岁吴淞轮船验疫，

---

① 中国科学院历史研究所第三所主编：《锡良遗稿·奏稿》第2册，中华书局1959年版，第1311页。

② 天津图书馆、天津社会科学院历史研究所编：《袁世凯奏议》(下)，第1065、1157—1158页。

因西人治验之法，均非华人所能任受，颇滋物议。"①其虽然主张
改变华人受辱的局面，但亦首先承认此为"卫生美举"。东北鼠疫
中，民政司司长张贞午在演讲中，首先将隔离病人视为防治鼠疫
四大要政之一，虽然他主张"于用实行干涉政策之外，兼用恳切
指导之手续"，但对民众的抗议的批评也毫不留情：

> 夫防疫行政，非赖官府强制之力，则民间不易服从。然
> 风气未开，大半以生命为儿戏，迷信鬼神，托诸命运。或畏
> 警察之检视，而讳疾不言；或安污浊之习惯，而以身殉死；
> 或奸人煽惑，播散谣言；或搜索太严，致生反抗，至以卫民
> 主良法，疑为贼民之苛政。如上海前日，因实行检疫，竟酿
> 风潮，举动野蛮，见经列国，若奉天仍蹈前辙，恐滋
> 隐忧。②

而参与防疫的道员、被称为爱国学者的曹廷杰，则对检疫给予了
更为明确的肯定：

> 凡遇疫症发生，凡诊验、隔离、消毒诸手续，当查照西
> 法办理，万万不可忽视。③

> 夫大疫之流行也，中国旧俗，往往诿之于气数，归之命

---

① 袁荣法编：《抑戒斋奏牍辑存》，见沈云龙主编《近代中国史料丛刊续编》第
21辑，文海出版社1975年版，第145页。
② 《民政司张贞午司使亲临防疫会演说词》，《盛京时报》宣统二年十二月二十
日，第3版。
③ （清）曹廷杰：《防疫刍言例言》，见丛佩远、赵鸣歧编《曹廷杰集》（下），中华
书局1985年版，第278页。

运，死丧遍野，不知其由传染而来，坐以待毙。偶有一二避疫预防，则群相惊讶，自甘死而后已。……报章载由疫地回家，染及一家一乡者，不一而足。则传染之凿凿有据也，谅已共见共闻，尚不亟求思患预防之策乎？尚得于检验留诊隔离消毒之善政，而非议横生乎？吾国愚民，当从此恍然大悟矣。①

在曹廷杰看来，检疫之举，实为来自西洋、符合科学的防疫良法，民众的非议和反抗，乃为愚昧之见。当时的一些地方官在具体的作为中，往往杂糅进传统的防疫之法，如公布验方、施送丸药等，虽然实施时由于乡民的不配合而难以切实执行，但官员们对检疫之法都予以高度认同，认为"治疫之法以遮断交通，强迫隔离为最有效"②，并以白话的方式向民众宣讲：

> 你看哈尔滨死的人甚多，俄国人百无一个，那是怎的，人家就是防范的好。甚么防疫局啦、消毒所啦、检验官啦，细心想想，不是人定胜天么，那天灾流行的话是万不可信了，你们快照样办吧！③

由此可见，官方对检疫的态度虽然不愿主动积极，也多有畏难情绪，而且对这一举措的认识不尽相同，但对检疫这一源自西

---

① （清）曹廷杰：《重校防疫刍言》卷下《先时预防编》，第9a—9b页。
② （清）阎毓善：《龙沙鳞爪·公牍类》，见沈云龙主编《近代中国史料丛刊》第91辑第7册，第129—135页。
③ （清）阎毓善：《龙沙鳞爪·公牍类》，见沈云龙主编《近代中国史料丛刊》第91辑第7册，第122页。

方的措施本身，则基本没有异议，且大多将其视为有利于维护主权、拯救民命的善政，甚至将其视为防疫"最有效"之法。也就是说，当时的官方，总体上是将检疫作为有利于维护国家尊严、促进国家近代发展的爱国和进步之举来认识的。

（二）士绅精英

与官方相比，士绅精英少了较多的现实掣肘，而可以相对比较自由地发表言论，故其所表现出来的心态和认识也更为多元和复杂。不同的人对检疫的态度，往往因其思想观念、身份地位等的不同而差别甚大。趋新崇洋之士，往往对检疫极力赞赏，大加推崇。即使看到检疫过程中存在这样那样的问题，也曲意为之辩护。从看到的资料来说，这样的认识出现的时间，似乎早于官方对检疫的关注和参与。光绪二十年（1894年）粤港发生鼠疫后，《申报》上出现不少有关防疫的议论，往往都对港英当局的防疫举措深表赞同，如当年《申报》上的一则议论指出：

> 西人则不然，地方一有时疫，即由清洁局派人逐户查察，如室中有不洁之物，必令洗涤净尽，更以药水遍洒室中，使无污秽之气。凡患疫者，则另设一地以处之，免致传染他人。街衢秽物，亦必辟除使尽。其有患疫而毙者，亦另择一地以葬之，随毙随葬，不少停留，以免秽气熏蒸。各厕所每日洗涤，投以生灰，以辟秽恶。一切事宜，皆派委员专

理，防疫之法，可谓无微不至。①

此外，也有评论从细菌学角度论述检疫隔离的重要性：

> 本埠工部局西人深恐轮舶往来，或将疫气带至，因预筹一切，保护居民，意美法良，可谓无微不至矣。……闻之西国歧黄家谓，疫盛时，有毒虫飞舞风中，中之即兴疫症……然一人既患疫，则与之杂处者势必蔓延，而佣保妻孥，周旋于病人之侧，其传染更为迅速，每有朝发而暮即丧身者。故凡病人，必使迁居医院中，与佣保妻孥远隔，庶几绝传染之患，得免殃及全家。②

还有评论对防疫效果不彰给予极力辩解，说："西人于防疫之法，既周且密，而有时疫疠之兴，或且蔓延不已，未能即息。此亦时事之适然，非人事之有未尽也。"③稍后的一则时论，则借北里柴三郎之口强调检疫的重要性："而尤要者，凡有疫虫之处，外来船只，切勿驶入口门，俾免人身及行李中将疫虫带至他处，蔓延无际贻害于人。"④进入 20 世纪以后，这样的言论则更为常见地出现在报端时论中。光绪三十年(1904 年)《东方杂志》上一篇题为《防疫篇》的论说认为，对于防疫，当前最为便捷的方法有设传染病院、行隔离之法和用扫除法三种，其中就隔离之法说道：

① 《论中西治疫之不同》，《申报》光绪二十年四月廿一日，第 1 版。
② 《续防患未然说》，《申报》光绪二十年五月初五日，第 1 版。
③ 《论中西治疫之不同》，《申报》光绪二十年四月廿一日，第 1 版。
④ (清)邵之棠编：《皇朝经世统编》卷 99《格物部五·医学·霍乱论》，见沈云龙主编《近代中国史料丛刊续编》第 72 辑第 9 册，第 4049 页。

一曰行隔离法。东西文明国之遇有疾疫也，则必令患者与不患者分离，使往来之交通断。其分离也，不但患者一身而已，其同居之人，其所居之地，其与患者有关系之器具等类，亦莫不隔离之，使与不患者不相浑乱。其所以如此者，重性命之道，固宜然也。而我国之风俗，则适与之相反，不但同室之人，无可逃避，且有因亲戚、朋友、乡党、邻好之死丧，徇俗礼之吊訉，而故为趋就以求传染者，非真好义，盖以不明病理之原由，贸贸然为之，而不为意也。若隔离之法行，则世俗之迂礼可破，而无故受害之徒，亦可以少减。①

另外，在清末东北鼠疫中，留学日本的陈谟在介绍预防之法时，首先谈的就是检疫隔离，他说：

文明国，首重卫生行政，与外国人交通之区，设海港检疫所、汽车检疫所，凡船舶及汽车之乘客，皆受卫生技师检查，如有疑传染病之人，立将该患者精密检查，确诊时，将该船或车之乘客隔离一所，注意消毒。②

显然，陈谟将实行检疫之法视为文明国家的重要特征。不过这些言论基本还是介绍性的，并未论及检疫之法在中国的施行。随着检疫之法较多地出现在中国社会应对瘟疫的实践中，检疫这种强暴行为所造成的弊端亦逐渐为人所了解，对此，当时不少精英或

---

① 《防疫篇》，《东方杂志》第 1 卷第 7 期，1904 年 9 月 4 日，第 75 页。
② 《黑死病预防论》，《北京日报》宣统三年二月初六日，第 1 版。

者不以为意，或者将此视为为达到更高层次的目标而付出的必要代价。比如，光绪三十三年(1907年)营口、盖平一带发生了鼠疫，当时报端上的一则评论在批评当地官府防疫不力时，更以西方的严格检疫相对比，称：

> 故世界文明国，虽斯病发见于一人之微，则百方讲究，不遗余力。前年檀香山，华侨一人患之，美政府火烧其附近数百家。日本横滨鼠疫发现，亦火其人之宅，可以知各国慎防鼠疫之一端矣。①

显然，他并不认为美国和日本的做法有何不妥，而是将其视为重视防疫的表现，并进而呼吁地方官："纵不然行之而有少数之反对，不犹较病毒之蔓延他处之为愈乎？所望当道者三致意焉。"而在清末东北的鼠疫中，这类的言论更见普遍，比如：

> 论者又谓防疫之法，未免苛厉，一人致病，验及全家，一人疫死，焚及各物，不知不如此，则不能防疫之蔓延，倘稍一疏忽，其祸则不知流于何极。故深闭固拒，杜渐防微，而后无疾之人皆可安然无患，其隐为吾民造福也，亦非浅鲜矣。②

亦有论者给予更明确的强调，称"今日疫症，亦既蔓延及于各处，势非严密检查，遮断交通不可"，并极力为之辩解道：

> 仁与暴本不可同日语，弃与取又为相对之名词，然世宁

---

① 《论宜研究防疫之法》，《盛京时报》光绪三十三年九月初六日，第2版。
② 《对于防疫会之感言》，《大公报》宣统三年正月十一日，第3版。

无以弃为取者，寓仁术于暴行中者，是亦可为防疫之涉乎苛虐骚扰解也。中日各宪，深惧疫祸之日即蔓延，且惧因东省而延及北清南清各埠，因此拼掷巨款，以筹挽救方法，其热心毅力，注重于人道问题，为何如耶？即令措置偶有不合，亦当曲意恕之，而况今兹之防疫乎？①

鼠疫平息后，进而有人完全将其成功归于官府严格听从了西医的建议，实行了严格的检疫等措施：

> 至于中国政府，于平日政策，多未尽适当，独于北方救疫事宜，其布置之完备，与对付之敏捷，一扫本来敷衍因循之积习，实出人意料之外。事后追思，大有兴味。若烧毁染疫人之房屋而偿其价值，无论军民人等，均须受验疫西医检视，以防诸症之传染。凡未经西医验视，因他病而身故者，亦不得遽行埋葬，须医生检验给凭，始得入土。如疫毙之人，气绝未久，即须火葬，不能稍停片刻。有疫症区域，派兵四面围守，严禁出入往来。诸如此类，皆防疫中之要务。……总之中国官吏，素未讲求治疫，今竟有此严厉整肃之政策者，皆采用西医条陈之力也。②

由此不难看到，随着西方影响的加深，由西洋舶来的"卫生"受到越来越多的士绅精英的关注并被视为强国保种的要政，精英们对

---

① 《防疫赘言》，《盛京时报》宣统二年十二月二十七日，第2版。
② 李广诚：《扑灭中国北方之瘟疫——译六月分美国世界大势报》，《东方杂志》第8卷第8号，1911年9月17日，第6页。

检疫的推崇亦日渐增长，特别是随着清末东北鼠疫的平息，在那些主张学习西洋、追求进步的精英们眼里，检疫也越来越成为代表文明、进步和科学的善举，也是中国成为文明国家必须施行的举措。

当然，当时的中国也有另外的声音，实际上，不同的人，或出于观念认识，或出于利益，从不同角度对检疫不予认同甚至大加攻击的言论也比比皆是。早年出洋的官员或士人在记载中谈到检疫之时，大抵都没有好感。比如，19世纪90年代初出使美日等国的崔国因就对美国的检疫大有微词，他在光绪十七年(1891年)十二月初四日的日记中记载道：

> 美国近来藉口防疫，凡欧洲各国商船入口者，必停口外二十日，验明后，方准入口，以致客、货来美阻滞，无利可图……美国禁华人入口，则令领照；禁欧洲人入口，则云防疫。其行法有刚、柔，皆背约也。俄、奥诸国虽未允其禁工，而不能驳其防疫，使其船不即入口，则往来滞而无利可图，船主自然不载此种贫民，而来者自阻矣！美人狡矣！其实各国皆如是也。①

光绪二十八年(1902年)出使欧洲的载振也在经历了验疫后评论道："盖西人缘饰之事，亦复如此。"②而在20世纪初的文献中，

---

① (清)崔国因著，刘发清、胡贯中点注：《出使美日秘日记》卷13，光绪十七年十二月，黄山书社1988年版，第528页。

② (清)载振：《英轺日记》卷3，光绪二十八年四月十二日，光绪间铅印本，第11b页。

时常可见有关外国人借检疫对华人加以欺辱的言论，比如，陈独秀在光绪二十九年(1903年)的演说中称："夫俄人虐待我中国人已非一日。……俄官设验疫所于牛庄，纳多金者则免，否则虽无病者亦置黑狱中，非纳贿不效。其无钱而囚死狱中者，时有所闻。"①另外，在光绪三十三年(1907年)出版的《上海乡土志》教科书中，虽然列了"验疫"一目，但通篇未见一句肯定之词：

> 吴淞口外有海关验疫处，以西人主其事。外洋船舶进港，必经此处查验，每于华人多所留难，受其辱者，殊堪发指，而于西人入口，则不加查验，纵之使去。夫验疫处为吾国所设，而犹蔑侮华人，使行旅视为畏途，无怪乎华工华侨之远涉重洋而受彼虐待也。②

这些言论未必是作者的亲身经历，而大抵来自耳闻，显示出此类传闻在当时社会上颇有影响，让人对检疫心生畏惧。光绪三十一年(1905年)，刘鹗前往东北，曾计划去营口，但因故未立即成行。后从朋友处得悉营口已实施检疫，他在九月二十七日的日记里记下了当时的感受："谈及营口验疫，许入不许出，大惊，幸未自蹈罗网。"③

在检疫具体展开的过程中，反对的言论也更见增多。在东北鼠疫中，观念上十分"爱国"的《东陲公报》就"坚意反对取用西法

---

① 陈独秀：《安徽爱国会演说》(1903年5月26日)，见生活·读书·新知三联书店编《陈独秀文章选编》(上)，生活·读书·新知·三联书店1984年版，第12页。

② (清)李维清：《验疫》，见《上海乡土志》，第99页。

③ (清)刘鹗：《乙巳日记》，见刘德隆、朱禧、刘德平编《刘鹗及〈老残游记〉资料》，四川人民出版社1985年版，第268页。

防疫，并拒绝俄人商议防疫问题"①。而在当时的主流报纸上，虽然大多数文章对检疫等措施持赞同之态度，但亦有些记者通过对检疫过程中问题的描述而实际表达了自己不尽认同的态度。比如，光绪二十八年（1902 年）《大公报》上一则《验病笑柄》的报道称：

> 俄以防瘟为名，各处严查，以示其威，火车开行后，每站必小停以待验，及医生上车，反问曰：汝等皆有病否？众客哄然。夫医生者岂不知病人必不行路乎？故作解颐之语，益以彰俄之多事云。②

又如，东北鼠疫中，《盛京时报》一则报道指出：

> 自百斯笃疫症发现以来，中西医家研究均以毒菌遇寒势猛，见热力微。近闻小西边门外所设之防疫所，房屋空躺，并无暖炉，一切病人悉卧于地，铺以石灰，原有衣服被褥，概不准用，以防毒患。况又饮食不足，雇用夫役，亦不留意扶持，故由关运回之行客，因苦生愁，因愁生病，又不认真施治，仅以药水淋洒，医官怕染，永不往视。近日死亡相继，厥状甚惨。望有责者，加意救治，以全生命，则人民之受福无涯，而功德亦甚宏云。③

---

① 《〈远东报〉摘编·卫生防疫》，《哈尔滨史志丛刊》1983 年第 5 期，第 41—42 页。
② 《验病笑柄》，《大公报》光绪二十八年七月初一日，第 5 版。
③ 《防疫所果有缺点欤》，《盛京时报》宣统二年十二月廿六日，第 5 版。

这样的报道在当时的报端时有出现，而较为典型地出现在《东方杂志》1910 年第 12 期上的一组题为《满洲里哈尔滨防疫记》的报道中。这组报道虽然没有明确反对检疫的议论，但通篇报道揭示的几乎都是检疫中出现的惨绝人寰的现象：

> （十月）二十四日早四钟，俄又将各街巷口堵塞，华人除在俄商会注册十八家不圈外，所有各业商人，一律驱往车站。商民三千余，妇女四十余，踉跄号哭，奔走稍迟，鞭棰立下，或以枪刺乱砍，俄兵鼓掌大笑。至站后，解衣验病，裸立荒野，至晚十钟始毕。仍赶入瓦罐，当日冻毙者四，死而转苏者四十余。妇女赤体惧羞，多以手自掩，俄兵举枪暴打，只得垂手僵立。①

不过值得注意的是，当时还有人对检疫的效果提出了疑问，怀疑这样横暴的强制权力对于疫病的消灭是否真的有效。比如，对于清末东北鼠疫的扑灭，《东方杂志》在其刊载的宣传西方防疫检疫之法的《扑灭中国北方之瘟疫——译六月分美国世界大势报》一文后配发的"记者"按语中，提出了自己的思考：

> 篇中述西医学术之精，救世之切，诚非溢美之词，然必谓此次疫症之扑灭，尽出于西医之力，则予犹未敢深信。盖肺百斯笃一症，不特华医毫无见地，即西医亦未有十分经验，不过依通常防疫之手段施之，东三省疫症之骤歇，尚必

---

① 《满洲里哈尔滨防疫记》，《东方杂志》第 7 卷第 12 期，1910 年 1 月 25 日，第 378—382 页。

有其他之原因。……当时避疫南来者，谓经过船埠或车站，须入检疫所检视后，方得放行，往往入所二三日，始得释放。而所中居处，系一芦棚，下铺竹簟，簟下积雪未融，朔风凛烈，男妇老幼，杂卧簟上，所携被包衣箱，悉携去消毒，无复御寒之具，不病死亦几冻死。至医生检疫匆忙，草草了事，华人之习西医者，意气尤为粗豪，某报中谓病疫之人，乃有破棺而出者。询之当地之人，亦谓曾有此事。此种苦况，殆非身受者不知。①

当时在天津行医的丁国瑞亦在宣统三年(1911年)正月初九日的北京《正宗爱国报》上发表言论，提出了更详细的质疑和批评：

去岁腊月初旬，东三省瘟疫流行之恶耗，传播到津，于是人心惶惶，莫不注意于防疫与治疫。租界之官商会议，中国之官商亦会议，或筹拨巨款，或断绝交通，或广购外国药粉与药水，或倡议焚毁房屋器具与尸身。其一种仁慈恺悌、恫瘝在抱之热心，鄙人原不敢遽指为非，然细向实际上一按，则不但防疫者防不胜防，即治疫者恐亦治不胜治。更有撷拾一二西说，甚么鼠疫咧，霉菌咧，微生物咧，百斯笃咧，比斯他咧，虎列拉咧，黑死病咧，毫未体会实际，不过人云亦云，扰扰攘攘，闹得头昏心乱。难道说，盲从瞎哄，就算我们中国人的普通常识吗？迷信新说，就算我们中国的

---

① 李广诚：《扑灭中国北方之瘟疫——译六月分美国世界大势报》，《东方杂志》第8卷第8号，1911年9月17日，第7—8页。

新政吗？唉，实在可笑。

> ……然东三省已往的疫灾，有许多难言之隐，我恐将来东三省疫邪消灭之后，于防疫之题目，必有许多罅辙。现在北洋所发之款，万不可滥购外国药粉药水，过事虚靡。祛湿杀虫，莫妙于石灰一物，至于断绝交通，实有许多不便，物质可断绝，空气岂能断绝，火车能断绝，徒步之绕越者岂能断绝。过于烦苛，必致纷扰。日使馆与租界，禁止华人往来，一似瘟疫必起于界外也者，可叹之极。至于烧毁房屋器具及尸身，更可不必，中国昔年亦尝患疫，实无此项苛虐纵火之新法，而人类亦未见得因疫灭绝。若谓檀香山焚毁华人之商埠，其疫即灭，我说不焚亦灭，不过华人之财产，因国势积弱之故，人人得而焚之就是了。①

这些言论虽然对检疫的有效性提出了强烈质疑，但应该说他们并非简单地排外，如《东方杂志》的记者在提出批判前首先认为，"篇中述西医学术之精，救世之切，诚非溢美之词"，而丁国瑞亦对欧洲各国注重清洁卫生甚为赞赏。不过，这类对检疫的实效进行质疑的论述在当时的文献中似乎并不多见，就连丁国瑞本人，亦说自己的论调并不为主流社会所认同。他曾就此谈道："去年（1910年）腊月中，鄙人原拟略陈管见，做一段演说，后来一想，不成，我这种顽固议论一出去，必致犯新学家之众恶，招中外官

---

① 丁国瑞：《对于外人防疫烦苛之感言（见宣统三年正月初九日第一千四百八十七号北京〈正宗爱国报〉）》，见《竹园丛话》第11集，第42—44页。

场之忌恨，而且无济于事，说如不说。"①

比较起来，当时更多的士人精英，似乎对检疫的具体做法不无微词，但对于检疫本身，则往往将其视为来自西方强国的卫生防疫善法。一方面，他们推崇西人对生命的珍视，在观念上认同了西人对国人不讲卫生的批评以及近代卫生观念和行为对强国保种的重要意义，故认为面对瘟疫，国家和社会采取一定的措施是必要的。这一点，他们与前面谈到的那些对检疫持坚决肯定态度的人士并无二致。有所不同的是，他们在另一方面又对检疫行动中表现出来的有违人伦、种族歧视、草菅人命等做法表示不满，对民众在检疫过程中遭受的苛责和纷扰抱有同情。孙宝瑄在光绪二十七年(1901年)六月二十一日的日记中，曾将检疫与清初的查痘做过比较，他说：

> 天下之政，有实为利民而施行者，然行之不得其法，适足以病民。如顺治二年敕旨，民间出痘者，驱逐城外，盖防其传染也。而赵开忠谓有身方发热，及生疥癣等疮，概行驱逐。贫苦小民，移居城外，无居无食，抛弃子女，殊失朝廷爱民之意云云。夫保卫民生，而防病之传染，诚国家之职也。西人亦严此法，故凡通商埠岸，遇外船进口，辄有专人搜查，患疾病者悉送医院，不许随众登岸，盖与顺治二年所行者同一意也。然送之医院，较诸驱之城外，则仁暴判焉矣。②

---

① 丁国瑞：《对于外人防疫烦苛之感言(见宣统三年正月初九日第一千四百八十七号北京〈正宗爱国报〉)》，见《竹园丛话》第11集，第44页。

② (清)孙宝瑄：《忘山庐日记》(上)，第375—376页。

而在两年多后的光绪二十九年（1903 年）八月十一日的日记中，孙宝瑄又再次谈到检疫，不过这次则是看到了检疫中的问题。他谈道，"查疫验病一法，行之于西人，本国内亦颇有所苦。斯宾塞尔《群学》中言之，但其所指为三十年前事，不知有无良法能救斯弊"，并在议论中认为，"盖既身居政府，无论何事，皆当虚心体察，可安于不知耶？不知而犹为之，是强不知以为知，其罪大矣"。也就是说，他虽然认同检疫之法，但也认为官府应该正视检疫中的问题而加以改进。面对在检疫过程中出现的种种问题，一些士人精英往往会从不同的角度提出自己的解决之道，如呼吁官府或自己行动，与外国势力周旋，通过自己兴办检疫活动来部分保护民众的利益，以及改进检疫的方法等。这比较典型地体现在 1910 年上海的检疫风潮之中。当时，工部局因为在公共租界发现了鼠疫病例，而采取了明显带有种族偏见的检疫措施，引发了华人下层民众的街头骚动。面对这一情形，沈敦和等华人精英主动站出来与外国人进行协调和谈判，同时努力说服普通民众和平抗争，最终迫使外国人让步，同意由华人实行自主检疫。在工部局同意华人自主检疫后，华人舆论特别针对华人民众云："第一，勿以为查验鼠疫事，工部局已允通融而任意秽污，不加修治；第二，当知自立医院亦当随时查验防疫，如防水火盗贼，此乃公共卫生。"①显然可见，当时精英反对的是西人带有种族歧视的检疫方法，而非检疫本身，相反，他们正是希望通过有序开展检疫这样的文明行为，来彰显华人同样具有居于文明世界的素质

① 参见胡成：《检疫、种族与租界政治——1910 年上海鼠疫病例发现后的华洋冲突》，《近代史研究》2007 年第 4 期，第 74—90 页。

和能力。在清末东北鼠疫暴发后，鉴于"西医注重防检，不能诊治。故死于疫者十之一二，死于被累囚禁以致传染或饥寒死者十之七八"①的情形，哈尔滨的各商会纷纷设立了自己的防疫医院。在满洲里的俄租界注册的十八家华商，因见俄方在检疫中苛责、欺辱华商、华人，遂发动罢市，抵制俄人的残暴。② 天津绅商也为了防止"各国领事不致再有烦言，亦不致再有牵掣"，"迭经职会集众开议，决定公举发起董事，创立天津防疫保卫医院，延聘本埠医理精通之华医数员，分班住院，以便随时诊治。并由各区选举董事分别管理查验报告等事，遇有各区患病者随时报告该区董事。查系他病，听病者自行医治。如系疫症，立时由该区董事报告，赴保卫医院施治"。③ 同时，一些报章也通过新闻的形式，提出改进检疫中所出现的弊端：

> 防疫员绅驭下宜严(双城)　近来市井喧传防疫局之检验队及救急队，往往借端滋事，并借查验为名，时入民宅，言语秽亵，有乘间窃取财物情事。未知职司防疫员绅曾亦有所闻否。④

---

① 《防疫会拟章程》，黑龙江省档案馆档案，全宗号：21-3-50，转引自曹晶晶：《1910—1911 年的东北鼠疫及其控制》，吉林大学硕士学位论文，2005 年，第 43 页。

② 参见《满洲里哈尔滨防疫记》，《东方杂志》第 7 卷第 12 期，1910 年 1 月 25 日，第 379 页。

③ 《津商会为东三省鼠疫传染津埠拟急立保卫医院并按区段设董严加访查事禀直督文》，见天津市档案馆、天津社会科学院历史研究所、天津市工商业联合会等编《天津商会档案汇编(1903—1911)》下册，第 2164—2165 页。

④ 《市井杂俎：防疫员绅驭下宜严(双城)》，《盛京时报》宣统三年二月初七日，第 3 版。

对这些士绅精英来说，检疫尽管在具体执行中可能存在这样或那样的问题，而且也应该尽快地给予关注和解决，但其作为一种代表文明、进步且有利于促进中国更健康、更强盛的措施则毋庸置疑。只有更好地向他们认为的"西方"①看齐，中国才能摆脱被外国人视为贫弱、不卫生的讥讪②，才有可能保种强国，走向近代和富强。同时，精英们亦可借此来表明自己有别于愚昧、落后的普罗大众的"文明"和"进步"。这正如胡成所言："华人成功获得自主检疫权，不只是简单意义上统治/反抗的二元对立，且还在于华人精英接受了来自近代西方细菌学理论，将之作为'文明'与'落后'的边界，同样将下层民众的抗争视为愚昧排外或落后迷信。精英们在某种程度上确实内在化了西人对华人落后、愚昧的指责，承担了对华人社会缺陷的拯救和教育的责任。"③

(三)普通民众

由于历史上，普通民众并没有可以直接留下其声音的适当渠

---

①　西方诸国对检疫的认识其实并不一致，那种通过强力检查、严格隔离甚至阻绝交通来防止疫病传播的主张主要是俄、德以及日本的做法。参见 Peter Baldwin，*Contagion and the State in Europe*，*1830-1930*，pp. 37-243.

②　关于以华人不卫生的形象为题，可参见胡成：《"不卫生"的华人形象：中外之间的不同讲述》，《"中央研究院"近代史研究所集刊》第 56 期，2007 年 6 月，第 1—43 页。

③　胡成：《检疫、种族与租界政治——1910 年上海鼠疫病例发现后的华洋冲突》，《近代史研究》2007 年第 4 期，第 89 页。中国精英通过"卫生"来将作为文明人的自身与有缺陷的同胞区隔开来，亦是罗芙芸著作的一个重要的主题，其中比较集中地体现在第六章至第八章中。参见[美]罗芙芸：《卫生的现代性：中国通商口岸卫生与疾病的含义》，向磊译，第 193—268 页。

道，资料的缺乏让我很难比较清晰地呈现他们的心态和认识，这里只能根据鳞爪片段对此略做讨论。

在上一章中，我已经对民众对于清洁事务的态度有所揭示，与精英士人不同，民众往往无意于为了抽象的健康而甘愿牺牲自由。相对于清洁事务，检疫隔离更不是他们熟悉的应对疫病的方法，而且还由公权力来强制执行，他们自然更不容易认同，并心生畏惧甚至抗拒。早期海港检疫中出现的华人遭受歧视，特别是妇女惨遭凌辱的现象，很容易成为人们饭后的谈资而广泛流传，但这些，离大多数平民百姓似乎十分遥远，也不过是说说而已。① 而一旦真正遭遇检疫隔离等举措，一般来说，他们普遍的做法就是消极地躲避和抗拒。比如，在东北鼠疫发生后，满洲里"八杂市，有李某年十八，无甚知识，遇俄人查街，恐被圈去，私匿洋草内，不意为俄人所见，立即拉出"②。又如，在呼兰府的兰西县：

> 本地民智锢蔽，遇有染疫之家，深恐官署干涉，尤恐焚尸烧房，及将无病者隔离检验等事，以是率多匿不举报，甚至施送药方，亦以为为天灾流行，人力难救，不自取领，多有调查发给。③

而当时很多官方和士人精英的言论中所谓"民智未开"，即此之谓

---

① 这从当时官方和精英经常说的流言不断的说法中可以得到证明。
② 《满洲里哈尔滨防疫记》，《东方杂志》第 7 卷第 12 期，1910 年 1 月 25 日，第 378 页。
③ (清)阎毓善：《龙沙鳞爪·公牍类》，见沈云龙主编《近代中国史料丛刊》第 91 辑第 7 册，第 131—132 页。

也。而若是有强悍之人，或有适当的契机，民众亦可能采取更为积极的行动，酿成冲突和暴动（详见后文）。应该说，检疫这类严厉措施的嘉惠，至少对民众来说，基本是理论上的，多少有些虚无缥缈，而他们实际感受到的则是对身体的控制甚至伤害以及财产上的损失等。若仅就理念上而言，他们也未必见得反对检疫这样被视为文明先进的举措，正如在 1910 年上海租界的风潮中参与闹事的王安琴所称："工部局查验鼠疫，系有益于华人卫生，小的并不反对。"①

三、检疫中的冲突、利益纠葛与权力关系

在世界历史上，检疫被视为专制权力的一部分，作为一种限制人身自由、损害个人权利的强制性举措，检疫在推行的过程中，在任何国家和社会都是很容易引发反抗和冲突的。② 而在晚清中国，由于其并非由中国社会自身所孕育，临时推行甚为仓促和匆忙，加之其又主要在外国势力的介入或促动下推行，故产生的冲突更见突出。其中以华洋冲突表现得最为明显，官民冲突也时有出现。

从上文的论述中可以看到，中国自 19 世纪 70 年代在上海等

---

① 《讯究关于检疫风潮之人犯》，《时报》1910 年 11 月 18 日，第 4 版，转引自胡成：《检疫、种族与租界政治——1910 年上海鼠疫病例发现后的华洋冲突》，《近代史研究》2007 年第 4 期，第 79 页。

② 比如，在最早实施这一制度的意大利和东亚地区最早引入该制度的日本，均在实施过程中引发了民众的质疑和反抗。参见本书第 327 页脚注①。

地实施检疫举措以来，检疫一直由海关和洋人操持，直到 20 世纪初，因为外国人在检疫实施过程中往往苛待华人而引发冲突，当时社会议论纷纷，称洋人不顾华人的习惯感受，横蛮查验，往往使"官绅致被陵辱，视同奴仆，甚至无病而强拉上岸入医院"①，并痛感主权沦丧，而力主清政府介入。这一点，在当时几为共识，光绪三十年(1904 年)的一则议论就此指出：

> 所谓此举本系中国自由之权，从前办理失当，一切听命于洋员，流弊滋甚云云。即数年以来，凡来往于此间暨研究其问题者，何尝不作是说，几于众口一辞。②

也就是说，中国政府介入检疫事务，最初的触发点即为华洋之间的冲突。一般的民众对于洋人的不平等检验固然敢怒不敢言，即或偶尔有人强行抗争，大概也很难获得成功，不过这类事情的不断发生，使得民众往往也会通过舆论、流言的方式表达自己的不满和抗议。光绪二十八年(1902 年)，江南就纷纷传言，"吴淞查疫事，办法殊未尽善。有谓无病之人，惨遭蹂躏者，有谓妇女含羞投江毙命者"。对于这样的传言，镇江关税司雷乐石虽然认为"固属华民喜造谣言，亦由西医不谙华俗所致，特为函请停止"。③ 这表明，若单个来看，这类流言或许不过是满足了民众一时的口舌之快，并不会产生实际的效用，但一旦累积到物议沸

---

① 夏东元编：《郑观应集》下册，第 857 页。
② 《论防疫》，见国家图书馆分馆编选《(清末)时事采新汇选》第 11 册，光绪三十年九月廿一日，北京图书馆出版社 2003 年版，第 5496 页。
③ 《中外近事：江苏 请停验疫》，《大公报》光绪二十八年七月二十日，第 5 版。

腾的地步，则往往就会产生影响，最终引起中国官府乃至朝廷的
关注。除此之外，在具体的实施中，还时有可能发生直接的冲
突，其中最著名的事件当属发生在宣统二年（1910 年）上海租界
的检疫风潮。当时上海公共租界发现鼠疫病例，租界当局采取了
带有明显种族歧视的检疫措施，引起了华人的强烈不满，遂造成
了下层民众的街头骚乱。面对这种紧张局势，华人精英一方面努
力说服民众和平抗争，另一方面又尽力与外国人展开协调和谈
判，要求自主检疫，并最终迫使外国人做出让步。① 这类冲突在
宣统时期的东北鼠疫中亦有出现，当时的很多防疫工作，实际上
是由外务部来操持的，很清楚地表明了中外冲突或潜在威胁在其
中的分量。这种冲突不仅出现在中、日、俄等国的民众和军警之
间，而且各国政府之间也时有冲突和交涉发生。②

华人的防疫检疫之事，虽然交由华人来办理，避免了种族间
的冲突，但此种干预民众自由、商业流通之事，遭遇民众的不满
乃至抗争仍不可避免。比如，在光绪三十三年（1907 年）的鼠疫
流行中，盖平的检疫之事就因民间的流言纷纷而放宽尺度。当时
的一则记载称："盖平每年此病流行，死者何止数百人，情形惨
憺，实足令人掩目。……该地民人不知病毒之剧烈，委员等按户
查验，则放遇妇女解衣调戏之谣言，其它种种浮言，不可枚举，

① 参见胡成：《检疫、种族与租界政治——1910 年上海鼠疫病例发现后的华洋
冲突》，《近代史研究》2007 年第 4 期，第 74—90 页。
② 这方面的内容请参见胡成：《东北地区肺鼠疫蔓延期间的主权之争
(1910.11—1911.4)》，见常建华主编《中国社会历史评论》第 9 卷，第 224 页。

不知病毒多自节关见兆，而官宪亦多为所惑，却求委员查验从宽。"①就是日常巡警的挨户检查，也多得不到民众的理解，北京当时流行的一些笑话，比较明显地反映了民间对此的不满情绪：

> 自京师设卫生巡警以来，笑谈不一。如某日，有一卫生巡警撞入东单牌楼某宅内，问一妇人曰：你家有病人否？妇人怒曰：你家才有病人。巡警惭而出，遇宅外一少女，又问曰：汝家有添了小孩儿没有？少女啐其面曰：你妈才添了小孩儿。路人闻之大笑，巡警正色曰：我是官家派来的，你何必开口就骂。少女曰：官家派你做巡警，难道派你来收生不成？言罢，宅内有数男子出，巡警仓皇遁去。未几，西城粉子胡同某姓宅妇以产难亡，巡警来询明，饬收殓，殓后，巡警忽询其宅主曰：此亡者是妇人，抑是姑娘？主者啐曰：是汝家姑娘。又崇文门外高家菅丁姓，有人死，报知南营参将衙门，领有收殓执照。忽有巡警来，诘其何以不报，丁姓言已报知参署，领有执照。巡警又曰：以后如再死人，须报知本区。丁姓怒詈曰：以后即死汝一家人。此二事，又哄传于市。②

而在宣统时期的东北鼠疫中，由于国家采取了更多和更为强制的措施，这类抗争也更加直接和激烈，形式多样，涉及的面也甚

---

① 《东三省汇文：盖平　防疫无效之原因》，《盛京时报》光绪三十三年八月十七日，第5版。

② 雷震述：《新燕语》卷上《卫生巡警之笑谈》，见《满清稗史》(下)，中国书店1987年版，第10a—10b页。

宽；既有反对官府的独断专行、粗暴执法的，也有反抗官府对本地的干预的；既有直接的抵抗，也有通过流言、舆论加以反抗的。对此，胡成在其论文中有细致的论述①，于此不赘。

这些冲突的存在与发生，既有观念和习俗方面的因素，更因为存在利益上的纠葛与抵牾。就观念和习俗方面来说，在清末东北鼠疫之后，当时主持这一工作的东三省总督锡良曾在官方负责修纂的《东三省疫事报告书》的序言中着重谈论了在当时防疫中采取的隔离、遮断交通和火化等举措与中国传统的重视亲情、孝道和团聚等观念和习俗相抵触，认为"此举为古来目所未睹之事，即西哲亦鲜发明，初一为之，等于助虐，毒施人鬼，群疑众诧，为世诟病。而质之西医，则以此为人道主义，厉行防卫，佥谓不可易之法"②。一份外国人的观察也指出了这种观念上的差异：

> 在中国人看来，试图大规模地检查鼠疫传染绝对是件新奇的事，而受宿命观念的影响自然对此抱冷漠的态度。"这是天灾，"许多人说，"大限到了的时候，所有人都得死，谁也逃不掉。既然那样，为什么还把人送到隔离营去？为什么把好好的衣服被褥都烧了？"③

这两份观察虽然各自从不同的角度表明了现代的检疫隔离举措与

---

① 参见胡成：《东北地区肺鼠疫蔓延期间的主权之争（1910.11—1911.4）》，见常建华主编《中国社会历史评论》第 9 卷，第 225—229 页。

② 锡良：《东三省疫事报告书序》，见奉天全省防疫总局编译《东三省疫事报告书》上册，第 3 页。

③ ［英］杜格尔德·克里斯蒂著，［英］伊泽·英格利斯编：《奉天三十年（1883—1913）——杜格尔德·克里斯蒂的经历和回忆》，张士尊、信丹娜译，第 208 页。

中国传统观念和习俗间的抵牾(前者侧重具体的层面,后者则从一般性的观念立论),但显然都不是对此的全面分析。我认为,若不论具体的习俗,这种抵牾主要表现在以下两个方面。一是防疫观念上的差别。在传统认识中,防疫基本就是养内避外,除了认为应巩固元气,基本就是以避为主,大体上都是相对消极、内向的个人行为。而且,由于当时对瘟疫的认识基本都是建立在"气"的基础之上的,而疫气弥漫空中,往往给人无从防避的感觉,所以,时人往往将染疫视为命数。另外,人们也相对更重视得病后的治疗,而非事先的预防。[①] 这就是说,防疫基本就是由个人自主的私务。而且在一定程度上,正如上引司督阁所言,中国人相信命数,反对因为避免时疫感染而放弃照顾亲人的责任[②],这显然与受近代"科学"支持的防疫检疫观念大不相同。因此,检疫隔离措施一旦实施起来,自然很难得到民众的理解,出现民众不愿接受检查、有意隐瞒病情或病人,甚至聚众反抗等情形,也就难以避免了。当时京津地区的名医丁国瑞就曾针对光绪二十八年(1902 年)北方霍乱和清末东北鼠疫的防疫举措评论说:

> 彼时天津尚未交还,外国人极肯虚衷,由绅士设立保卫医院,请中国医士按中法施治,全活的很多。听说旅顺营口一带,可就远不如天津了,不断检查烦苛,听说常把未死的病人,硬用石灰面子给埋上。也有偶尔受热,或感冒着一点小风寒,一

---

① 参见本书第二章。
② 参见拙著:《清代江南的瘟疫与社会——一项医疗社会史的研究》,第 219—221 页。

带病容，就指为瘟疫，轻者抛弃郊外。嗳，这不是霍乱病，简直的是霍乱政呕。捣了好些日子的乱，一个人也没救活，连真病，带被累，不知死了多少人，你看可叹不可叹。①

再以风俗习惯言，中国人民，向重孝道，人子对于其父母，送死每重于养生，今面同其子，而置其父母于死地，或父母既死，而不使其子女葬其尸身。此等苛政惨剧，虽禽兽尚不忍见，况人类乎？所以防疫因操切而激生事变，亦不能尽怪愚民之无知也。②

这些评论颇为清晰地表达了上述观念与习俗的抵牾。二是在官府责任认知上的不同。在清末之前，防疫卫生之事，虽然并不能说非朝廷和官府的职责，但在实际上，国家对此完全缺乏制度性的建设③，面对疫情，采取的措施不外乎延医设局、施医送药、刊刻医书以及建醮祈禳等。④ 正因如此，一方面，清政府对卫生检疫之事缺乏介入的意识，一开始完全放任外国人去执行，后来因为主权问题而开始有所介入，和外国人协定华人的检疫由华医实施，但也并未从制度上着力加以关注和建设，即使到了清末东北发生鼠疫之时，地方官府所采取的行动也颇为迟缓和局促，遂使

---

① 丁国瑞：《再说霍乱病》，见《竹园丛话》第 6 集，天津敬慎医室 1924 年版，第 116—117 页。

② 丁国瑞：《说疫自序》，见《竹园丛话》第 10 集，天津敬慎医室 1924 年版，第 114 页。

③ 参见拙文：《清代江南的卫生观念与行为及其近代变迁初探——以环境和用水卫生为中心》，《清史研究》2006 年第 2 期，第 23 页。

④ 参见拙文：《清代江南疫病救疗事业探析——论清代国家与社会对瘟疫的反应》，《历史研究》2001 年第 6 期，第 45—56 页。

外国人有机可乘，因其自行采取行动而产生外交上的矛盾冲突①；另一方面，这样的认知，也使得民众在面对瘟疫时，虽然希望得到来自慈善团体或官府等方面施医送药之类的救助，但并不习惯接受来自公权力的强制性的干预，因此自然会对洋人乃至官府的卫生检疫心生不满。比如，20 世纪初报端的一则议论尽管对西人的清洁举措甚为赞赏，但对检疫措施，则认为只适于西人，与华人的体质不合。其称：

> 然其于轮舟出进之时，医官检验之法，却未善也。其人或晕船，或略有感冒，自彼视之，统以为疫，立将其人捉入病房，下铺石灰，令其仰睡于灰上，复用凉水浸灌。此在西人习惯，可以无妨，而中国起居饮食，与西人迥不相同，即强壮无病之人，尚须因而致病，何况旅居劳顿之后，小有不适，能堪此乎?②

在这样一种心态的作用下，民众不满自己的权利和自由受到干涉，自然就会特别关注乃至放大检疫过程中出现的问题，并引发不同形式的冲突。这就像东北鼠疫中民政部官员在一份奏折中所说的那样："此次疫证发生，所有防疫检各种办法，均为我国人民素未经见之事，虽不敢显违禁令，究不免目为多事，疑谤横生，而不知此中曲折者，或尚疑臣部防检不周，干涉不力。要之过严，则易启人民之咨怨，稍宽又或致局外之讥评，当兹创办之

---

① 参见胡成：《东北地区肺鼠疫蔓延期间的主权之争(1910.11—1911.4)》，见常建华主编《中国社会历史评论》第 9 卷，第 218—221 页。

② 《疫症杂说汇志》，《大公报》光绪二十八年六月廿七日，附张。

初，措手诚属不易。"①

除了观念和习俗上的因素，这种冲突背后更有诸多利益上的纠葛。在现代一般的"现代化"叙事中，这种观念上的差别和冲突往往都会被理解为"落后"的传统逐渐向"先进""科学"的现代转型过程中的阵痛，中国社会和民众的反抗也往往会被贴上保守、愚昧和落后的标签。这样的认识虽然不无道理，但显然有将问题简单化之嫌。且不说现代的卫生检疫机制是否绝对先进、科学，仅就当时社会的那些反应和冲突来说，在当时的历史情境中，这些行为至少是可以理解、值得同情的。而且更重要的是，这些冲突，并非只是简单地由新旧观念的抵牾所造成，在近代卫生检疫机制的引入、实施及其过程中出现的冲突等的背后，其实隐含着复杂的利益纠葛。

中国社会素无制度性的卫生检疫制度，而且政府也甚少介入公共卫生事务，西方租界当局和主要由西人控制的海关在上海等通商口岸引入并实施检疫措施，显然是援引西方的成例以避免其所在地遭受外地疫病的侵扰。虽然租界当局和海关的检疫措施一旦起到实效，将会使整个口岸城市受惠，但毫无疑问，西人真正关心的只是其自身的健康和利益。这一点从日常食品检疫中可以清楚地看出，比如，上海的公共租界设有卫生稽查员，定期对菜市场进行卫生检疫，但这些稽查员的真正责任主要只是保证向西人供应的肉类质量良好。② 虽然西人有时候也会声称，他们义无

---

① 《民政部奏胪陈办理防疫情形折》，《盛京时报》宣统三年二月十六日，第3版。

② 参见上海市档案馆编：《工部局董事会会议录》第 11 册，第 541 页。

反顾地开展卫生检疫工作是在做"本应属清帝国政府的事"①,但其实未必乐于清政府来分担这一"义务",故而一旦清政府提出介入检疫事务,华人的检疫工作交由华医来执行,他们便毫不迟疑地要求中国官府承担费用。上海道于光绪二十八年(1902年)介入检疫事务时,就被要求"与工部局各认半费,计岁需一万二千两"②。显然,检疫与否以及如何执行,涉及一个城市的商贸利益和民众的权利,所以决定是否启动检疫程序,以及由谁和怎样实施检疫,是一种权力。西人掌控这种权力,显然有利于保证租界当局及其侨民利益的最大化。因此西人在实施检疫时,会采用最简便的方法、最低廉的成本来保护自己的健康,而可以不顾及或较少顾及这种简便的方法是否会极大地牺牲华人的利益。在当时的记载中经常可以看到,在发生疫情后,外国人常常会采取一些简单粗暴的检疫办法,如根据脸色随意指认病人,任意封存、销毁物品,乃至出现将疫情地区的房舍付之一炬的现象。这些行为显然都不无只顾自身健康、图自己便利而损害他人利益之嫌。实施检疫,自然不可能完全避免侵害他人,但若要让这种侵害更为合理并最小化,就不可避免地会增加检疫成本。而将疫区华人房舍付之一炬,则最为简便有效,对外国人来说,成本自然也最小,但是否真的必须焚烧房屋,显然不无可议之处。比如,东北鼠疫中,新民府府街"疫毙命者共十一人,内有二十三日疫毙之王德福一名,所居距日本副领事馆太近,系机匠手艺,该屋已先

---

① 上海市档案馆编:《工部局董事会会议录》第14册,第472—473页。
② 苑书义、孙华峰、李秉新主编:《张之洞全集》卷256《电牍八十七》,第9021页。

后疫毙二人，日医斋藤谓非将该房焚毁，则鼠由地行，与领事馆非常危险。计房九间，均于二十四日焚毁，共同居之人，送所隔离"①。实际上，东北鼠疫为肺鼠疫，根据日本著名医学家北里柴三郎的广泛检验，并未在疫区的老鼠身上分离出鼠疫杆菌。②又如，天津的奥租界一出现疫死者，租界当局便决议将界内疫死者之房屋烧毁，引发民众恐慌。当地官绅虽尽力前往交涉，但"该领事以患疫家屋内甚不洁净，不烧不足以消余毒……王司使再三争辩，不能挽回"。消息传出，"惟该界人民非常悲愤，大有暴动之势"。在这种情势下，再经官绅极力交涉，奥领事迫于压力，才最终同意不烧房屋，"惟将房内之家具焚烧"。③ 由此可见，对于防疫来说，烧房屋虽然简单有效，却未必是必须做出的选择。这正如马克·甘姆萨（Mark Gamsa）在讨论俄国人的防疫举措时所指出的那样，挽救俄国人的生命往往是以迫使中国人增加染疫风险为代价的。④ 另外，在宣统二年（1910 年）上海的检疫风潮中，西人为了维护自身的健康，而对华人采取简单粗暴的检疫，激起了华人的群起抗争，最终迫使租界当局同意由华人自办检疫。在这一事件中，西人强行检疫是为了自身的利益，而最终同意妥协，同样有着利益方面的考虑。对此，时人汪康年就在一

---

① （清）张翼廷辑：《新民府行政汇编》卷 2《文牍类·荒政》，宣统三年铅印本，第 7b 页。

② 参见關東都督府臨時防疫部：『明治四十三、四十四年「ペスト」流行誌』，大连：满洲日日新聞社，1912 年，第 390 页。

③ 《天津奥界烧房之议作罢》，《盛京时报》宣统三年正月十三日，第 2 版。

④ 参见 Mark Gamsa, "The Epidemic of Pneumonic Plague in Manchuria 1910-1911", *Past and Present*, No. 190, Feb. , 2006, p. 166.

则笔记中做了清楚的说明:

> 验疫,文明事也。而上海租界乃极大骚动,卒之西官听华官、华董之调停而止。足知政俗之不同,虽西人无如何也。或曰:"西人何惮于华人,而不厉行其禁令?"曰:"西人筹之熟矣。华人他虽无能,然罢市挈眷至内地,流氓乘机滋事,皆所能也。故西人亦只得讪然而止。"曰:"然则,西人究尚讲公理。"余鼻笑之曰:"公理乎?彼固知厉行严律与败坏市面,利害不相抵也。公理云乎哉!"①

当然,中国开展卫生检疫,往往是出于主权的考虑,外国人利用卫生检疫的名义借机侵蚀中国主权的事无疑多有存在②,这显然更表明了检疫背后实际存在的国家利益间的博弈。

而对于中国社会内部来说,对是否开展以及如何开展卫生检疫的不同态度,也不仅仅是卫生观念的先进与落后的问题,同样涉及诸多的利益关系。正如上文所言,中国政府在进入 20 世纪后也在检疫上积极采取行动,最主要的目的无疑是避免主权再遭蚕食和受到外国人的轻视。而在实际的操作中,不同人士和阶层对此的不同态度除观念的作用外,也不无利益方面的考量。东北鼠疫平息后,刘锦藻曾对防疫事务的开销评论道:"东省防疫糜费最巨,次年春又向各国银行借二百万两。直隶亦借大清、交通

---

① (清)汪康年著,匡淑红编选、校点:《穰卿随笔》,中共中央党校出版社1998年版,第 6 页。

② 胡成的论文对此有很具体的论述,可参看(胡成:《东北地区肺鼠疫蔓延期间的主权之争(1910.11—1911.4)》,见常建华主编《中国社会历史评论》第 9 卷,第216—221 页)。

两银行三十万两。上海部拨银十五万两，方疫盛时，道路不通，事后纷纷开保，膺其任者，名利兼收。"①这显然是说当时主持防疫之事的官员借机取利。而当时一份弹劾奏折则直接指责参与防疫的官员张俊生"专为邀功之计，张大其事，以蒙督宪。其所用委员等复张大其事，以蒙该道，上下相蒙冀图他日优保"②。另外，对于当时北京的防疫官员，亦有笔记对其予以讥讽：

> 今春以鼠疫事，都城亦设防疫局，禄糈既丰，且有可得优保之说，某君营干得局中一事，甚自喜。或调之曰："俗语有寅吃卯粮之事，吾未能对也，今得之矣！"问何对，曰："亥交子运也。"问何解，曰："今年为亥年，而君将因鼠发迹，鼠为子之生肖，岂非亥交子运乎？"③

而在具体的执行中，不同职位的官员，往往会从自身的利益出发而对卫生检疫的施行持不同的态度。比如，对于隔断交通，与疫区相邻地区的地方官往往比较认同，也比较积极，认为这样可以防止疫病的传入。在东北鼠疫发生后，紧邻东北的直隶省的总督在奏折中称："关外寒旱，地冻人间，未断交通以前，回籍工人或染疫，而旋即发见散处各属，防不胜防。……奉直车线衔接，当其疫盛自以暂杜交通为扼要办法。上年饬据交涉司、津海关道会同卫生局妥拟章程，遴派得力华洋医员前往沟帮子、山海

---

① (清)刘锦藻：《清朝续文献通考》第1册卷72《国用考十·会计》，第8291页。

② 《给事中陈应禧为参奉省防疫总办道员张俊生事奏折》(宣统三年二月二十五日)，见中国第一历史档案馆《清末东北地区爆发鼠疫史料(下)》，《历史档案》2005年第2期，第22页。

③ (清)汪康年：《汪穰卿笔记》卷6，第160页。

关一带设局查验，奏准只开头等火车，就站设立临时医院，宽备留验处所。凡遇华洋旅客到关，一律查验，仍由局妥为招待，以便行人。由沟帮子至北京并节节布置，严密防经。沿长城一带路口均驻兵队查禁，以免疏虞。"①而负责交通通商的官员对此举显然并不认同，时任邮传部尚书的盛宣怀就对此颇有微词，他在宣统三年(1911 年)正月陈奏的《奉直地方验疫拟派医随车查验折》中称：

> 伏思各国防疫之法，治本莫要于清洁卫生，治标莫亟于查验消毒，二者皆筹备于平时，始克施行于临事。其有必须遮断交通者，乃令有疫人与无疫人居处隔离，实未尝停止舟车来往，并无疫者而悉禁绝之也。……现据各处报告，疫气日渐消退，询之东西医官，佥谓天气融和，此疫自然衰减，但此类传染疫症，起伏无常，殊难逆料，故外国有常备防疫之谋，而无久阻交通之法。②

显然，盛宣怀并不认同阻断交通，认为这样做实乃临时无奈之举，且未必有效，但他并不反对检疫，只不过认为随车检疫即可，而且亦以西方各国的做法为自己的观点张目。但对邮传部的这一主张，直隶的地方官员并不认同，他们随即向直隶总督提议：

———————————

① 《直隶总督陈夔龙为报直省筹办防疫情形事奏折》(宣统三年正月二十八日)，见中国第一历史档案馆《清末东北地区爆发鼠疫史料(上)》，《历史档案》2005 年第 1 期，第 22 页。

② (清)盛宣怀：《愚斋存稿》卷 19《奉直地方验疫拟派医随车查验折》(宣统三年正月)，第 38a—39b 页。

查关内永平、滦州、昌黎等处，均有染疫，现正力事消弭、防范加严之际。若由关至京，准京差来往，不惟各站无留验之所，即使赶造，至少亦须数星期，且挨站设所，医员亦不敷分布，况天津、保定、河间等处，疫患蔓延，现经四出防查，尚拟酌断交通，若推行火车，则官差往来，关京防遏无由，为患滋巨，拟请大帅电商邮传部，仍照前定办法，以奉天官差及西比利亚来客为限，庶易于考察，不至前功尽弃，一俟疫气稍平，再行随时禀明大帅核夺办理。①

参与防疫的官员，往往对防疫的效果多有褒扬，如前述曹廷杰就对此有高度评价，称：

抚宪仰体上天好生之德，力行朝廷防疫新政，聘请中外名医，于省城及各商埠紧要地方设立防疫总局，总司一切机关。又于各处分设检疫所、诊疫所、隔离所、疑似病院、庇寒所，给以医药衣食，其有疫毙及久停尸棺，督饬分别深埋焚化。街衢住户，由巡警同消毒兵役按段稽查，务令洁净，以消毒气。办理方法较之东西各国，实不多让。②

而御史之类的言官则往往对防疫多有批评，如御史胡思敬弹劾锡良称：

---

① （清）延龄辑：《直隶省城办理临时防疫纪实》卷2，宣统三年日新排印局刊本，第10a—10b页。
② （清）曹廷杰：《防疫刍言序》，见丛佩远、赵鸣歧编《曹廷杰集》（下），第275页。

偶患冬瘟，医治不及，间有死亡，亦北方数见之事。外人称为鼠疫，迫我设防，锡良张皇入告。省城设总局，派总理提调文案稽查等差，豫为开保地步。其防法，派兵逐户搜查，凡民间偶有微恙，及体弱类病人者，拘入病院，以凉水沃背，日给粥饭少许，严冬奇寒，室无炉火，如生入地狱，忍饥号寒，死者十居八九。或气未绝而活埋，或聚尸而焚，甚或举室庐器具尽付一炬，一人有病，祸及全家，此犹居民之害也。直隶等省，苦工寄食关外者不下二十万人，年终返乡，则遮闭不得入，山东农民赴奉吉耕种者不下七八万人，春初北行又阻遏不许出，中途坐困，乞贷无门，势不至流为盗寇不止。请饬查明办理不善各员，切实严参，毋令百姓不死于疫，而死于防疫云。①

而对于绅商民众来说，对卫生检疫的反应也多会出于自身利益方面的考虑。司督阁在回忆录中谈道："人们厌恶人身自由受到干涉，更加怨恨买卖和生意受到干扰。有个店铺因为死了一个人，被迫关闭和消毒，其余 29 人全部被送往隔离营，在此情况下，店主却暴跳如雷。因此，期待人们的普遍合作是不可能的。当逐户排查实施的时候，居民更加恐惧。听说所有病人都要送走，那些已经病了几个星期的人都挣扎着起来，装作没有病的样子。"②特别是对于普通民众来说，当检疫直接侵害到他们的利益

① （清）刘锦藻：《清朝续文献通考》卷 72《国用考十·会计》第 1 册，第 8291 页。
② ［英］杜格尔德·克里斯蒂著，［英］伊泽·英格利斯编：《奉天三十年（1883—1913）——杜格尔德·克里斯蒂的经历和回忆》，张士尊、信丹娜译，第 208 页。

时，利用各种手段来躲避甚至反抗，无疑是十分自然的反应。如果卫生检疫举措能合理推行，民众亦未见得一定会抗争。这在司督阁的回忆录中有一定的反映，当时，沈阳开始流言四起，民心躁动，但是，"隔离营里有温暖的火炕，丰富的食物，而且那里也不需要做事。每个家庭都住在一起。经过十天的隔离之后，人们回到家中，发现家得到很好的保护，那些被警察烧毁的东西也都得到政府的全额赔偿。人们的恐惧逐渐沉寂下来"①。实际上，对于很多民众来说，即使面临感染疫病的危险，但只要有足够的薪金，仍能够招募到足够的人员参与到检疫工作中去。比如，在新民府，因参与防疫的人员"先后已毙六人，遂至无人敢应"，但在增加薪水后，很快就"募已得人"②。而对于绅商等社会精英来说，他们往往会出于中国士人的使命感以及受民间社会慈善救济传统的影响，积极介入卫生检疫的工作。在上海的检疫风潮中，沈敦和等绅商代表为平息争端、争取华人的权利付出了极大的辛劳和财力③；而在东北鼠疫中，各地绅商士人也相当积极地创设防疫组织、鼠疫医院等，参与防疫事务④。这一方面是他们希望借此来实现自己的人生抱负，并扩展自己的社会影响；但另一方面，也似乎不无为了在整体上避免自身的商业等利益进一步受损

---

① ［英］杜格尔德·克里斯蒂著，［英］伊泽·英格利斯编：《奉天三十年（1883—1913）——杜格尔德·克里斯蒂的经历和回忆》，张士尊、信丹娜译，第208页。

② （清）张翼廷辑：《新民府行政汇编》卷2《文牍类·荒政》，第8a页。

③ 参见胡成：《检疫、种族与租界政治——1910年上海鼠疫病例发现后的华洋冲突》，《近代史研究》2007年第4期，第80—87页。

④ 参见焦润明：《1910—1911年的东北大鼠疫及朝野应对措施》，《近代史研究》2006年第3期，第118—123页。

的因素。

另外，不同的群体，还往往会根据自己的利益，而表现出全然不同的态度。在医生中，习西医者，因能由此而得到更多机会，自然积极倡导和促成，并利用显微镜这样的现代化仪器来证明中医的无效。① 司督阁就用事例来证明这一点，他说：

> 对政府防疫措施的抵制持续了很长一段时间。最强烈的反应来自部分商人，他们认定商业活动不应该受到干扰，联合起来建立起自己的鼠疫医院。起初，他们前来找我，请我负责，并由我的助手具体管理。我尽力劝说他们，这种工作只能与政府合作，必须遵守防疫局所制定的统一严格的规章制度，否则事情将会更糟，但是他们不听。他们开设了自己的医院。院子的一边是隔离室，另一边是鼠疫感染者病房，所有的工作由两位中医负责，并用针灸和其他方法进行治疗。既没有采取适当的防疫措施，也没有戴面罩。很快，鼠疫扩散，在院子隔离那边住的人也被传染，几乎所有的人都死了，包括那两位中医。②

而中医，因在这一体制中被边缘化，而往往对此大加批评，批评西医只知严防，而无治法。比如，丁国瑞曾言："若一遇瘟疫，

---

① 参见 Sean Hsiang-lin Lei, "Sovereignty and the Microscope: Constituting Notifiable Infectious Disease and Containing the Manchurian Plague(1910-11)", in Angela Ki Che Leung and Charlotte Furth (eds.), *Health and Hygiene in Chinese East Asia: Policies and Publics in the Long Twentieth Century*, pp. 73-106.

② ［英］杜格尔德·克里斯蒂著，［英］伊泽·英格利斯编：《奉天三十年(1883—1913)——杜格尔德·克里斯蒂的经历和回忆》，张士尊、信丹娜译，第209—210页。

即事张惶，非圈禁，即弃置，是已病者万无生理，未病者亦必遭劫，不但少数之患疫者无一生活，即多数之不患疫者，亦必随之同死，天下有此等防疫治疫之善法乎?"①因而，他致力于配制方药、治愈病人来彰显中医的效力。在呼兰县，"县属自疫气发生，警务长素精医理，配制丸散，并传集各医生防疫会研究方药，以加减解毒活血丸最为有效，每日到防疫机关及施药所领取此丸药料踵趾相接，核算领药簿人名及疫毙报告人名，全活甚多"②。而吉长铁路局的医生周开丰等，据称"用中药医治鼠疫，卓著成效，如该局车务总管翻译员及夫役五名，护兵七八名，第一段小丁三四十名，均染鼠疫，经该医生等用中药医治获痊"。于是其药方通过官方的途径向各地分发。③ 在这场中西医的较量中，虽然整体上西医借助显微镜和肺鼠疫前所未有的杀伤力，成功地挑战了中医的权威，促使社会渐趋承认中医的低劣④，但从中不难看出，这场较量不只是理念的论争，也是利益的争斗。

19 世纪后期，作为近代公共卫生制度重要组成部分的检疫制度在最新的细菌学说的理论支持下，开始变得更具科学性和正当性。在东亚世界，由于这一制度最初都由西人引入，并由西人

---

① 丁国瑞：《对于外人防疫烦苛之感言(见宣统三年正月初九日第一千四百八十七号北京〈正宗爱国报〉)》，见《竹园丛话》第 11 集，第 48 页。

② (清)阎毓善：《龙沙鳞爪·公牍类》，见沈云龙主编《近代中国史料丛刊》第 91 辑第 7 册，第 135 页。

③ (清)延龄辑：《直隶省城办理临时防疫纪实》卷 2，第 27a—27b 页。

④ 参见 Sean Hsiang-lin Lei, "Sovereignty and the Microscope: Constituting Notifiable Infectious Disease and Containing the Manchurian Plague(1910-11)", in Angela Ki Che Leung and Charlotte Furth(eds.), *Health and Hygiene in Chinese East Asia: Politics and Publics in the Long Twentieth Century*, pp. 73-106.

主持，故往往都把国家检疫权的收回和完善的检疫机制的建立视为实现国家主权独立和近代卫生"制度化"的重要标志。① 这就是说，检疫作为一项"科学"的现代公卫制度，其建立与完善乃是国家现代化的重要内容和标志。不过从前面的论述中不难看出，在检疫制度的引入和实施过程中，中国社会各界对此的不同反应和态度，似乎并不能简单地归因于观念的新与旧、保守与进步，其实还存在着复杂的利益上的纠葛。不仅如此，作为源自西方的近代公卫制度一部分的检疫制度的引入和实施，其背后还隐含着重要的权力关系。

首先，前面一再谈到，中国官府关注并介入检疫事务，最初的出发点乃是避免主权被侵蚀。显而易见，检疫所代表的是一项政治权力，即其实施的主体当为合法的公权力。当其只关涉内部时，主要表现为官府的威权，而涉及中外关系时，则又表现为国家的主权。对于清政府来说，对此的接纳，很大程度上乃是主权压迫的结果。

其次，检疫在中国的实施也体现了"西方""卫生"和"文明"等现代话语的霸权。自鸦片战争以来，在清政府对外交锋的连连失利中，中国社会渐渐丧失了天朝大国的文化自信，而开始愈益严重地感受到民族的危机。到了19世纪末，特别是中日甲午战争以后，中国社会的思想观念虽然仍存在着新旧中西等多重世界，但就为后世社会所推崇的主流意识而言，趋新崇洋显然已渐成潮

---

① 参见［日］飯島渉：『ペストと近代中国：衛生の「制度化」と社会変容』，第69—83、289—314頁。

流。① 不仅如此，随着民族危机意识的不断加深，卫生问题亦开始受到关注，卫生渐被视为"强国保种"的重要手段。② 在这样的背景下，面对作为现代卫生事务重要组成部分的检疫的引入和推行，中国的精英显然缺乏对其实际效用和实施必要性进行审慎思考和协商的空间，"西方""卫生"和"文明"等现代话语的权势和威力，在这一过程中得到了充分的显示。这十分典型地体现在东北鼠疫中负责抗疫的东三省总督锡良的认识中，他虽然也认为"隔离、消毒既于民情不便，焚尸、烧屋尤类残刻所为"③，然而，"质之西医，则以此为人道主义，厉行防卫，佥谓确不可易之法"④，"我与人共此空气，共此世界，传染病之防卫方法，乃世界公认之方法，不能以一国之道德风俗而独异"⑤。这就是说，检疫中的很多举措虽然扰民甚至残刻，但乃情非得已，因为此为世界各国的"不可易之法"。这里的世界各国显然是指西方列强与日本。从前面有关精英心态的论述中已经看到，时人在论说检疫时，往往以"西人"或"西法"等为自己的主张寻找正当性和必要性。比如，前面谈到的《东方杂志》的言论在论隔离之法时，首言"东西文明国之遇有疾疫也，则必令患者与不患者分离，使往来

---

① 参见罗志田：《思想观念与社会角色的错位：戊戌前后湖南新旧之争再思——侧重王先谦与叶德辉》，《历史研究》1998 年第 5 期，第 56—78 页；《新旧之间：近代中国的多个世界及"失语"群体》，《四川大学学报（哲学社会科学版）》1999 年第 6 期，第 78—83 页。

② 参见本书第一章。

③ 中国科学院历史研究所第三所主编：《锡良遗稿·奏稿》第 2 册，第 1311 页。

④ 锡良：《东三省疫事报告书序》，见奉天全省防疫总局编译《东三省疫事报告书》上册，第 3 页。

⑤ 《绪言》，见奉天全省防疫总局编译《东三省疫事报告书》上册，第 8 页。

之交通断"①。又如，东北鼠疫发生时，《大公报》上一则讨论防疫的言论开头即言："泰西文明各国，其人民各有普通政治知识、普通道德知识，故其自治之能力之热心常处于优胜之地，而卫生实为自治中之一要素，防疫又为卫生中之一要素，有学问以研究之，有理想以发明之，又有种种之筹备以补救之。"②而另一则名为《傅家甸防疫不可再缓》的时评则称："固然防疫一事，西人研究最精，屡试屡验，惜华人多不信用。"③在这些论述中，检疫这样的事务乃是东西文明国家的通例、文明进步的表现，自然就需要去效仿。从中除了可以看到西方或西人所拥有的权威，还不难发现"文明"的能效。既然西方列强都是文明国家，他们采行的举措自然就是文明之事，检疫于是亦成了"文明之举"。④而若不积极践行防疫检疫之事，自然也就不够"文明"了。在东北鼠疫中，外务部在申斥道员防疫不力时，便称其"殊属有失文明地步"。⑤显然，"文明"乃是人人都应推崇而追求的。再者，在时人的相关论述中，"卫生"亦成了表明施行检疫之正当性和必要性的关键词：

> 防疫一事，本为卫生起见，例在口岸设一验疫所以防传染，各国通行已久，乃中国仿办，不及十年。⑥

---

① 《防疫篇》，《东方杂志》第 1 卷第 7 期，1904 年 9 月 4 日，第 75 页。
② 《对于天津防疫之感言》，《大公报》宣统二年十二月十九日，第 3 版。
③ 《〈远东报〉摘编·卫生防疫》，《哈尔滨史志丛刊》1983 年第 5 期，第 35 页。
④ 比如，前引汪康年在谈论上海的检疫风潮时，首先即言："验疫，文明事也。"
⑤ 《〈远东报〉摘编·卫生防疫》，《哈尔滨史志丛刊》1983 年第 5 期，第 39—40 页。
⑥ 《论防疫》，见国家图书馆分馆编选《(清末)时事采新汇选》第 11 册，光绪三十年九月廿一日，第 5496 页。

故邻人有疫者，必须遮断交通，勿使其居室之人，随意任其他出，俟逾数日之外，再相与往来，岂真远之哉？亦各自卫生耳。①

文明国，首重卫生行政，与外国人交通之区，设海港检疫所、汽车检疫所……②

与此相应，中国社会之所以常常瘟疫流行，就是因为中国社会不讲卫生，缺乏防疫之道。东北鼠疫发生时，一则探讨东北鼠疫之由来的言论指出："满洲之华民向不知讲求卫生之法，故若有传染之症不知避防，为害殊非浅鲜。"③这样的论调在当时的论述中，实在举不胜举。

上文谈到，虽然士绅精英对检疫的态度并不一致，批评的声音也时有出现，但总体上几乎均无异议地认为，只有更好地向他们认为的"西方"看齐，中国才能摆脱被外国人视为贫弱、不卫生的讥讪，才有可能保种强国，走向近代和富强。而正是在这样一种心态下，我们看到，虽然检疫的实际效用不至于被忽略不论，但时人在讨论检疫等举措时，几乎无一不以"西方""文明"和"卫生"等话语来为自己的主张张目，在这些论述中，最重要的不是就事论事，探讨检疫等举措的实际效用和利弊，而是强调它是属于"西方""文明"和"卫生"的事务。于此，"西方""文明"和"卫生"等话语对时人认识的支配权力已显而易见。

---

① 《论防疫之法》，《盛京时报》光绪三十三年八月十五日，第2版。
② 《黑死病预防论》，《北京日报》宣统三年二月初六日，第1版。
③ 《〈远东报〉摘编·卫生防疫》，《哈尔滨史志丛刊》1983年第5期，第23页。

最后，检疫也隐含着阶级上的权力关系，即社会和经济上居于优势地位的上流社会对下层民众的歧视及二者相互间的差别待遇。本来致病微生物对人种、阶级并无什么偏好，因此疫病的传播对于人群来说也不分畛域，而检疫也应该对所有人群一视同仁。但在实际的操作中，无论华洋，均存在着阶级间的差别待遇。比如，在当时的港口检疫中，对于不同等级的旅客的检疫办法明显有别，光绪三十三年(1907年)订立的《大沽口查船验疫章程十条》对此明确指出：

> 一、查验之法，凡坐头等、官舱人等，自与做下舱、上舱之人有别。头等者由美医官挨次诊视，其下舱、上舱者，人数拥挤，气味熏蒸，不得不令其齐出船面。其神色充足者，一看而过，违淡者，察其脉理，果系疫病，不难立判。此外并无他项验法。①

对于这样的做法，当时一则讨论检疫的言论评论说，尽管当时人们多认为中国政府将验疫之事均交由洋人执行，有损主权，但评论者认为，"我所聘用之洋员，彼自不能侵我主权"，然而问题是，即使是自己施行检疫，若仍照用现在的西法，民众遭受的屈辱和苦难同样存在。评论者说，西人即或遭遇停船检疫，但其在船上有良好的生活设施和条件，而"各国验疫之法，凡坐头等舱者，一望即去，虽有苛例，无所用之"。不过坐下等舱的普通民

---

① 交通、铁道部交通史编纂委员会编：《交通史航政编》第2册，第921页。

众就不同了，他们"统数十人为一舱，类皆蓬首垢面，状若丐窃，偶一涉足其间，头为之眩，炭气之重，可想而知。……于是面目憔悴，肢体狼狈，即不病者，亦已近于有病。况查验者设例本严，加之以厌薄之见，鲜乎其非病矣"。虽然评论者认为这是中西之间的习尚不同所致，并进而批评"吾国在上之人，其于吾人之起居服食暨夫习尚程度，一切漫不加察，贸然向外人而掷付之曰：验疫，验疫。一若此行西例也"①，但实际上，这样的问题更主要是阶级间不平等的待遇造成的。其实，洋人在检疫时，不仅对洋人和华人区别对待，对不同阶层的华人，待遇同样不同。在宣统时的东北鼠疫中，中国政府一度停开京奉铁路，但分别由俄日掌控的东清铁路和"南满"铁路并未全线停驶，而只是停止售卖三等、四等车票。② 俄国开始禁止所有华人进俄戏园、饭馆及一切游息处所，不过稍后，有华人防疫员提出，"中国下等之人固可禁其互往以上所言之各处，以防其传染恶疫也。然中国上等社会之人大半均种瘟痘，料无危险之处，应准其自由游息，是以禁止上等华人入俄公众俱乐部之事，似应撤销也"③，而终获准。显然当时并不存在可以避免鼠疫传染的瘟痘。而在中国官府对疫区的检疫中，这样的不平等对待自然不在少数，如当时北京的一首歌谣就此写道：

---

① 《论防疫》，见国家图书馆分馆编选《〈清末〉时事采新汇选》第 11 册，光绪三十年九月廿一日，第 5496 页。

② 奉天全省防疫总局编译：《东三省疫事报告书》下册，第二编第四章"遮断交通之措置"，第 1 页。

③ 《〈远东报〉摘编·卫生防疫》，《哈尔滨史志丛刊》1983 年第 5 期，第 50 页。

临时警察名卫生，袖章十字相纵横。街头怒马何奔腾，东城检疫旋西城。东城有一媪，夫死不敢哭。哭时声嘤嘤，警吏已进屋。警吏进屋言检疫，破塌倾床毁其灶。陈尸屡日不得葬，一检再检疫无迹。君不见西城某第朱其楣，有人昨病今日危，吊者哭于户，妻子哭于帷，锦棺设道左，警吏不敢窥。往来步踱躞，执棒为指麾。又不见敷文坊下行人薮，今日行人避途走。联镳结辔来逡巡，警鞭雨下逐如狗。有车有车胶皮轮，人负而趋声辚辚，坐客高领其头髡，初不辨为何国人，驱车直进车铃振，警官充耳佯莫闻。孰谓鼠疫霉菌所凭附，乃因人类官室衣服车马分等伦。①

这种差别待遇，体现出上流社会对下层民众的一种歧视，即认为下层民众易得疫病、易传染疫病。当然，这样的看法不是完全没有根据的。比如，东北鼠疫中，"死亡的大多数人集中在西部的贫民区，从外地迁入的劳动者聚居在那里，而细菌似乎也喜欢在黑暗、肮脏和人口过于拥挤的环境中繁殖和生长"②。不过问题是，时人在讨论民众易得疫病时，较少指出是他们不佳的生存条件使得病概率相对较高，而往往强调他们缺乏卫生观念、不讲卫生。在东北鼠疫中，呼兰县报告称"县境学界疫毙一人，警界绅界尚无，商界亦少。惟外来苦工、贫苦农户及饭馆小店等不洁之

---

① 《清华集》卷上《鼠疫谣》，见《满清稗史》(下)，第 6b 页。
② ［英］杜格尔德·克里斯蒂著，［英］伊泽·英格利斯编：《奉天三十年(1883—1913)——杜格尔德·克里斯蒂的经历和回忆》，张士尊、信丹娜译，第 210 页。

处，易致疫毙"①，显然隐含着下层民众的不洁易致疾疫的含义。天津的一则对时疫的议论则认为，当时中西官场的防疫措施"可谓不遗余力矣。乃起视吾民房屋之污秽如故，饮食之疏忽如故，一若行所无事者，既不知个人卫生之道，则所谓公众卫生者更无论已"。而之所以如此，一大原因就在于中国"中等社会以下愚夫妇"迷信，不知卫生之道。② 也就是说，普通民众之所以容易染疫，主要是因为他们不讲卫生，故检疫重点针对他们，也就理所当然了。实际上，就东北鼠疫来说，清洁与否和染疫是否有直接的关系殊可怀疑③，就连伍连德在万国鼠疫研究会上亦认为："鄙人以为疫之发生，或有其他起原，是否不关于清洁乎?"④个中显然不无歧视的意味。由此不难看到社会上流阶层如影随形、无远弗届的优势和权力。

　　通过以上论述，可以说，虽然卫生检疫制度自有其维护健康的实际效用，但该制度的引入和推行显然亦非全然以追求健康为唯一旨归，同时也反映了社会中存在的地位、财产和文化等各方面的优势者基于自身的利益，以科学和文明的名义，将相关的举措强行推行于社会全体的利益和权力秩序。

---

①　(清)阎毓善：《龙沙鳞爪·公牍类》，见沈云龙主编《近代中国史料丛刊》第91辑第7册，第130页。

②　《对于天津防疫之感言》，《大公报》宣统二年十二月十九日，第3版。

③　参见拙文：《防疫·卫生行政·身体控制——晚清清洁观念与行为的演变》，见黄兴涛主编《新史学》第3卷，第91—97页。

④　陈垣：《奉天万国鼠疫研究会始末》，光华医社宣统三年四月版，第13a—13b页。

四、余论：作为近代卫生行政重要内容之 检疫的成立

民国年间，曾任宣统年间东北鼠疫防疫总医官的伍连德在探讨鼠疫的论文中对中国晚清以来的检疫评论道：

> 一八九四年之陪斯忒流行，除予科学界以种种之贡献外，又复促成香港及广州方面公共卫生设施上之多种革新与改进。此外，中国之其他口岸，对于海港检疫工作之努力，尤为显著，此种工作虽有时于事无补，然就现今论之，吾人对于陪斯忒之传染途径与其抑制之有效方法，固知之详尽，而实际上倘有传染区域，如当时广州及香港之剧烈者，恐欲防止其广布蔓延亦非易事。盖除比较易于管理之轮船外尚有许多小艇，航船往还其间，殊难得有严密之监视也。昔时之管理方法，除检验旅客并尽量隔离患者于临时病院外，其余绝非其时之学识能力所能及。然今日中国之海港检疫设施，实则树基于此焉。①

根据伍连德的说法，香港鼠疫的暴发促进了中国海港检疫的开展，虽然以后来的眼光观之，当时检疫的实效殊可怀疑，却为后来的检疫发展奠定了基础。在现代有关检疫的论述中，这样的说

---

① 伍连德：《中国之瘟疫与陪斯忒》，郭佐国译，《公共卫生月刊》第 10 期，1936 年，第 4 页。

法可以说相当具有代表性。这样的说法表明，到民国时，在伍连德这样权威的医学与卫生学家心目中，检疫乃是重要而不可或缺的现代防疫手段。同时它也告诉人们，尽管检疫的实际效用或有不尽如人意之处，但其现代性与正当性毋庸置疑。其实伍连德的这一认识并不见得要到他写作该文时才形成，实际上，至少在清末东北鼠疫中，官方和社会的主流认识业已在观念上接纳检疫，并颇为积极地将其视为现代中国防疫现代化的重要举措。这首先反映在上文谈到的事后民政部所定的防疫规条中，规条将疫区检疫的基本内容统统列入其中。而且从事后所编纂的《东三省疫事报告书》中也可以看出，在这场由伍连德主导的鼠疫防治中，检疫也是当时官府所采取的举措中最为核心的内容。[①] 当时参与防疫的官员曹廷杰也在随后编纂的防疫书籍中指出，"凡遇疫症发生，凡诊验、隔离、消毒诸手续，当查照西法办理，万万不可忽视"[②]；并称："尚得于检验留诊隔离消毒之善政，而非议横生乎？吾国愚民，当从此恍然大悟矣。"[③]

这样的观念无疑不是凭空突然出现的，至少从 19 世纪末开始，就可愈益频繁地看到相关的议论。虽然在后来伍连德的眼中，光绪二十年(1894 年)香港鼠疫时内地的检疫效果并不尽如

---

①　在这份报告中，第二编为防疫概况，共分十章，除第一章为叙述防疫机关外，其余九章分专题，每章论述防疫的一个方面的内容，其中，不仅关于检疫的专章"水陆检疫之措置"在诸章中篇幅最巨，而且其余的"疫病发见法""尸体措置法""遮断交通之措置""病院及隔离所"和"清洁及消毒"等章，亦与检疫有直接之关联。

②　(清)曹廷杰：《防疫刍言例言》，见丛佩远、赵鸣歧编《曹廷杰集》(下)，第278 页。

③　(清)曹廷杰：《重校防疫刍言》卷下《先时预防编》，第 9b 页。

人意，但当时的一些士人，却对其赞赏有加。比如，当时《申报》上的一些言论指出：

> 不料港中疫气更甚于前，死亡者日多一日，于是工部局董更商诸葡国值年首领事，设为防疫章程，大略谓：船之自广东香港及南方各处……噫，何西人之保卫租界地方竟若是，其心力交尽哉！夫疫之来也，其势如急风暴雨，锐不可当，必俟患已至而始治之，势或有所不及，故必先于各船稽察，使疫气不得流行，此犹绥缉地方者，预防伏莽之兴，必先旦夕巡逻，乘事未起而先为设备也。①

> 又倩二西医在浦东司查疫之事，凡轮船之来自香港等处者，行李货物中如有疫气，则携至此处烧硫黄薰之。防患未然，不诚得未雨绸缪之意哉？②

这样一些认识，在当时的历史情境中，不仅可以理解，也自有其现实合理性，然而如今再来回顾这一“近代化”的历程时，似乎不难看到，时人的认知亦不乏可以检讨之处。

其一，认知的局限表现在将问题简单化。前面谈到，晚清时期，虽然不乏对检疫的批评之声，但这些批评针对的大多是西人借检疫“蔑侮华人”③，事关主权，“权限攸关，尤防越俎”④，或

---

① 《续防患未然说》，《申报》光绪二十年五月初五日，第 1 版。
② 《上海防疫》，《申报》光绪二十年五月初十日，第 3 版。
③ (清)李维清：《验疫》，见《上海乡土志》，第 99 页。
④ 《清实录》第 59 册《德宗实录》卷 540，光绪三十年十二月辛酉，第 175 页。

者认为办理方法未善，不适合华人体质①，并未对检疫本身提出批判，亦未见从专业的角度探讨得失。有些吊诡的是，民众对检疫干涉其生活和自由的不满和抗议，在当时复杂的局势中，似乎最终都被化约成了华洋之间的民族矛盾。一些精英虽然同情民众的不尽公平和合理的遭遇，但其要求也只是将华人的检疫交由华医实行，似乎只要有华医自验，问题便迎刃而解，而若仍有不满，那就是民众愚昧和迷信。这既反映在朝廷和地方官府对当时社会的相关批评的应对上，即"咨商各国领事变通办理，归华医自验，否则华洋分别，男女会验"②，同时也可以从 1910 年上海的检疫风潮中得到说明。骚乱出现后，上海的社会精英开展了积极的斡旋活动，一方面劝谕民众恢复秩序，另一方面又向外国人争取自主检疫的权力。在取得初步成功后，"由于长期以来深受外人的蔑视，华人上层希望通过此次检疫、防疫的成效，洗刷华人愚昧落后的恶名"，于是检疫在精英的精心策划和民众的积极配合下，得以井然有序地展开，甚至令外国人亦刮目相看。③ 当然，在实际的执行中，即使由中国自主检疫，抗阻亦不可避免，而士绅精英往往将这些抗阻归入愚昧而需要启蒙和开化之列。比如，东北鼠疫中一份官方的文件即指出："无知之愚民，其畏防疫一如蛇蝎，对于消毒更直接受有形之损害，容有暴言暴动而拒绝者。此益不知疫毒之传染，较之受有形之损害更为惨酷，且不

---

① 参见《疫症杂说汇志》，《大公报》1902 年 7 月 31 日，附张。

② 《清实录》第 58 册《德宗实录》卷 518，光绪二十九年六月庚申，第 840 页。

③ 胡成：《检疫、种族与租界政治——1910 年上海鼠疫病例发现后的华洋冲突》，《近代史研究》2007 年第 4 期，第 84—87 页。

知公众卫生之关系故。损害个人之自由，为防疫上不得已之事，而为国家所公认者，苟以真理详细为之解说，自不难破其愚惑也。"①

检疫中对民众的干扰甚至侵害以及实际执行中遭遇的阻力，是当时的很多人都能感受到的，不过这样的论述使矛盾被巧妙地化约为主权之争和外国人的欺侮以及国民的愚昧无知，然而实际上，通过以上的探讨我们可知，问题并非如此简单。

其二，认知的局限也表现在较多地受先入之见的影响而较少从专业上给予细致考量。通过前面的论述不难看出，时人对检疫的接受往往与其代表"西方""科学"和"卫生"密切相关。检疫源自西方，而西方又代表着先进和文明，这样的意识显然已经成为当时很多人探究检疫时的先入之见。其实，时人接受检疫也并非完全没有理论思考和根据，有人立足细菌学说来论述检疫隔离的重要性(如前所述)②，也有人从防疫的正反效果来表明检疫隔离的重要与必要："营口中外通商之区，商旅萃聚之地，每至暑夏，易致杂疫。当前卫生局闻时疫流行，深恐传染，日前仿照日人在境时设立检疫所，特派局员李某充任斯职。凡从他埠进口之船，定行检验，如有载来客商，或船内水手，无不详细检验，倘有带病之人，当时派人送至医院调治。某承任斯职，极力担任，虽受外人之怨恨，终无懈弛之时。近来他处皆有时疫之灾，而斯埠不

---

① 奉天全省防疫总局编译：《东三省疫事报告书》下册，第二编第七章"清洁及消毒"，第 6 页。

② 参见《续防患未然说》，《申报》光绪二十年五月初五日，第 1 版。

多，是在防范之善也。"①

这样的论述虽然颇有道理，但明显仍受到先入之见的影响，而未能以更理性的态度来探究检疫的复杂性。实际上，对于检疫效果的评估，即使在今天，也仍是非常困难的。然而在当时的情境下，由于其被视为富强、文明而现代的西方列强的防疫通例，作为不文明、不卫生且不健康的中国人，自然不必也不应该对此有所怀疑。中国在传统上虽然没有普遍而强制的检疫举措，但并不缺乏瘟疫可以传染的观念和避疫的习俗②，所以当士绅精英接触到西方以细菌学说为基础的传染理论时，他们会觉得理所当然，自然也就更易理解通过检疫隔离来防止传染的做法。以我的感觉，当时的诸多论述，尽管如上文所指出的那样，存在一些批评的意见，但基本都是对检疫具体做法的批评，极少否定检疫本身，这些论述可能或多或少具有先验地将检疫的正当性和必要性视为理所当然的意味。而正是这种先验的认识前提，让时人进一步赋予了检疫更多的正当性和必要性。比如，对于东北鼠疫最终平息的缘由，权威的解释并未肯定检疫的功效，万国鼠疫研究会最后的结论指出："此疫之所以能扑灭者，乃因防卫合法，或因消毒有方，或人民粗知自卫之道，或与气候及寒暑有间接、直接

---

① 《检验进口船只》，《盛京时报》光绪三十三年八月十三日，第 5 版。

② 参见 Angela K. C. Leung, "Evolution of the Idea of Chuanran Contagion in Imperial China", in Angela Ki Che Leung and Charlotte Furth(eds.), *Health and Hygiene in Chinese East Asia：Policies and Publics in the Long Twentieth Century*, pp. 25-50；拙著：《清代江南的瘟疫与社会——一项医疗社会史的研究》，第 144—152、219—230 页。

之关系,均未可知。缘此疫之消灭,本无确据可寻也。"①但时人或一些地方官员却往往将检疫隔离视为防疫最为有效的措施。更有意思的是,在新民府的报告中,有关疫势渐微的原因,力推检疫隔离之功,称:"然开年以来,之所以逐渐日少者,实自初一日至初七日断绝之效也。"然而,这一说法,与其后所列疫病人数变化的数据明显不符。报告中的数据显示,自正月十五以后,疫病人数其实仍在不断飙升:"计查出上年疫毙者十二名,本年正月初十日以前疫毙者二十三名,又日期无从查考者十六名,十五以前疫毙者七十六名,十五以后至二十三日疫毙者一百零九名,均经随时火化。"②毫无疑问,一些想当然的看法和先入之见,往往会影响人们的判断。

检疫隔离举措对疫病的传播有可能起到一定的抑制作用,这一点或许没有疑义,不过将检疫作为一个普遍强制推行的制度加以推广是否真的有效或必要,无疑尚有具体复杂的因素需要思考。首先,检疫隔离需要政府对民众和水陆往来交通有严密系统的监控能力,在监控力和行政力均不充分的情况下,采取全面的检疫措施,究竟能在多大程度上真正起到切实的效果,殊可怀疑。其次,实现全面的检疫,特别是疫区的全面检疫,无疑需要付出巨大的社会经济代价,不仅国家要支付大量的行政费用,而且整个社会的商贸、交通以及民众财产均会遭受损失,不仅如此,还会给民众的身体和生活带来干预和限制。故即便检疫可以

---

① 奉天全省防疫总局编译:《东三省疫事报告书》下册,第三编第一章"万国鼠疫研究会报告",第3页。

② (清)张翼廷辑:《新民府行政汇编》第2卷《文牍类·荒政》,第7—8页。

在一定程度上起到防疫效果，如何在巨大的社会经济代价和防疫收效之间寻找适当的平衡，显然也需要仔细评估。最后，检疫隔离机制应该在何种情况下启动，如何更合理地展开，也不是简单的问题。如此等等，似乎都需要在引入这一机制时，对其做出专业的评估和考量。实际上，19 世纪时，欧洲内部针对隔离检疫法也存在不同的意见。与俄、德等国相比，英国等国更倾向于采取环境主义的策略。① 事实上，挨户检查、隔断交通、封锁疫区这类简单粗暴的检疫隔离举措在 19 世纪中期以后，已逐渐被西欧各国舍弃。② 然而在主权压力、保种强国的强烈意愿、急欲摆脱长期为外国人所歧视和轻侮的耻辱的心态，以及国势衰微、时局动荡等诸多因素的共同作用下，当时中国的社会精英既无政治和学术等条件，又无心思去做如此的思考，或去关心西方内部的争议与区别，便想当然地将其视为西方、卫生和文明的代名词而囫囵吞枣地全盘接受了。

　　当然，以上的论述，并不是要全面否认检疫隔离这一现代卫生制度，而只是希望通过细致呈现中国社会在近代化的过程中，在接受西方卫生观念和制度时匆忙、窘迫的情景和心态，来促使今人对检疫制度本身和当时引入的过程做出必要的省思。值得省

---

　　① 　一般来说，环境主义既指一种建立在生态学基础上的思想体系，也指促进人类同自然环境保持和谐的一种社会运动，还指一种"回归自然"的哲学，其更多地从生态环境而非人类自我中心主义立场出发来认识世界。这里主要指比较倾向于通过改善环境和卫生状况来减少传染病的发生，而非以强制的检疫或清洁办法来控制疫病流行的主张。

　　② 　参见 Peter Baldwin，*Contagion and the State in Europe*，*1830-1930*，pp. 37-243.

思的不仅有当时隔离检疫施行的实际效用、必要性以及实施方法等，同时还有检疫背后的权力关系，它显然不是纯粹为维护全民健康福祉而形成的完全一视同仁的公平、平等的制度，在很大程度上可以说是以最大限度保护强势的国家和群体的利益为出发点而设计的制度。

不管检疫推行者的目的如何、心态怎样，也不论人们对这一举措是赞同抑或反对，代表西方、卫生、文明和进步，包括检疫在内的公共卫生机制是其时各方都愿意高高举起的大旗。在这面大旗的指引下，中国在迈向近代国家的道路上艰难前行，人们在收获现代化成果的同时，也忽略了很多问题，并付出了诸多利益和身体自由①等方面的代价。卫生检疫带给中国社会的，不只是主权、健康、文明和进步，同时也有民众权利和自由在卫生和文明的名义下的被侵蚀和剥夺。

---

① 关于检疫等近代卫生制度对身体的控制以及近代身体形成的影响，参见下一章的讨论。

第八章　晚清的卫生防疫与近代身体的形成

一、引言

在一般的印象中，与现代相比，传统时期的民众显然相对缺乏自由，无论在经济上还是法律上，都具有较为严重的人身依附关系。而且在日常行为方式上，古人也较今人有着更多等级规范方面的约束。显然，在以人人平等和自由相标榜的现代社会，人们无疑摆脱了众多的传统礼俗而在身体的日常行为上获得了前所未有的自由，但实际上，福柯等人的研究业已表明，在西方近代化的过程中，随着人口的不断增长和社会的日趋复杂，西方日渐进步的科学和技术理性又找到了新的控制目标——人的身体本身，即通过现代的科学和技术文明所编织的政治和文化权力网络，以另一种更加细密而标准化的方式无孔不入地对每一个民众的身体实施了监控。也就是说，近代以来，民众身体在摆脱人身依附关系的同时，又遭遇了身体的"国家化"和日益严密的监控。[①] 福柯等人主要从临床医学、精神病管理、罪犯惩罚、饮食管理等一些方面对此做了深刻的探究，并产生了巨大的影响，西方身体史的研究亦应运而生。这自然也影响到了西方公共卫生史的研究，目前已有不少研究者从公共卫生的角度对身体的近代化做了探讨。[②] 虽然总体上有关中国的身体史的研究才刚刚兴起，但也已有一些学者从政治、战争、法律、社会生活以及现代医疗技术和规范等多个方面对身体如何日渐被国家权力掌控和规训做了颇为深入的探讨，让读者从多个侧面了解到在中国社会近代化的过程中，中国人的身体是如何被"国家化"和"纪律化"的。[③] 不过，这些研究似乎均未能注意到近代公共卫生制度的引入和建立对中国近代身体的重大影响。而现代中国有关卫生史的研究，虽然也部分涉及与身体相关的问题，但并未从身体监控和近代身体

---

① 对此可以参见福柯的系列论著，如《疯癫与文明：理性时代的疯癫史》(刘北成、杨远婴译，生活·读书·新知三联书店 1999 年版)、《规训与惩罚：监狱的诞生》(刘北成、杨远婴译，生活·读书·新知三联书店 1999 年版)和《临床医学的诞生》(刘北成译，译林出版社 2001 年版)等，以及布莱恩·特纳(Bryan S. Turner)的《身体与社会》(马海良、赵国新译，春风文艺出版社 2000 年版)一书(特别是第 238—261 页)。

② 参见 Deborah Lupton, *The Imperative of Health*: *Public Health and the Regulated Body*, London, Thousand Oaks, New Delhi: Sage Publications, 1995, pp. 5-9, 131-158.

③ 参见黄金麟：《历史、身体、国家——近代中国身体的形成(1895—1937)》；黄金麟：《战争·身体·现代性——近代台湾的军事治理与身体(1895—2005)》，联经出版事业公司 2009 年版；傅大为：《亚细亚的新身体：性别、医疗、与近代台湾》，群学出版有限公司 2005 年版。关于中国身体史的综述性讨论，可以参见刘宗灵：《身体之史：历史的再认识——近年来国内外身体史研究综述》，见复旦大学历史学系、复旦大学中外现代化进程研究中心编《新文化史与中国近代史研究》，上海古籍出版社 2009 年版，第 287—322 页。

形成的角度做过探讨。① 显然，若对此缺乏关注，将无助于更全面深入地认识和理解中国近代身体的形成历程、原委及其背后的社会文化变迁，也不利于更全面地认识卫生的意涵与影响。本书第六章在探讨清洁观念和行为时，已经注意到作为卫生行政的清洁规条对于民众身体自由的影响，但侧重点主要在于探究精英士人和民众在面对健康与自由时的不同态度以及现代化背后对弱势群体利益的关注的缺乏，而未能专门论及卫生行政与近代身体之间的关联。故此，本章将从以防疫为中心的卫生行政入手，来对从传统到近代卫生防疫与身体之间关系的变化、国家是如何借助科学的"卫生"话语合法实现对国民的身体干预和控制，以及身体应被管理的意识是如何逐步被接受等议题做一全面的考察。

在经济日渐全球化的现代，中国的历史进程自然不可能自外

---

① "近代身体"所拥有的内涵无疑属于"现代性"的重要内容，而目前具有一定后现代意识，专门探究卫生所彰显的"现代性"的重要著作《卫生的现代性：中国通商口岸卫生与疾病的含义》（罗芙芸著，向磊译，江苏人民出版社 2007 年版）虽然也在书中偶尔提及卫生行政对中国民众身体的干预（如第 186—190 页），但并未在书中点出这些行为所具有的干预和监控身体的内涵，更未从身体控制这一角度展开探讨。同样的情况也出现在胡成的两篇有关检疫的论文中（参见胡成：《检疫、种族与租界政治——1910 年上海鼠疫病例发现后的华洋冲突》，《近代史研究》2007 年第 4 期，第 74—90 页；《东北地区肺鼠疫蔓延期间的主权之争（1910.11—1911.4）》，见常建华主编《中国社会历史评论》第 9 卷，第 214—232 页）。而杨念群的研究虽然提及了身体感的概念，但其关注的只是身体在医疗中的空间感觉的近代变动，并未谈及监控问题。还有，李尚仁颇为细腻地展现了 19 世纪西方人在中国环境中的身体感受，并探究了那种肮脏和不卫生的感觉和表述的渊源（参见李尚仁：《腐物与肮脏感：十九世纪西方人对中国环境的体验》，见余舜德主编《体物入微：物与身体感的研究》，第 45—82 页）。不过其既没有论及干预和监控方面的身体感，也未谈及中国人的身体感。我在探讨晚清清洁观念和行为的演变时，曾比较简要地谈到官方的清洁行为对身体的控制问题（参见拙文：《防疫·卫生行政·身体控制——晚清清洁观念与行为的演变》，见黄兴涛主编《新史学》第 3 卷，第 91—97 页）。

于由西方主导的外部世界，但也不可能没有其自身的独特经验。我无意于以西方的理论来裁剪中国的历史，或以中国的经验来验证西方的理论，而只是希望借助"近代身体"这一概念来拓展中国史研究的问题意识和研究视野，立足资料来呈现中国这部分实际存在却至今甚少被关注的历史经验及其自身的特点，以及从历史的角度来省思中国近代化过程中值得警醒的问题。

二、清前期的卫生防疫与身体约束

在清代，传统医学认为疫病乃是由自然界的四时不正之气混入了病气、尸气以及地上的其他秽浊之气而形成的疫气所致，病因分为内外两个方面，内因为天灾或自我生活不谨造成的人体自身的正气不足，外因则是外界各种原因而导致的疫气的郁积熏蒸，人在其中，接触致疾，其感染亦由气而致。① 对疫病的应对也以养内避外为中心：一方面强调固本，主张宁静淡泊、节劳寡欲以增强体质，巩固正气，使外邪无法侵入；另一方面主张以躲避、熏香和使用避瘟丹等来避开或压制住疫气，使自己不受其感染。此外也有一些非主流的相对积极的应对措施，如避免接触病人和病家的衣物食品等物品，消灭虫媒，单独安置病人乃至检疫以及种痘等。总体上，这些应对大体上都是相对消极、内向的个人行为，并未成为官府介入的公共行政事务。而且，对瘟疫的积

---

① 参见拙著：《清代江南的瘟疫与社会——一项医疗社会史的研究》，第120—158页。

极的预防并未成为古人重点思考和努力的方向，国家和官府在卫生防疫上，既缺乏制度性的规定，也很少为此采取强制性的举措。①

　　由此看来，在传统时期，除了少数的例外（具体详见后文），朝廷和官府甚少就卫生防疫之事对民众的身体进行直接的干预，或者说强制性地限制民众的身体行为。当然，这并不表示民众的身体在这方面没有约束和限制，当时应对疫病的观念同样也会让民众的身体行为不自觉地受到某种软性的束缚和影响。这突出地表现在摄生固本的说教上，"不节不时"，从先秦时期开始，就被认为是人致病的基本缘由。② 这样的认识不断被予以强化，关于疫病的成因，清代乾隆年间著名的温病学家刘奎曾就此论述道："瘟疫乃天地之邪气，人身正气固，则邪不能干，故避之在节欲节劳，仍毋忍饥以受其气。"③嘉道时期的士人潘曾沂亦言："盖人平日摄养，使中气能作得主，即遇毒染邪，皆旁行而不伤。"④这就是说，只要平时注意养生，使自己正气充足，就是遭遇疫气，也可免遭罹患。而要使自己正气充足，就在于节欲节劳，注意养生。这种长期以来形成的节欲节劳的养生论说，自然会在不经意间对时人平日的身体行为产生影响，让人在满足自己口体之欲时，多少会有所顾忌，而在自身未能做到节欲节劳时，又多少会有所警觉。而对于那些注重养生的士人来说，这类认识的影响

---

　　①　参见本书第二章。

　　②　参见杨伯峻编著：《春秋左传注》（修订本）第 4 册，昭公元年，中华书局1990 年版，第 1221—1222 页。

　　③　（清）刘奎：《松峰说疫》卷 1，第 21 页。

　　④　（清）潘曾沂：《东津馆文集》卷 1《谢氏经验方序》，咸丰八年刊本，第 47a 页。

和束缚就更为明显,几乎渗透到日常生活中衣食住行的各个方面,如饮食有节,入眠有时,房事有诸多禁忌,寒暑、雷雨、恼怒、醉饱、衰老和疾病等时宜戒房事,等等。① 同时,由于传统认为疫气主要以"气"相感召,故古人对风特别敏感,非常重视和强调避风,特别是风口,害怕"受风"。② 另外还有一些出于直观感受而形成的医学上的防疫认识,比如,清代中期的医家熊立品曾在其有关瘟疫的专著中指出:"当合境延门,时气大发,瘟疫盛行,递相传染之际……毋近病人床榻,染具秽污;毋凭死者尸棺,触其臭恶;毋食病家时菜;毋拾死人衣物。"③这些观念和说法,自然也会对民众的日常行为产生影响。这些长期以来逐步形成的观念和说教,对民众身体行为的影响和约束显然广泛而深入,不过这种影响和约束基本是通过文化的软力量来施加的,即通过文化和习俗影响人们的身体感觉和行为习惯,遵从与否、在多大程度上遵从,基本取决于个人的现实生活条件、性情、偏好以及自制能力,较少有外力的干预,亦无强制性的规定。

除了长期以来形成的养生避疫观念对人身体形成的约束,还有来自鬼神信仰等方面的软力量影响。在清代,关于疫病的成因,当时社会上除了有上述较为专业的认识,也较多地掺杂了传

---

① 这类论述可以参见郑金生:《中国古代的养生》,商务印书馆国际有限公司1997年版。同时亦可参见(清)李渔:《闲情偶寄》卷8《颐养部》,陕西人民出版社1998年版,第253—292页;(清)石成金编著,周树德校点:《传家宝全集·快乐原》之《长生法》与《卫生必读歌》,中州古籍出版社2000年版,第313—336页。

② 参见拙文:《从避疫到防疫:晚清因应疫病观念的演变》,《华中师范大学学报(人文社会科学版)》2008年第2期,第52—53页。

③ (清)熊立品:《治疫全书》卷6,见《瘟疫传症汇编》,乾隆四十二年刊本,第8b页。

统鬼神信仰方面的认识，即认为疫病乃由瘟神或疫鬼所施，道德不谨或有违天和，常常会招致疫鬼的降临，相反，若道德高尚，则每每能在大疫之年幸免于难。① 这样的观念除了可能对人在道德上产生一定的约束，还往往在避疫方面以鬼话或鬼神故事的形式，对人们的行为产生软性的影响。嘉道年间萧山的士人王端履的一个族兄声称能"见鬼"，曾与其谈及躲避疫鬼之事，说："凡鬼皆依附墙壁而行，不能破空，疫鬼亦然，每遇墙壁必如蚓却行而后能入。常鬼如一团黑气，不辨面目，其有面目而能破空者，则是厉鬼，须急避之。凡往瘟病家探望，亦无碍，但必须凭空坐立，不可倚墙，切不可饮其茶水，以毒皆施于水中故也。"其族兄还有言："鬼最畏风，遇风则牢握草木蹲伏，不敢动。"②不难想见，这样的说法势必会在不知不觉中对当时普通民众的身体感和行为习惯产生影响。

当然，在卫生防疫方面，传统时期也不是全然没有对身体的强制性规定。特别是在隔离防疫方面，古代时已有相关的史迹，如宋代朝廷诏令各地设置安济坊，大的安济坊设有为防疫病传染的隔离病房。到清代，虽然时有各地官府和慈善组织在大疫之年设立病舍，让那些贫病无依之人入舍疗病，而且在一些慈善机构，对于罹患易致传染疾病的人员，会要求其移居专门的养病房治疗，但官方并无制度性的规定。③ 这种做法，在晚清也被西方

① 参见拙著：《清代江南的瘟疫与社会——一项医疗社会史的研究》，第121—126、133—134页。
② （清）王端履：《重论文斋笔录》卷2，道光丙午（二十六年）刊本，第15b—16b页。
③ 参见拙著：《清代江南的瘟疫与社会——一项医疗社会史的研究》，第223—224页。

人注意到了，比如，20 世纪初一份有关温州海关的报告指出：

> （光绪二十八年，1902 年）地方官以疾疫传行，相继乃设施医局留养病人，又虑穷民乞(丐)体素羸弱，最易触染，故隔别安置，冀免积气熏蒸多所传染。①

这些举措对隔离病人基本缺乏强制性，而且针对的也是作为慈善对象的特定人群，与普通民众的生活基本无涉。不过，当时也有较具强制性的防疫措施，最典型的是清初，统治者出于对天花的恐惧，曾规定"凡民间出痘者，即令驱逐城外四十里，所以防传染也"。但在实际的执行中，办理不善，往往出现"有身方发热及生疥癣等疮，概行驱逐"的情况。清政府后又下令，"果系真痘，自当照例移出。令工部择定村落，俾其聚居得所。至身方发热、未见痘疹者，毋得辄行驱逐"。② 不过这样的政策后来并未见有延续，据嘉道时期的文人俞正燮记载，"国初有查痘章京，理旗人痘疹及内城民人痘疹迁移之政令，久之，事乃定"③。这一政策显然以强制的方式严重地干涉了民众的身体自由，不过它只是在特定情势下对特定地区采取的临时性政策，就整个清代历史来说，可谓影响甚微。另外，在明清时期的闽粤等南方地区，还有专门针对麻风病人的收容和隔离设施——麻风院，而且进入清代

---

① 《光绪二十八年(1902 年)温州口华洋贸易情形论略》，见中华人民共和国杭州海关译编《近代浙江通商口岸经济社会概况——浙海关、瓯海关、杭州关贸易报告集成》，第 571 页。

② 《清实录》第 3 册《世祖实录》卷 14，顺治二年二月戊辰，中华书局 1985 年版，第 128 页。

③ (清)俞正燮：《癸巳存稿》卷 9，辽宁教育出版社 2003 年版，第 248 页。

以后，麻风院建设更受地方政府重视，不仅有固定的政府资助或地方有力人士的津贴，而且麻风病患与社区隔离的做法也越来越普遍和强硬。当时的麻风院一般都设于偏僻之地，收容那些贫苦的麻风病人，虽然并不是完全没有行动的自由，但已有起码的隔离功能。① 这些举措，虽然找不到相应的法令上的规定，但也已表明，其至少已对特定人群的身体自由进行了限制。不过从防疫的角度来说，这种举措并不具备统一的原则，因为收容的对象多为慈善施济对象——贫苦人士中的麻风病人，而非社会全部的麻风病人。虽然现在尚无法确切地了解南方诸省究竟有多少麻风院收容了多少麻风患者，但是这样的举措即使带有一定的强制性，显然也并不会对绝大多数的普通民众的生活造成影响。此外，国家的法律也有关于污秽街道而给予处罚的规定，不过实际上只有在京城的重点地区，这样的法令才会受到重视，而且其着眼点主要在于皇帝和官员出行的方便和雅观，并非整个城市的整洁和卫生。②

由此可见，在清前期，虽然在卫生防疫方面的观念和举措亦对民众的身体行为有着种种约束和影响，但这种约束和影响主要以文化软力量的形式表现出来，而且受影响的程度亦由生活条件、文化程度、性情、偏好以及自制能力等诸多个人条件决定，基本没有外力干预所形成的强制性，属于自愿接受性质的干预。虽然强制性的规定也时或有之，但那或者是特别条件下临时性的

---

① 参见梁其姿：《麻风隔离与近代中国》，《历史研究》2003 年第 5 期，第 3—14 页。
② 参见拙文：《清代江南的卫生观念与行为及其近代变迁初探——以环境和用水卫生为中心》，《清史研究》2006 年第 2 期，第 13—14 页。

举措，或者只是针对少数特定人群的规定，整体上并未对普通民众造成明显的影响，让民众为此感受到身体的束缚和不自由。也就是说，近代之前，在整体的社会观念中，在关乎个人身体的问题上拥有选择自己身体行为的自由而不受外界的强制干预，乃是理所当然之事。

三、晚清卫生防疫对身体的干预

在晚清，传统以"养内避外"为主轴的因应疫病观念和举措对民众身体软性隐形的干预和影响仍然存在，而随着西方卫生防疫观念和卫生行政制度的引入和确立，民众的身体又受到了由卫生防疫带来的显性而强制性的干预和约束。第二章的讨论表明，晚清的卫生行政基本围绕着防疫而展开，内容主要集中在清洁、消毒和检疫、隔离等方面。下面我们就分别来看看防疫的这些基本内容究竟是如何对当时民众的身体行为和自由产生影响的。

这种影响首先体现在有关清洁的事务中，出于卫生防疫目的，由公权力介入的清洁举措最初出现在上海等地的租界，上海租界自19世纪60年代开始就建立了专门负责街道清洁的机构①，并制定相应的规条来维护街道的清洁和约束民众随地倾倒垃圾的行为。近代上海第一份中文报纸《上海新报》曾录有同治八年(1869年)租界当局"肃清街道"的规定，从中应可以看到相关

---

① 参见本书第五章。

规定的大体内容：

> 录大法国公董局议奉总领事允准本国租地界内肃清街
> 道，整顿铺家章程。
>
> ……………
>
> 第五，凡各家每日早起，须将自己门前街路扫净，扫下
> 之垃圾等物，在自己门外，俟扫街夫来撮去，毋许倒在界内
> 空地及交界河内。
>
> 第六，凡扫街夫出收垃圾，夏日每朝八点钟，冬日每朝
> 十点钟。
>
> 第七，凡垃圾碎碗、碎玻璃等，不准倒在路上及人家屋
> 旁。凡什物或致坠下伤人者，不准放在沿街窗口高处，并不
> 准由窗内掷物于外，或致人伤害，或染人臭气。
>
> 第八，凡一切腥臭之物，惹邻家厌恶、害人致病者，屋
> 内屋外，均毋许存留。
>
> 第九，凡界内各处，除坑厕[厕]外，毋许大小出恭。
>
> 第十，凡挑粪及挑一切臭秽之物，该设法勿致臭气熏
> 蒸，害人疾病。①

对于市民来说，这一规章核心的内容不外乎不准随意扔弃垃圾和
随地大小便。这一在今人看来理所当然的共识，由于在传统时期
并没有相应的规定，所以明显会让人感到个人的身体行为受到

---

① 《中外新闻：录大法国公董局议奉总领事允准本国租地界内肃清街道，整顿
铺家章程》，《上海新报》同治八年九月十二日，转引自沈云龙主编：《近代中国史料丛
刊三编》第 59 辑第 5 册，文海出版社 1990 年版，第 2140 页。

了约束。

这些规定不但在租界被执行，而且很快也影响到了中国的地方官府的行为。同治三年(1864 年)，上海县就在示谕中明确制止乱倒垃圾：

> 所有沿河一带居民如再倾倒垃圾，不顾堆积，实属不成事体，须知开通河道，原为便民起见，岂容任意抛掷，致滋淤塞阴沟。饬县局并令铺甲挨户晓谕外，合函出示谕禁。为此示，仰沿河附近居民人等知悉，自示之后，如有无知之徒，再将垃圾秽物倾倒河内情事，许该地甲扭禀来局，送县惩办，决不故宽。①

不久，上海县又禁止妇女在河中洗刷马桶，称："现奉朱邑尊示禁，并着地甲留心巡察，倘有妇女再蹈前辙者，罪坐夫主，查实拘拿到案，枷号河干示众。凡近河浜居住者，理宜懔遵。"②在杭州，光绪二年(1876 年)八月，浙江省保甲局饬令钱塘、仁和两县，对"任意倾倒垃圾"者，"或指名禀控，或捆送到县立予惩办"。③ 同时，官府也颁有禁止随地便溺的谕令，同治十二年(1873 年)，上海的地方官曾就此示谕布告曰："现在天气尚热，触气易于染疾，倘再任意便溺，拿案定予重惩!"④这些禁令当时

---

① 《道宪应示》，《上海新报》同治三年三月十八日，转引自沈云龙主编：《近代中国史料丛刊三编》第 59 辑第 2 册，第 695 页。

② 《中外新闻》，《上海新报》同治八年九月初三日，转引自沈云龙主编：《近代中国史料丛刊三编》第 59 辑第 5 册，第 2124 页。

③ 《杭州市卫生志》，第 118 页。

④ 《示禁随路便溺》，《申报》同治十二年八月初三日，第 2 版。

虽然并未成为官方正式的规章制度，而且执行的力度和效果与租界相比也明显存在差距，不过这至少表明，在中国，出于防疫的目的，由公权力执行的对民众身体行为的强制性干预已经出现。

除了个人的身体行为在公众场合要受到强制的拘束，个人的清洁与否也渐渐不再是个人的私事，而需要受到官方的监视和干涉。光绪二十年(1894 年)粤港发生鼠疫期间，租界当局就要求："尔居民铺户暨诸色人等，务各查照工部局所定时刻，每日督令佣人勤加扫除，一总倒置门首。此为驱疫养生起见，切弗视为末务，稍有忽略，自干未便。"①而光绪二十八年(1902 年)天津都统衙门订立的稿谕则更明确地要求，"身躯并手指切宜洁净，不可肮脏，至于食用各物尤应清洁"，并进一步加入了消毒的要求："居民人等所有厕所并堆积秽物地方，均须倾洒白灰，所用灰斤可赴各段巡捕官处领取，不收分文。"②

这些举措和规定，在中国正式推行卫生行政以后，均被纳入地方规章制度乃至国家的法律之中。比如，光绪二十八年(1902年)中国政府在接管天津都统衙门后，巡警局即颁布规条：

一、凡遇街衢大道、小街僻巷、各处路口，及贮水池等处，不许大小便、倒溺器及倾弃灰渣秽物，以防疫疬。违者拘罚。

一、凡夜间有在屋角堆积秽物者，亦应一律拘罚。

---

① 《辟除污秽示》，《申报》光绪二十年四月廿三日，第 3 版。
② ［日］西村博编：《天津都统衙门告谕汇编》，见刘海岩总校订《八国联军占领实录：天津临时政府会议纪要》(下)，第 835 页。

一、不准身体通赤。①

而"卫生总局的事务是:对每户每人强制实行门前及门后四周的
清洁法,以及实施道路清洁法"②。不仅如此,在光绪三十四年
(1908年)四月颁布实施的《违警律》中,"偶因过失污秽供人饮用
之净水,致不能饮用者","违背一切官定卫生章程者","装置粪
土秽物经过街市不施覆盖者"和"于厕所外便溺者"等关涉清洁卫
生的行为③,均成为干犯刑律的违法行为。特别是其中"违背一
切官定卫生章程者"一条,将官方正式制定的卫生规章中对身体
行为的规定均变成法律规定。这样一来,同时由民政部颁布的
《豫防时疫清洁规则》中对身体行为的以下规定,自然也就成了理
应被强制拘束的行为:

> 第一条 各街巷不得堆积尘芥、污秽、煤灰及倾倒泔水
> 与一切不洁之物。
> 第二条 马路已设水段地方,应由该管区随时监督,认
> 真扫除清洁。其未设水段处所,当谕令住户各扫除其户外。
> 第三条 住户门外各置污秽物容器,不准随意投弃。此

---

① 《天津巡警条规》,见国家图书馆分馆编选《(清末)时事采新汇选》第3册,光
绪二十八年八月十四日,北京图书馆出版社2003年版,1209页。
② 《二十世纪初的天津概况》(原名《天津志》),侯振彤译,天津市地方史志编修
委员会总编辑室1986年版,第324页。关于天津卫生局的清洁办法,可参见拙文:
《防疫·卫生行政·身体控制——晚清清洁观念与行为的演变》,见黄兴涛主编《新史
学》第3卷,第83—84页。
③ (清)端方:《大清光绪新法令》第五类《民政·巡警》,宣统间上海商务印书馆
刊本,第8b—9a页。

器须有盖及无泄漏之处者，每日由官设土车拉运弃于僻静之处所。

第四条　铺户栉比之地，不便置污秽物容器者，令于室内储存，不准散置街衢。

第五条　该管厅区应酌量地方繁简，豫定日期，派巡官巡长监督居民扫除户内一次，不行扫除者当劝导之。

第六条　凡泔水涤濯器物水及其他不洁水，均须排泄于沟渠，其无沟地段，该管区当指定处所，建以标木。

第七条　沟渠不准投弃芥土、灰石、粪溺及动物皮毛、肠骨及其他鼠犬猫等死体。

第八条　沟眼发生臭味时，须以绿汽灰松脂或石灰消除之。

第九条　当开沟时，须先用绿汽灰松脂渗入之，或石灰，令辟毒臭。

第十条　厕所，须每日扫除之，不可任其狼藉漫溢，扫除后，以石灰渗入之。

第十一条　装运粪溺，须用坚固之容器并覆以密致之盖，应由警厅检查之。负桶沿街拾骡马粪者，不在此限。先传谕净粪公司改制容器，或自制模型，饬令仿造，以不泄漏臭秽为准。

第十二条　粪车及肩荷背负粪桶者不得停留街市。

第十三条　晒粪之地，应由该管区指定处所，不准粪户任意晒晾。

第十四条　凡鱼肉市场易生臭秽者，须随时由该管区监督扫除并令用石灰水洒泼以消恶毒。①

稍后于宣统元年(1909 年)闰二月由直隶警务处颁布的《预防传染病章程》进一步补充了众多清洁消毒方面的内容，并明确规定这些规章适用于《违警律》。其主要内容如下：

第十二条 清洁法之概要如左：

一、扫除。如居室、院落及其他不洁之处，则须扫除之。

一、洗涤。如衣服、被褥等物有不洁者，则须洗涤之。

一、疏浚。如沟渠积有污秽等物，则须疏浚之。

一、搬运。如尘芥、秽物堆积之处有害卫生，则须搬运之。

第十三条 遇有传染病流行时，无论患病者与不患病者之家，均须施用前条清洁等法。

第十四条 消毒法之概要如左：

一、焚烧消毒。如污秽破敝之物，非清洁各法所能消除病毒者，则须用火焚烧之。

一、火炙消毒。如病人衣服、被褥等类，既非洗涤所能消除病毒，又不便于焚烧者，则须用火炙之。

一、蒸晾消毒。如病人所用各项器物不便于焚烧及火炙者，则须蒸煮之，或晾曝之。

① 《豫防时疫清洁规则》(光绪二十四年四月三十日)，见京师警察厅编《京师警察法令汇纂·卫生类》，撷华书局 1915 年版，第 33—34 页。

一、石灰消毒。如便所及家宅中污秽潮湿之处，则须由石灰撒布之。

一、药品消毒。以上所列消毒各法外，更须参用适宜药品，以消除病毒。

第十五条　前条所列消毒各法，应由巡警长官临时详布指示之。

第十六条　违反本章程者，应按照违警律第三十八条，酌量轻重处断之。[①]

通观这些规章可以看到，虽然内容与较早的规定相比多有细化，但基本内容大体还是一致的，就身体行为方面的规范来说，就是不可随地便溺，垃圾秽物必须在规定的时间倾倒于指定的地方，而且还必须注意保持自身家户等的清洁卫生，以及接受公家施加的消毒举措。在面对瘟疫时，官方对民众自身的清洁卫生的干预也更为细致和严格，比如，在东北鼠疫中，直隶防疫当局发布的《普通防疫规则》规定：

一、最宜注意捕鼠，但既死之鼠，不可用手拾取，宜立时设法包裹，一并烧毁，其地方亦须散布白灰。

一、鼠穴极宜用白灰和碎玻璃堵塞，至厨房、仓房、衣柜各器具，及下等人或跟人所居室之鼠穴、鼠巢，均一律填塞。

[①]　中国第一历史档案馆：《清末直隶警务处拟定客店戏场及预防传染病章程》，《历史档案》1998年第4期，第75—76页。

一、蝇、虱、臭虫、蚤等，皆易传染此病，宜时行清除之法。

一、宜多畜猫，或设种种捕鼠之法。

一、身体宜清洁，手爪足爪宜常剪除。

一、衣服被褥宜勤加拆洗，并时于日光下曝晒。

一、食物宜于洁净处收藏，其残余应抛弃者，宜另入一器，内掺和白灰。

一、旧衣、破棉败絮及烂纸等，皆易传染此病，宜随时烧毁。

一、凡人受有轻微伤处，尤易传染此病，亟宜以单软膏药涂敷之。

一、院内室隅，宜时时散布白灰，屋内尤宜时时开窗，令日光射入，水缸亦宜随时淘洗，并加盖严防。①

从中可以看到，民众身体所遭受的干预显然已相当地细致而全面。这些行为规范是否能得到切实、全面的执行，显然还殊可怀疑，不过只要官方觉得有必要，如发生瘟疫时，就会予以推行。东北鼠疫中官方的一则文件就指出：

> 欲清疫之源，惟清洁法，欲绝疫之流，惟消毒法。三省风气初开，民智幼稚，平日于地方卫生行政多未讲求，当疫事方始之际，一切清洁行政，全恃官力为之举办，而能有地方公众担任者实鲜。至于种种消毒法，非所习见，尤不免相

---

① （清）延龄辑：《直隶省城办理临时防疫纪实》卷3，第44a—46a页。

率疑惧，梗阻横生。特饬防疫机关首先订定清洁消毒各规则，俾得遵守施行。①

显然，当时民众对于此类对身体强制性的干涉并不习惯，也多有反抗，但不管怎样，这样的干涉至少在法理上已经成立，也就是说，这样的身体拘束已经成为一个"合格"国民必须接受的规范。

虽然由西方引入的卫生行政起初的注意力主要集中在清洁等事务上，但检疫隔离等举措随后也渐渐加入其中。卫生检疫在当时大体可分为两个部分：海港检疫和疫区检疫。正式的海港检疫始于同治十二年（1873 年），由西人主持的海关当局在上海和厦门两地首先展开，随后渐渐推广至其他的通商口岸，到清末，大多数重要的沿海或沿江通商口岸，均创设了相应的检疫设施和规章。起初，该事务均由外国人主持承担，进入 20 世纪后，清政府出于主权等方面的考虑，也开始介入其中，与外国人合作展开检疫事务，不过检疫权的完全收回则要到 1930 年的南京国民政府时期。而疫区检疫，19 世纪六七十年代在上海租界就已局部展开，到 19 世纪末，在租界已有较为普遍的推行，而进入 20 世纪后，则首先由天津的直隶地方政府推行，到清末时，至少在法律上，疫区检疫已经成为政府有权并且也有义务执行的事务。②

有关海港检疫的内容，不妨看看同治十三年（1874 年）上海海关颁布的规程：

---

① 奉天全省防疫总局编译：《东三省疫事报告书》下册，第二编第七章"清洁及消毒"，第 1 页。

② 参见本书第三章和第七章。

一、江海关监督及各国领事官随时可定何处系为有传染病症海口，如酌定后，监督即知照河泊司传知派驻吴淞管理灯塔潮势之人。

二、有洋船驶至吴淞口外，即由吴淞管灯塔潮势之人前赴该船查问，如系从监督及各领事官所定有传染病症之海口而来者，当给与该船此项章程一纸，并令该船挂一黄色旗号在前桅梢上方，准进口。

三、河泊所知有扯挂黄旗之船来，立即通知所派医生，迅赴该船查验。

四、河泊所见有挂黄旗之船来，即令该船在浦江泊船界口三里以外停泊，并派水巡捕赴该船之旁看守。医生查验之时，船内人不准上岸，外来人不准上船。

五、查明该船从有传染病症之口开行及在路之时，并无一人患过此病，可准其进口；如船内曾经有人患过传染病症，而患病之人已在半路卸去，不在船上，该船到沪，亦准进口；如船内曾经有传染之病已故者，应令该船在泊船界外停泊一二日；如船内现有多人患传染之病，查船医生令其驶回吴淞口红浮椿外停泊，即将有病之人设法离开安置别处，并将船只货物妥为薰洗，所有在船人货仍不准上岸，亦不准外人上船，须听医生吩咐，方准上下，其停船时日，如需多定几日，医生与该船本国领事官酌办。

六、医生查船后，将查验各情函报河泊司，由河泊司转报上宪暨该船本国领事官查阅。

七、按照引水章程第七款内上海分章第十七款，引带该
船之引水人，不能擅自离船，须听河泊所吩咐，方准离开；
又引水人引船时，知该船内有患传染之症者，应令所雇带船
之小火轮船用绳跟系小火轮船之后拖带而行，不准旁靠该船
左右。

八、有人违犯以上各章者，华人送地方官查办，洋人送
领事官查办。①

此后各海关颁布的规程虽较此有不少的增修，对如何开展检
查和隔离有更具体细致的规定，但基本内容并无二致，即由被认
定有疫的口岸驶来的船只必须经过检疫员检验，检验合格方准入
港停泊，若发现有疑似病人，病人强制移入隔离病院，船只则停
靠在一定的界限之外，进行消毒熏洗，人员和货物亦不准上岸，
直到一定的时限之后，海关认为不再有疫病危险，才准船只靠
岸。依据这类规章，行政当局显然拥有了在特定条件下对旅客身
体进行监控和适当处置的权力，也就是说，旅客的身体有被公权
力监控和处置的义务。这虽然较早地影响到了中国旅客的身体自
由，但毕竟影响范围有限。相对来说，疫区检疫的影响和牵涉面
则要广泛得多，且到清末业已成为国家法规的一部分。不仅如
此，疫区检疫中挨户搜查等举措，也让民众身体被监控的意味更
浓。前面谈到，疫区的检查最初主要在租界被局部执行，中国官

---

① 《上海口各国洋船从有传染病症海口来沪章程》，《申报》同治十三年九月二十
九日，第2—3版。

府施行该政策则要到 20 世纪初。1900 年,八国联军攻占天津后成立的都统衙门,曾对此做出过具体的规定,如在光绪二十八年(1902 年)夏天举行的一次防治霍乱疫情的会议上,都统衙门决定:

> 敦促各段华籍巡捕尽力了解发病情况,一经发现疫情,立即向卫生局报告。尽早申报有利于派医生前往诊视。
>
> 一当确诊为霍乱,患者即从贫民收容所撤出转送医院。
>
> 患者送出后,各部指挥官应立即将被污染的所有床上用品和衣物焚毁。此后,对患者居住的房屋要严加监视,邻居不准进入,与患者同居的亲属不得外出。监视期为 7 天。
>
> 被污染的收容所四壁、家具和地板要用白灰水彻底消毒。
>
> 在运往医院前发现死亡,应尽快埋葬。尸体和棺木四周要洒上白灰,用具应浸入白灰水中。[1]

都统衙门还在面向民众的卫生示谕中要求:"遇有此症,无论何时,须速报知本段武员,以便派医诊视,以免染及家属邻里人等,倘隐不报,一经查出,定即严究不贷。"[2]这些政策随后为接收都统衙门的直隶地方政府所沿用,光绪三十年(1904 年),营口等地发生鼠疫,天津地方官府为此制定的防疫章程规定:

---

① 《天津临时政府委员会关于控制霍乱疫情的决定》,见刘海岩总校订《八国联军占领实录:天津临时政府会议纪要》(下),第 692 页。

② [日]西村博编:《天津都统衙门告谕汇编》,见刘海岩总校订《八国联军占领实录:天津临时政府会议纪要》(下),第 835 页。

——居民如有患病者，立即报明医院，由医官前往验视，即抬到医院诊治。

——如有有患瘟病故者，除将病故人住房用硫磺薰过外，仍封闭十日后，方准住用。

——病故人棺木于抬埋时报知医院，派令巡捕随去，当面看明，掘坑至七尺深，铺用白灰，再行掩埋。

——凡装过病人之车辆、船只，均须用硫磺薰过以消疫气。

——无论车船火车，如载有外来棺木经过该处者，即由医院扣留编记号簿，督埋义地，不准运往他处。①

而清末新政后京师颁布的预防传染病的章程则对此有更具体的规定：

第一条　本章程所谓传染病者，霍乱、瘟疫、痘疹、白喉及其他容易传染之病皆包含之。

第二条　前条所指容易传染之病，当行预防者，应由该管官临时指定之。

第三条　有得传染病及因传染病死者，应于当日速行呈报该管巡警局。

第四条　患传染病者，应从巡警局之指示，用清洁及消毒等法。

---

① 《天津防疫章程》，《东方杂志》第 1 卷第 4 期，1904 年 6 月 8 日，第 44 页。

第五条　　因传染病死者，须即日入殓，限三日内葬埋之。

第六条　患传染病者之衣服、被褥及其他所用物件，非行消毒法后，不得使用赠与及任意抛置。①

根据这些规定，民众的身体的异常②不再是个人的私事，而必须受到国家的监控，也就是说民众有责任和义务向政府报告自己身体的异常状况，民众的身体状况在理论上应被置于国家的监控之下，同时国家指定的机构和人士也有权以专业和科学的名义合法地处置民众的身体(包括尸体)。

这样，随着源于西方的卫生行政的引入及相关法律规程的订立，不仅民众的身体行为受到了合法的强制性拘束，而且其身体状况亦被置于国家全面而具体的监控之中，民众的身体在某种程度上已不再属于自己，而须接受专业机构和人士的处置。因此，在晚清中国，卫生防疫至少在法理上已经促成了民众身体的国家化和纪律化。

---

①　中国第一历史档案馆：《清末直隶警务处拟定客店戏场及预防传染病章程》，《历史档案》1998 年第 4 期，第 75 页。

②　虽然规定明确了疾病的范围，但实际上，在当时的医疗技术条件下，判定某人所患疾病是否为应该申报的疫病，并不具有确定和容易判别的标准，所以当时的一些规程甚至要求民众染病即申报。例如，光绪三十三年(1907 年)奉天巡警局的一份告示要求："嗣后凡城内外大小户口，不分男女老幼，一旦染病即须前赴该管分局，呈报填注病格本，总局随时派医诊视。"(《东三省汇文：奉天巡警总局示》，《盛京时报》光绪三十三年七月初三日，第 5 版。)在这样的情况下，误判和漏判就必然是普遍的现象。

四、卫生防疫与近代身体的生成

近代身体的生成主要是指，今天习以为常且与传统不同的有关身体的认知、身体行为与感觉是如何出现以及被普遍接受的。这显然是个牵涉面甚广且相对长期的过程，目前黄金麟、傅大为等人的研究已经从政治、军事、法律、社会生活以及医疗技术的角度对此做出了重要的探究，这里主要从公共卫生的角度对民众身体的国家化和纪律化被引入和接受的过程做一考察。当然，对于近代身体的生成这样一个较长期的过程来说，晚清显然只是其中的肇始时期，不过依我的考量，从理念上讲，这却是一个从无到有、变化最为明显的时期，而且这一开端也基本奠定了后来的演变态势。

前面谈到，像丁韪良等一些晚清来华传教士曾就中国国人的自由认为："中国人丝毫不像受压迫民众，世界上再没有比他们更不受官方干扰的了。"①丁韪良所说的不受干扰，显然就是指在日常的生活中，民众的身体较少受到官府的强制干预和约束。正如上文所言，在传统时期，中国民众的身体虽然也受到养生、避疫等观念和举措的影响，但总体上基本属于自愿接受性的软性影响，在日常生活中，普通民众的身体行为基本不会受到外在的强制性干预和监控。自身的身体自由突然遭遇外在的强制约束和监控，无论在何时何地，引起民众的不满乃至抗争，都将是必然的

① ［美］丁韪良：《花甲忆记——一位美国传教士眼中的晚清帝国》，沈弘、恽文捷、郝田虎译，第 227 页。

现象。更何况在近代中国，这些今天看来颇为现代化的卫生制度，在引入和创建过程中，实际上还隐含着复杂的利益纠葛和权力关系。这些制度并非全然以追求健康为唯一旨归，同时也是社会中存在的地位、财产和文化等各方面的优势者基于自身的利益，以科学和文明的名义，将相关的举措强行推行于社会全体的利益和权力秩序。① 这就预示着，在具体的操作中，民众可能只是感受到身体行为的被约束，却未必能得到健康上的嘉惠，甚至还可能遭遇更不卫生的待遇。比如，在东北，俄人为了禁止民众随地大便，往往"必勒令以手捧出，以除尽为度"②。罗芙芸亦在其著作中引述外国士兵强迫少年用手清除粪便的事迹，据《闻见录》记载，八国联军占领天津期间，一位15岁的少年在空地里排泄，被外国士兵发现，结果士兵便用刺刀胁迫少年用手将粪便清除，当士兵看到少年的双手都弄得污秽不堪后，便大笑着走了。③ 于此，卫生背后的民族优越感彰显无遗。在这样的情况下，要想中国社会完全顺从，予以接受，是难以想象的。实际上，在晚清，无论是对清洁消毒还是对检疫隔离，国人均有不同程度的不满乃至抗争。那么，这样的干预和监控，究竟又是怎么被接受、成为法律规章并得到推行的呢？

若自己的身体自由无端地受到干涉，无论是谁，都会心怀不满乃至抗争，不过，若有一定的理由和机缘，则不同的人与社

---

① 参见本书第七章。

② 《查病近闻》，《大公报》光绪二十八年七月廿二日，第5版。

③ 参见[美]罗芙芸：《卫生的现代性：中国通商口岸卫生与疾病的含义》，向磊译，第188—189页。

群，又当会有不同的认识、态度和作为。显然，士绅精英与普通
民众，无论在社会地位、经济状况，还是在教育水平、文化素养
和认知观念等方面，都是具有较大差距的不同社群，在晚清，他
们对身体因为卫生防疫而遭受干预和监控的认识、态度和作为自
然亦不尽相同，故有必要分别予以考察。

(一)士绅精英

士绅精英包括官僚，绅士以及学界、商界等精英人士，总体
上看，这是一个在社会上居于统治地位的阶层，也是一个组成复
杂、观念认识并不全然统一的群体，不过在这里，我所指的主要
是那些在当时社会中相对居于主流、观念也较为开放的人士。[①]
这一群体虽然总体上对以卫生防疫为中心的卫生行政持欢迎的态
度，但对其中不同的内容，特别是清洁(消毒)事务和检疫(隔离)
事务的认识和态度亦有相当大的不同。

前面已经指出，对于清洁事务，士绅精英很早就表示出了兴
趣和认同。在前近代，对于由环境的污秽而引发的健康问题，时
人已有所关切和批评，只不过并未从制度改革的方向加以思考。
自鸦片战争后实行五口通商以降，随着西方影响的日渐加深，外
国租界当局对近代清洁举措的引进及其效果的彰显，很快就引发
了当时以上海为中心的通商口岸的精英人士对清洁卫生问题的关
注和议论，这从《上海新报》和早年的《申报》中明显可以看出。比

如，同治年间《申报》上的一则时论就此论述道：

> 上洋(海)各租界之内，街道整齐，廊檐洁净，一切秽物亵衣无许暴露，尘土拉杂无许堆积，偶有遗弃秽杂等物，责成长夫巡视收拾，所以过其旁者，不必为掩鼻之趋，已自得举足之便。甚至街面偶有缺陷泥泞之处，即登时督石工为之修理；炎天常有燥土飞尘之患，则当时设水车为之浇洒；虑积水之淹浸也，则遍处有水沟以流其恶；虑积秽之薰蒸也，则清晨纵粪担以出其垢。盖工部局之清理街衢者，正工部局之加意闾阎也。……试往城中比验，则臭秽之气，泥泞之途，正不知相去几何耳。而炎蒸暑毒之时，则尤宜清洁，庶免传染疫气，而谓可任其芜秽，纵其裸裎耶？达时务者，尚以予言为然乎？①

这些议论在厌恶华界的污秽、艳羡租界的洁净的同时，也主张应该学习西方的做法，用强制的办法来约束民众的一些不卫生的行为。当时《申报》上另一则时论称：

> 推此清理街道之一条，更复扩而充之，严派保甲随时巡行，如租界之法以治之，遇有堆积小便等等，即予薄惩。如此，一则保护民生免遭秽气，且街衢清洁，一望可观，岂不美哉！②

---

① 《租界街道洁清说》，《申报》同治十一年六月十五日，第1版。
② 《论沪城街道污浊宜修洁事》，《申报》同治十二年三月廿三日，第1版。

这就是说，为了卫生和美观，运用公权力来强制约束民众的一些身体行为，是合理的。显然，当时那些"开化"的士绅精英，对于出于卫生目的的身体强制干预，是认同和赞赏的。这样的认识后来得到进一步发展，随着作为卫生行政的清洁、消毒事务的不断推进，精英们对清洁事务重要性的论述亦日渐升级，到清末，清洁事务不仅被视为关乎民族和国家兴亡的大事，而且还被赋予了文明、进步的隐喻。① 同时，有关清洁的规定，亦成为法律上的规范。这无疑是说，为了保持环境的清洁卫生而对民众身体进行强制干预，不仅是应该的，而且是必需的。

在第六章中已经谈到，对于官府的清洁举措，民众或时有抗争，但精英们的态度则一以贯之，面对"健康"或身体自由这一问题，他们几乎毫不犹豫就选择了前者。那么究竟又是什么让晚清的中国精英们甘愿接受身体的拘束而对作为卫生行政的清洁举措赞赏有加呢？

第一，精英对清洁的赞赏与传统因素有关。虽然传统上，清洁事务并未被视为卫生防疫的重要举措，但在明清时期，污秽可能致疫、清洁有助于防疫的观念已经形成，这些观念在晚清正好与来自西方的防疫认识能够很好地衔接。② 另外，在前近代，特别是 19 世纪以后，一些大都市的污秽问题，已经引起了不少人的关注和批评。在这样的背景下，当精英们面对华界和租界在城市景象上的鲜明对照时，对清洁事务表示出强烈的兴趣和赞赏有加的态度，也就不足为奇了。

---

①　参见本书第六章。
②　参见本书第二章和第六章。

第二，清洁代表了西方的强盛以及近代的科学与文明。鸦片战争以降，西方列强的船坚炮利及其文明制度让中国一次又一次地遭受失败和屈辱，在失败面前，中国人不得不无奈地接受了西方强盛且文明的认识，而在两相比较中，清洁乃是两种文明之间最直观的差异之一。一方面，出游西洋的中国士绅精英纷纷对西方列强的整洁印象颇深，而另一方面，西人又往往因中国的秽恶肮脏而流露出嫌恶之情（具体论述见后文），加之租界的卫生实践让国人耳目一新，于是到19世纪末，西方列强的强盛与修洁已渐成士绅精英的普遍认识，他们往往以此来表达对时下中国之气象不振的不满。比如，当时一个工部官员曾就此议论道：

> 《左传》纪晋文公之霸曰：司空以时平易道路，陈灵之衰，则曰：道路若塞，街衢之微，关系国事如是。更证之近事，薛福成日记称，比国都城，街道阂整精洁，德国柏林城中，街衢宽阔，道路整洁，望而知为振兴气象。法国巴黎，街道之宽阔，圜阓之阂整，实甲于地球。李圭《地球新录》称，美国华盛顿都城，道路宽展洁净，多用油拌土而筑，极平坦坚韧。缪祐孖《俄游汇编》称，俄国都城，街衢甚阔，中铺方石，左右用木解段切作八棱，立布于地，既平且坚。又有以石子砌之者，凡属欧境各城多如是。此皆华人纪西事，得于目验，无溢美之词可知。更证之西人著述，李提摩太《新史》称：法国附近会城之道路，修洁平坦，欧洲各国恒首推之，各国人游法国者，著书立说，称道勿衰。外人谨严街

政，与古事吻合。①

显然，在这些论述中，清洁不仅是强盛发达的西方列强的重要表征，而且也是中国摆脱贫弱气象的必由之路。不仅如此，清洁也象征着卫生、科学和文明。追求清洁，乃是为了防病健身。19世纪90年代的一则时论就此指出：

> 道路最宜洁净，西人于此尤为讲究，其街道上稍有积秽，无不立予扫除，盖不仅以美观瞻，实以防疾疫也。蕴积秽气，最易酿疫，垃圾之中，无非秽恶，倘积聚不散，熏蒸之气中于人身，则必成疾。虽曰自甘偷惰，伊戚自贻。而此等疫疾，最易传染，且将滋蔓乡邻，波累不止，此其害，胡可胜言？故工部局专用人夫驱马车以供泛除之役，其用意为深且至矣。②

何以言其关乎健康，时人又往往会以西方最新的细菌学说来解释，如《申报》的一则议论指出："闻之西国歧黄家谓，疫盛时，有毒虫飞舞风中，中之即兴疫症，辟之之法，无他秘诀，惟在居处、饮食事事求其洁清，自能使疫虫无可藏身，疫气消弭于不觉。"③而《北洋官报》上的一则评论则述之更详：

> 污浊者，引疾之媒也。凡不洁之空气，腐败之食物，皆

---

① 《金匋丞工部平治街道沟渠议》，见《集成报》上册（第6册），光绪二十三年五月廿五日，第298页。

② 《论工部局能尽其职》，《申报》光绪二十年四月十一日，第1版。

③ 《续防患未然说》，《申报》光绪二十年五月初五日，第1版。

有微生物，侵入肺腑，即成疾病。居室卑隘，则空气不敷，人所排泄之碳酸，留滞室中，触之伤肺，人之肌肤，有无数血管之细孔，常排泄血液中之败物于体外，其排出之量，每日凡三四磅，故皮肤不洁，尘垢堆积，则管孔闭塞，不能排血中污物。衣服污秽，其弊亦同。①

既然清洁有利于卫生，符合现代科学道理，且关乎国家的强盛，那若不注意清洁，不讲卫生，"际此文明世界，亦为生人之大耻也"②。

第三，对清洁举措的支持缘于士绅精英对西方列强与租界整洁的良好的身体体验。同治以降，不断有官员和士人赴海外考察、游历，他们中有相当一部分人都对西方和东洋的整洁留下了深刻的印象，并留下了较多的相关记载。③ 从这些记载中可以看到，西方各国的清洁整齐让他们获得了美好的观感和身体体验。光绪初年出使欧美的李圭，对欧美各国都市的修洁多留有良好的印象，特别是其对巴黎的描述，让人甚感艳羡。他说：

居人约二百万。街衢阔大洁净，两旁多植树木，绿阴蔽道。列肆若蜂房，整齐华丽。屋皆六七层，每层户洞护以镂花铁阑，涂金彩，异常美观，英、美皆不及也。无昼无夜，车马往来不绝。居人喜游宴，衣尚鲜华。他国之人来此，亦

① 《女学议》，《北洋官报》第415册，光绪三十年八月十三日，转引自《清末官报汇编》第1册，全国图书馆文献缩微复制中心2006年版，第186页。
② 《有碍卫生》，《盛京时报》光绪三十三年六月二十九日，第5版。
③ 在钟叔河主编的《走向世界丛书》(修订本，全十册，岳麓书社2008年版)中的那些晚清士绅的游记中，此类记载相当多见。我曾在《清代江南的卫生观念与行为及其近代变迁初探——以环境和用水卫生为中心》一文中有所举例，于此不再赘举。

游玩居多，无不艳羡之，甚有乐而忘返者。①

而 20 世纪初访问巴黎的康有为，虽然总体上觉得巴黎不若柏林、纽约广洁瑰丽，但对巴黎的街道仍留有非常美好的印象："全道凡花树二行，道路七行。道用木填，涂之以油，洁净光滑。其广洁妙丽，诚足夸炫诸国矣。"他还进一步将此与卫生联系起来，并联想到中国的情况，称："今美、墨各新辟道，皆仿巴黎。道路之政，既壮国体，且关卫生。吾国路政不修，久为人轻笑。"②

西方各国纵然"美好"，但毕竟远在天边，能够出洋访问者终是少数，而租界就在国门之内，显然更容易让精英们有机会切身体会整洁的感受。前引《申报》上对租界和华界洁、污截然不同的议论已经显示了精英们不同的身体感受，这里不妨再举一例。晚清著名的官绅郑观应曾在《盛世危言》中记录下了他的感受：

> 余见上海租界街道宽阔平整而洁净，一入中国地界则污秽不堪，非牛溲马勃即垃圾臭泥，甚至老幼随处可以便溺，疮毒恶疾之人无处不有，虽呻吟仆地皆置不理，惟掩鼻过之而已。可见有司之失政，富室之无良，何怪乎外人轻侮也。③

从这类议论中不难看出，对晚清的士绅精英来说，对整洁的体

---

① （清）李圭：《环游地球新录》(1877 年)，见钟叔河编《走向世界丛书》(修订本)第 6 册，岳麓书社 2008 年版，第 295 页。

② 康有为：《欧洲十一国游记二种·法兰西游记》，见钟叔河编《走向世界丛书》(修订本)第 10 册，第 204 页。

③ （清）郑观应：《盛世危言》，见夏东元编《郑观应集》上册，第 663 页。

会，不仅仅是身体上的愉悦，还有卫生和强盛，而污秽带来的，既有身体上的难受，也有感染疾疫和遭外国人轻侮的焦虑。

第四，洋人对中国污秽、肮脏的普遍性描述亦让精英们感到羞耻，并由此产生激励之情。19世纪末，一位美国旅行者约翰·斯塔德(John L. Stoddard)在游历过中国后，这样向人介绍他印象中的中国：

> 有一个作者曾说道，在上海中国人居住的城区转一圈之后，他简直想吊在晾衣绳上被大风吹一个星期；天津肮脏的程度和难闻的气味还要糟糕；即使是在北京，据大家所说，大街小巷也污秽不堪，令人厌恶，卫生条件之差超出想像。如果连首都都处于这样一种恶劣的状况，那么，外国人罕至的内地城市又会是什么样子呢？①

数年后，另一位日本游客则如此记录其沿途游历的城镇的景观：

> 街道上污水四溢，他们视而不见；屎尿遍地、尘埃飞扬，他们毫不在乎；食物上爬满蚊蝇，他们懒得驱赶；对浑浊的饮用水，他们更是无所谓。对清洁呀卫生什么的，他们似乎不加考虑。如果象我国那样大扫除小扫除都要评分的话，不用说他们的分数肯定在小数点后四五位。②

如果要说，西人和日本人对晚清中国最普遍且深刻的印象乃是中

---

① [美]约翰·斯塔德：《1897年的中国》，李涛译，第78页。
② [日]中野孤山：《横跨中国大陆——游蜀杂俎》(1906年前后)，郭举昆译，第83页。

国的肮脏与不讲卫生的话，大概不算夸张。① 姑且不论这样的论
述背后是否存在种族和文化的偏见，从前面所引的资料中已不难
看到，至少当时中国的士绅精英并未觉得此非事实，基本上他们
亦接受外国人的说法，认为"我国人素不重卫生之道，居室卑污，
衣服垢秽"②。晚清的士绅精英虽然不得不承认外国人关于中国
污秽、肮脏的说法，但他们内心亦因此感到羞耻。不难想见，他
们接受这种明显带有民族和文化优越感的论述，显然不是想自取
其辱，而是希望能够学习西方，发愤图强，改变中国这一令人感
到羞耻的形象，进而实现保种强国的宏图。③ 对此，当时报端的
时论常有论及，这里略举数例：

> 卫生不讲，其影响之及于国家者甚大，有心世道者，须
> 从事于此，以挽中国之积弱，而使亿兆同胞均知此身之重，
> 与国家有直接之关系，凡不宜于卫生者，皆思有以改良之，
> 若饮食、若衣服、若宫室、若起居，皆当合乎生理，调剂得
> 其道……凡一切不洁，尤有碍于卫生，如尘秽之物，污浊之

---

①　对此，李尚仁主要依据晚清西方医学传教士的报告，从身体感的角度对 19
世纪西方人对中国肮脏的描述及其背后的社会文化内涵做了相当深入而有趣的呈现和
探讨。参见李尚仁：《腐物与肮脏感：十九世纪西方人对中国环境的体验》，见余舜德
主编《体物入微：物与身体感的研究》，第 45—82 页。

②　（清）汪康年：《汪穰卿笔记》卷 5，第 147 页。对此，可参见胡成：《"不卫
生"的华人形象：中外间的不同讲述——以上海公共卫生为中心的观察（1860—
1911）》，《"中央研究院"近代史研究所集刊》第 56 期，2007 年 6 月，第 1—43 页。

③　对此，胡成的《"不卫生"的华人形象：中外间的不同讲述——以上海公共卫
生为中心的观察（1860—1911）》一文亦有论述，可参阅。

水，均宜涤荡扫除，务使尽净。①

　　夫中西政法之不同，断无中人事事可以效法西人之理，而独于卫生之一事，则断为西人尽美尽善之设施，而为我中人所必当趋步者。庶几哉！公家提倡于其上，民间服从于其下，寰海内外皆盎然游于生气之中，岂不懿哉？②

　　第五，士绅精英的身份认同亦让他们对卫生清洁持赞同之态度。罗芙芸通过对八国联军攻占天津后，都统衙门统治下中国精英的行为的观察，敏锐地意识到中国的精英们在某些方面其实与作为占领者的日本人具有颇为一致的心态，即"将他们自己与混乱的他者区别开来，并且作为亚洲同伴，跻身'现代文明'的新秩序之列。对于中国和日本精英而言，这个混乱的他者主要被定义为'迷信'、'落后'、有缺陷的中国人"③。这一心态，从当时那些议论往往将污秽、不卫生的行为归于"愚昧"的下民中，亦不难体会到。严复在论述中国之不洁时说："容膝之室，夫妻子女聚居其中，所嘘噏者，皆败血之残气；处城闉湫隘之地，为微生疫种之所蕴生，而其人又至愚，与言卫生，彼不知何语。"④另一则报端议论则谓：

① 《论庶民宜讲究卫生》，见国家图书馆分馆编选《(清末)时事采新汇选》第15册，光绪三十一年十一月廿七日，国家图书馆出版社2003年版，第7652页。
② 《论卫生》，《湖北官报》第59期，宣统元年六月初十日，转引自《清末官报汇编》第31册，全国图书馆文献缩微复制中心2006年版，第15393页。
③ ［美］罗芙芸：《卫生的现代性：中国通商口岸卫生与疾病的含义》，向磊译，第199页。
④ ［英］甄克思：《社会通诠》，严复译，第137页。

> 故清洁之法，为体育至要之事……凡此数者，皆居家卫生所应明之理，特以向日风气，僿野愚陋，忍垢耐污，以为安贫，妇女居家，尤多不究，盖误以衣服饮食为饰观耀美之举，而不知求其养生之道也。①

而孙宝瑄则在 20 世纪初的日记中，通过将西方金德孟（gentleman）和中国名士进行对比，认为清洁乃名士必须具备的素质。他说：

> 所谓金德孟者，尤贵修洁身体，其涉世酬应，以神气爽适，衣履整洁，须发修理，齿爪雅净为主，不如是不得为完备之金德孟。忘山曰：我国名士，以囚首垢面，不自修饰为高，此实大非。盖修洁身体，所以免人之憎厌，否则以秽恶当人之前，使人不悦，殊悖于社会之公德也。是故洁也者，所以为人，非以为己。②

显然，有碍国家强盛和文明形象的污秽乃是愚夫愚妇的行为，作为往往心怀利济天下或独善其身的理想抱负的士绅精英，无论是为了国家和民族的强盛，还是为了彰显自己的“先进”与文明，以及与那种令人感到羞耻的污秽、肮脏无关，都自应大力倡导清洁观念和举措，尽管要保持清洁，需要付出身体自由受限的代价。

在以上诸多因素的作用下，晚清的士绅精英对于清洁事务从

---

① 《女学议》，《北洋官报》第 415 册，光绪三十年八月十三日，转引自《清末官报汇编》第 1 册，第 186 页。

② （清）孙宝瑄：《忘山庐日记》（下），上海古籍出版社 1983 年版，第 862—863 页。

一开始就持赞赏和提倡之态度，而且随着事态的发展，对推行此务的认同度和迫切感还日渐增强。好洁恶污，或乃人之本性，尽管不同时空中人们对清洁的认识并不一致，对污秽的身体感受也明显不同①，但大概极少有人会对洁净整齐的环境感到嫌恶和痛苦。不过同时，要保持整洁，显然需要付出社会管理、经济以及身体自由方面的代价，这里显然也存在是否现实、必要以及值得的问题。而对个人来说，最为明显和直接的代价就数身体自由的受限了。对此，这些精英们无疑心知肚明，只不过从他们先进而文明的认知看来，这点代价乃西方通例，实有必要，对此的不解不过是愚民蒙昧所致。有人在 20 世纪初介绍英国的卫生科学时，附言感慨道：

> 财用足矣，衣食充矣，而洁净之道不讲。户口蕃盛之区，粪秽积途，空气涸浊；沟渠湮塞，霉菌滋生；蕴毒既深，疬疫时作；医疲于脬，仵瘁于殓。嗟我国民，其以是摧折夭亡者，每年不知凡几。疾疫既生，奔迫求治；治而无效，乃曰天命。人事未至而安于命，是不知命也。西人自治之法，私人权利，无一不受公家之干涉。卫生一道，其干涉之者尤不遗馀力。盖疾痛死亡未怵于眉睫，则纵个人嗜好，偷旦晏安者，比比而有。……微虫孕毒，瞬息万千，着于气

---

① 两位法国著名文化史家阿兰·科尔班(Alain Corbin)和乔治·维伽雷罗(Georges Vigarello)分别从臭味和洗浴等角度探讨了在中世纪后法国人民关于清洁认知和行为的变化。参见 Alain Corbin, *The Foul and the Fragrant：Odor and the French Social Imagination*, Cambridge, Harvard University Press, 1986；[法]乔治·维伽雷罗：《洗浴的历史》，许宁舒译，广西师范大学出版社 2005 年版。

管，即遍于血轮。其卵育孳生，每起于不洁之地。而流俗无知，谓先事防检为烦扰。室户窗棂，积尘不去，衣服巾褥，藏垢不浣，则病且起于习惯矣。凡此诸端，其原因甚繁而效果甚酷。干涉之政，不得不严；则研究之法，不能不细。①

就是说，国家为了卫生而干涉私人的权利，实乃今世西方之正道，而且干涉不能不严。而同时期的另一则议论在感叹国人对污秽安之若素，"其愚诚不可及也"的同时，更举三代之例，认为必须对此予以干涉，其言曰：

> 甚矣，中国政府与庶民小子，皆昧于卫生之关系极重。是以湫隘嚣尘，举足而皆是，行其路，污浊难堪，入其室，眼界黑暗，观其食物用度，则有不辨滋味，纵其口腹之欲，以贪饕而伤生者。若谓风俗使然，势难以骤云变革，何以通商租界，一经外人居留，即顿改其旧观，非复华街景象哉？噫，世之策强国者，以教育为第一要务，然强国必先强种，则国民卫生之道，尤教育之原质也。考之三代盛时，于百姓卫生事宜，国家皆有干涉权，何今之不古若也。②

如此一来，个人的身体自由接受国家的干涉和约束，非但有时代的正当性，而且也具有了历史的正当性。故此，人们实在已经没有理由拒绝自己的身体遭受外在的干涉。至于在具体实施中的某

---

①　（清）林汝耀等：《苏格兰游学指南》（1908 年），见钟叔河编《走向世界丛书》（修订本）第 2 册，第 630—631 页。

②　《论卫生为当今要政》，见国家图书馆分馆编选《（清末）时事采新汇选》第 20 册，光绪三十三年八月十一日，国家图书馆出版社 2003 年版，第 10853—10854 页。

些横暴行为,那也不过是"愚民"缺乏卫生观念而应受到的惩罚。

与对清洁事务的积极态度不同,晚清的士绅精英对于检疫隔离,明显态度有所保留。他们对开始由外国人施行的检疫措施往往颇有微词,认为那种对民众身体的强制监控、隔离和消毒,并不适合中国人的人情和体质,即使是对清洁事务赞赏有加者,亦作如是观。比如,20世纪初,一则时论在议论工部局防疫章程时,尽管十分赞成工部局的"清洁"等卫生之法,却对其检疫举措并不认同,其言:

> 故工部局所定之新章,诚未可厚非也。惟其中数条,于人情亦有不相宜者。如医生遇有患传染症之病人,须立时报知卫生官也;如病者未请医生,则其家主或男子或仆役,须立时禀报,迟则判罚也;如卫生官谓有人患传染之病,即立刻令其入医院调治也;如病人衣服未经熏洗而有转借、发售、移置诸事,即须罚锾或监禁也。①

该时论登载于鼓吹改革维新的上海的《沪报》②,这样的反对意见出于维新人士之口,充分表明了这一举措被认可的不易。同时期《大公报》上的一则读者来信亦言:

> 至于西人防疫甚严,观其清洁房屋,涤除必勤,稽查市

---

① 《论沪上防疫之要法》(录《沪报》),见国家图书馆分馆编选《(清末)时事采新汇选》第5册,光绪二十九年四月初五日,国家图书馆出版社2003年版,第2500—2501页。

② 该报是上海最早的中文报纸之一,乃著名西文报纸《字林西报》的姐妹报,故又称《字林沪报》,1900年由日本人接收,改称《同文沪报》。关于该报的基本沿革和观念倾向,可参见胡道静:《上海的日报》,上海市通志馆1935年版,第111—113页。

物，腐烂必倾，法良意美，华人昧焉，毫不措意。然其于轮舟出进之时，医官检验之法，却未善也。其人或晕船，或略有感冒，自彼视之，统以为疫，立将其人捉入病房，下铺石灰，令其仰睡于灰上，复用凉水浸灌。此在西人习惯，可以无妨，而中国起居饮食，与西人迥不相同，即强壮无病之人，尚须因而致病，何况旅居劳顿之后，小有不适，能堪此乎？吾愿检疫之时，宜稍微变通，勿令至善美意之法，徒为无识之人所诟病也。①

这些意见表明，那些开明先进的士人精英，虽然认为检疫隔离的立意不错，但对监控和强制处置民众身体的做法却不认同，认为这不适合国人的身体习惯和体质。实际上，就连在东北鼠疫中作为防疫决策者的锡良亦承认检疫隔离等举措与中国的人情世故相抵触，并对民众在政策推行中的抗阻抱持同情之心。② 那么，究竟又是什么缘由最终让晚清的精英们接受了这样的举措并将其定为律法规章呢？

　　对精英们来说，隔离检疫虽然与清洁在传统认识和身体体验等方面大有不同，但同样是来自西方的卫生行政的重要内容，因此他们对其的心态无疑与上文分析的对清洁的心态不无相同之处，即虽然觉得与国人的人情、体制未必允恰，但既为西人先进、科学和文明的防疫之策，自有其合理之处，于情虽有不合，

① 《疫症杂说汇志》，《大公报》光绪二十八年六月廿七日，附张。
② 锡良：《东三省疫事报告书序》，见奉天全省防疫总局编译《东三省疫事报告书》上册，第1—3页。

然于理实不应反对。不过除此之外，最终令中国士人官绅欣然接受并着力推行检疫的原因，主要还在于以下两方面。

第一个因素是主权意识的影响。检疫举措的引入比清洁事务要晚，而且虽然从19世纪70年代开始，海港检疫和疫区检疫都陆续在通商口岸和租界展开，但一直均由外国人操控，且只是在发生疫情时偶一为之，故社会影响甚小。1894年香港鼠疫发生后，随着检疫执行力度的加大和范围的扩大，全由外国人执行的情况且执行中存在的中外的差别待遇，渐渐激起了中国人强烈的民族主义情绪和主权意识，随后，无论是20世纪初官府在上海、天津等地对检疫事务的介入，还是清末东北鼠疫中清政府强力推行的检疫隔离举措，主权意识无一不是其中最重要的推动因素。对此，现有的研究已有清晰的论述①，于此不赘。这里需要指出的是，晚清国家介入检疫隔离的推行，由民族主义情绪和主权意识所促动，也正是这种情绪和意识，成功地消解了检疫隔离给民众带来的身体受到国家监控和强制处置是否合情合理以及民众反抗等问题。这主要通过以下两条途径而得以实现。其一，将检疫隔离中的矛盾冲突化约为中外、华洋之间的冲突，然后理所当然地让中国官府介入其中。19世纪末20世纪初，中国社会出现了较为强烈的批评由外国人施行检疫隔离举措的声音，当时朝廷曾多次发上谕要求地方大员予以关注和解决，比如：

---

① 参见拙文：《复杂性与现代性：晚清检疫机制引建中的社会反应》，《近代史研究》2012年第2期，第47—64页；胡成：《检疫、种族与租界政治——1910年上海鼠疫病例发现后的华洋冲突》，《近代史研究》2007年第4期，第74—90页；胡成：《东北地区肺鼠疫蔓延期间的主权之争(1910.11—1911.4)》，见常建华主编《中国社会历史评论》第9卷，第214—232页。

军机大臣字寄北洋大臣袁、南洋大臣刘，光绪二十八年七月十一日奉上谕：有人奏请饬南北洋大臣，变通验疫之法，以全民命一折。据称上海查船验病，系中西集资合办，现在全由洋人作主，以西法治中人，惨酷异常，多至殒命。请饬南北洋大臣，速筹善法等语。著袁世凯、刘坤一按照所陈各节，设法变通，妥筹办理，以顺舆情而保民生。原折著钞给阅看，将此各谕令知之。钦此！①

实际上，检疫举措的背后，不仅有华洋冲突，也存在着官民和阶级间的矛盾，一般来说，无论由谁来执行，矛盾和冲突都在所难免。然而在当时民族悲情意识浓烈的氛围中，由外国人施行检疫隔离而引发的矛盾冲突，自然也就被化约成了中外冲突。于是，问题也就变成了对主权的争取。实际上，当地方大员积极介入检疫事务，并定下华人的检疫由华医执行的规则后，事情就算得到了解决，至于由中国自主执行后，是否仍存在身体被监控与强制处置以及民众利益受到侵害的问题，也就不再受到舆论的关注。比如，光绪三十年（1904 年），直隶总督袁世凯在营口发生鼠疫后，积极采取了检疫隔离措施，为此，他表功道："数月之后，疫气渐消，全活甚众，津郡亦未流行，而后各国军队及领事各官，咸晓然于中国防疫一端，办理不遗余力，始终无可借口，遂亦枝节全消。"②他还因此为办理该务者奏请奖励：

---

① 第一历史档案馆编：《光绪宣统两朝上谕档》第 28 册，光绪二十八年，第179 页。

② （清）袁世凯：《遵旨妥筹验疫办法折》，见天津图书馆、天津社会科学院历史研究所编《袁世凯奏议》（下），第 1065 页。

> 臣查北洋验疫，向由外人主持，多历年所，况值通道一带，联军未撤，地方权限攸关，尤应杜防越俎。当前年瘟疫盛行，全赖各该员督率华洋医士冒险从事，奋不顾身，始克毕力经营，归我自主。而沿海商民全活无算，是裨益国权甚大，而拯救民命甚众，洵属异常出力，其劳绩诚不可泯。……若不优予鼓励，将关系国权民命之要政，自兹废坠，恐后来冒险任事者将无其人。①

同样的情形也出现在宣统二年(1910年)上海的检疫风潮中，当时上海公共租界发现鼠疫病例，租界当局采取了带有明显种族歧视的检疫措施，引起华人的强烈不满，遂造成了下层民众的街头骚乱。面对这种紧张局势，华人精英一方面努力说服民众和平抗争，另一方面又尽力与外国人展开协调和谈判，要求自主检疫，并最终迫使外国人做出让步，成功使得由华人精英组织的华人医生来实施对租界华人的检疫。② 至此，问题就算得到了解决。对检疫问题的解决并非通过探讨检疫本身存在的问题来展开，而是将其转化为民族冲突来实现。华人精英乃是希望通过有序开展检疫这样的文明行为，来彰显华人同样具有居于文明世界的素质和能力。而民众在浓烈的民族主义的氛围中，被要求克制自己的不满，积极对此予以配合。于是，检疫隔离中本来存在的官民、阶级矛盾以及身体受监控和被强制处置的问题也就被消解于

---

① （清）袁世凯：《遵旨筹办防疫在事华洋各员异常出力择尤请奖折》，见天津图书馆、天津社会科学院历史研究所编《袁世凯奏议》（下），第1157—1158页。
② 参见胡成：《检疫、种族与租界政治——1910年上海鼠疫病例发现后的华洋冲突》，《近代史研究》2007年第4期，第74—90页。

无形了。

其二，主权问题的迫切性让检疫隔离变得正当而必要。鸦片战争以来，中国在与西方列强和日本等国的军事、外交冲突中屡屡受挫，国家的衰微加上日渐激发的民族主义情绪，让中国的官绅精英们对国家的主权开始变得敏感。而检疫权在国际上往往被视为近代国家主权的重要内容，故而，随着西人施行检疫举措的日渐展开以及自身主权意识的觉醒，中国的士绅精英们便发现，检疫隔离这一关乎主权的问题忽然间就急迫地摆到了自己的面前，容不得自己再去细致思量这个制度是否合情合理，是否伤害民众的情感和利益。这最为典型地表现在清末东北鼠疫时一些官绅的言论中，比如，时任东三省总督的锡良就曾在奏章中一再表明当时急迫而无奈的心情：

> 外人谓百斯笃为国际病，持人道主义者本无分畛域，均有防卫之责，办理稍一不善，即予人以口实。兼以东省创见斯疫，晓以严防之法，总觉怀疑，造作种种谣言，几致酿成事端。隔离、消毒既于民情不便，焚尸、烧屋尤类残刻所为，然非实力执行，则疫无遏止之期，不特三省千数百万人民生命财产不能自保，交通久断则商务失败，人心扰乱则交涉横生，贻祸何堪设想。[1]

在这样的情势下，为了国家大计，为了民众的生命，任何"愚民"的不解和抗争以及他们的人情和利益，自然都无法在考虑之列

---

[1]　中国科学院历史研究所第三所主编：《锡良遗稿·奏稿》第 2 册，第 1311 页。

了，而来自西方的检疫、隔离等防疫举措的正当性也就不证自明了。

第二个因素是前所未有的特别疫病的挑战。晚清是清代瘟疫相对频发的时期①，特别是霍乱和鼠疫这两种以前较少出现的烈性传染病的不时暴发，更让人感到瘟疫频仍，夭札横生。中国传统对瘟疫的应对重"治"而轻"防"，虽然已有"传染"的观念，但传染主要指的乃是癞病等慢性疫病而非烈性传染病的接触传染②，而且人们即使承认疫气传染之害，也不觉得应该采取强制隔离之类的监控身体的办法，而主张用避瘟丹之类的药物来防止感染疫气。对此，清末民初京津地区的著名中医丁国瑞曾以 20 世纪天津的事例加以论证，他说：

> 疫气传染最速，极为危险，然光绪二十七年，天津设保卫医院十处，共有中医三四十位，每日诊治患疫之病人，倍极勤劳踊跃，出入随便，亦未着卫生衣，而始终无一医染疫者。其防疫法，即系每日预服避瘟丹、回生丹、清瘟解毒丸、桑菊饮等药，外用此等防疫药囊塞鼻，室内并焚此药，

---

① 据我对全国、江南以及岭南等地的考察，咸丰以降的 61 年间，瘟疫年均发生次数均以较大幅度高于此前的其他历史时期，以全国的数据为例，咸丰以降的瘟疫年均次数为 17.8 次，远高于顺康的 6.4 次、雍乾的 7.0 次，也较嘉道的 14.5 次高出不少。参见拙文：《嘉道时期的瘟疫及其社会影响》，见南开大学历史学院、北京大学历史系、中国社科院历史所编《中国古代社会高层论坛文集——纪念郑天挺先生诞辰一百一十周年》，中华书局 2011 年版，第 700—718 页。

② 参见 Angela Ki Che Leung, "Evolution of the Idea of Chuanran Contagion in Imperial China", in Angela Ki Che Leung and Charlotte Furth(eds.), *Health and Hygiene in Chinese East Asia: Policies and Publics in the Long Twentieth Century*, pp. 25-50.

（或加生艾叶）故获安全。彼时保卫医院内住有西医二人，（欧洲人）颇奇异之。①

其时，西方虽已发明了细菌学说，但抗生素尚未发明，对疫病的治疗，与中医相比，并未见有优势。而大多数疫病，或者未必一经接触就很快被感染，或者即使被感染亦可获治，故国人对西方的检疫隔离举措的实际效果和必要性，即使从理论上认可，也缺乏切身的体会。但宣统二年（1910 年）冬，一场异常惨烈且当时包括各国科学家在内的世人均感陌生的肺鼠疫登场，在相当程度上改变了这一状况。雷祥麟曾以《主权与显微镜》为题，对此专门做了探讨，他指出，肺鼠疫极强的传染性和几乎百分之百的疫死率，使得西医借助显微镜等现代科学仪器，成功地证明了中医的无效和西医检疫隔离等卫生防疫举措的优越，并促使社会渐趋承认中医的低劣。② 中医究竟是否在这场防疫战中遭遇了致命的失败，或许仍有进一步探讨的空间，不过，应该可以肯定的是，这种传染性和杀伤力都极强的特殊疫病，确实让很多人感受到了隔离检疫的效用和必要性，尽管许多官绅从防疫中得出的认识仍不无观念倾向的作用，但毕竟不少人因此而认为，在所有的防疫举措中，最具效用的就是检疫隔离。③

---

① 丁国瑞：《防疫之一助（见宣统三年正月十八日第六百九十三号〈民兴报〉）》，见《竹园丛话》第 7 集，天津敬慎医室 1924 年版，第 117—118 页。

② 参见 Sean Hsiang-lin Lei, "Sovereignty and the Microscope: Constituting Notifiable Infectious Disease and Containing the Manchurian Plague(1910-11)", in Angela Ki Che Leung and Charlotte Furth(eds.), *Health and Hygiene in Chinese East Asia: Policies and Publics in the Long Twentieth Century*, pp. 73-106.

③ 参见本书第七章。

综上所述可以看出,晚清的士绅精英甘愿身体受到拘束、监控和被强制处置,或者认为这些做法正当合理,其原因相当复杂:既有部分传统的因素,也与当时社会日渐盛行的崇洋趋新心理有关;既因为普遍存在着不甘受辱、意欲图强振作的民族主义情绪,也与西方列强往往借机侵蚀主权以及彰显种族优越感的现实危机有关;既与其自我身份的认同有关,也不无他们实际身体体验方面的因素。不管怎样,作为当时历史舞台上的主角,他们的态度和选择无疑已奠定了当时现实与未来发展的基本格局,现代的身体观念和规范虽然并未就此即刻生成,但基本的发展趋势似乎可以说由此已基本底定了。

(二)普通民众

对于普通民众来说,清洁、消毒、检疫、隔离等卫生防疫举措,虽然从理论上讲会有助于维护他们的身体健康,但这种维护并不易让他们直接感受到,让他们直接感受到的,往往是身体行为遭受制约和监控以及日常生活受到干涉等,因此要民众像士绅精英那样主动接受卫生防疫措施,似无可能。实际上,这些举措施行后,均不同程度地受到民众的抵制和反抗。① 比如,在上海租界,卫生训诫和惩罚在整个外国人的行政执法中占了较大的比

---

① 关于民众对卫生防疫政策的不满和抗争,可参见拙文:《防疫·卫生行政·身体控制——晚清清洁观念与行为的演变》,见黄兴涛主编《新史学》第3卷,第91—95页;拙文:《复杂性与现代性:晚清检疫机制引建中的社会反应》,《近代史研究》2012年第2期,第47—64页;胡成:《东北地区肺鼠疫蔓延期间的主权之争(1910.11—1911.4)》,见常建华主编《中国社会历史评论》第9卷,第214—232页。

例，被惩处的原因主要是倾倒垃圾等不遵守规章、污秽环境方面的行为。这至少说明华人民众对于在卫生名义下的身体约束和控制措施并不适应。这种不适应从当时华人曾给《上海新报》的信中亦可得到明显的反映：

> 上海马路石路于七八月之间，屡见外国巡捕打人拘人。有乡人停小车于路，则棒打其腰，几毙。有停腐干担于路，则又打其人，毁其担。有小便者，拘之，有放爆竹者，又打之、拘之。在被拘打者，皆茫然不知其为何故。盖外国之例，路上不许停车停担，致碍行路，小便则秽道，爆火防火炎，而中国固皆不禁也。今日日打之、拘之，在巡捕不胜其烦，在众人不知其故，外国人则疑故意犯禁，中国人则疑无理逞凶，两不相喻，恐日后激生衅端。①

其实民众不仅不适应，同时也不理解，因为"中国之人，不甚畏疫，谓天行时疠，厥有定数，在数者，难逃其死焉者，不畏亦死，畏之亦死；其不死焉者，畏之不死，不畏亦未必死，惟自慎其起居、饮食、寒暖而已矣"②。既然如此，又何必徒事张皇，干涉身体的自由，扰乱日常的生活呢？身体上既不适应，情理上又不理解，民众的不满和反抗自然难以避免。由于民众向非历史舞台上的主角，因而极少有其发出声音的机会，也很难看到他们直接表达自己对此的感受的文本，不过这样的信息往往还是能从

---

① 《中外新闻》，《上海新报》同治八年八月十八日，转引自沈云龙主编：《近代中国史料丛刊三编》第 59 辑第 5 册，第 2100 页。
② 《去秽所以祛疫说》，《申报》光绪二十年五月廿四日，第 1 版。

当时的流言、笑谈、官方和精英的侧面论述等之中有所反映。①

民众虽有不满和抗争，但只要士绅精英认可、赞成，并促其成为国家的律令规章，对于民众来说，似乎也只能被动接受了。为了使民众接受这些戒律规章，当时的官府和士绅精英往往会采取软硬两手策略，一方面以强制之手段来逼迫民众的身体逐步适应新的规范，另一方面又往往以宣讲劝谕的方式让民众理解这样的妨碍其身体自由的举措。就前者而言，租界当局、中国地方官府乃至朝廷逐步制定的有关防疫规章及其惩处律令以及巡捕、警察的设立，即为明证。我们也常常可以看到讲究卫生非使用强制之力不可的议论，如19世纪末的一则议论称："地方官秉开化之责，应责令百姓讲求卫生之学，清洁道路，开通沟渠，考查起居饮食，乃为免疫之道。"②而光绪末的一则议论则认为，要讲求卫生之政，必须官府用强制力切实推行才可，其称：

> 夫总厅颁发示谕，令人知时疫所由传染，必能预为之防，方可以免于患，言固深切著明矣，然尤非势驭强迫，指示清洁之法，使之实事求是，而无或殆误，则其所谕者，究属空文耳，何实政之足云？③

在东北鼠疫期间，民政部官员在演讲中更是直白地指出："夫防

---

① 参见胡成：《"不卫生"的华人形象：中外间的不同讲述——以上海公共卫生为中心的观察(1860—1911)》，《"中央研究院"近代史研究所集刊》第56期，2007年6月，第1—43页。

② 《论驱逐疫疬》，见金煦生《新闻报时务通论·民政第九》，第20a—20b页。

③ 《论防疫之法》，《盛京时报》光绪三十三年八月十五日，第2版。

疫行政，非赖官府强制之力，则民间不易服从。"为什么呢？因为民间"风气未开，大半以生命为儿戏，迷信鬼神，托诸命运，或畏警察之检视，而讳疾不言，或安污浊之习惯，而以身殉死，或奸人煽惑，播散谣言，或搜索太严，致生反抗，至以卫民良法，疑为贼民之苛政"。①

当然，一味地强压，不仅行政成本过高，而且在行政管理能力和警力有限的情况下，也管不胜管，难收成效。故行政当局和精英们十分清楚，"盖言及卫生，纯从道德上生感情，非可于禁令中示权力。在行法者，苟直困难时代，能用道德以化人，则获效之远大，则诚非浅近者可比。须知道德孕学问，学问为卫生行政之基础"②。因此，当时的官府和精英们往往以报纸、传单、宣讲等形式，用白话向民众讲解实施卫生行政的缘由与意义，劝说民众遵守清洁、检疫等律令规章。从 19 世纪末开始，不断兴起的报刊往往会刊登一些白话论说来宣传卫生知识，比如，光绪三十年（1904 年）出版了由陈独秀主编的《安徽俗话报》，共出版了 22 期，其中于第 8—15 期开设卫生专栏，宣扬卫生知识，其言："我中国人，各个人精神散漫，或身体虚弱，或脑筋不足，当时有病，走到街上，低了头勾了腰，好像虾米一般，你看这班人还算是一个人么？一国里全是这样人，还算是个国么？细想起来，这班人也不是不爱惜性命，故意这样，原来是不懂得要讲究

---

① 《民政司张贞午司使亲临防疫会演说词》，《盛京时报》宣统二年十二月二十日，第 3 版。

② 《工部局医官汇造一千九百零六年卫生清册》，上海商务印书馆 1907 年代印本，第 1a—1b 页。

卫生学的缘故呵。"①而《京话日报》中一则白话论说极力向民众宣扬西方的卫生警察和规章:

> 外国的医学,近一百年很见进步,好与不好,也不用我细说。……再说他们的警察,有干预民间卫生的权力(警察为保人民生命财产,所以要干预卫生),设立卫生局,向民间实行防疫的法子,有平时防疫,有临时防疫,平时防疫,派巡捕天天监督住户,打扫屋子院子,不叫存在肮脏的物件,免得生病,因为肮脏东西里,有生病的微生物(就是小虫)最能传染人,又有捕鼠的令,叫民间拿耗子,拿住一个耗子,送到警察署,可以换给五毛钱,因为那耗子在地下盗洞钻窟窿,谁家的屋子,都给穿通,赶上看病的人家,病人身上的微生物(就是生病的小虫)就须飞到耗子的身上,再要跑到没病的人家,就许传染,故此他们极力行那捕鼠令,务必把耗子拿净了为止!②

此外,特别是发生疫病时,官府和精英们往往还会发放大量的白话传单,以非常浅白的语言来向民众宣讲防疫卫生的道理。东北鼠疫期间,天津防疫会的一份传单讲道:

> 要有传染上这个病的人,必须赶快到卫生局求医生治,连家里人、同院人,全要送到医院去治,一会亦别耽误。要

---

① 铁郎:《保养身体的法子》,见陈独秀主编《安徽俗话报》第1册,光绪三十年六月第八期,人民出版社1985年影印本,第19页。

② 《要强种先得讲卫生》,《京话日报》第554号,光绪三十二年二月。

等到发作时候，可就办不及了。那位又说了，我们让他送在医院去治，也许要死，倒不如在家里死，岂不好么？总算死在家里。这个话不是那么说。就算该死，咱们亦应求卫生局送到医院里去治，也许治的好，又可以不害街坊邻居，岂不好？要是这样存心眼，或者老天爷也可以加护他好了。就是咱们听见了，谁家有病人，就不是这瘟疫病，亦应该求卫生局的医生来看看，除除疑，好放心。若因为道路远，也可以托本区上的巡警打电话，请卫生局在各段上派的医生去看。我们防疫会已经同卫生局总办、巡警道台说好了，一个钱不要花，乐得的这样办不好么？要说收拾的法子，我们现在亦要告诉。头一样，一个人早晨起来拿昨天穿过的衣裳，有富余的呢，里外全换一套；如果就是一身，也要拿这一身过过风。要能让太阳晒一晒，更好。不论男女，一个人一天必定要洗一回澡。所有家里的家伙，就是连炕席，迟个三四天，亦要拿到院里晒一晒……①

对于这样宣讲的必要性，官府也相当清楚，在这场鼠疫防治中，一份官方文件就此指出：

> 无知之愚民，其畏防疫一如蛇蝎，对于消毒而更直接受

① （清）延龄辑：《直隶省城办理临时防疫纪实》卷 3《天津绅商公立临时防疫会第一次传单》，第 36b—38a 页。这样的传单在该书中保存了很多，在清末可谓相当常见，既有中国方面的传单，也有不少租界当局的传单。有关租界当局的传单，如上海工部局的传单，可参见内务省卫生局编：『上海衛生状况』，第 283—294 页；Arthur Stanley, "Hygiene in China", *The China Medical Missionary Journal*, Vol. 20, No. 6, Nov., 1906, p. 235。

有形之损害，容有暴言暴动而拒绝者。此盖不知疫毒之传染，较之受有形之损害更为惨酷，且不知公众卫生之关系。故损害个人之自由，为防疫上不得已之事，而为国家所公认者，苟以真理详细为之解说，自不难破其愚惑也。①

另一本官员编撰的防疫书籍亦要求：

> 身体衣服饮食居住务求洁净，躲避天地戾气与特别戾气，人人皆能为之。特恐愚民及妇孺不能尽知，故拟请订为条例，通行各行省转饬各学堂及各府厅州县自治会，作为卫生自治专科，随时宣讲，务令家喻户晓。凡人皆知卫生，似为断绝疫源要法。②

通过这样软硬相结合的办法，民众虽然不至于马上适应并形成新的身体习惯，但只要规制和架构形成，加之西化思潮影响的日渐加深加广，近代身体的生成也不过就是时间问题了。

五、小结

身体是什么？身体就是自己，只是相对于"自我"而言，"身体"这一概念更具物质性而已。或许正是由于其与人的自身太过

---

① 奉天全省防疫总局编译：《东三省疫事报告书》下册，第二编第七章"清洁及消毒"，第 6 页。

② (清)曹廷杰：《防疫刍言例言》，见丛佩远、赵鸣歧编《曹廷杰集》(下)，第 277 页。

亲密而习焉不察，身体的存在往往为人所忽视，更勿论对其历史的思考和考察了。不过当今的学术研究业已表明，今天我们视为当然的身体观念、感觉和行为习惯，其实并非古来如此，更未必永远如此，它们乃是特定历史文化的产物，既非古今一轨，亦非中外不二。①

在当今社会，特别是在城市中，随地便溺似乎已不再成为问题，而对随地吐痰、乱丢垃圾以及隐瞒疫情、拒不接受检疫等行为，不仅均有具有针对性的"适切"规章制度加以管理和惩处，而且这些行为的施行者，也似乎几无例外地会被社会鄙斥为"没道德""低素质"。然而，若倒退一个半世纪，如此的管理和惩处以及社会观念都是难以想象的，即使到了 20 世纪初，就是在京师首善之地，随地大小便也仍然是再普通不过的事。② 这样巨大的变化，无疑是晚清以降，随着近代公共卫生制度的引入和建立而逐渐发生的。而近代身体的逐步形成，既有西方科学、卫生和文明等话语霸权的威力，更离不开国家的相关立法和相关职能机构的逐渐增设，显然，与中国民众身体近代化相伴随的，还有官府职能和权力的日渐具体化和不断扩张。对于国家的现代化来说，这种具体化和扩张自然有其必要性和正当性，但若不能意识到这些制度本身隐含的权力关系，而缺乏相应的监督和制约机制，那

① 关于身体感和身体认识的古今、中外差异，可以参见[美]托马斯·拉克尔：《身体与性属——从古希腊到弗洛伊德的性制作》，赵万鹏译，春风文艺出版社 1999 年版；[日]栗山茂久：《身体的语言——从中西文化看身体之谜》，陈信宏译，究竟出版社股份有限公司 2001 年版。

② 参见本书第五章；邱仲麟：《风尘、街壤与气味：明清北京的生活环境与士人的帝都印象》，《"清华"学报》（台湾）新 34 卷第 1 期，2004 年 6 月，第 181—225 页。

么由全民买单的那些进步和"现代化"成果，至少对于普通百姓来说，或许不过是"水中月""镜中花"而已。

引入西方的现代经验，为了卫生防疫而甘愿让国民的身体套上种种束缚，尽管不无外在的压力，但总体上无疑乃是中国 100 多年前的那些士绅精英的主动而自觉的选择，乃是近代以来他们追求国家和国民现代化的一部分。显然，士绅精英当初如此选择有着相当复杂的原因和心态，然而在当时内外交困的危局中，他们其实没有多少机会和时间去细致地思考这种在卫生防疫名义下的身体监控和束缚背后的权力关系，这样的束缚和监控对当时的卫生防疫而言是否为最紧要而有益的策略和方法，以及在官府日渐广泛而强大地获得更为具体而细致的权力的情况下，如何尽可能地避免弱势民众的利益少受侵害等一系列问题，为了简捷和便利推行，他们只好将复杂的情势化约为维护主权以及追求文明和现代化等简单问题。这样的化约在随后的历史进程中以及历史研究中继续上演，于是复杂的历史现象往往被简化为传统与现代、保守与进步的矛盾冲突，那些弱势群体基于自身权利而提出的合理诉求，要么被忽略不计，要么被斥为愚昧、保守和落后，沿袭日久，以至今天已差不多要将化约而逻辑化的脉络、图景视为历史的本然了。

结语："现代"的"金箍"

由于卫生和医学之间显而易见的密切关系，现代意义上的卫生史研究，往往是与医学史研究相伴出现的，早期的相关研究也主要由医学特别是其中的医史研究者担纲。他们从科学史角度切入的探究，虽然自有其优势、成绩和不足，但最令我感到不尽如人意的，还是其普遍缺乏历史感，往往从现代的卫生观念和概念出发去裁剪史料，而很少能将相关史迹放在具体的历史情境中来考察和理解，要么理所当然地将源于西方的现代"卫生"机制视为普遍而毋庸置疑的现代化标准和中国社会追求的目标，简单地将中国当时卫生状况的不良和卫生建设方面的不足视为中国社会落后的表现和原因，对传统时期的卫生观念和行为视而不见或横加指责，要么出于民族英雄主义的理念，人为地拔高历史上某些卫生行为的意义。这样的做法实际上只是为了现实的需要，按现代的观念来编排和安置各种经过精心挑选的史料，让人们明白现代的观念和认识是如何在历史的长河中一步步发展而来的，现代是多么美好，成就又是何等巨大，而并不能真正去全面而相对"真实"地呈现历史的经验和时代的意识。实际上，这样的现代化叙事模式也并不限于医学史界，在目前国内史学界的相关研究中也相当普遍。这样的做法固然不是没有意义，但若一直秉持如此的理念和方法而不加省思，秉持过于强烈的现实意识，则至少会屏蔽一部分思维，妨碍研究者去发现和理解真正的维护健康的观念和行为，去了解不同时空中不同人群有关卫生的各不相同的思想观念和思维方法，以及从传统到近代中国民众在这方面真实的想法和需要，从而亦不利于他们去思考所谓西方的近代卫生观念和制度可能存在的问题和不足，以及如何在历史中寻找反省现实的社会文化资源。

中国虽然是一个古老的文明国度，但在以西方为主导的现代文明体系中，自近代以来却一直是个处处"落后"、处处需要学习的晚辈后进。就卫生而言，中国社会开始引入、践行现代卫生观念和公卫制度，已有百余年的历史，19世纪晚期，在面临"亡国灭种"危机的窘迫中，在"不讲卫生""东亚病夫"等国际意象的羞辱中，在"强国保种"的悲情中，中国社会的精英们开始了关注身体、卫生，倡行和推进"现代"卫生观念和公共卫生制度这一艰难而曲折的历史进程。即使时至今日，对于中国这样一个正在极力追求实现现代化的发展中国家来说，全面建立主要源自西方的现代公共卫生制度依然是当下孜孜以求的未竟事业。然而，通过前面的论述不难看到，源于西方的现代"卫生"机制，不仅有着令人艳羡的代表着文明进步的"现代"的靓丽外表，同时也犹如一种无处不在的权力，时刻影响着民众的日常生活。百余年来，中国社会对近代卫生的接受和追求，似乎就像是孙悟空在不明就里的情况下稀里糊涂地主动戴上了让自己最终修成正果的"金箍"。

说到金箍，大家自然就会想起唐僧的紧箍咒。或许是孙悟空的机灵顽皮、智勇过人和行侠仗义太惹人喜爱，而会念紧箍咒的唐僧又太过呆板迂腐，所以人们在谈到"金箍"时，想到的往往是其背后令人讨厌的"紧箍咒"对人之自由的拘束，而很少会去想金箍的闪闪金光，以及金箍对孙悟空最后修成正果的重要意义。而说到现代的"卫生"，似乎正好相反，或许是国人太渴望现代化了，故而谈到现代卫生机制，自然想到的往往是其代表和象征"现代化"的光芒，想到其对促进中国社会实现现代化的重要意义，而几乎很少有人去想它背后的政治和文化"权力"，想到它对世人本来的身体"自由"的干预和拘束。如果能跳出习惯思维上这两种认识各自的盲区，难道不觉得它们其实确有很多相似之处吗？

做这样的类比，并非只是为了吸引人的眼球，也不是要否认现代"卫生"机制带给人类和中国社会的嘉惠，而只是希望在以上论述的基础上，进一步提醒人们更多地关注"卫生"除作为文明进步的"现代"一面外的另一面，除了秩序、整洁、更舒适的生活环境和更小的疫病感染概率，"卫生"带来的还有政治和文化上的霸权、某种程度上的不公平和不正义，以及对身体自由的监控和拘束。同时，我也希望能借此打破目前国内卫生史等研究中还十分盛行的现代化叙述模式，以及对卫生的"现代性"全然缺乏省思的局面。因此，通过前面的研究，可以总结如下：

第一，我们不应因近代卫生显著的现代性和外来性，而忽视传统的因素和力量。对于中国社会来说，由公权力介入并以现代科技为依托的近代公共卫生机制无疑是西方的舶来品，而且鲜明地体现了西方文明的优势和巨大影响力。但是，如果我们能立足史料而不是从进步和现代化之类的概念出发，就不难发现，公共卫生方面相关的观念和行为，同样也存在于晚清之前的中国传统社会中，只不过是由社会力量来主持，并以个别、自为和缺乏公权力介入的方式表现出来。在有些方面，如粪秽处置上，还自有一套与当时的生态环境基本相适应的应对机制。从本书前面的论述中不难看出，传统因素并非无足轻重，而是对中国近代卫生机制的演进有着广泛而具体的影响。这至少体现在以下几个方面。首先，近代的卫生机制中不无传统的因子和资源，在防疫观念上，戾气学说和细菌理论的结合、部分养生观念汇入近代卫生概念，都体现了近代卫生中的传统因子，而城市环境卫生中的粪秽处理机制的近代转型其实是借助传统资源而实现的。其次，当时中国社会运作的自身需求往往会影响到国人对近代卫生机制诸多内容的不同态度。比如，嘉道以降，在中国的一些中心都市中，由于城市水质污染以及传染病流行频度加大，出现了较为强烈的改善水源的要求，在这种背景下，自来水这样的设施在人口众多的中心城市中也就相对容易被接受。同时，士人精英基于城市环境污染的日趋严重而发出批评和怨言，使得他们对城市卫生行政特别在意并容易接受。这些显然为近代公共卫生机制的演变提供了基础和变动根据。最后，传统的相关观念与实践，也会影响到时人对近代卫生观念和制度的认识。比如，传统对瘟疫的认识及其在明清时期的变动，不仅使晚清时人很自然地接受了将清洁视为防疫要务的观念，而且还便利了当时人们对西方细菌学说的认同。而养内防外等养生观念，由于与近代西方的防疫思想的预防观念颇为接近，也相对容易得到中国社会的认同，并颇为自然地被融入近代防疫体系之中。

第二，通过前面有关粪秽处理、检疫机制特别是后者的探讨，可以看到近代公共卫生机制的建立并不纯粹是出于维护健康之目的，同时也具有阶级性和种族性。也就是说，现代"卫生"虽然自有其维护健康的实际效用，但该制度的引入和推行显然亦非全然以追求健康为唯一旨归，同时也是社会中存在的地位、财产和文化等各方面的优势者基于自身的利益，以科学和文明的名义，将相关的举措强行推行于社会全体的利益和权力秩序。

第三，近代公共卫生制度的引入和展开，有助于促进都市面貌的改观、卫生设施的改善、感染疫病概率的降低以及国家形象的提升等，从中上层社会人士的角度来看，这无疑是非常值得称道的进步之举。然而，在具体实施中，对于下层民众来说，近代公卫制度却往往是"费而不惠"的。比如，粪秽处理等清洁制度的变革，对于普通民众来说不仅预示着税收的增加，而且也增加了城市周边乡民获取粪肥的成本，而所谓城市面貌的改观，对他们来说，似乎并不见得有特别的必要性，至少不是什么当务之急。同时，清洁、检疫等制度在推行时，还往往会侵害民众的实际利益和身体自由。由此可见，从卫生的角度来说，近代化过程中的诸多"进步"往往都是以牺牲弱势群体的利益为代价而实现的，而卫生检疫带给中国社会的，不只是主权、健康、文明和进步，同时，也有民众权利和自由在卫生和文明的名义下被侵蚀和剥夺的一面。虽然,在推进近代化的过程中,为了国家振兴等某些正当的理由和目标而牺牲部分民众的利益和自由或许难以避免,但在推行的过程中,是否可以对普通民众的权利和合理诉求置之不理,甚或将他们的诉求斥为保守、愚昧和落后呢?是不是应对这样的牺牲是否值得做出更多的考量呢?我想答案不言而喻。

第四,清前期,国家对医疗卫生事务甚少介入,基本缺乏制度性的规定,晚清卫生行政的引建,使卫生事业逐渐由个别的、自为的、缺乏专门管理的行为逐步转变成系统化的、有组织的、被纳入官方职权范围的工作。国家对医疗卫生事业介入程度的逐步加深,以及作为"国家现代化"重要组成部分的国家卫生行政的逐步建立,乃是国家职能的深化和具体化,也是国家权力的一种扩张,虽然自有其必要性和正当性,但若不能意识到这些制度本身隐含的权力关系,且不能建立起相应的监督和制约机制,那么政府的职能往往就能以现代化名目"合理"合法地无限扩张,民众的实际需求也就很难得到必要的重视,这样一来,很多由全民买单的所谓进步和"现代化"成果,至少对于普通百姓来说,或许不过是"水中月""镜中花"而已。

第五,晚清以来,在科学、文明和进步的名义下,引入和建立近代公共卫生制度,乃是在种种内忧外患不时突显的窘迫历史背景下出现的。尽管不无主权危机等方面的外在压力,但总体上乃是中国100多年前的那些士绅精英的主动而自觉的选择,是近代以来他们追求国家和国民现代化的一部分。显然,士绅精英当初如此的选择有着相当复杂的原因和心态,然而在当时内外交困的危局中,他们往往将此当作救治中国社会和种族贫病的灵丹妙药，而很少去考虑其实际的必要性和适用性。实际上，他们其实没有多少机会和时间去做那样细致的思考，为了简捷和便利推行，往往只好将复杂的情势化约为维护主权以及追求文明和现代化等简单问题。如今，世易时移，当一份从容和优裕已相对不再是奢望时，抚今忆昔，自然不必去苛责先人的努力和局限，但无疑有必要去尽力还原历史的复杂，让今人有机会在复杂的历史图景中，去重新思考中国的现代化历程以及反思现代性的灵感和资源。

当首先进入历史情境，以尽可能谦恭和"无我"的心态去呈现和理解，然后再以"后见之明"去回首观望和审视近代中国这段卫生近代化的历程时，内心恐怕多少有些不是滋味，从晚清到当下，这历史上曾经出现的一幕幕过去未曾在意的景象，不正在现实生活中不断上演吗？造成这一局面的缘由，究竟是对历史健忘，还是中国社会在现代化过程中无可避免的宿命？这恐怕很难有令人满意的答案，但不管怎样，对历史研究者来说，是不是应该想一想，以往对历史过于线性和简单化的呈现和理解是否与现实社会的主流意识对现实中的相关问题的简单化认识不无关联呢？毕竟在文化中，历史本身就是现实行为"合法性"的重要源泉。

对于中国社会卫生的现代化历程来说，晚清卫生防疫机制的转变，无疑只是一个还未能展现效应的开端，或许正因如此，在现代大多数有关现代卫生的论著中，晚清的变革往往只是被一笔带过。然而，前面的论述已然告诉我们，这一开端绝非无足轻重，不仅"卫生"已经成为社会标识身份和主流意识推崇与追求的目标，而且国家所制定的公共卫生特别是卫生防疫方面的法令规条，不少也已颇为完备。不仅如此，更为重要的是，在 20 世纪中国现代化进程中展现出来的"卫生"的特征在晚清的变革中业已展露无遗，卫生"制度化"的大幕已经拉开。

纵观 20 世纪的历史不难看到，尽管诸多疫病，特别是一些急性和烈性传染病一直是威胁中国人健康和影响中国社会的重要因子，不过在大多数情况下，那些特别为人所注目的疫病，如鼠疫、天花、霍乱和结核病等，也并非民众最主要的死亡原因。公共卫生特别关注疫病，无疑跟疫病特别是急性、烈性传染病所带来的社会恐慌和社会冲击力有关。这就是说，公共卫生的着眼点虽然与维护健康有关，但同样或者更为关注社会的稳定。实际上，公卫事业的建设，其动因往往都不无社会、政治等其他方面的因素，具有其政治化的一面，甚至可以说，一些卫生事件本身就是政治事件。① 这一点在晚清已有清楚的展现，20 世纪初，清廷和地方官府最初兴办卫生事业，或者是迫于外交压力，或者是出于整体政治体制改革的需要，与疫病本身并无必然的关系。在清末东北的鼠疫中，清政府为防疫倾力而为，其最初的动因主要在于国际舆论压力和防止列强侵蚀国家主权，所以由外务部来统辖。而直接目标主要是防疫的清洁，其背后亦不无国家想借此来更好地掌控民众的身体的一面。在很多情况下，疫病不过是一个契机或由头，诸多公共卫生事件的发生，也并不是表面所说的维护民众的健康所能完全解释的，而可能更多地缘于社会思潮、舆

---

① 参见拙文：《真实与建构：20 世纪中国的疫病与公共卫生鸟瞰》，《安徽大学学报(哲学社会科学版)》2015 年第 5 期，第 1—14 页。

论的力量，以及统治者更好地维护自身统治的需要。

　　显然，包括疫病在内的疾病，并不只是科学可以测量的生理病变，同时也是病人的体验、科学话语、社会制度和文化观念等共同参与的文化建构，具有深刻的文化意义。① 卫生问题也不仅仅是医学和制度的问题，不单是科技所能完全解释和掌控的，其中蕴含着深刻的社会、政治和文化因素。这一点，虽然在当今的西方学界已有广泛的共识，但在中国 20 世纪的发展历程中，却甚少受到关注。直到 20 世纪末，艾滋病这一极为特殊的疫病的出现及其对社会的冲击和影响不断加深，才促使越来越多的研究者和卫生工作者开始较多地关注和思考疫病和公卫的非医学因素。由此引发的思考，不再仅仅限于防疫过程中的社会问题，如卫生资源分配的公平问题、疫病的污名化和社会歧视问题等，还涉及一些更深层次的思考，如健康权和生命权的提出，政治权力的过度扩张问题等。② 也就是说，人们已经开始反省 20 世纪以来的卫生现代化迷思，对于倡行卫生的目的，不再像较早时期那样专注于种族和国家的强盛，专注于经济利益，而更多地落实到个人的权利上。同时，人们也不再认为国家在卫生领域职能的扩展和具体化以及由此带来的权力扩张的正当性是不言而喻、理所

---

① 对此，可参见［美］拜伦·古德：《医学、理性与经验：一个人类学的视角》，吕文江、余晓燕、余成普译，北京大学出版社 2010 年版；［美］凯博文：《苦痛和疾病的社会根源——现代中国的抑郁、神经衰弱和病痛》，郭金华译，上海三联书店 2008 年版；［美］阿瑟·克莱曼：《疾痛的故事——苦难、治愈与人的境况》，方筱丽译，上海译文出版社 2010 年版。

② 参见拙文：《真实与建构：20 世纪中国的疫病与公共卫生鸟瞰》，《安徽大学学报（哲学社会科学版）》2015 年第 5 期，第 1—14 页。

当然的。这些还不常见的有趣思考似乎在暗示，21世纪的公共卫生将展现出新的性格，20世纪因为公共卫生机制的引建而日益国家化的民众健康与身体，似又在争取原本就属于个人自己的权利。

在20世纪的中国，良好的卫生，特别是其中的公共卫生，可谓一直是国人为追求国家的强盛和实现现代化而孜孜以求的目标，建立公平和相对完善的国家公共卫生服务体系，即便是当下，也依然是中国社会未竟的努力目标。毫无疑问，20世纪中国的公共卫生建设为中国社会和民众健康带来了翻天覆地的变化，但时至今日，这样的发展在很多地方还处于相当初级的阶段。行文至此，或许有些人会认为本书对卫生这一有益民众健康乃至国家强盛的事务的批评反省，多少有些刻意挑刺，甚至无病呻吟。这里必须再一次重申，我完全无意否认公共卫生建设对中国社会的价值和意义，只不过认为这些在目前的著述中已有相当多的揭示和呈现，而且，承认其价值和意义并不表示不可以和不需要对其可能存在的问题和疏漏做出批评和省思。做这样的批评和省思，不仅是希望借此打破目前国内卫生史研究中普遍的现代化叙事模式，同时也想通过这些省思为中国当下和未来卫生建设的补偏救弊提供可资借鉴的历史资源，进而表明，过于强调发展和强盛而忽视民众权利的保障，从长远来看，可能未必是中华民族未来发展的福音。

附录一　明清以来的疫病应对与历史省思^①

　　瘟疫既是天灾，也是人祸，导致瘟疫的病原体先于人类社会而存在，而且也将与人类相伴而行。鉴于生物样态以及人与自然关系的极度复杂性，尽管我们可以通过各个方面的不断努力大大降低瘟疫的危害，但恐怕很难征服疫病。著名的历史学家麦克尼尔曾断言，瘟疫"将会与人类始终同在，并一如既往，仍将是影响人类历史的基本参数和决定因素之一"^②。所以面对瘟疫，我们首先需要更历史和人文地加以认识，尽可能地少一些现代性的骄傲，多一些谦恭和敬畏，更多地去思考如何和导致疫病的病原体和平共存，而非简单征服和消灭它。

　　中国历史悠久，人口众多，历来瘟疫频发，影响甚广。与现

---

　　①　本文为国家社科基金重大项目"宋元以来中医知识的演变与现代'中医'的形成研究"(18ZDA175)的阶段性成果。原载《史学理论研究》2020年第2期，第96—101页。
　　②　［美］威廉·麦克尼尔：《瘟疫与人》，余新忠、毕会成译，中信出版集团股份有限公司2018年版，第237页。

代不同，传统时期，中国并没有专门应对瘟疫的官方的组织机构，而且除了一些医学书籍，也甚少有专门性的历史记录。尽管如此，在长期与瘟疫斗争的历史中，实际上也留下了较为丰厚的历史遗产，只要我们有意识地细心检视，仍不难发现散落在各处的诸多相关记载。虽然目前学界搜集的瘟疫记录未必全面，不过从中大体还是可以得出，整体上，随着时代的发展和人口的增加，瘟疫的频度呈上升态势。① 相对来说，明清以降，瘟疫的频次较高，留下的相关历史文献也最为丰富，故本文主要立足明清以来的疫病应对历史，在简要梳理应对举措的基础上，对其给予我们的启示做一探究。

一、明清以来疫病应对概况

传统时期，面对疫病，国家一般会采取一定的举措，但缺乏防治疫病的制度性规定。中国历来是个灾荒频仍的国家，历代王朝对荒政也一直都非常重视，做了众多制度性的建设，不仅在备荒、救荒以及善后等方面形成了一整套比较严密的组织体系，而且灾赈与水利建设还在国家财政支出中占据重要的地位。特别是到了明清时期，国家荒政在制度上可谓已相当完备。救荒措施主要包括蠲免、赈济、调粟、借贷、除害、安辑、抚恤等方面，其

---

① 参见李文波编著：《中国传染病史料》，化学工业出版社 2004 年版；张志斌：《中国古代疫病流行年表》，福建科学技术出版社 2007 年版。

中以蠲免和赈济为主。① 这些措施的着眼点基本在于尽可能地使灾民避免饥寒失所，以便稳定社会秩序和恢复灾后生产。

瘟疫虽然也可以视作灾害的一种，但疫病的防治不同于一般灾荒的救济，普通的赈济钱物、蠲免赋税乃至赈粮施粥，显然不适用于疫病的防治。至少从秦汉以来，历代王朝在面对瘟疫时，虽非全然无所作为，往往会以临时诏令的方式采取施送医药等一些举措，特别是宋代，朝廷还要求各地设立救济贫病的惠民药局，在大疫之年设置安济坊等机构收治病人等②，但基本上缺乏相应的制度性规定，全然不像对其他灾荒，对报灾、勘灾、审核和发赈等环节都有详细的制度上的规定。而且宋元时期在疾病救助上相对积极的政策，到了人口更多、瘟疫更为频繁的明清时期还变得日渐消极了，不仅惠民药局不再保留，中央的太医院和地方医学的地位也大有下降，很多地方医学甚至形同虚设③，故而完全不可能担负起实际的防疫职责。

不过每当发生瘟疫，朝廷和地方官府也往往会根据情况，采取一些临时性的防疫举措，如设(医)局延医诊治、制送成药、建

---

① 参见鞠明库：《灾害与明代政治》，中国社会科学出版社 2011 年版，第100—155 页；李向军：《清代荒政研究》，中国农业出版社 1995 年版，第 28—41 页。

② 参见梁其姿：《宋元明的地方医疗资源初探》，见张国刚主编《中国社会历史评论》第 3 卷，中华书局 2001 年版，第 219—222 页；韩毅：《宋代瘟疫的流行与防治》，商务印书馆 2015 年版，第 143—145 页。

③ 参见梁其姿：《宋元明的地方医疗资源初探》，见张国刚主编《中国社会历史评论》第 3 卷，第 219—237 页；拙著：《清代江南的瘟疫与社会：一项医疗社会史的研究》(修订版)，北京师范大学出版社 2014 年版，第 219—220 页。

醮祈禳、刊布和施送医方甚至检疫隔离等。① 于此需要指出的是,检疫隔离这一现代防疫制度中的重要内容,在明清时代已有出现。清初,满族入关后,出于对其原本较少感染的天花的恐惧,专门设置了"查痘章京",来检查民众中的痘疹患者并令其隔离居住。同时也有一些在瘟疫暴发时,安置病人单独居住的事例。② 不过这与近代制度性的强制举措大有不同,像查痘,只是特别情况下的暂时性行为,而单独安置病人,不仅是比较偶然的事例,而且从记载来看,似乎更多是为了治疗和照顾病人的便利,极少提及是为了防止传染。

民间社会力量在传统时期的疫病应对中发挥了颇为积极的作用。虽然在理念上,疫病救治乃至日常的健康维护等事务,都属于传统国家模糊而没有边界的职责的一部分,但实际上,当时的朝廷和官府并没有也无法全面担负起疫病防治的重任。所以,每当遭遇瘟疫,更多只能靠社会和民众自求多福。从先秦时代开始,中国社会就逐步采用巫术、医药、赈济和躲避等一些办法来进行防疫。到了明清时期,随着社会经济和民间社会力量的日渐发展,民间的疫病应对方法也日渐丰富,不仅出现了大量的临时性、个体化的应对举措,还出现了向日常化乃至制度性的防治方

①　参见拙著:《清代江南的瘟疫与社会:一项医疗社会史的研究》(修订版),第220—224页;邓铁涛主编:《中国防疫史》,广西科学技术出版社 2006 年版,第144—149页。

②　参见杜家骥:《清代天花病之流传、防治及其对皇族人口之影响初探》,见[美]李中清、郭松义主编《清代皇族人口行为和社会环境》,北京大学出版社 1994 年版,第155—157页;拙著:《清代江南的瘟疫与社会:一项医疗社会史的研究》(修订版),第196—197页。

向发展的趋向。

首先在医学上，每当瘟疫流行，民众普遍会寻医求药，医生也会格外地忙碌。这样的现象无疑不是明清时期才出现的，不过在明清时期，就医药上对疫病的救治来说，也出现了不少值得一书的变化：一是从15世纪开始，发明并日渐普及了种人痘这样颇具成效的防治天花的办法；二是温病学说的出现和深化，提升了当时医学救治疫病的能力；三是社会经济的发展和医学知识的相对普及，为民间社会提供了相对丰富的医疗资源；四是成药制造技术的发展和相关制造与营销店铺的日渐增多，为应急治疫提供了更多的可能。①

其次，基于"鬼神司疫"观念而形成的民俗疗法仍广泛流行。比如，民间普遍流传有关疫鬼的故事，这些故事虽然很多看起来颇为荒诞不经，但也有不少包含着不无实效的防疫和维护社会秩序的内容，如积德行善能得到上天的庇护而无惧疫鬼的侵扰，疫鬼害怕葱蒜，疫鬼无法破空，所以进入疫区要尽量避免接触任何物件，等等。每当瘟疫来临，占卜、使用符咒、祈禳等办法会普遍被民众采用。对这些做法，当时虽然也出现了不少批评的声音，但似乎看不到这样的行为得到遏制。②

最后，民间社会还会以个人或组织机构的方式推行临时或日常性的疫病救疗举措。这些举措包括施送医药、刊刻散发医方、

---

① 参见拙著：《清代江南的瘟疫与社会：一项医疗社会史的研究》（修订版），第163—219页；邓铁涛主编：《中国防疫史》，第151—213页。

② 参见拙著：《清代江南的瘟疫与社会：一项医疗社会史的研究》（修订版），第106—110、116—118、240—248页。

恳请官府开展救疗、建立留养所等收治病人、利用宗族义庄或行业公所等组织开展制度化的救治和创设医药局等专门的慈善机构进行疫病救治等。在当时，特别是清中期以降，乡贤们借助比较丰富的地方医疗资源和日渐兴盛的慈善力量和组织，开展了形式多样的疫病救疗活动，并日渐增多地创设了医药局等日常救疗设施。不仅如此，对瘟疫的应对，在经费来源、救疗功能和慈善色彩等方面，也出现了若干重要的改变，开始依靠稳定而具有灵活性的经费来源(如丝捐、铺捐等)，并通过收取号金的方式尽可能减少资金缺口，出现了由纯粹的慈善救济逐步向经常、普遍地以诊治疫病为主要目的的方向发展的趋势。①

近代以降，在西方文明等诸多因素的影响下，中国社会逐步建立了由国家主导，立足国家强盛的现代公共卫生机制。从 19 世纪下半叶开始，伴随着西方文明影响的不断深入，源于西方的现代公共卫生观念和机制日渐被视为科学和文明的象征，并在不时暴发的霍乱、鼠疫和天花等烈性、急性传染病的直接促动下，得以引入和创建。在这一过程中，中国改变了以往官方缺乏专门管理民众健康事务的机构和职能的局面，逐渐在中央和地方设立了掌管医疗卫生事务的卫生行政部门和专业的防疫研究机构，师法日本等国，创建公共卫生法规，实施以清洁消毒、检疫隔离、人工免疫、疾病统计、流行病调查乃至疫病防控体系建设等为主要内容的卫生防疫举措，以及开展以改变民众卫生习惯和意识、改善环境卫生为基本内容的群众性卫生运动。

① 参见拙著：《清代江南的瘟疫与社会：一项医疗社会史的研究》(修订版)，第224—238页；邓铁涛主编：《中国防疫史》，第149—150页。

在这一过程中，原本属于个人事务的卫生问题变成了关乎民族兴亡的国家大事，借由现代公共卫生机制的引建，国家成功地将原本民间的、零散的、非制度性的卫生防疫观念和行为纳入官方的、制度化的体系之中，实现了民众身体的日渐国家化，以及国家职能的具体化和权力的不断扩张。虽然卫生防疫直接的目标是维护个人或民众的健康，但在很长一段时间里，公卫事业的建设，却明显是以"强国保种"和国家富强为旨归的，甚少关注到卫生防疫中的个人权利和公平正义的问题。而且，卫生防疫举措的推行，其动因往往都不无社会、政治等其他方面的因素。在很多情况下，诸多公共卫生事件的发生，在很大程度上是缘于在社会思潮和舆论力量的影响下，统治者想要更好地维护自身统治以及表达自身统治的合法性。①

从传统到近代，社会的卫生防疫观念逐渐从消极转向积极。在传统时期，中国社会对于瘟疫的认识主要为"鬼神司疫"和"疫气致疫"两个方面，因应疫病涉及的内容十分广泛，但就理念而言，基本就是养内避外，除巩固元气外，就是以避为主，大体上都是相对消极、内向的个人行为，并未成为官府介入的公共行政事务。而且传统社会有感于疫气弥漫空中，往往也无从防避，故亦将染疫视为命数，并未将疫病的预防作为重点的思考方向。从传统到近代，随着近代公共卫生观念和制度的日渐引入，中国社

---

① 参见本书第三章及结语；拙文：《真实与建构：20 世纪中国的疫病与公共卫生鸟瞰》，《安徽大学学报（哲学社会科学版）》2015 年第 5 期，第 1—14 页；［日］饭岛涉：《鼠疫与近代中国：卫生的制度化和社会变迁》，朴彦、余新忠、姜滨译，社会科学文献出版社 2019 年版，特别是第 229—248 页。

会应对疫病的重点也开始从相对消极地避疫、治疗转向积极主动地防疫，近代的防疫除在理念上更强调预防以外，在举措上，一方面，主张通过积极改造环境卫生的方式来预防和减少瘟疫的暴发，另一方面，则希望通过消毒、隔离、强制的人工检疫和科学研究等手段来控制甚或征服瘟疫。①

二、明清以来疫病应对省思

历史研究的目的，显然不是站在今日的立场上，俯瞰式地简单评判过往的人与事，而需要我们首先进入历史的情境，理清历史演进的脉络，理解其演进背后的逻辑，然后再"抚今忆昔"，思考从中可以得到怎样的启示。同时，我们似乎也很难指望从历史中得到某种直接的行动指南，哲学家陈来教授曾在反思 SARS 事件时指出："人文学科在整体上对于社会的意义，本来也不在于对于某种突发的自然灾疫提供直接的对策，而在于在学术研究的同时，长远地促进社会的进步、价值的稳定、文化的发展、精神的提升。"②故而，从对历史的梳理和讨论中，我们可以获得的，可能主要是通过拓展视野，转换立场，以及发现丰富多元的信息、人类智慧复杂的表达和人类核心价值的共通性来启迪我们的思维。基于此，我们将从以下五个方面来省思明清以来的防疫经验，以期获取有意义的启示。

① 参见本书第二章。
② 陈来：《非典引发的哲学与文化反思》，《群言》2003 年第 8 期，第 5 页。

第一，国家在救疫制度上的缺失，既反映了传统国家在统治理念上缺乏对民众生命的真正关怀，同时也是其承认自身能力不足的务实之举。前已述及，在传统时期，国家在制度上缺乏针对疫病防治的具体规定。而且宋元时期在疾病救助上相对积极的政策，到了人口更多、瘟疫更为频繁的明清时期还变得日渐消极了。个中缘由，大致有二。一是瘟疫虽有碍民生，但毕竟不像水、旱、蝗等自然灾害会对王朝的统治产生直接的危害。二是在当时的社会医疗条件下，官方实际上难以全面担负起复杂的疫病防治责任。一方面，官办医疗机构效率和能力有限，不可能满足民间疾疫救治的实际需求。另一方面，瘟疫的救疗在技术上要比饥寒的赈济复杂得多，不仅存在着疫情千变万化和病人个体性差异等复杂性，而且古代医疗资源存在着很大的地区不平衡性，而当时的朝廷也难以具备进行跨区域调配的能力，更重要的是，中医治疗讲究阴阳、寒热、虚实、表里，若不能对症施药，可能会适得其反。在这种情况下，与其做统一的规定，反而不如听任地方社会相机行事。

从中，至少有两点值得我们省思。其一，古代王朝虽然常常以"仁政""爱民"相标榜，但其施政的真正出发点还是江山的稳固，在一定意义上，所谓"爱民"不过是"爱江山"的托词。当然也可以说，只有保持社会稳定，才能保障民众安居乐业，维护江山稳固，不也是"爱民"吗？这当然也不能说没有道理，但问题是，只要对民众生命的危害并不会给江山的稳固带来严重的危机，那么即使危害严重，也不会成为施政的重点。对古代国家来说，疫病的防治固然存在诸多困难，但也必须说，国家似乎也没有意愿倾全力来开展攻坚克难的工作,至少并没有像应对其他灾荒那样用心。可见,在传统的统治理念中,个体其实只是追求整体社会安定的道具而已,生命本身并不具有目的性。其二,历代王朝未对瘟疫救治做出比较刚性的制度性规定,自然反映出了其在统治理念上的问题,不过就技术层面来说,亦可谓是其在体认到瘟疫防治的极端复杂性的情况下,承认自身能力不足,放下无所不能的骄傲后的务实之举。明清朝廷在医疗政策上的相对消极,应该也是缘于社会力量救助在这方面日渐增强所产生的弥补效应。这在事实上为民间更具灵活性和实效性的救疗开启了便利之门。

第二,国家因势利导,较好地发挥了民间社会力量在瘟疫防治中的能动作用,在一定程度上,实现了官民之间的良性互补。以上的论述已经表明,从官府的角度来说,中国古代的疫病防治应该说并无傲人的成绩。不过因其能意识到自己的不足,而大力倡导和鼓励民间社会力量来承担瘟疫的防治任务,在当时的历史条件下,多少弥补了其在这方面的失责。这种做法较好地激发了民间社会力量在防疫等公共事务中贡献力量的积极性,利用了日渐兴起的民间社会力量,特别是其中的乡贤,促使其扮演更为积极的角色,借助比较丰富的地方医疗资源与日渐兴盛的慈善力量和组织,开展了形式多样的疫病救疗活动,对于维护瘟疫中民众的生命财产安全无疑起到了重要的作用,而且也给民间社会力量发挥其活力和智慧留下了一定的空间,促成了疫病救疗的近代演进。

民间社会力量因其能动性和灵活性以及更接地气,往往能起到国家救疗难以起到的作用。而且,民间社会力量的活动往往是在官府的倡导下展开的，乡贤在开展救治活动时，所预期的乃是让自己更受官府的器重以对地方社会事务更具影响力，而非希望自己成为与官方对抗的民间领袖。发挥民间社会力量的作用，有序地包容甚至鼓励民间社会力量，并不必然造成国民之间的对立。对此，我们可能需要从合作和互补这样一种认知来看待明清国家和社会的关系以及民间社会成长的意义。其意义，主要在于有针对性地补充官方行政能力的不足，并有效地表达地方社会的要求或民意，促发地方官员关注并开展一些缺乏制度规定但实际需要的事业。

第三，近代以降，国家在现代化的进程中，引建了现代卫生防疫制度，意义重大，但其实际也是国家权力的扩张与深化，若缺乏对其限度的充分重视，亦可能造成严重的危害。民间社会力量虽然在疫病救疗中能够发挥其积极的作用，但其弱点也是显而易见的。首先，社会力量在时间和空间上分布不平衡；其次，社会力量的活动多为自发的，具有随意性；最后，社会力量主要表现为民间力量，其本身也不具有任何强制力。因此在疫病救疗、某些预防卫生观念和设施的推广及医疗管理等方面，其作用的发挥不可避免地会受到极大的限制，从而严重地影响对某些富有成效的观念和举措普遍及时的推广，以及对众多有害健康的行为的禁止和制约。因此，清末以来，在中国社会自身发展和西方文明影响双重因素的推动下，国家对医疗卫生事业的介入程度不断加深，逐渐建立了由国家主导，着眼于国家强盛的现代卫生防疫机制，无论在理论上，还是在实际效果上，都对中国社会的现代化以及卫生防疫事业，起到了值得称道的推进作用。

这一进程，既是国家职能的具体化，体现了国家的现代化，同时也是国家权力的扩张和深化。如果不能清醒地认识到其限度，这一现代化成效也完全有可能大打折扣，甚至走向其初衷的反面。首先，无论是国家还是社会力量，在开展卫生防疫时，都各有其优势和不足，如果不能看到国家权力过度扩张的限度，而全面压缩民间社会力量的空间，虽然有利于发挥集中资源、统一步调等方面的优势，却显然难以照顾到民众具体而个性化的需要，不利于发挥民间社会的积极性和创造力去及时而有效地应对防疫过程中层出不穷的问题，从而严重制约国家卫生防疫体制优势的发挥。清末以来的历史表明，继承民间社会力量的疫病救疗传统，将其纳入国家的制度框架之内，包容一定的民间社会力量的活动空间，对于整体的卫生防疫事业来说是积极有效的。其次，面对这种权力的扩张，若不能建立起相应的人民的监督和制约机制，那么政府的职能往往就可能以现代化的名义"合理"合法地无限扩张，民众的实际需求也就很难有制度和实际的保障，而容易使一些所谓进步和"现代化"成果，变得只是看起来很美，而成为对民众来说的"水中月""镜中花"。最后，中国在近代公共卫生机制的引建中，关注点主要在于国家的强盛，这并不是中国独有的现象，而且在当初内忧外患的情势中，也有相当的合理性，但随着国家的不断发展，若不能及时地意识到卫生行政的目的本来是让国家更好地服务于民众的健康，而不是相反，注意卫生防疫中对个人权利的保护，恐怕会无助于更好地发挥公共卫生的积极意义，充分彰显国家的人民性。

第四，应历史和人文地认识传统时期多元的疫病和防疫观念，不仅要看到其在历史上的意义，同时其还可以启示我们疫病和防疫具有重要的社会文化性。前已论及，古人在防疫上，与现代相比，总体上比较消极，以"避疫"为主。关于疫病的成因，大体有两套认知系统，一是"疫气致疫"，二是"鬼神司疫"。虽然中医并不具备整体的疫病防控能力，不过历史地看，其在救治个体病人、维护民众正气平衡等方面的意义，不容忽视，或许可以部分解释中国社会何以没有发生诸如欧洲的黑死病和美洲的天花那样对社会造成结构性影响的瘟疫。"鬼神司疫"作为一种文化观念，认为瘟疫由鬼神来掌控，人间瘟疫的发生乃是因为"乖违天和""人事错乱"或"道德失修"等。虽然随着现代科学的发展，这样的认识在今人看来，无疑可以归入"封建迷信"之列，但如果将其置于历史的语境中来理解，应该说，其对于当时社会的瘟疫应对是颇有意义的。一方面，这样的观念对于疫情中人心的稳定和社会的伦理道德建设多有助益；另一方面，众多流传广泛的鬼神故事，实际上包含不少合理的防疫内涵，如前述疫鬼害怕大蒜，疫鬼一般无法破空而行等，都具有一定的实际防疫效果。指出这一点，当然不是说我们今天还应该相信这些所谓"迷信"，而是认为，它可以启示我们，疫病本身并非纯粹的生理现象，同时也是社会文化的建构，疫情也不只是自然现象，而是与文化观念、人伦道德等社会文化因素密不可分的有机整体。故而，应对疫情，仅仅依靠科学和医疗卫生的力量是远远不够的，必须结合社会人文力量综合地开展。

第五，畅达而有效的信息传递对防治疫情至关重要。考察瘟疫的历史，特别是近代以来的瘟疫史，我们不难发现，瘟疫的危害不只是造成了民众健康的损害甚至生命的丧失，更重要的往往是疫病的传染性以及其他社会文化和政治方面因素带来的社会恐慌。所以每当发生大疫，社会必定会流言满天飞。而要克服这一现象，除了国家和社会采取适切有效的应对举措，畅达而有效的疫情信息传递的重要性不言而喻。实际上，及时有效而有针对性的信息发布，不仅有助于稳定民心，消除民众的恐慌心理，同时也是国家实施疫病救治举措必要的基础。在这方面，受传统的统治理念和技术条件等因素的影响，古代社会为我们留下了深刻的教训。在古代中国，匿灾不报、粉饰太平是一种普遍的现象，特别是对于瘟疫，由于缺乏制度规定，而且最高统治者也未必特别关注，隐匿不报的情况更为严重。比如，在清代江南，平均每年有 2.44 县次发生瘟疫①，但如此频繁的疫情在《清实录》中却鲜有反映。疫情无法"上达天听"，必然妨碍国家采取可能的防疫举措，也不利于更好地敦促地方官府和民间社会开展有效的救治活动。不仅如此，缺乏及时有效的信息传递，还更容易导致严重的社会恐慌。比如，在 1820 年前后的全国性霍乱大流行中，由于国家和社会都无法对前所未有的疫情做出可信的解释，"人人恐惧，讹言四起"②，"传闻已甚一时，竟视为酆都地狱"，甚至有人"因疫甚恐怖竟至自经"③。而且这种气氛迅速扩散，弥漫于整个大江南北，从而给社会生命财产安全造成巨大的灾难。

---

① 参见拙著：《清代江南的瘟疫与社会：一项医疗社会史的研究》(修订版)，第 68—70 页。

② (清)张畇：《琐事闲录》卷上，咸丰元年刻本，第 11b 页。

③ (清)郑光祖：《一斑录·杂述二》，中国书店 1990 年影印道光二十五年刊本，第 23a—23b 页。

　　总之，人类的历史，乃是人类与自然互动的过程，发生各种灾难在所难免。瘟疫作为灾难的一种，比起其他的灾害，更多的是人类自身行为的结果，因而面对瘟疫，我们更需要保持自省。如果我们多一些对自然和生命的敬畏，多一些对片面追求发展而过度攫取自然的克制，多一些对现代化后果的警惕，似乎就有可能让我们自己和后代少经受一些灾难和困苦。

附录二　中国历代疫病应对的特征与内在逻辑探略①

瘟疫与人类相伴而行，中国自然也不例外。② 在中国汗牛充栋的历史记载中，瘟疫的地位虽不显眼，但只要细心梳理和思考，就不难发现，其在漫长的历史进程中留下的诸多雪泥鸿爪，足以供我们进一步去挖掘和思考历史舞台幕后的影响因子和历史逻辑，去探究人与自然、国家和社会等诸多关系中生命的存在状态和方式。

自 20 世纪八九十年代以来，随着中国疾病医疗史研究的日渐兴起，已有一些研究者对中国历史上的疫病流行及其应对做了

---

① 本文为国家社科基金重大项目"宋元以来中医知识的演变与现代'中医'的形成研究"(18ZDA175)的阶段性成果。原载《华中师范大学学报(人文社会科学版)》2020年第 3 期，第 124—129 页。

② 关于中国疫病的历史，目前已经有了一些比较初步的梳理性著作，如张志斌的《中国古代疫病流行年表》(福建科学技术出版社 2007 年版)、李文波的《中国传染病史料》(化学工业出版社 2004 年版)和张剑光的《三千年疫情》(江西高校出版社 1998 年版)等，从中大体可以了解中国历代疫病的流行情况。

较好的探讨①，并进而省思了历史经验对于当代卫生防疫建设以及应对重大公共卫生事件的启示②。从这些研究中，可以看到历代先人积累了颇为丰富的应对疫病的认识与防治举措，但并没有留下系统性的防疫知识，也没有形成制度性的防疫举措。那么，该怎么理解这一似乎矛盾的现象，又如何能够从中得到有益的历史启示呢？如要对此做出回答，我想我们需要以一种全局的眼光来系统地认识中国历代瘟疫应对的特征和内在逻辑，故谨对此做一探索。

一、疫病应对的特征

根据现有的研究，在传统时期，人们应对疫病的办法，大体

---

①　目前这方面已有不少的研究成果，比较重要的主要有班凯乐的《十九世纪中国的鼠疫》(朱慧颖译，中国人民大学出版社 2015 年版)、饭岛涉的《鼠疫与近代中国：卫生的制度化和社会变迁》(朴彦、余新忠、姜滨译，社会科学文献出版社 2019 年版)、余新忠的《清代江南的瘟疫与社会：一项医疗社会史的研究》(修订版，北京师范大学出版社 2014 年版)、邓铁涛主编的《中国防疫史》(广西科学技术出版社 2006 年版)、曹树基和李玉尚的《鼠疫：战争与和平——中国的环境与社会变迁(1230～1960年)》(山东画报出版社 2006 年版)、梁其姿的《麻风：一种疾病的医疗社会史》(朱慧颖译，商务印书馆 2013 年版)和韩毅的《宋代瘟疫的流行与防治》(商务印书馆 2015 年版)等。

②　每当社会出现重大疫情时，特别是 2003 年的 SARS 和近年的新型冠状病毒感染疫情期间，这类论往往会比较多地出现在各类报刊中，但比较具有学理性的研究似乎并不多见，这里略举数例：中国中医研究院编的《中国疫病史鉴》(中医古籍出版社 2003 年版)，余新忠等著《瘟疫下的社会拯救——中国近世重大疫情与社会反应研究》(中国书店 2004 年版)之结语(第 395—409 页)，韩毅的《宋代政府应对疫病的历史借鉴》(《人民论坛》2013 年第 13 期)，拙文《明清以来的疫病应对与历史省思》(《史学理论研究》2020 年第 2 期，第 96—101 页)，等等。

上可以分成两类：一类是灾疫发生后，人们直接的应对举措；另一类则为与疫病相关的预防措施或卫生习俗。关于前者，国家方面采取的举措主要有：设(医)局延医诊治、制送成药、建醮祈禳、刊布和施送医方、掩埋尸体、设置留养和隔离病人的场所以及局部的检疫隔离等。社会和个人方面的举措有：施送医药，刊刻散发医方，恳请官府开展救疗，建立留养所等收治病人，开办医药局开展疫病诊治，闭门不出或逃离疫区以及焚香或焚烧苍术、白术等药物以驱避疫气等。① 而就后者来说，比较突出的是明中期以后出现的种人痘，另外还有清洁环境、勤沐浴等以保持个人卫生，驱避蚊蝇、强调生活有节以保持正气充盈，提倡饮用开水和食用葱蒜以防疫气等有利于卫生的习俗观念。② 上述中国历史上的疫病应对经验，可以说内容颇为丰富，而且对照现实，似乎也大体类同，故现有的一些研究据此对中国传统的防疫经验大加赞赏，称："三千年来的历史说明，中国是一个勇于并善于抗击疫病的国度，有着战胜各种传染病的传统。"③

在传统时期，中国在应对疫病上取得的诸多成绩无疑值得肯定，而且，中国医学在疫病(伤寒、温病)治疗中，也颇有成绩。

---

① 参见邓铁涛主编：《中国防疫史》，第 30—35、52—60、92—105、140—149页；张剑光：《三千年疫情》，第 20—25、34—38、133—144、203—214、256—261、321—329、431—441 页；韩毅：《宋代瘟疫的流行与防治》，第 134—234、409—525页；拙著：《清代江南的瘟疫与社会：一项医疗社会史的研究》(修订版)，第 219—253 页。

② 参见范行准：《中国预防医学思想史》，华东医务生活社 1953 年版，第 14—81、100—133 页；拙著：《清代江南的瘟疫与社会：一项医疗社会史的研究》(修订版)，第 163—219 页。

③ 张剑光：《中国抗疫简史》，新华出版社 2020 年版，第 8 页。

如果历史地看，中华民族在这方面显然不输于其他任何民族。但是否就此可以为我们古代的防疫成绩而沾沾自喜呢？恐怕也未必。首先，上述举措、经验是从历史长河中众多的史料中"精选""集粹"出来的，并不是中国古代社会每遇瘟疫都会普遍采用的举措。今天很多人对中国古代防疫举措的考察和评估，实际上是将不同时空中产生的经验汇集到一个平面来进行的，由此得出的认识，难免会有失偏颇。其次，只要进入历史的情境，便很容易看到，面对瘟疫，当时社会展现给我们的更多是恐慌失措和人口损伤，而比较少积极的应对，更不用说行之有效的系统性防控了。对此，我们不妨以比较晚近的嘉道之际的大疫为例，来做一说明。嘉庆二十五年（1820 年），数年前在印度暴发的霍乱，通过海上的商贸船只，在东南沿海登陆，并于第二年迅速通过水陆交通要道，特别是长江和运河传遍全国大部分地区。这是真性霍乱首次传入中国，由于传染性强，病死率高，引起了社会的极大恐慌。"人人恐惧，讹言四起"①，"传闻已甚一时，竟视为酆都地狱"②。当时时局尚属稳定，而且恰逢新君旻宁登极未久，但面对这一大疫，官方的应对，在北京，只是道光帝谕令京师的官员修和药丸施送，买棺殓埋路毙尸体，而地方上，也不过零星地看到有些官员和民间社会力量延医设局施治或修治丸药分送。③

　　而更值得注意的是，历代对于瘟疫的救治，基本缺乏制度性

----

① （清）张畇：《琐事闲录》卷上，咸丰元年刻本，第 11b 页。
② （清）郑光祖：《一斑录·杂述二》，中国书店 1990 年影印道光二十五年刊本，第 23a 页。
③ 参见拙文：《嘉道之际江南大疫的前前后后——基于近世社会变迁的考察》，《清史研究》2001 年第 2 期，第 1—18 页。

的规定。虽然中国历来都十分重视荒政，对于水、旱、蝗等天灾的救济以及备荒，都制定了具体而系统的规定，特别是到明清时期，国家荒政在制度上已相当完备；然而，瘟疫虽然也可被视为灾荒的一分子，但疫病的防治显然不同于一般灾荒的救济，普通的赈济钱物、蠲免赋税乃至赈粮施粥，并不适用于防疫。但检视众多荒政书等文献，并未见有特别针对瘟疫的救济条款。制度性的机构，只有主要服务于宫廷的太医院(署)与此稍有关系，还有宋元时期要求各地设立的救济贫病的惠民药局，稍具这方面的功能。可见中国传统上并没有发展出针对疫病防治的制度性规定。而且宋元时期在疾病救助上相对积极的政策，到了人口更多、瘟疫更为频繁的明清时期还变得日渐消极了。不过，与此同时，民间社会力量则在其中发挥了较为积极的作用，特别是到明清时期，官府较好地利用了日渐兴起的民间社会力量，尤其是其中的乡贤，鼓励和引导其借助日渐丰富的地方医疗资源和不断兴盛的慈善力量与组织，开展形式多样的临时救疗活动，创设医药局等日常救疗机构，并推动这些机构由纯粹地慈善救济逐步向经常、普遍地以诊治疫病为主要目的的方向发展。①

疫病之于文明社会，就如同病菌之于人体，引发社会的诸多反应和应对，乃是自然的现象，特别是在中国这样历史悠久、文明底蕴深厚的国家，形成相当丰富的疫病认识和应对经验，自在情理之中。尽管我们取得了很多成绩，但也不得不说，中国社会并没能集腋成裘，总结发展出一套系统的疫病防治举措，并催生

---

① 参见拙文：《明清以来的疫病应对与历史省思》，《史学理论研究》2020 年第 2 期，第 96—98 页。

出现代卫生防疫机制。疫病的防治，当以控制传染源、切断传播途径和保护易感人群为要，最核心的是要尽可能地控制人流以防疫病扩散。就此而论，当时比较多采用的施医送药、发布医方等举措实际上未得要领。当然，如前所述，当时已有不少检疫隔离甚至人工免疫的内容，比如，清初，满族入关后，出于对其原本较少感染的天花的恐惧，专门设置了"查痘章京"，来检查民众中的痘疹患者并令其隔离居住，同时也有一些在瘟疫暴发时，安置病人单独居住的事例。① 不过这些在历史上只是偶一为之，且与近代制度性的强制举措大有不同，像查痘，只是特别情况下的暂时性行为，而单独安置病人，不仅是比较偶然的事例，而且从记载来看，似乎更多是为了治疗和照顾病人的便利，较少提及是为了防止传染。符合人工免疫内涵的种人痘，固然是中国非常重要的发明，但只是个例，而且也属于民间的商业性行为。不仅如此，虽然人们从直观上已意识到疫病的传染性，而采取种种自保的行为，如躲避和一定的隔离，但这些行为，不仅未能得到当时医学理论的支持，而且还成了主流观念反对、批判的对象。比如，南宋著名士人程迥在《医经正本书》中称，"盖有舍病人远去，自于他处致疾者；亦有与病人同床共舍，居然不病者。是知非传染也。……迥平生于亲戚、朋友、部曲、仆使之病，皆亲至卧内，款曲候问，商量药证，不啻数十百辈矣。考古验今，是知决

① 参见杜家骥：《清代天花病之流传、防治及其对皇族人口之影响初探》，见[美]李中清、郭松义主编《清代皇族人口行为和社会环境》，北京大学出版社1994年版，第155—157页；拙著：《清代江南的瘟疫与社会：一项医疗社会史的研究》（修订版），第196—201页。

无传染"①，所以完全没有必要避疫。而朱熹虽然承认疫病有可能传染，但若因可能传染而躲避不照顾亲人，则"伤俗害理，莫此为甚"。故从恩义的角度说，即便会感染也不当避，何况"染与不染，似亦系乎人心之邪正，气体之虚实，不可一概论也"。②清初的梁章钜亦对这种避疫习俗甚为痛恨，指责说："一为不慈，一为不孝，在僻陋乡愚，无知妄作，其罪已不胜诛，乃竟有诗礼之家，亦复相率效尤，真不可解。"③这样的言论在当时十分普遍，除了斥责，还出现了大量赞颂人们不避瘟疫照顾得病亲人而终无恙的记载，充分显示了古代反对避疫的主流伦理价值取向。④

综上，我们不难总结出传统疫病应对的以下三个特征。一是国家虽一直对瘟疫及其救治给予关注，但始终未能像对其他灾害的预防(备荒)和赈济那样，形成一套完备的制度性规定，而主要由民间社会自行开展疫病的救治。二是中国社会在长期的历史过

---

① (宋)程迥：《医经正本书·辩四时不正之气谓之天行即非传染第五》，中华书局1985年版，第4—5页。

② (宋)朱熹：《晦庵先生朱文公文集》卷71《偶读漫记》，见朱杰人、严佐之、刘永翔主编《朱子全书》第24册，上海古籍出版社、安徽教育出版社2002年版，第3417页。

③ (清)梁章钜：《浪迹续谈》卷二《温州旧俗》，见(清)梁章钜撰，陈铁民点校《浪迹丛谈 续谈 三谈》，中华书局1981年版，第285页。

④ 以上参见范行准：《中国预防医学思想史》，第91—100页；郑洪：《南宋时期有关防疫的伦理争议》，《医学与哲学(人文社会医学版)》2006年第4期，第36—37页；梁其姿：《中西传统的公共卫生与疫疾的防预》，见赖明诏等《2003，春之煞：SARS流行的科学与社会文化回顾》，联经出版事业股份有限公司2003年版，第68页；拙著：《清代江南的瘟疫与社会：一项医疗社会史的研究》(修订版)，第192—194页。

程中，积累了丰富而值得肯定的疫病应对经验，但这些经验基本是零散、感性而片断的，缺乏系统的整理和总结，未能发展出体系性的疫病救治知识。三是针对疫病防治的关键环节检疫隔离，虽然出于直观的感知和本能反应以及某些特定的目的，出现了大量躲避、隔离乃至检疫的行为和事例，但这样的做法一直没有得到主流社会和思想的鼓励和支持，使之在理论和实践上难以取得发展。

二、疫病应对的内在逻辑

从上面的总结中，笔者感到，至少有两个现象值得关注和省思。其一，在传统时期的疫病应对中，社会力量表现得相对更为活跃，国家虽然也有所作为，但并没有从制度建设上担负起其责任，从国家的角度来看，很难说有多少值得骄傲之处。其二，尽管累积了颇为丰富的疫病应对经验，但似乎缺乏一种积极的力量，去推动社会总结乃至改进疫病防治的知识和举措，而且在关键性的疫病传染这一议题上，还形成了对防控传染反应相当强烈的阻碍和反动力量。也就是说，在疫病应对上，存在着比较明显的民间社会和国家力量之间的紧张关系。何以如此？

关于第一个现象，原因可能主要有以下两点。首先从技术上来说，在当时的社会医疗条件下，国家要想全面担负起复杂的疫病防治责任，存在着巨大的困难。一方面，官办医疗机构效率和能力有限，不可能满足民间疾疫救治的实际需求。另一方面，瘟疫的救疗操作起来，要比饥寒的赈济复杂得多，不仅存在着疫情千变万化和病人个体性差异等复杂情况，而且古代医疗资源存在着很大的地区不平衡性，使得国家对于疫病的应对，无论是在资源的储备还是调配上，都困难重重。而且，更重要的是，当时的医学对疫病的病原、病因的理解还非常的粗浅，缺乏科学的认识。而中医的治疗讲究阴阳、寒热、虚实、表里的差异，若不能对症施药，可能会适得其反，所以即便有资源和能力，也未必能够奏效。其次，瘟疫作为颇为特别的灾害，虽有碍民生，但毕竟不像水、旱、蝗等自然灾害会对王朝的统治产生直接的危害。①

关于第二个现象，之所以在阻断疫病传染的隔离防控上，一些直观性的认知和本能性的行为反而会受到抑制，首先无疑与当时的医学对此缺乏科学认识有关。若以现代的眼光来看，这样的说教实在可以说是中国防疫思想的倒退。② 不过历史地看，这样的解读可能流于简单。近代以前，人们对于疫病传染往往源于直观的感受，缺乏科学的认识，并不明白其传染的内在机理，难以确认疫病如何传染，甚或是否传染。一方面，疫病的致死率、传染性各不相同，个人易感程度也千差万别，所以出于畏惧之心，不顾人伦道德简单隔离和弃置，不对患疫病者进行必要的救治，是否真的是合理的应对，即便是从现在的认识来说，也是可议的。另一方面，由于缺乏科学的认识，当时的一些隔离或远避他乡的行为，不仅未必能起到隔离的成效，而且还可能造成疾疫的

---

① 参见拙著：《清代江南的瘟疫与社会：一项医疗社会史的研究》(修订版)，第221—222页。

② 实际上，这也是诸多现代研究几乎众口一词的说法。

传播。在这种情况下，批判为了一己之私而弃亲人于不顾的反伦理行为，在中国传统社会特别重视伦理道德的情形下，应该是可以理解的，尽管这显然不利于人们去更好地理解思考疫病的传染性及其隔离应对。其次则是因为这一认知和行为与当时国家极力倡导的意识形态——"仁""孝"观念相冲突。中国传统政治主张"内圣外王"，推崇"道德治国"，宣扬实行"仁政"和"以孝治天下"。当时国家对"仁爱""忠孝节义"等道德的倡导和宣传，虽然不无虚伪的成分，但其无疑是历代王朝立国的根本。面对受感染的亲人或尊长，弃之而不顾，或避之而不予侍奉，显然是"不仁不义""不忠不孝"之举，乃是大逆不道，被主流观念大加挞伐也就理所当然了。至于说社会缺乏整体的推动力量，原因就复杂了，就如同中国社会何以没有发展出科学这一问题一样，见仁见智，很难有比较确当的解释。不过有一点在笔者看来是十分重要的，即与疫病救治关联在一起的医学和医生在传统社会地位低下。虽然"医"作为一种"仁术"，在宋元以后受到士人的赞赏，但作为职业的医生和医术本身，则仍广受贱视。[1] 清代著名医家徐大椿曾对此有精当的概括："医，小道也，精义也，重任也，贱工也。"[2]在这种情况下，不难想见，必然很难吸引比较多的才俊之士来从事医学方面的工作。

　　如果简单地概括，似乎可以说，中国历代在瘟疫应对中出现

---

[1]　参见拙文：《"良医良相"说源流考论——兼论宋至清医生的社会地位》，《天津社会科学》2011年第4期，第120—131页。

[2]　（清）徐大椿：《医学源流论·自叙》，见刘洋主编《徐灵胎医学全书》，中国中医药出版社2015年版，第115页。

前述特征与现象，根本上还在于国家缺乏对瘟疫救治的真正重视。然而，历代王朝一向标榜"爱民如子"，而且也往往会在各种文书特别是赈济灾荒的诏令中表达统治者的"恫瘝在抱""民胞物与"之仁心，瘟疫伤害的直接是"子民"的生命与健康，为何会缺乏真正的重视呢？

福柯曾基于西方历史经验总结说，在传统的君主统治体制中，"君主的权利，就是使人死或让人活"①，而不像在现代政治体制中，国家对于民众的生命、健康、卫生和寿命等负有责任。中国传统国家在本质上应该也是如此，作为"王权支配社会"的国家，王权的合法性来源于"天授"和武力，在理论上，由王权支配的朝廷对臣民拥有生杀予夺的绝对大权，自然也不存在承担维护民众生命和健康等责任的问题。不过在具体的实践中，中国发展出来了一套非常具有弹性的刚柔结合的体制，主张通过提倡推行"仁政"乃至"民本"思想来维护自己统治的长治久安，强调君主是"天下之父母"，应"抚育黎元"，关心民瘝。② 故而，历代统治者都十分重视灾荒的救济，建立了完备的荒政制度。对于瘟疫的救治，国家也不能说不关注，实际上，前面谈到的诸多事例，也已表明国家确有关注及相应的举措，特别是瘟疫与其他灾害关联在一起时更是如此，像宋代的皇帝还因此下罪己诏。③ 而对瘟疫的

① [法]米歇尔·福柯：《必须保卫社会》，钱翰译，上海人民出版社 2018 年版，第 264 页。

② 参见刘泽华：《中国的王权主义——传统社会与思想特点考察》，上海人民出版社 2000 年版，第 1—143、400—448 页；张分田：《民本思想与中国古代统治思想》，南开大学出版社 2009 年版，第 1—5、743—750 页。

③ 同第 476 页脚注①。

救治之所以让人觉得不像对其他灾荒那样重视，应该说跟前述瘟疫救治本身的复杂性和国家在技术与能力上的有限直接相关。在当时的条件下，不对瘟疫救治做比较刚性的制度性规定，而倡导鼓励民间社会力量开展救疗，从一定意义上说不失为国家在体认到瘟疫防治的极端复杂性和自身能力不足的基础上的明智之举。也就是说，其内在的逻辑是，不是国家不想管，而是难以措手，与其做难有实效的制度规定，不如放手任由民间社会自行发挥力量。

　　当然，仅此也不足以解释现象的全部，我们还需注意到历史的局限性和中国文化中的某些不足。传统的"王权"无论怎样倡导"仁政""爱民"，高举"民本思想"的大旗，其政权毕竟本质上姓"王"不姓"民"，不可能首先从民众的利益出发来施政。瘟疫对民众生命和健康的巨大危害显而易见，国家对瘟疫的救治尽管困难重重，难以建立统一的制度，但无疑也还有很多可以着力之处。只要看看古代众多的官方文献，就实在很难认为朝廷和地方官府在整体上对瘟疫的救治有多么重视，这除了有技术上的原因，也是因为瘟疫几乎不会引发社会动乱，直接危害其统治秩序。这就是说，只要对民众生命和健康的损害不会危及江山的稳固，即使损害严重，也难以成为施政的重点，其施政的真正出发点是江山的稳固显而易见。就此而论，统治者的所谓"爱民"不过是"爱江山"的托词，个体生命在很大程度上只是追求江山稳固的工具，生命本身的价值和自具的目的性往往就被消解在整体性的目标之中。本着这样的统治理念，面对瘟疫，王朝统治者考虑更多的自然就会是如何将灾害或危机尽可能地转换为展现其仁政爱民和统治合法性的契机，而非民众的生命和健康本身。从这一逻辑出发，面对难以措手的瘟疫，在民间普遍将其归为"天行"的情况下，统治者表明其关心并给予一定的救治自然也就够了。

近代以降，西方现代民主政治制度的发展催生了"生命政治"的诞生，新的统治权力从原来的"使人死或让人活"的权力逐步转变为"使人活和让人死"的权力。而这种新的"生命政治"因为负有对民众生命和健康等的责任而推动了近代公共卫生机制的产生和发展，同时也让政权获得了干预生命的合法权力。① 而中国自鸦片战争以来，随着国门的洞开和民族危机的日渐深重，也在外力的刺激下开启了现代化的征程。在这一过程中，以频繁出现的瘟疫为契机，中国逐步引入并创建了由国家主导、着眼于国家强盛的现代卫生防疫机制，成为中国现代化历程中颇为显眼的特色。虽然现有的研究往往都将瘟疫与现代公共卫生直接联系起来论述，但实际上，瘟疫只不过是契机而已，根本的动力还在于中国文明自身强大的内生力和自强精神，以及历来对于社会灾患的关注和重视。就此，我们显然无法轻易忽视中国疫病应对传统的意义，实际上，在现代卫生防疫机制的引建过程中，"很多情况下，只是将民间的、零散的、非制度性的内容纳入到官方的、制度化的形式中去而已"②。不过，与此同时，我们也须认识到，在当

---

① 参见［法］米歇尔·福柯：《必须保卫社会》，钱翰译，第 262—286 页；《生命政治的诞生》，莫伟民、赵伟译，上海人民出版社 2018 年版，第 419—428 页。
② 拙著：《清代江南的瘟疫与社会：一项医疗社会史的研究》(修订版)，第 306 页。

时内外交困的历史背景下，时人不可能有余裕去细致清理传统疫病救治的遗产，思考其与现代卫生制度的有机榫接。故而在引建中往往会凸显其"强国保种"、实现国家强盛这方面的意义，而未能较好地关注和体认卫生防疫本身具有的维护个体生命和健康的权利的意义，使得晚清民国的卫生防疫具有过于强烈的政治意涵和色彩。①

三、结语

美国著名的历史学家麦克尼尔在《瘟疫与人》中，以"微寄生"和"巨寄生"两个概念来认识人类生命的生存状态，认为"人类大多数的生命其实处在一种由病菌的微寄生和大型天敌的巨寄生构成的脆弱的平衡体系之中，而所谓人类的巨寄生则主要是指同类中的其他人"②。由致病微生物引发的瘟疫，无疑是人类所处的微寄生关系的重要表现形式，借由微寄生乃至疫病，人类与自然的勾连变得更加细密而深广。不仅如此，在作为展现人与国家关系的巨寄生体系中，瘟疫的影响也从未缺席，不仅自古就与饥荒、战争一道成为影响人类规模扩张的三大敌人，而且也因此成

---

①　参见本书相关论述，特别是结语及附录四。

②　［美］威廉·麦克尼尔：《瘟疫与人》，余新忠、毕会成译，中信出版集团股份有限公司 2018 年版，第 6 页。

为影响人类文明机制和历史进程的重要的自然性力量。① 由是观之，在人类的历史上，瘟疫实际上站在了人与自然、个人和社会与国家等诸多关系的连接点上。

处于诸多连接点上的瘟疫，在给人类生命健康带来诸多伤害的同时，也对人类社会自身所存在的问题提出了警示。无论是历史还是现实，都在在显示，瘟疫不只是天灾，也是人祸，天灾或不可控，人祸自应努力避免。而要避免重蹈覆辙，反省和批判无疑是最好的武器。而对反省和批评来说，若不能立足历史来展开，必然就会缺乏深度和力度。

通过对中国历史上疫病应对特征和逻辑的梳理和省思，我们或许可以庆幸自己生活在一个美好的时代，但似乎也不难从中感知当前中国在卫生防疫中的不足和遗憾。毫无疑问，无论在技术、制度建设还是资源配置能力等方面，相较于过往，我们都有了根本性的改观，更为重要的是，"把人民群众生命安全和身体健康放在第一位"②，已经成为当前施政的核心指导思想。但历史的内在逻辑有着强大的惯性，如果我们不能汲取近代的教训，在引建现代公共卫生机制的过程中，不对传统疫病应对的遗产做出必要的省思和清理，不去更多地关注和体会这套机制背后隐含

---

① 参见[英]弗雷德里克·F.卡特赖特、[英]迈克尔·比迪斯：《疾病改变历史》，陈仲丹、周晓政译，山东画报出版社 2004 年版，特别是第 1—3、231—243 页；[美]沃尔特·沙伊德尔：《不平等社会——从石器时代到 21 世纪，人类如何应对不平等》，颜鹏飞、李酣、王今朝等译，中信出版集团股份有限公司 2019 年版，第 237—284 页。

② 习近平总书记在抗疫工作中的重要指示，参见《把人民群众生命安全和身体健康放在第一位》，《人民日报》2020 年 1 月 28 日，第 1 版。

的尊重个体生命和健康本身的价值和权利的意义，那么，瘟疫的警示意义就会大打折扣。反之，只要我们能深入体会把握"生命安全重于一切"的核心指导思想，回归卫生的本义，以多元协同的思路更专业地开展卫生防疫，那么，现实的灾难自将会成为更有意义的"历史推手"。

附录三　中国传统瘟疫叙事中的灾疫文化及其现代启示①

　　中国是个历史悠久的文明古国，古往今来，中华民族在不断创造人类文明的同时，也必然会遭遇种种自然或人为的灾害。瘟疫作为灾害的一种，向来与人类相伴而行，中国也不例外。② 在长期应对瘟疫的历史中，中国社会不仅积累了丰富的经验，也留下了众多的记录。20世纪八九十年代以来，随着中国疾病医疗史研究的日渐开展，这些记录愈益受到研究者的关注。③ 不过在

　　①　本文的精简版以《中国传统瘟疫叙事中的灾疫文化初探》为题刊发于《史学集刊》2021年第2期，第19—24页。

　　②　关于中国疫病的历史，目前已经有了一些比较初步的梳理性著作，如张志斌的《中国古代疫病流行年表》（福建科学技术出版社2007年版）、李文波的《中国传染病史料》（化学工业出版社2004年版）和张剑光的《三千年疫情》（江西高校出版社1998年版）等，从中大体可以了解中国历代疫病的流行情况。

　　③　目前这方面已有不少的研究成果，比较重要的主要有班凯乐的《十九世纪中国的鼠疫》（朱慧颖译，中国人民大学出版社2015年版）、饭岛涉的《鼠疫与近代中国：卫生的制度化和社会变迁》（朴彦、余新忠、姜滨译，社会科学文献出版社2019年版）、余新忠的《清代江南的瘟疫与社会：一项医疗社会史的研究》（修订版，北京师范大学出版社2014年版）、邓铁涛主编的《中国防疫史》（广西科学技术出版社2006年版）、曹树基和李玉尚的《鼠疫：战争与和平——中国的环境与社会变迁（1230～1960年）》（山东画报出版社2006年版）、梁其姿的《麻风：一种疾病的医疗社会史》（朱慧颖译，商务印书馆2013年版）和韩毅的《宋代瘟疫的流行与防治》（商务印书馆2015年版）等。

现有的研究中，它们大都是作为反映瘟疫相关信息的史料而被加以利用的，还很少有研究从文本分析和知识生产的角度，来探究这些记载中的瘟疫叙事及其展现的灾疫文化。

　　尽管包括瘟疫在内的灾害本身具有较强的自然属性，但只要其发生在文明社会中，对社会造成伤害并引发社会应对，就必然会被赋予显著的文化属性。它们被记录和研究，本身就是一种文化现象。为了更好地应对和防治灾害，随着灾害研究的不断推进，学界提出了灾害文化这一概念。灾害文化是从灾害防治的角度提出来的，主要是指通过"给个人及组织的灾害经验定位，促进以防灾减灾为目的的心理准备并采取恰当行动，提高组织的维持功能和适应能力"，也可以说是人们为了防灾所共同拥有的"生活智慧"或文化现象。① 也就是说，探究灾害文化，就是要通过对与灾害相关的"生活智慧"或文化现象的研究，来更好地防灾减灾。尽管灾害文化研究主要是一种现实的对策性研究，不过由于文化的形成具有明显的历史性，故而在对灾害文化的探讨中，若缺乏历史的维度，显然会对这一研究的深入开展造成不利的影响。不仅如此，灾害文化作为一种存在，也必然由来已久，早已成为一种历史现象。故而从历史的角度展开灾害文化的研究，无论对于灾害文化还是对于灾害史、社会史等研究来说，都是十分必要的。

---

　　① 参见［日］大矢根淳、［日］浦野正树、［日］田中淳等编著：《灾害社会学导论》，蔡骁、翟四可译，商务印书馆 2017 年版，第 187—189 页；［日］田中重好：《灾害文化论》，潘若卫译，魏淳、许晏平校，《国际地震动态》1990 年第 5 期，第 30—35 页。

瘟疫是灾害的一种，目前虽然已有个别学者提出了灾疫文化的概念，并对其做了一定的探讨①，但从历史角度展开的探讨尚付阙如。故此，笔者不揣简陋，试图对中国传统瘟疫叙事及其反映的灾疫文化做一探讨，并进而思考其对当下的启示。

一、中国传统瘟疫叙事述略

叙事简单来说就是叙述事情，也就是讲故事。这往往被视为与说话、表达一样十分自然的事情，但随着文本分析等研究的展开，研究者开始意识到，人对故事的叙述，不仅会不可避免地受到叙述者所处情境与立场、文化和语言等因素的影响甚至制约，而且有意无意都有追求意义的一面。故而，叙事逐渐成为学术界研究的对象，进而发展出"叙事学"这一专门的研究。② 在学术上，一般而言，"叙事(narrative)指的是这样一种话语模式，它将特定的事件序列依时间顺序纳入一个能为人理解和把握的语言结构，从而赋予其意义"③，即一种叙事，就是叙事者有意或无意地依赖(借助)其可资利用的话语模式，通过在对事实进行加工

---

① 参见唐代兴：《为何研究灾疫文化？——探求当代灾疫的治本之道》，《西南民族大学学报(人文社会科学版)》2011 年第 11 期，第 21—26 页。

② 参见谭君强：《叙事学导论——从经典叙事学到后经典叙事学》(第二版)，高等教育出版社 2014 年版，特别是第 1—15 页；尚必武：《叙事转向：内涵与意义》，见李维屏主编《英美文学研究论丛》第 25 辑，上海外语教育出版社 2016 年版，第 352—371 页。

③ 彭刚：《叙事的转向——当代西方史学理论的考察》，北京大学出版社 2009 年版，第 2 页。

编排基础上的讲述（书写），来呈现其诉求或意义。在中国历史上，留下了大量有关瘟疫的记载，这些记载很大一部分可视为瘟疫的叙事文本，即对不同时期瘟疫的发生以及社会应对等故事的叙述。这些叙事无疑是灾疫文化的重要载体，其蕴含的信息无疑也是多元丰富而不断变化的，限于篇幅，本文将主要对传统时期相对主流和一贯的叙事做一论述。

现代一般将瘟疫或疫病等同于传染病或急性传染病，不过这实际上是人们以现代的观念对历史上瘟疫概念的一种界定①，在历史的语境中，瘟疫或疫病着重要表达的是这类疾病的流行性，虽然传统时期对于瘟疫的传染性已有认识，但其传染性及对其的控制，并未成为古人关注的重点②。在传统时期的文献中，疫病有非常多的名称，不同名称的内涵或侧重点也多有不同，为了研究的便利，本文统一以瘟疫相称，以瘟疫来指代传统时期比较广泛流行，而且一般也具有传染性的疾病。

中国传统时期，并无专门负责疾疫应对和防治的机构，故而也缺乏比较集中地收录相关记载的文献，瘟疫叙事文本往往散见于官方的政书和实录、官方或民间的史书以及方志、医书、档案、文集、笔记和小说等多种史料中。于此，我们不妨从瘟疫自身和疫病应对两个方面来看看传统的瘟疫叙事。

（1）关于瘟疫自身的叙事。传统时期对瘟疫相对较多的记载

---

① 参见高晞：《疫病的现代性：从"瘟疫"到"传染病"的认知嬗变》，《复旦学报（社会科学版）》2021年第1期，第94—104页。

② 参见拙著：《清代江南的瘟疫与社会：一项医疗社会史的研究》（修订版），第4—9页；拙文：《中国传统疫病应对成效探略》，《中国史研究动态》2020年第5期，第42—47页。

主要出现在正史、方志等文献的"五行志"或"祥异""灾疫"等条目之下。这类条目的设置，显然与以董仲舒的"天人感应"思想为基础发展出来的"灾异"或"灾异天谴"观念有着密切的关系。① 这一观念在汉唐以后虽有一定的演变，但整体上一直是传统时期占统治地位的主流观念。在这类记载中，疫灾虽不比水、旱、蝗等灾害受关注，但细致搜集，数量也相当可观。② 不过在这些文献中，大多数的相关记载都非常简单，往往只有"疫""大疫""疾疫"等寥寥数字。偶尔也有详细一点的叙述，比如，《新唐书》载："永淳元年冬，大疫，两京死者相枕于路。占曰：'国将有恤，则邪乱之气先被于民，故疫。'"③《宋史》言："淳化五年六月，京师疫，遣太医和药救之。"④而在地方志中，这类相对详细的记载也较多。这里略举几例清代各地方志中对乾隆年间瘟疫的记载：

> （山东胶州，十五年）春大饥。三月雪，河水冰，桃李花落。夏大疫。⑤

> （江苏靖江，二十年）夏秋霪雨，疫。麦尽死，禾豆不登，斗米三百余钱……贫民始食糠秕，继食草根树皮石粉，

① 关于这一思想，可以参见余治平：《董仲舒的祥瑞灾异之说与谶纬流变》，《吉首大学学报(社会科学版)》2003 年第 2 期，第 47—51 页。

② 参见龚胜生编著：《中国三千年疫灾史料汇编》，齐鲁书社 2019 年版。

③ (宋)欧阳修等：《新唐书》卷 36《五行志三》，中华书局 1975 年版，第 957 页。

④ (元)脱脱等：《宋史》卷 62《五行志一下》，中华书局 1985 年版，第 1370 页。

⑤ 道光《重修胶州志》卷 35《祥异》，见《中国地方志集成·山东府县志辑》第 39 册，凤凰出版社 2004 年影印本，第 346 页。

病疫者甚众。①

（江苏昆山、新阳，二十一年）春夏大疫，时承大灾之
后，两邑令劝募设粥赈济饥民。就食者病死于道，相枕藉，
槥不能给，以苇席掩埋之，入秋始止。②

（安徽贵池，三十三年）夏，贵池疫，城乡迎灯驱邪。昭
明神示梦，饮庙傍井水，得愈者甚多。③

（江苏如皋，五十一年）春旱，至六月始雨，饥疫。
夏秋旱灾，知县舒元灏劝各绅士捐赈。④

这些白描性的叙述，看似客观真实，但实际上仍蕴含着传统
时期人们对于瘟疫的基本认识。从这些瘟疫叙事中不难看到，当
时人们对瘟疫的关注点主要集中在瘟疫发生的时间和地点、瘟疫
的严重程度和后果、朝廷或官府对瘟疫的救济以及导致瘟疫的可
能原因等。传统时期通过这类叙事，一方面要告诉人们瘟疫的可
怕后果，另一方面则要表明官方的仁政，另外也隐约地想通过隐
晦或直接的对瘟疫原因的叙述来告诫后人要吸取教训、引以为

---

① 光绪《靖江县志》卷8《祲祥》，见《中国地方志集成·江苏府县志辑》第5册，
江苏古籍出版社1991年影印本，第563页。

② 道光《昆新两县志》卷39《祥异》，见《中国地方志集成·江苏府县志辑》第15
册，江苏古籍出版社1991年影印本，第636页。

③ 乾隆《池州府志》卷20《祥异》，见《中国地方志集成·安徽府县志辑》第59
册，江苏古籍出版社1998年影印本，第333页。

④ 嘉庆《如皋县志》卷23《祥祲》，见《中国方志丛书·华中地方·第九号》，成
文出版社有限公司1970年影印本，第2195、534页。

戒。关于瘟疫的成因，传统时期主要有"鬼神司疫"和"疫气致疫"两种主流的认识：鬼神之所以降疫，一般是因为阳间人事不修，上干天和；而疫气致疫的缘由，主要是人自身的正气不足，或者是气候异常、环境秽浊或人们不适当的行为等。从今天的认识来看，这两种不同的解释差异显著，甚至有近乎迷信和科学之差，但在传统时期，这两种观念往往同时存在于人们的头脑中，相处起来并无违和感，诸多专门论述瘟疫的严肃的医籍，往往也讲述大量鬼神致疫的故事。① 原因就在于，疫气虽然可以被视为瘟疫的病原，但不仅其本身颇为虚无缥缈、若有若无，而且也多由气候、天象异常、天灾等古人认为超自然的因素引起，所以尽管相较于鬼神，疫气具有包容更多人为致疫原因的空间，也相对有利于开展实际治疗实践，但整体上仍然是难以捉摸的，具有非常强烈的不确定性。正因如此，这些瘟疫叙事，基本甚少关注瘟疫的本质，而多将注意力集中在与瘟疫相关的议题上，特别是瘟疫的应对上。

（2）有关瘟疫应对的叙事。传统时期的诸多有关瘟疫的文献，大都涉及瘟疫的应对，在这类叙事中，就其意欲表达的主旨而言，大体可分为以下几个类型：

一是要展现官方的仁政。对灾害的救济，向来是中国历代王朝展现自己仁民爱物、采行仁政的主要渠道，虽然中国古代对于瘟疫的救治，并不像对待水旱等灾害那样，拥有非常严密的制度

---

① 参见拙著：《清代江南的瘟疫与社会：一项医疗社会史的研究》(修订版)，第105—126 页。

性规定，但往往也会开展慈善性的救疗。① 故而，在诸多官方的记录中，这类叙事非常多。比如，较早在《汉书》中就有记载：

> （汉元始二年）郡国大旱，蝗，青州尤甚，民流亡。安汉公、四辅、三公、卿大夫、吏民为百〔姓〕困乏献其田宅者二百三十人，以口赋贫民。遣使者捕蝗，民捕蝗诣吏，以石斛受钱。天下民赀不满二万，及被灾之郡不满十万，勿租税。民疾疫者，舍空邸第，为置医药。赐死者一家六尸以上葬钱五千，四尸以上三千，二尸以上二千。②

不仅如此，就是叙述传统时期很少采取的强暴性的驱除隔离时，也往往要凸显王朝的仁政。比如，《清实录》中关于清初对于疑似天花患者采取强制驱逐隔离举措的记载称：

> 巡视南城御史赵开心奏言：近奉敕旨：凡民间出痘者，即令驱出城外四十里，所以防传染也。奈所司奉行不善，有身方发热，及生疥癣等疮，概行驱逐者。……殊非仰体朝廷爱养生息之意。请嗣后凡出痘之家，必俟痘疹已见，方令出城，有男女抛弃者，交该管官司，严加责治。……得旨：民间男女，果系真痘，自当照例移出。令工部择定村落，俾其聚居得所。至身方发热，未见痘疹者，毋得辄行驱逐。③

---

① 参见拙文：《中国传统疫病应对成效探略》，《中国史研究动态》2020年第5期，第42—47页。

② （汉）班固：《汉书》卷12《平帝纪》，中华书局1962年版，第353页。

③ 《清实录》第3册《世祖实录》卷14，顺治二年二月戊辰，中华书局1985年版，第128页。

二是要表达官方或个人的自省。在古代占主流地位的灾异论观念中，包括瘟疫在内的灾异的发生，是上天对于人事不修的谴责和警示。唐文宗太和六年(832年)，南方发生水旱之灾，继以疾疫，唐文宗专门下《拯恤疾疫诏》，称：

> 朕闻王者之理天下，一物失所，兴纳隍之咎；一夫不获，叹时予之辜。虽饥疫凶荒，国家代有，而阴阳祲沴，儆戒朕躬。自诸道水旱害人，疫疾相继，宵旰罪己，兴寝疚怀，屡降诏书，俾副勤恤。①

这样的态度，即使到了清末也仍然如此。光绪二十年(1894年)粤港鼠疫大流行，面对严重的疫情，从督抚到县令都在自省，并希望通过消解有违天和之事来平息瘟疫。当时的《申报》记载道：

> 督抚司道各员，更恫瘝在抱，札饬南、番两邑宰，将狱中各犯，择情有可恕者，概行开释，以弭怨气而迓天和。连日得释归家者，已有百余人之谱。或者从此可隐消戾气，寿域同登乎。②

从报道中，不难看到叙事者对这样的省思是认同的。而地方志中的一则叙事则显示，叙事者的省思对象不仅仅限于神灵，也包括现实性因素：

---

① （宋）王若钦等：《册府元龟》卷145《帝王部·弭灾三》，中华书局1960年影印本，第1755页。
② 《遇灾而惧》，《申报》光绪二十年三月廿九日，第9版。

苏为城生齿甲东南诸郡，又为四方商贾之所走集，民居栉比不能容，每编户氓死，则异尸柩畀诸火，焚烟翳空，臭达远迩，过者蹙额，其亲戚恬然安之，习为故常，民风滋浇，戾气失和，蒸为疾疠，岁用弗登。①

三是要彰显孝道伦常等道德的力量。由于古人对于瘟疫的不确定性有着深刻的感受，故他们往往从超自然力量的角度来理解瘟疫，并进而以孝道等道德因素来解释瘟疫的流行和感染。这类叙事在古代文献中可谓汗牛充栋，比如，清初的一则笔记称：

顺治己亥三月，江陵间时疫，势甚盛，转相传染。有一家数口俱毙者，有巷不留人者，令人神悚，病者亲戚不敢过问。有熊礼者，娶钱氏女为媳，归宁母家，闻翁姑得是疾，欲趋视，父母力阻之。妇曰："夫之娶妇，原为翁姑生死大事，今翁姑俱笃，忍心不归，与禽兽何异？吾往即死，不敢望父母顾也。"只身就道，翁姑见鬼物相语曰："诸神皆卫孝妇归矣，吾等不速避，被谴不小。"翁姑疾瘳，而阖门俱不传染。②

而清代的另一则记载曾从反面表明了这一点：

道光十四年春，挑白茆河，起大工，动大众，至四月十

①　同治《苏州府志》卷24《公署四》，见《中国地方志集成·江苏府县志辑》第7册，江苏古籍出版社1991年影印本，第566页。

②　（清）徐岳：《见闻录》卷4《孝妇》，清刻本，第39a—39b页。

> 五日工竣后，疾疫忽兴，在工一切人等，苟经手余钱者，无
> 不致病，死者不少，即或当时不病，灾祸亦必随至。可知此
> 工所集钱文，皆众户努力捐输，以救哀黎，从中染指，必致
> 天罚也。①

四是要宣扬不畏传染、勇于救治的英雄义举。古代瘟疫救治
的记载中，留下了大量这方面的叙事。比如，顺治九年(1652
年)，江苏如皋大饥，继以大疫，灾民死亡接踵，惨象环生。面
对惨象，著名士人冒襄(辟疆)不顾个人安危，坚持带领仆人积极
救助，在事前的动员讲话中，他对仆人说：

> "同是此人，同是此血肉，我辈饱暖，何忍见其饥寒，
> 又见其饥寒，顷刻而死，我不惜此身救人之饥寒，救人饥寒
> 之死，岂我之身反有死理。且赈粥之初，在厂核米过察，为
> 人所辱，不堪复隐忍。为此，亦以人命为重，忍辱事小耳。"
> 诸仆闻此咸手口瘃瘃，不言劳，且寻问病饿人至数里十
> 里外。②

清中期镇江的吴北海，急公好义，博施济众，屡屡在瘟疫救治中
建功：

> (乾隆)五十年，岁大旱，疫疠大作，郡守鹿公延知赈
> 事，设粥厂四，立条约，男女异路。其病者安置妙高僧舍，

----

① (清)郑光祖：《一斑录·杂述三》，中国书店 1990 年影印道光二十五年刊本，
第 9b 页。
② (清)冒襄：《巢民文集》卷 3《答丁菡生询回生书》，清康熙刻本，第 2b—3a 页。

给药饵，躬自检视，不以传染为嫌。……（嘉庆十九年）甲戌，岁大旱，大疫，徒邑药局不能遍医，北海设往诊之费，药物咸备，活人以数千计。……咸称吴善人云。①

五是要告诫世人节制顺时、注意养生。节制顺时，注意平衡，是早在先秦时代即已出现的疾病和养生观念，这一观念延续至今，仍有很强的生命力。面对瘟疫的不确定性，传统时期除了强调道德的巨大力量，也都认为正气充盈，邪不可干，维护好自己的身体是防止感染瘟疫的有效途径。比如，清代一则医学文献指出：

> 人生其间，起居不时，饮食不节，邪乘虚入，或随感而即病，或过时而窃发，所谓时行之疫，无岁不有。其得之者，非必人人而尽然。②

所以，虽然古人认为瘟疫以气相染，防不胜防，是否中招，实乃命数，但如果要防，最重要的是注意养生，就如清代著名医家熊立品所言：

> 而必欲寻一避之法，则惟有当合境延门，时气大发，瘟疫盛行，递相传染之际，内则养定精神，外则加谨防范。而毋犯房劳，毋妄动作，毋忍饥饿，毋伤饮食，毋啖生冷，毋

---

① 光绪《丹徒县志》卷36《尚义》，见《中国地方志集成·江苏府县志辑》第29册，江苏古籍出版社1991年影印本，第705—706页。

② （清）缪遵义：《温热朗照·自序》，见《吴中医集》编写组编《吴中医集·温病类》，江苏科学技术出版社1989年版，第178页。

飨肥甘……毋贪凉坐卧湿地，毋冒雨感受风寒。①

二、传统瘟疫叙事中的灾疫文化探析

前已论及，灾害文化是从灾害防治的角度提出来的，主要是指一个社会应对灾害的文化反应与应对智慧。作为灾害文化和疫病文化整合表达的灾疫文化，自不例外，实质上也是一种人类生存的自救文化。② 现有的研究也已指出，灾害叙事实际就是灾害的"文化化"，即将自然、兽性对人类社会文化的破坏力转换为文化创造的力量。③ 就此而论，从上述有关中国传统瘟疫叙事的论述中，不难概括出灾异文化的以下特点。

首先，传统瘟疫叙事对瘟疫自身比较缺乏本质性的关注。对人类来说，瘟疫无疑是一种令人恐惧的破坏性力量，面对危害，人们自然不可能不去关注它的缘由和实质。不过在现代明了瘟疫实为病原微生物所致之前，人们不可能真正理解瘟疫的物质属性。在传统中国，对于瘟疫缘由的认识，也一直没有超出鬼神和疫气的范围，虽然到明清时期，随着温病学说的发展，人们渐渐认识到疫气不只是四时不正之气，而是天地间别有一种的戾气，

---

① （清）熊立品：《治疫全书》卷6，见《瘟疫传症汇编》，乾隆四十二年刊本，第8b页。
② 参见唐代兴：《为何研究灾疫文化？——探求当代灾疫的治本之道》，《西南民族大学学报(人文社会科学版)》2011年第11期，第21—26页。
③ 参见［日］藏持不三也：『ペストの文化誌—ヨーロッパの民衆文化と疫病』，東京：朝日新聞社，1995年，特别是第363—368頁。

也是秽恶之气，已相对具有了一定物质性的内涵，但对其难以捉摸、不确定性的感觉和认识并没有改变。① 在这种情况下，不仅当时的瘟疫叙事相对较少关注瘟疫自身的实质，而且对于瘟疫的救疗，也比较少去叙述其具体的成效，而往往以活人无算或数千等比较模糊笼统的方式来表述。

其次，传统瘟疫叙事的关注点主要聚集于对瘟疫的反应和应对上，多希望借此来构建社会的价值和秩序。这种建构，一方面往往不乏叙事者自身的利益诉求，另一方面也是时代认知观念的一种体现，在当时的历史条件下，具有符合构建有助于社会和谐稳定的人伦价值和道德秩序需求的特性。根据上文所述，传统瘟疫叙事大体可以概括为以下三方面"文化化"的内容。

第一，通过展现慈善和仁政，来强化王朝的统治秩序和统治合法性。传统时期对于瘟疫的应对主要以慈善性救疗为主，若从实际的防控成效来说，这类举措对于控制疫病，效果必然不尽如人意。② 前面谈到，当时的瘟疫叙事，也比较不关心救治举措的实际成效。在当时的叙事中，其着重要表达的往往是施济者的仁爱之心，至于结果，只要表明有效即可，多大程度有效，如何有效，举措对于瘟疫最后的平息和减缓损失究竟有何作用等具体细致的追问，在当时的叙事中，几乎是见不到的。对此，我们不妨以嘉道之际那场大疫中朝廷的应对为例做一说明。这场瘟疫是中

---

① 参见拙著：《清代江南的瘟疫与社会：一项医疗社会史的研究》(修订版)，第105—138 页。

② 参见拙文：《中国传统疫病应对成效探略》，《中国史研究动态》2020 年第 5 期，第 42—47 页。

国的首度霍乱大流行，流行范围几乎遍及全国，疫死人口当以百万计。① 尽管疫情早在嘉庆二十五年(1820 年)秋天已经在南方的多个地方出现，并在第二年夏天进一步在南方肆虐，继而逐渐向全国蔓延，于(农历)七月初开始流传至京城，但直到七月二十四日，道光帝才首次下旨谕令内阁：

> 朕闻京城内外，时疫传染，贫民不能自备药剂，多有仓猝病毙者。其或无力买棺敛埋，情殊可悯，著步军统领衙门、顺天府、五城、慎选良方，修和药饵，分局施散，广为救治。再掩骼埋胔，王政所存，并著设局散给棺椁，勿使暴露，俟疫气全消之日停止，分别报销。用示朕救灾恤民至意。②

显而易见，且不说对于全国的疫情救治来说，道光皇帝的指令过于延缓，并只涉及京城，仅就其举措来说，对于疫病防控大抵也无济于事。但这样的叙事，在当时显然是合情合理的。这其实也符合当时的统治者对待瘟疫的心态和逻辑，其真正关心的主要并

---

① 关于这场瘟疫，可以参见程恺礼：《霍乱在中国(1820—1930)：传染病国际化的一面》，见刘翠溶、伊懋可主编《积渐所至：中国环境史论文集》(下)，"中央研究院"经济研究所 1995 年版，第 753—755 页；拙文：《嘉道之际江南大疫的前前后后——基于近世社会变迁的考察》，《清史研究》2001 年第 2 期，第 1—18 页；李永宸、赖文：《霍乱在岭南的流行及其与旱灾的关系(1820～1911 年)》，《中国中医基础医学杂志》2000 年第 3 期，第 52—56 页；李玉尚：《霍乱在中国的流行(1817—1821)》，见中国地理学会历史地理专业委员会《历史地理》编辑委员会编《历史地理》第 17 辑，上海人民出版社 2001 年版；单丽：《中国霍乱始发问题辨析》，《中国历史地理论丛》2014 年第 1 辑，第 48—56 页。

② 《清实录》第 33 册《宣宗实录》卷 21，道光元年七月甲戌，中华书局 1985 年版，第 389—390 页。

不是民众的生命与健康，而是如何将灾害或危机尽可能地转换为展现其仁政爱民和统治合法性的契机。①

　　第二，借由瘟疫的不确定性和超自然力量，来强化或重构主流的道德和价值体系。瘟疫是一种令人恐惧的巨大危害，往往会给社会伦常和道德秩序带来严重的破坏，历史和现实均已一再表明，瘟疫带来的灾难，不只是对生命和健康的伤害，还有诸多文明和人性的幽暗往往由此得以浮出水面甚或大行其道，导致人性中的沉渣泛起。其中最为明显的，往往是在瘟疫发生后，民众对于染疫之人，唯恐避之而不及，甚至至亲之人也弃之不顾。这无疑会造成人道危机和对道德秩序的严重破坏，故而引发诸多士人精英的严重关切和批判。比如，宋儒程迥有感于此，从个人的经验出发，从医学理论上否定疫病的传染性，说"考古验今，是知决无传染"，所以没必要避疫。② 大儒朱熹则进行了严厉但相对理性的批评，他说，若因可能传染而躲避不照顾亲人，则"伤俗害理，莫此为甚"。出于恩义，即便可能感染也不当避，何况"染与不染，似亦系乎人心之邪正，气体之虚实，不可一概论也"。③传统瘟疫叙事中对于人伦道德的彰显，对于不畏感染、勇于救治的义举的宣扬，以及对于官方和个人的自省的凸显等，均充分展

---

　　① 参见拙文：《中国历代疫病应对的特征与内在逻辑探略》，《华中师范大学学报（人文社会科学版）》2020 年第 3 期，第 124—129 页。

　　② （宋）程迥：《医经正本书·辩四时不正之气谓之天行即非传染第五》，中华书局 1985 年版，第 4—5 页。

　　③ （宋）朱熹：《晦庵先生朱文公文集》卷 71《偶读漫记》，见朱杰人、严佐之、刘永翔主编《朱子全书》第 24 册，上海古籍出版社、安徽教育出版社 2002 年版，第 3417 页。

现了这方面的努力和追求。

第三，利用人们对感染瘟疫的恐惧，建构"正确"的行为规范和生活纪律。虽然瘟疫的发生与个人的感染与否，具有很大的不确定性，但在传统时期的疾疫认识中，人们都会认为只要保持自身的正气充盈，病邪自然无法侵害自己的身体。其所谓正气，虽然主要是指人生理上与病邪相对的正气，但多少也隐含道德上的正气之意。不仅如此，通过长期经验的积累和医学的发展，特别是到明清时期，人们在认识瘟疫的病因和传播等方面，也获得了不少在今天看来颇为正确的认识和经验。当时诸多的瘟疫叙事，也往往通过如何避疫的论述，告诉人们应该如何养生，如何避免感染瘟疫，从而确立在叙事者看来"正确"的行为规范和生活纪律。

三、余论：当下的启示

近代以降，随着显微镜的发明及现代医学和科技的发展，人们才逐渐明白，瘟疫既非鬼神所致，也不是什么虚无缥缈的"气"，而是一种物质性的存在，是与人同处于一个自然界中的病原微生物。站在今日的立场上，我们当然可以大言不惭地说，传统时期的瘟疫防治基本是无效的应对，很多认识和思想也往往是建立在所谓迷信观念上的。如果希望通过钩沉历史的经验来寻找对今日防疫在具体的技术等方面的启示，大概也近乎缘木求鱼。不过，若能尽可能地摒弃现代性骄傲，进入历史的情境中去理解它们，则不难发现，凡此种种的灾疫文化，不仅深刻地反映了中华民族自强不息的进取精神和重视家庭、孝道人伦等中国传统文化的特色，还充分展现了古人的智慧。上述对中国传统瘟疫叙事中灾疫文化的论述表明，虽然当时的社会应对举措，可能无法对控制疫情起到真正有效的作用，但灾疫的"文化化"，却对限制最高权力、维护统治秩序、强化和重构社会主流道德和价值体系，以及确立相对正确的行为规范和生活纪律起到了非常积极的作用，而这些对于社会的稳定发展无疑是十分重要的。也就是说，传统时期的具体防疫举措，可能难以较大程度地有效保护民众健康，却通过灾疫文化建构，起到了消解社会秩序和道德价值体系因此而遭受的冲击，维护社会稳定发展的作用。实际上，即使时至今日，瘟疫所带来的影响，也远不止对健康和生命的危害，而更多地体现在对政治、经济、社会和文化等方面的冲击上。当下仍然在影响全球的新冠疫情，已经很清楚地让我们看到，尽管真正感染新冠之人在总人口中只是极少数，但疫情显然已深刻地影响到世界上的每一个人。而且，尽管我们肯定获得了比传统时期更科学有效的疫病防控举措的保护，但人类面对疫情的不确定感和恐惧心理也依然没有消失，疫情之下，极端本位主义和以邻为壑等人性中的沉渣泛起，疾病污名化背景下的歧视与偏见泛滥成灾，人性的弱点以及道德和价值的危机亦依然显而易见。面对凡此种种现象，我们也依然必须努力通过瘟疫叙事等"文化化"手段，去消解其危害，并尽可能通过反省和批评来化危机为契机。就此而论，谁又能说历史的经验和智慧，不是人类绝不可忽视的宝贵财富呢？

从传统到近代，中国社会的瘟疫应对观念整体上经历了从避疫到防疫的转变①，这一转变的背后，则是世人对瘟疫、人与瘟疫及自然关系的认识的巨大改变。在人类观察到病原微生物之前，显然不可能科学有效地认识和分析瘟疫本身，面对捉摸不定而又令人恐惧的瘟疫，以"尽人事，听天命"的心态尽可能地避之，自是最合理的选择了。在传统瘟疫叙事中，对于瘟疫本身，无论采取回避抑或人为建构的策略，都会将其视为客观存在且实际有助于社会自我警醒的力量。近代以降，随着现代病菌和人工免疫学说的创立和发展，人类对付病菌的能力取得了突飞猛进的发展，抗生素的发明、天花的灭绝等现代医学和公共卫生领域伟大的成就，则一时让人类对征服传染病信心爆棚，并逐渐自然而然地将瘟疫视为意欲而且可以征服的敌人，瘟疫叙事的关注点也从"文化化"转向了科学化。就局部来看，近代以来，人类在与传染病的斗争中，无疑取得了巨大的成绩。但若整体而历史地来思考，则似乎必须承认，以对抗的思维，将导致瘟疫的病原微生物当作征服对象的认识，只是 20 世纪以后才出现的新认识，它的形成，很大程度上源于抗生素的发明和通过人工免疫消灭了天花这样具有指标性却未必具有代表性的事件。放宽视野，我们很容易看到，这类令人鼓舞的攻城略地式的成就，并不是随着科技的进步而可以不断复制的，无论生命科学如何推进，人们始终也无法发明像抗生素杀灭细菌那样可以有效制服病毒的"魔弹"，天花

---

① 参见拙文：《从避疫到防疫：晚清因应疫病观念的演变》，《华中师范大学学报(人文社会科学版)》2008 年第 2 期，第 51—60 页。

能够灭绝，也完全有赖于天花病毒的稳定和人类为唯一宿主这样的特殊性。故而，依据虽然伟大却颇具偶然性的成就而形成的认知，无疑不具有自证自明的公理性。不仅如此，从现实来看，近代以来，尽管科学技术日新月异，但瘟疫对人类社会的巨大冲击，似乎并没有因此而真正减缓。这提示我们，瘟疫虽然不是我们喜欢的对象，但也必须承认它和我们一样，是自然界的一分子，如果一味以对抗和征服的态度来应对它，或许我们可以取得局部的胜利，却可能招来更多的敌人。这样说，并不是要否定现代科学发展的巨大成就，而是希望通过历史的梳理来进一步认识到人的有限性，人类不应该以凌驾一切、唯我独尊的心态来看待我们身处的自然世界。既然同处于一个地球，从自然的伦理来说，就没有理由只追求人类自身的舒适而不管他者的死活。费孝通先生在晚年已睿智地意识到，现代出现的功利主义，"更把人和自然对立了起来，征服自然和利用自然成了科学的目的"。"到了目前，我担心它已走上了转折点，就是由于形成了人和自然对立的基本观点，已经引起了自然的反抗，明显的事实是，当前人们已感到的环境受到的污染确是给人们的生活带来困难。"①而当下的疫情冲击，以及立足历史对人类经验和灾疫文化的探索，无疑可以让我们对此有更深切的体会。

当然，我们也不可能放弃对于防控传染病的努力，任由自然界的他者予取予夺，而必须更加努力地做好自己，尽可能减轻瘟

---

① 费孝通：《文化与文化自觉》（下），群言出版社 2012 年版，第 525、530 页。

疫对我们的伤害和冲击。上述的省思只是要告诉我们，如不能转换战略思路，以共生共存、和谐相处的观念来应对自然界的病原微生物，我们未来在与瘟疫的抗争中，可能会付出更多的代价，遭受病原微生物更大的报复。相反，如果我们能适当地克制自己的饕餮之欲，避免人类的恣意妄为，让自然界的病原微生物的生存空间少受人类的干扰，那么人类自然也就会更少受到疫病的冲击；如果我们不再总想以疫苗等现代科技灭绝病原体，而只是希望疫苗等科技成果帮助人类与瘟疫相调适，以更短的时间、更小的代价实现相互间的和谐共存，那么我们的科技研发和疫苗等成果的推广运用应该就会更有效率；如果不把 SARS 的暴发和神奇消失这样的特例当作常态，简单地以"打一个漂亮的歼灭战"的思维来认识防疫，而学会"快速响应，精准防控"这样的常态化防疫策略，那么我们就可以在防疫中节省大量不必要的社会成本。

毫无疑问，在传统时期，无论是科技、管理还是制度，与现代相比都完全不可同日而语，但古人却利用自然的调适能力和灾疫文化的建设，整体上经受住了瘟疫的冲击，实现了文明的演进和文化的传承。麦克尼尔在他的名著《瘟疫与人》的最后断言："技能、知识和组织都会改变，但人类面对疫病的脆弱，则是不可改变的。"[①]如今，尽管早已拥有了更多应对瘟疫的能力和手段，但显然，建立在反省和批评基础上的灾疫文化建设，依然任重道远。瘟疫自是令人恐惧的危险，但应对适宜，未必不是人类

---

① ［美］威廉·麦克尼尔：《瘟疫与人》，余新忠、毕会成译，中信出版集团股份有限公司 2018 年版，第 237 页。

进步的推手。人类的文明和理性，虽然让我们学会了一定的自省和自律，但经验也告诉我们，人类的理性常常不足以抑制我们自身的贪欲和自我中心主义，而需要一些外在的力量来强化这种抑制力量。我期待人类未来在与瘟疫相伴同行的道路上，通过灾疫文化的建设，能以日益减少的代价自觉地去获得更多有利于自身可持续发展的启示。

附录四　真实与建构：20 世纪中国的疫病与公共卫生鸟瞰[①]

　　将疫病与公共卫生放在一起来探讨，在当今的学术界可以说是最自然不过的事了，因为公共卫生很主要的一项内容就是预防疫病并防止疫病传播，而且近代以来公共卫生的不断发展也往往是以疫病的暴发为契机的。不过撰诸中国的历史发展却不难发现，虽然疫病始终与中国历史相伴而行，但现代意义上的公共卫生，则是晚近才出现的源自西方的舶来品，这两者显然并无必然的关联。当今人们意识中两者之间这种不言而喻的互动和关联，似乎乃是一种现代性的认识，对于近代以来的中国来说，这两者间的关系可能并不那么简单。不仅如此，卫生特别是公共卫生显然都会以维护和增进人类的健康相标榜，在一般的认识中，公共卫生无疑是一门真实的科学和一项需要不断竞逐的现代化事业。这样的认识当然有其道理，公共卫生建设的意义也不容否认，但近代以来的公共卫生建设真的像其宣称的那样纯粹吗？公共卫生的建设乃是为了人民的健康是否真的是不证自明的呢？通过对历史过程的梳理和思考，或许不难发现，现代的一系列有关公共卫生的认识，乃是真实与建构的混杂。有鉴于此，我希望借助对20 世纪疫病与公共卫生发展的回顾和省思，对 20 世纪中国的疫病和公共卫生之间"真实"的关联以及"公共卫生"的现代性建构有所揭示，并促使人们去进一步思考何为历史的"真实"。当然，在20 世纪这样一个剧烈变动的时代中，中国的疫病史自然有着众多的内容和特色，而公共卫生则基本是从无到有，更是值得历史学者大书特书，故而要在有限的篇幅中厘清其中任何一个主题，都无疑是一项极为困难甚至难以做到的工作。有鉴于此，这里只能紧紧围绕着这两者间的关系，选择若干我认为相对具有代表性的事件来略做陈述。

一、疫病概况

如果仅从现存的历史记载来看，中国历史上疫病的发生频率整体上一直呈上升态势[1]，从现有一般都截至 1949 年的统计看，民国时期的瘟疫发生频度是最高的。李文波的统计显示，民国时期每年都有瘟疫发生，即疫年与年数比为 1.0，而宋、元、明、

---

[1]　现有几种具有历史连续性的统计均反映了这样的趋势，参见张泰山：《民国时期的传染病与社会——以传染病防治与公共卫生建设为中心》，社会科学文献出版社 2008 年版，第 32—33 页。

清则分别为 3.19、2.3、1.77、1.23①，而对近世（1573—1949
年）的统计也显示，民国时期瘟疫发生的频次（瘟疫次数与年数之
比）也远较此前高，民国时期为 3.08，而此前仅为 1.09。② 1949
年以后，随着相关记载和统计的日渐详备，疫病自然更是无年未
有。这种现象的出现，固然与近世以来人口剧增和社会流动日渐
频繁以及日趋国际化等因素为疫病的发生与传播带来了便利有
关③，但更为重要的，恐怕还是由资料保持的完整程度与社会对
这类记载的关注程度不同造成的。与以往不同，20 世纪以降，
随着卫生行政的引入，作为其中一项重要内容的卫生和生命统计
亦开始出现，晚近大量甚至日渐增多的疫病记载显然与卫生行政
和研究部门日益详备的卫生和生命统计密不可分。④ 故而，大概
无法依据这类统计资料而认为民国时期或者说 20 世纪是中国历
史上疫病最为频发的时期，而只能说，疫病，特别是其中的急性
传染病，在 20 世纪仍然是威胁中国人生命与影响中国社会秩序
和心理等的重要因子。同时，疫病及其危害的不断被记载和强
调，可能亦在一定程度上促发和推动了公共卫生事业的建设。

---

① 参见李文波编著：《中国传染病史料》，化学工业出版社 2004 年版，第 1 页。

② 参见余新忠、赵献海、张笑川等：《瘟疫下的社会拯救——中国近世重大疫
情与社会反应研究》，中国书店 2004 年版，第 24—25 页。

③ 可参见拙著：《清代江南的瘟疫与社会——一项医疗社会史的研究》，中国人
民大学出版社 2003 年版，第 340—344 页。

④ 有关民国时期的疾病和病因统计的基本情况，可参见刘瑞恒：《十年来的中
国医药卫生》，见中国文化建设协会编《十年来的中国》（"民国丛书"第 5 编 69），上海
书店 1996 年影印 1937 年版，第 441—446 页。1949 年以后，虽然卫生部门也有一些
统计数据，但并不全面系统，较为全面系统的统计始于 20 世纪 80 年代，集中体现在
每年由《中国卫生年鉴》编辑委员会编纂，人民卫生出版社出版的《中国卫生年鉴》中。

在 20 世纪，疫病虽然无时不有，相关的记载也汗牛充栋，但那种大规模、具有重大杀伤力的疫情，似乎并不见得比以往更多，而且总体来说，随着社会经济的发展和公共卫生建设的不断完善，整体上呈日渐递减之态势。就管见所及，这类形成规模、对社会造成重大影响的疫情主要有：1902 年波及全国多数地区的霍乱流行①，1910—1911 年具有世界影响的东北鼠疫流行②，1917—1918 年山西、内蒙古的鼠疫流行③，1919 年波及南北的霍乱流行④，1932 年全国性的霍乱大流行⑤，1947 年内蒙古东部和东北西部的鼠疫流行⑥，长期困扰长江中下游地区、太湖流域和东南地区的血吸虫病⑦，1966—1967 年全国性的流行性脑脊髓

---

① 有关这次疫情，可参见单丽：《1902 年霍乱在中国的流行》，中国海洋大学硕士学位论文，2008 年。

② 对这一鼠疫的研究较多，参见 Carl F. Nathan, *Plague Prevention and Politics in Manchuria*, *1910-1931*, Cambridge：Harvard University Press，1967；［日］饭岛涉：『ペストと近代中国：衛生の「制度化」と社会変容』，東京：研文出版，2000年，第 137—208 页；邓铁涛主编：《中国防疫史》，广西科学技术出版社 2006 年版，第 271—287 页。

③ 参见冼维逊编著：《鼠疫流行史》，广东省卫生防疫站 1988 年版，第 126—128 页；曹树基、李玉尚：《鼠疫：战争与和平——中国的环境与社会变迁(1230～1960 年)》，山东画报出版社 2006 年版，第 352—380 页。

④ 参见［日］饭岛涉：『ペストと近代中国：衛生の「制度化」と社会変容』，第 237—261 页；李文波编著：《中国传染病史料》，第 42 页。

⑤ 参见余新忠、赵献海、张笑川等：《瘟疫下的社会拯救——中国近世重大疫情社会反应研究》，第 279—306 页；邓铁涛主编：《中国防疫史》，第 427—433 页；刘炳涛：《1932 年陕西省的霍乱疫情及其社会应对》，《中国历史地理论丛》2010 年第3 期，第 113—124 页。

⑥ 参见邓铁涛主编：《中国防疫史》，第 412—418 页。

⑦ 详见下文。

膜炎流行①，1988 年上海的甲肝流行②，1985 年以后的艾滋病流行③等。

纵观 20 世纪的疫病流行，其特点和模式的变化都是相当明显的。仅从上面列举的疫情来看，似乎不难看出，在 20 世纪上半叶，鼠疫、霍乱等烈性传染病仍是对社会具有重要危害性的瘟疫，而到 20 世纪后半叶，对社会造成较大影响的往往是因某些特别机缘而形成的非烈性的急性或慢性传染病。现有的一些统计数据也表明了这一点。以鼠疫为例，20 世纪前 50 年鼠疫病例是 1162643(死亡 1037502)例，后 50 年是 4736(死亡 1468)例，前者是后者的 245(707)倍。④ 天花发病率除在 20 世纪 50 年代初较高外(如 1950 年为 11.22/10 万)，均处于较低的水平，不到 1/10 万，到 60 年代就基本灭绝了。⑤ 古典型霍乱自 1952 年后就已消失，随着 20 世纪 60 年代副霍乱的传入，六七十年代又在多地流行，但发病率也多在 10/10 万以下，到 80 年代后，基本控制在

---

① 参见邓铁涛主编：《中国防疫史》，第 620—624 页；《新中国预防医学历史经验》编委会编：《新中国预防医学历史经验》第 3 卷，人民卫生出版社 1988 年版，第 32—33 页。

② 参见邵华泽、靳德行主编：《中国国情总览》，山西教育出版社 1993 年版，第 1615 页；曹景行主编：《亲历——上海改革开放三十年》，上海辞书出版社 2008 年版，第 149—164 页。

③ 详见下文。

④ 参见李仲来：《中国 1901—2000 年人间鼠疫动态规律》，《中国地方病学杂志》2002 年第 4 期，第 294 页。

⑤ 参见吕慈、于英丽、王占东等：《1950 年以来我国传染病统计资料流行病学分析》，《中国卫生统计》1997 年第 4 期，第 38—39 页；邓铁涛主编：《中国防疫史》，第 597—598 页。

1/10 万以下。[①] 而且疫病在居民死因中的地位也日渐降低，现有的研究表明，随着疫情报告制度的完善，在 20 世纪 70 年代之前，疫病发病率一直呈上升趋势，在 1970 年达到高峰后，开始逐年平稳下降，1994 年降至 203.68/10 万。从急性传染病死亡在总死因中构成的位次看，其所占比重逐年下降，到 20 世纪 90 年代，无论城乡，居民因传染病死亡的位次都已退居到第八位以后，城市已在十名之外。[②]

根据范日新的统计，20 世纪三四十年代发病率较高的传染病主要有痢疾、霍乱、伤寒、回归热和天花等。[③] 而到 20 世纪 50 年代初，"以麻疹、天花、黑热病、疟疾等高发病率、高病死率的呼吸道和虫媒传染病病种为主"，80 年代以后已逐渐转变为以痢疾、病毒性肝炎等高发病率、低死亡率的肠道传染病为主。[④] 需要指出的是，在 20 世纪上半叶，虽然天花、霍乱、鼠疫等烈性、急性传染病影响较大，不时出现大流行，但在城市居民的主要死因中，它们也并非像人们一般认为的那样重要。佳宏伟根据对 1931—1936 年南京、北平、广州等城市的死因统计数

---

① 参见吕慈、于英丽、王占东等：《1950 年以来我国传染病统计资料流行病学分析》，《中国卫生统计》1997 年第 4 期，第 38—39 页；《新中国预防医学历史经验》编委会编：《新中国预防医学历史经验》第 3 卷，第 42—43 页。

② 参见吕慈、于英丽、王占东等：《1950 年以来我国传染病统计资料流行病学分析》，《中国卫生统计》1997 年第 4 期，第 38 页；戴志澄主编：《中国卫生防疫工作回顾与展望——纪念全国卫生防疫站成立四十周年》，卫生部卫生防疫司 1993 年版，第 20 页。

③ 参见张泰山：《民国时期的传染病与社会——以传染病防治与公共卫生建设为中心》，第 61—62 页。

④ 戴志澄主编：《中国卫生防疫工作回顾与展望——纪念全国卫生防疫站成立四十周年》，第 20 页。

据所做的研究指出："一些非传染性疾病，特别是长期以来不被人们注意的疾病，事实上对于居民的威胁也非常大。……痨病、抽风病、呼吸系统疾病、肠胃病、老衰及中风等慢性疾病对于居民的危害十分严重，在居民死亡病例中所占的比例高于伤寒或类伤寒、赤痢、天花、霍乱、白喉、猩红热、麻疹等这些法定传染性疾病。"①

二、公共卫生鸟瞰——以防疫为中心

(一)卫生行政的开端与卫生机构沿革

中国的卫生行政若以中国官方的卫生行政机构的创设为标志，当肇端于1902年的天津。1900年夏，八国联军攻破天津，随后在天津南设立临时政府委员会，史称"都统衙门"。都统衙门设立了一套近代化的政府管理机构，对天津这一北方都市进行了近代化的整治和管理。② 其中设有卫生局，引入了卫生警察制度、城市粪秽处理机制和防疫检疫制度等近代卫生行政制度。《辛丑条约》签订后，1902年8月，袁世凯代表清政府在天津从都统衙门手中收回了对天津的治权。在列强的要求下，袁世凯保

---

① 佳宏伟：《20世纪30年代城市居民的疾病与死亡——以南京、北平、广州为中心》，《安徽史学》2016年第3期，第85页。

② 参见罗澍伟主编：《近代天津城市史》，中国社会科学出版社1993年版，第314—321页。

留了卫生局①，并制定了《天津卫生总局现行章程》②等规章制度。虽然依据章程，卫生局的施政范围较广，但实际施行的大抵不过是清洁街道和参与由海关主持的卫生检疫事务而已。③

这一年，正值全国性的霍乱流行，天津疫情也颇为严重④，不过这一机构的成立，显然与此无关。随后，在清末新政的浪潮中，中央卫生机构出现了。1905 年，在借鉴日本等国国家卫生行政的基础上，清政府在新设立的巡警部警保司设立"卫生科"，次年改巡警部为民政部，卫生科亦升格为卫生司，"掌核办防疫卫生、检查医药、设置病院各事"。⑤ 此后清政府还制定了一系列相关的法律和规章制度。⑥ 晚清的卫生行政系模仿日本而来，不过，与日本由中央政府制定卫生行政法规，然后推行全国的模

① 有关都统衙门的卫生近代化，可参见 Ruth Rogaski, *Hygienic Modernity：Meanings of Health and Disease in Treaty-Port China*，Berkeley：University of California Press，2004，pp. 172-192；路彩霞：《清末京津公共卫生机制演进研究（1900—1911）》，湖北人民出版社 2010 年版，第 88—91 页。

② 参见（清）甘厚慈辑：《北洋公牍类纂》卷 25《卫生》，光绪三十三年京城益森公司校印本，第 1a—4b 页。

③ 参见拙文：《防疫·卫生行政·身体控制——晚清清洁观念与行为的演变》，见黄兴涛主编《新史学》第 3 卷，中华书局 2009 年版，第 82—83 页；伍连德：《吾国传染病御防商榷》，见伍连德编《东北防疫处报告大全书》第 7 册，东北防疫处 1931 年版，第 103 页；（清）袁世凯：《遵旨妥筹验疫办法折》，见天津图书馆、天津社会科学院历史研究所编《袁世凯奏议》（下），天津古籍出版社 1987 年版，第 1064 页。

④ 参见冯志阳：《媒体、瘟疫与清末的健康卫生观念——以〈大公报〉对 1902 年瘟疫的报道为中心》，《史林》2006 年第 6 期，第 96—103 页。

⑤ （清）刘锦藻：《清朝续文献通考》第 2 册卷 119《职官五》，浙江古籍出版社 1988 年版，第 8790—8791 页。

⑥ 这类法令可见于（清）端方：《大清光绪新法令》第 5 类《民政·巡警》，宣统上海商务印书馆刊本；内城巡警总厅卫生处编：《京师警察法令汇纂·卫生类》，宣统元年京华印书局铅印本。

式颇为不同，清代的卫生行政基本是从地方出发，由地方各自为政发展起来的，而国家卫生行政制度在颁行后，亦未能被全面地贯彻，在相当多的地方不过是一纸具文而已。[①] 其基本内容主要集中在清洁、消毒、检疫和隔离等几个方面。[②]

1912 年，中华民国成立，当年就设立了中央卫生行政机构，此后中央卫生行政机构屡有变更，基本情况见表1。

表 1　民国以降中央卫生行政机构沿革表

	时间	机构	隶属	职掌或下辖机构	备注
北洋政府	1912 年	卫生司	内务部	传染病和地方病的预防、海港及铁道的检疫、医师和药品的监督与管理等	
	1913 年	卫生科	内务部警保司		
	1916 年	卫生司	内务部		
国民政府	1927 年	卫生司	内政部		
	1928 年	卫生部	行政院	总务、医政、保健、防疫、统计等司	
	1931 年	卫生署	内政部	总务、医政、保健等科	
	1936 年	卫生署	行政院	同上	
	1937 年	卫生署	内政部	同上	先迁汉口，再迁重庆
	1941 年	卫生署	行政院	医政、保健、防疫、总务等科	1945 年迁回南京
	1947 年	卫生部	行政院	医政、保健、防疫、地方卫生、药政和总务等司	

---

① 参见拙文:《防疫·卫生行政·身体控制——晚清清洁观念与行为的演变》，见黄兴涛主编《新史学》第 3 卷，第 88—89 页。

② 参见拙文:《晚清的卫生行政与近代身体的形成——以卫生防疫为中心》，《清史研究》2011 年第 3 期，第 48—68 页。

续表

时间	机构	隶属	职掌或下辖机构	备注
1949 年	卫生部	中央人民政府	公共卫生局等	1953 年改为卫生防疫局
1954 年	卫生部	国务院	卫生计划检查局、保健防疫局、医政局、妇幼卫生局	1957 年后，增设血吸虫病防治局、工业卫生局、卫生监督局、地方病防治局
1989 年	卫生部	国务院	卫生防疫、卫生监督和地方病等司	前后各司局机构屡有分合和变更

（表格左侧纵向标注：中华人民共和国）

资料来源：

陈海峰编著：《中国卫生保健史》，上海科学技术出版社 1993 年版，第 17 页。邓铁涛主编：《中国防疫史》，第 305—308 页。金宝善：《金宝善文集（样本）》，北京医科大学公共卫生学院 1991 年版，第 13、18 页。《新中国预防医学历史经验》编委会编：《新中国预防医学历史经验》第 1 卷，人民卫生出版社 1991 年版，第 289—301 页。戴志澄主编：《中国卫生防疫工作回顾与展望——纪念全国卫生防疫站成立四十周年》，第 3—6 页。

　　除了中央卫生行政机构，各个时期还设立了地方或其他一些卫生机构。比如，北洋政府分别于 1912 年和 1919 年设立东北防疫处和中央防疫处，主要从事防疫的调查研究和疫苗的研制等工作。① 而地方卫生事务基本附于警政机构之中，这一源自日本的做法，在民国时期就颇受诟病，伍连德曾批评道："溯自革命以前，卫生行政，几完全操诸警吏之手，彼等徒知取缔垃圾，清扫街道，即以为满足。……对于如何推行公共卫生，懵然罔觉，常

---

① 参见陈海峰编著：《中国卫生保健史》，上海科学技术出版社 1993 年版，第 17 页；邓铁涛主编：《中国防疫史》，第 305—308 页。

致疫病流行，死亡枕藉，贻害民族，实非浅鲜。"[1]而当时的法规和制度基本完全模仿日本，也被时人讥为以成人之衣穿于婴儿之身，认为北洋时期的卫生司几乎形同虚设。[2]

国民政府在设立中央卫生机关的同时，还立法要求各省设立卫生处，各市县设立卫生局，并颁布了一系列政令。但由于受中央财政能力等因素的限制，当时中央的卫生机构虽然颁布了诸多政令，但缺乏相应的财政支持，以致很多政令往往流于形式，执行情况并不如意，如各地的卫生行政机构，不仅设立时间不同，而且也远没有得到普遍执行。[3] 此外，比较重要的是，国民政府设立了专门的海港检疫管理机构。海港检疫尽管是中国境内最早开展的卫生行政事务，但在 20 世纪之前一直由外国人施行，20世纪后，虽然中国官府开始参与其中，但主要权力仍掌握在由外国人掌管的海关手中。20 世纪 20 年代以后，青岛、广州等地方政府收回了检疫权，1929 年，国民政府开始了全面收回检疫权的努力，翌年 7 月 1 日，首先收回了上海海港检疫所，随后，厦门、汕头、天津等港口的检疫权也在此后的两年中陆续收归中国卫生部门掌管。[4] 在收回上海海港检疫所的同时，国民政府还在上海成立了全国海港检疫处，首任处长由东北防疫处原处长伍连

---

① 伍连德：《公共卫生与民族复兴》，《江西教育旬刊》第 11 卷第 2 期，1934 年9 月，第 23 页。

② 参见朱季青：《我国历年来公共卫生行政的失策》，《中国卫生杂志》1931 年合集，第 32 页。

③ 参见金宝善：《金宝善文集(样本)》，北京医科大学公共卫生学院 1991 年版，第 17 页；邓铁涛主编：《中国防疫史》，第 317—320 页。

④ 参见邓铁涛主编：《中国防疫史》，第 376—379 页。

德调任。① 总体而言，国民政府的卫生建设虽然远非完善，但在当时的历史条件下，特别是在抗日战争全面爆发前的十年中，无疑取得了重要的成就。②

中华人民共和国时期，在各省、市、自治区设立卫生厅，在各地市级行政区和县级行政区设立卫生局。除了国家各级的卫生行政机关，还设立了群众性或临时性的卫生防疫组织，1952年，以反细菌战为契机，设立了全国爱国卫生运动委员会，由各级人民政府负责首长任主任委员，所属各有关部门负责人及当地工会、共青团、妇联负责人担任委员。1956年，组建了中共中央防治血吸虫病领导小组（后改为中共中央血吸虫病防治领导小组，详见后文）。1960年，为防治和消灭鼠疫、地方性甲状腺肿、克山病等地方病，中央组建成立了北方地方病防治领导小组，1981年改为中共中央防治领导小组，1986年国家机构改革时撤销。此外，还在省、地市和县三级行政区划分别设立卫生事业单位——卫生防疫站，作为综合性的专业卫生防疫机构，主要承担疾病控制、卫生监督、卫生监视、卫生宣教和科研培训等工作。③

---

① 参见 Wu Lien-teh, *Publications of the National Quarantine Service*, *Republic of China*, *Series I*, Shanghai, Office of the National Service, 1931, pp. 1-2, "Preface".

② 参见 Yip, Ka-che, *Health and National Reconstruction in Nationalist China*：*The Development of Modern Health Services*, *1928–1937*, Ann Arbor：Association for Asian Studies, 1995.

③ 参见《新中国预防医学历史经验》编委会编：《新中国预防医学历史经验》第1卷，人民卫生出版社1991年版，第289—301页；戴志澄主编：《中国卫生防疫工作回顾与展望——纪念全国卫生防疫站成立四十周年》，第3—6页。

(二)鼠疫与卫生防疫机构的创建

鼠疫这一在西方历史上被称为"黑死病"的烈性传染病,对西方社会造成的影响在人类疾病史上恐怕是其他疾病所无法超越的。在中国近代以来的历史中,其影响也非同凡响,从 19 世纪末到 20 世纪初短短不到 20 年的时间里,中国就发生了两次具有世界影响力的大瘟疫,即 1894 年香港和华南的鼠疫以及 1910—1911 年的东北鼠疫。正因为它巨大的冲击和影响力,目前在中国疾病医疗社会史研究并不算丰富的成果中,就至少有四部有关中国主要是中国近代以来的鼠疫的专著,其中饭岛涉还围绕着鼠疫来考察中国近代以来卫生的"制度化"历程。① 有些论著甚至还将清政府对清末东北鼠疫的防治视为中国公共卫生的开端②,鼠疫对中国公共卫生建设的推动由此可见一斑。那么,其究竟是如何推动的呢?

20 世纪中国的鼠疫流行,除清末东北鼠疫外,规模较大的主要有四次,即 1917—1918 年的绥远、山西鼠疫,1920—1921 年第二次东北鼠疫,1931 年的山陕鼠疫和 1947 年的东北鼠疫。

---

① 它们分别是:Carl F. Nathan, *Plague Prevention and Politics in Manchuria*, *1910-1931*;Carol Benedict, *Bubonic Plague in Nineteenth-Century China*, Stanford:Stanford University Press, 1996;[日]饭岛涉:『ペストと近代中国:衛生の「制度化」と社会変容』;曹树基、李玉尚:《鼠疫:战争与和平——中国的环境与社会变迁(1230~1960 年)》。

② 如邓铁涛、程之范主编:《中国医学通史·近代卷》,人民卫生出版社 2000 年版,第 473 页。

这几次鼠疫，除山陕鼠疫为腺鼠疫外，其他均为肺鼠疫，死亡人数除第二次东北鼠疫外，亦都在万人以上，清末东北鼠疫的死亡人数更达 6 万余人。这几次鼠疫暴发后，中央和地方政府以及社会力量均采取了检疫、隔离、阻断交通、消毒、灭鼠、掩埋或焚烧尸体等卫生防疫举措，瘟疫也都在不算太长的时间内得以平息。① 这几次鼠疫对中国公共卫生建设的促动是显而易见的。比如，在清末东北鼠疫中，在奉天(今沈阳)建立的现代性质的奉天防疫总局，不仅采取了一些近代的防疫措施，而且还保存发表了众多有关鼠疫流行的统计数据。② 另外，为了防止东北鼠疫扩散，在京城还设立了临时防疫总局。③ 不仅如此，在鼠疫基本平息后，清政府外务部、东三省防疫事务所于 1911 年 4 月 3 日至 4 月 28 日在奉天府隆重召开了有中、美、英、俄、法、日等 11 个国家参加的万国鼠疫研究会。在这次会上，与会专家建议中国设立专门的防疫机构。虽然由于清王朝很快灭亡，这一机构并未马上成立，不过到第二年 10 月，中华民国临时政府便在哈尔滨设立东三省防疫事务总管理处，该处隶属外务部，由伍连德任处长兼总医官。这是中国政府设立的第一个防疫事务部门，旨在研究防疫问题，并参与了随后在华北和东北地区开展的鼠疫防治工

---

① 参见李文波编著：《中国传染病史料》，第 60 页；邓铁涛主编：《中国防疫史》，第 385—424 页。

② 参见奉天全省防疫总局编译：《东三省疫事报告书》，奉天图书印刷所 1911 年版。

③ 参见［日］飯島渉：『ペストと近代中国：衛生の「制度化」と社会変容』，第 157—162 頁。

作。① 1917—1918 年的绥远、山西鼠疫，在政府和东三省防疫事务总管理处的共同努力下得以扑灭，事后，当时的内务总长钱能训颁令筹设中央防疫处，翌年 3 月中央防疫处在北京成立，主要从事传染病、细菌学的研究，疫苗的研究和制作，以及药品的检定化验等工作。② 南京国民政府成立后，中央防疫处逐步向南京搬迁，于 1935 年 10 月正式迁到南京。抗日战争全面爆发后，中央防疫处又不断内迁，最终到达昆明。1945 年 1 月，卫生署改组，中央防疫处改名为中央防疫实验处，仍归卫生署管辖。抗战胜利后，中央防疫实验处又迁到北平。另外，1931 年山西、陕西鼠疫的暴发，也促使政府开始筹设陕西防疫处。第二年，由于山陕仍有鼠疫发生，国民政府又在山西临县设立山陕防疫事务处。③

由此不难看到，鼠疫对中国公共卫生机构的创设和卫生行政的建立具有重要的促进作用，不过与此同时，也必须将这种促进放在中国近代社会特定的背景下来理解，也就是说，这种促动作用只有出现在以下的背景下才可能发生：一方面，列强势力不断以卫生防疫为理由，侵蚀中国的主权和利益；另一方面，中国社会面对民族危机，在追求强国保种的过程中，也将卫生视为科

---

① 参见邓铁涛主编：《中国防疫史》，第 282—287、307 页；余新忠、赵献海、张笑川等：《瘟疫下的社会拯救——中国近世重大疫情与社会反应研究》，第 277 页。

② 参见大骅：《中国公共卫生行政概况》，《民族》(上海)第 1 卷第 1 期，1933 年，第 95—96 页。

③ 参见邓铁涛主编：《中国防疫史》，第 410—412 页。

学、文明和进步的象征，而颇为自觉地加以追求。①

(三)清洁、防疫与卫生运动

　　虽然好洁恶秽或许为人之天性，但将清洁与卫生紧密联系起来，则是近代以来的产物。② 在传统时期，有关清洁与否同疾疫是否发生密切相关的认识在中国早已存在，但清洁更多的是个人的偏好，既不是防疫的重要举措，更非国家和官府的职责。但近代以来，随着西方卫生防疫观念和实践的引入，清洁事务不仅逐渐被视为防疫卫生的关键乃至首要之务，而且也成了关乎个人健康和民族强盛的大事。③ 而公共卫生的建设，显然不只是制度引入的问题，而是关乎社会方方面面的系统工程，在近代以降公共卫生观念和机制的引入和实践中，众多的精英人士往往痛感中国民众缺乏卫生意识，甚至认为这是"卫生前途上一个最大的障碍"④。因此，如何发动群众关注卫生，向民众普及卫生观念，

---

　　① 参见胡成：《东北地区肺鼠疫蔓延期间的主权之争（1910.11—1911.4）》，见常建华主编《中国社会历史评论》第 9 卷，天津古籍出版社 2008 年版，第 214—232 页；拙文：《复杂性与现代性：晚清检疫机制引建中的社会反应》，《近代史研究》2012 年第 2 期，第 47—64 页；［日］飯島涉：『ペストと近代中国：衛生の「制度化」と社会変容』，第 137 頁。

　　② 参见 Georges Vigarello, *Concepts of Cleanliness*：*Changing Attitudes in France since the Middle Ages*，trans. Jean Birrell，Cambridge：Cambridge University Press，1988.

　　③ 参见拙文：《防疫·卫生行政·身体控制——晚清清洁观念与行为的演变》，见黄兴涛主编《新史学》第 3 卷，第 63—78 页。

　　④ 张大庆：《中国近代疾病社会史（1912—1937）》，山东教育出版社 2006 年版，第 125—126 页。

提高民众的卫生意识，便成了国家和社会开展卫生工作的重点。在这一背景下，以清洁为基本诉求的群众性卫生运动成了贯穿整个 20 世纪的卫生事务。

最早开展群众性卫生运动的是中华公共卫生教育联合会，该机构由中国博医会、中华医学会和中华基督教青年会等团体联合组成，1915—1916 年，该组织在上海、长沙等 20 余个城市举办了中国第一次全国性的卫生运动，通过发表演说、卫生游行、卫生展览、媒体宣传、发放传单和张贴广告等手段，向民众宣传现代卫生观念和预防疫病等卫生知识，宣扬讲卫生对个人乃至国家的嘉益，倡导种痘和戒烟。[1] 这样的活动此后还在各地多次举办。[2] 此外，像中国防痨学会、中国麻风学会等民间组织也在民国期间多次举办卫生教育运动。[3] 这类运动主要以宣传教育为主，并不具备政府的动员能力。

南京国民政府成立以后，即开始关注群众性的卫生运动，1928 年 5 月南京国民政府内政部通过了《污物扫除条例》，规定各市于每年 5 月 15 日和 12 月 25 日各举行一次大扫除。同时，《卫生运动大会施行大纲》也定这两日为各城市举办卫生运动大会之期，明令卫生运动大会应为期两日，第一日以陈列卫生标本和书画、邀请卫生专家演讲为主，目的在于引起民众对卫生运动的

---

① 参见 Liping Bu, "Public Health and Modernization: The First Campaigns in China, 1915-1916", *Social History of Medicine*, Vol. 22, No. 2, 2009, pp. 305-319.

② 参见王平:《抗战前南京国民政府卫生运动研究》，湖南师范大学硕士学位论文，2011 年，第 18—20 页。

③ 参见张大庆:《中国近代疾病社会史(1912—1937)》，第 132—134 页。

兴趣，宣传公共卫生知识，第二日为游行与大扫除。① 随后政府还公布了《污物扫除条例施行细则》②。《污物扫除条例》直接以环境卫生的清洁为目的，卫生运动大会虽然内容较多，但清扫仍是最重要的内容之一。③ 在上海市第十三届卫生运动大会开幕式上，市长吴铁城在讲话中直接将这次大会称为"第十三届清洁运动"④。民国期间的卫生运动以1934年为界，主要可分为两个发展阶段，前期为独立阶段，1934年南京国民政府在全国倡导推行新生活运动，从此卫生运动成为从属于新生活运动的一项运动。抗战全面爆发后，这一运动也随之偃旗息鼓，抗战结束后，又陆续在各地恢复。⑤

1949年中华人民共和国成立后，虽然不可能直接延续中华民国的政策，不过很快就以另外的方式兴起了差不多同样性质的运动。1952年，中央政府以反对美国在朝鲜和中国境内的细菌战为契机，发动了群众性的反击敌人细菌战运动，并进一步将其扩展为全民参与的清洁城乡环境卫生、消灭病虫害、粉碎细菌战的爱国卫生运动，还在中央和地方成立了爱国卫生运动委员会。

---

① 参见《污物扫除条例》，见国民政府卫生部编印《卫生法规》第1辑，1928年，第16页；《卫生运动大会施行大纲》，《市政月刊》第1卷第9号，1928年。以上参见朱慧颖：《民国时期的卫生运动初探——以天津为例》，见余新忠主编《清以来的疾病、医疗和卫生——以社会文化史为视角的探索》，生活·读书·新知三联书店2009年版，第357—359页。

② 参见张在同、咸日金编：《民国医药卫生法规选编(1912—1948)》，山东大学出版社1990年版，第25—26页。

③ 张大庆曾将上海市的十三次卫生运动大会的基本情况做了列表说明，可参看(张大庆：《中国近代疾病社会史(1912—1937)》，第147页)。

④ 《卫生运动开幕记》，《卫生月刊》第4卷第7期，1934年，第295—296页。

⑤ 参见王平：《抗战前南京国民政府卫生运动研究》，第43、60—61页。

爱国卫生运动的具体内容，随着时间的推移而有所不同，但群众性的爱国卫生运动开展得最普遍、最经常的是除四害、清除垃圾和处理污水。① "文化大革命"期间，这一运动遭到了破坏，1976年后，又逐渐得到恢复和发展，最初几年的主攻方向，是清除1966—1976年堆积如山的垃圾污物，综合治理脏乱差，20世纪80年代以来，开始向着净化、绿化、美化环境的方向推进。②

这一贯穿于整个20世纪的以清洁为基本内容的卫生运动，虽然其直接的目标都是卫生防疫，但不同的运动发动者各有其政治方面的目的，如中华公共卫生教育联合会，不无借此扩展其影响的目的。而南京国民政府发动的卫生运动，则具有强烈的政治化的倾向，强调个人卫生行为担负着建立现代强大国家的责任，个人身体健康不再是运动的最终目标，卫生运动也成为行政部门显示其合法性的一种方式。③ 爱国卫生运动，以反细菌战为契机，也明显具有非常政治化的目的。一方面，借机激发民众的爱国热情，并将这种热情引导到有利于国家稳定的轨道上去，既可以用群众的力量来弥补政权自身在卫生建设中能力的不足，又能进一步彰显人民政权对民生的关注；另一方面，又可借此加强对

---

① 参见李洪河：《新中国的疫病流行与社会应对(1949—1959)》，中共党史出版社2007年版，第211页；肖爱树：《1949～1959年爱国卫生运动述论》，《当代中国史研究》2003年第1期，第97—102页。

② 参见《新中国预防医学历史经验》编委会编：《新中国预防医学历史经验》第2卷，人民卫生出版社1990年版，第30页。

③ 参见 Chieko Nakajima, "Health and Hygiene in Mass Mobilization: Hygiene Campaigns in Shanghai, 1920-1945", *Twentieth Century China*, Vol. 34, No. 1, 2008, p. 43.

群众的动员能力，并使动员具有合法性，进而实现卫生的长
期化。①

(四)预防免疫与天花的灭绝

中国是很早就开始预防接种的国家，现有的研究表明，至少
从16世纪中叶开始，人痘接种就已在安徽和江西等南方地区出
现，到了清代，流传日广，已经遍及大江南北。18世纪末，牛
痘接种在英国发明后，也很快通过澳门传入内地，在社会力量和
地方官府的推动下，由南向北不断推广。② 虽然在晚清，牛痘或
人痘的接种已经十分普遍，但由于多为自愿的社会行为，加上社
会的卫生资源有限，实际的接种率仍然不高。根据我的研究，到
清末，即使是在江南的发达地区，婴儿有三四成的接种率，就已
经是非常乐观的估计了。③ 尽管如此，预防接种在中国社会整体
上是颇受欢迎的，也是20世纪卫生建设的用力点所在。

到20世纪初，种痘已被视为防疫的主要内容，并成为卫生
行政的施政内容之一。④ 清朝最后几年出台的一些地方警察规条

---

① 参见杨念群：《再造"病人"：中西医冲突下的空间政治(1832—1985)》，中国
人民大学出版社2006年版，第350—354页。

② 参见范行准：《中国预防医学思想史》，华东医务生活社1953年版，第
106—153页；梁其姿：《明清预防天花措施之演变》，见陶希圣先生九秩荣庆祝寿论
文集编辑委员会编《国史释论——陶希圣先生九秩荣庆祝寿论文集》，食货出版社
1987年版，第240—246、249—252页。

③ 参见拙著：《清代江南的瘟疫与社会——一项医疗社会史的研究》，第247页。

④ 参见拙文：《从避疫到防疫：晚清因应疫病观念的演变》，《华中师范大学学
报(人文社会科学版)》2008年第2期，第57—58页。

中就出现了强制种痘的条款。① 这样的规条在北洋政府时期也得以延续。② 南京国民政府成立后，于 1928 年 8 月 29 日公布了《种痘条例》③，规定孩子需分两期种痘（出生满 3 个月至 1 岁、6—7岁），"父母监护人或其他有保育责任之人"，若不为孩子依法种痘，则给予科罚。翌年又公布了《省市种痘传习所章程》。④

除了出台专门法规，前面谈到的中央防疫处等机构，也将牛痘和其他疫苗的研究和制作作为其重要的工作内容。自成立后，中央防疫处研制了牛痘苗、霍乱血清、伤寒血清和狂犬病疫苗等疫苗，每逢疫情流行，还加紧生产对应制品以供应用。⑤ 而且当时各级卫生机构对疫苗施种也颇为用心，1937 年，时任卫生署署长的刘瑞恒在总结十年来的卫生工作时称："各省市地方卫生机关，近年办理种痘及伤寒、霍乱之预防注射，颇为努力。"⑥这些努力无疑大大促进了种痘事业的推广，但同样因为缺乏财政上的支持，对其推行的普遍性，仍难以乐观估计，特别是在农村地区，可能影响有限。⑦ 而且即使在大城市，在今天看来，种痘率似乎也难尽如人意，以上海为例，1946—1949 年，上海市的种

---

① 参见［日］饭岛涉：『ペストと近代中国：衛生の「制度化」と社会変容』，第75、78 页。

② 参见邓铁涛、程之范主编：《中国医学通史·近代卷》，第 313 页。

③ 参见张在同、咸日金编：《民国医药卫生法规选编（1912—1948）》，第 35—36 页。

④ 参见邓铁涛主编：《中国防疫史》，第 443—444 页。

⑤ 参见邓铁涛主编：《中国防疫史》，第 372—373 页。

⑥ 刘瑞恒：《十年来的中国医药卫生》，见中国文化建设协会编《十年来的中国》，第 434 页。

⑦ 参见邓铁涛主编：《中国防疫史》，第 444 页。

痘率分别为 15.2％、57.3％、47.4％和 26.8％。[①] 除牛痘以外，霍乱血清的实际效果也让人存有疑问，而白喉、猩红热等的预防接种，则并未能大规模推行。[②]

中华人民共和国成立后，确立了"预防为主"的防疫策略，对疫苗接种工作甚为重视，1950 年便在北京等各大区的中心城市建立了 6 个生物制品研究所，负责研究、开发和生产各种生物疫苗，50 年间，研制了大量的新制品和新疫苗[③]，从而为预防接种的推广提供了条件。与此同时，在各级政府成立防疫领导机构，积极组织建立基层防疫站，在全国范围内开展了大规模的牛痘苗、鼠疫菌苗、霍乱菌苗的群众性接种运动，并积极推行卡介苗接种。首先推行了免费牛痘接种，此后预防接种的疫苗种类不断增加，普及程度也日趋加深。到 1978 年，随着基层防疫组织体系的日渐完备，开始在全国推行计划免疫，就是普遍为适龄儿童建立计划免疫卡，实行有计划的预防接种。1982 年卫生部召开了第一次全国计划免疫工作会议，颁布了《全国计划免疫工作条例》和《1982—1990 年全国计划免疫工作规划》，明确了计划免疫的概念和使用的疫苗，统一了儿童免疫程序。此后这一工作不断得到推进，至 1991 年，在全国实现了普及儿童免疫的目标。[④]

---

① 参见《新中国预防医学历史经验》编委会编：《新中国预防医学历史经验》第 3 卷，第 98 页。

② 参见金宝善、许世瑾：《各省市现有公共卫生设施之概况》，见金宝善《金宝善文集（样本）》，第 174 页。

③ 参见蔡景峰、李庆华、张冰浣主编：《中国医学通史·现代卷》，人民卫生出版社 2000 年版，第 48—50 页。

④ 参见戴志澄主编：《中国卫生防疫工作回顾与展望——纪念全国卫生防疫站成立四十周年》，第 66—69 页。

从种痘开始的预防接种对疫病的预防作用是毋庸置疑的，特别是对天花的防治，效果更为明显，在抗日战争前，时任卫生署署长的刘瑞恒就指出，由于致力于种痘等预防接种工作，"近年来各大城市天花患者之人数，确有减少之趋势"[①]。1952 年以后，全国天花发病人数开始急剧减少，1961 年以后，已基本消灭天花。[②] 虽然天花的消灭原因有很多，如加强检疫和疾病监测等[③]，但种痘的普及无疑是最为重要且基本的原因。实际上，到 20 世纪后期，不仅传染病对中国人口健康威胁的大大减弱与预防接种密不可分，而且其也已成为影响中国传染病流行模式的基本因子。现有的研究表明，"天花、麻疹、脊髓灰质炎、流脑、乙脑、疟疾、黑热病等具有特异预防措施的传染病，已经消灭和消除，或得到控制，但肝炎、伤寒副伤寒、痢疾等无特异预防措施的传染病，发病率维持较高水平，危害依然严重"[④]。这里所说的特异预防措施，即为预防接种。

(五)群众性的血防运动

人类的血吸虫病有很多种，在中国流行的为日本血吸虫病，

---

① 刘瑞恒：《十年来的中国医药卫生》，见中国文化建设协会编《十年来的中国》，第 434 页。

② 参见《新中国预防医学历史经验》编委会编：《新中国预防医学历史经验》第 3 卷，第 97 页。

③ 参见《新中国预防医学历史经验》编委会编：《新中国预防医学历史经验》第 3 卷，第 98—101 页。

④ 吕慈、于英丽、王占东等：《1950 年以来我国传染病统计资料流行病学分析》，《中国卫生统计》1997 年第 4 期，第 38 页。

该病因其在 1904 年由日本学者首先鉴定而得名，一般简称血吸虫病。血吸虫一般存在于水乡湖沼地区，在中国很早就已存在，20 世纪 70 年代在两湖地区考古发掘的多个汉墓中均检测到血吸虫虫卵。然而，在医书等传统文献中，虽不无相关记载，但其似乎并未受到特别的关注。① 1905 年，美国籍医生罗根 (O. T. Logan) 在《中华医学杂志》上第一次向世界报道了在中国发现了血吸虫病病例②，中国的血吸虫病才首次被确认。此后，这一疾病不断受到中外学者的关注。③ 民国时期，中央和地方的卫生机构以及国联防疫委员会多次派人前往疫区调查血吸虫病的流行情况。④ 根据这些调查，1935 年的《内政年鉴》曾就其分布情况做了如下描述：

> 此病分布于吾国各地，幅员甚广，沿扬子江上下游各省无不波及，而以太湖邻近之地，由江苏之吴县至浙江之嘉兴一带最为盛行，次则为安徽之芜湖至江西之九江各地亦多，若扬子江上游，则以湖北之武汉及湖南之常德、岳州各交界地患者为众。其他如四川之中部，福建之福州及泯江一带，广东之北江流域各地，亦见散布。此病蔓延既广，乡村农民

① 参见《新中国预防医学历史经验》编委会编：《新中国预防医学历史经验》第 3 卷，第 239—242 页。

② 参见王小军：《血吸虫病与长江中游地区的社会变迁（1905～1978 年）》，华中师范大学博士学位论文，2008 年，第 51 页。

③ 参见《新中国预防医学历史经验》编委会编：《新中国预防医学历史经验》第 3 卷，第 242 页。

④ 参见吴光、许邦宪：《吾国血吸虫病之大概（一）绪言》，《中华医学杂志》第 27 卷第 8 期，1941 年，第 478—479 页。

患者辄难统计，按上所述，以此病流行区域总计算，则吾国农民患者不下一千万人。①

这一描述与 1957 年发布的《国务院关于消灭血吸虫病的指示》中有关该疾病的分布的陈述是基本一致的。② 虽然这一疫病的危害已经引起了不少专家学者和卫生行政部门的注意，而且也提出了解决的方案，如管理和处理粪便、消灭钉螺等，但受政局、经济等因素的制约，民国时期，并未推行多少实际的防治举措。③ 到 1949 年前后，受长期战争的影响，血吸虫病的流行情况变得更加严重，当时很多南下的解放军亦受到感染，从而引起了中共中央对该病最初的注意。④ 中华人民共和国成立之初，政府虽然以疫病防治为卫生工作的中心，但对血吸虫病并未给予特别的关注，血防工作主要以组织医疗队到疫区抢救治疗危重病人为主要内容。不过随着这一问题日渐引起毛泽东等中央领导人的关注，群众性的血防运动也逐渐拉开序幕。1955 年 11 月，由毛泽东同志提议，中共中央成立血吸虫病防治领导小组，随后在流行区的省、市、县各级党委也成立了相应的领导小组，并由一名

---

① 内政部年鉴编纂委员会编：《内政年鉴·卫生篇》，商务印书馆 1936 年版，第 21—22 页，个别标点有改动。
② 参见国务院法制办公室编：《中华人民共和国法规汇编》第 3 卷，中国法制出版社 2005 年版，第 521—522 页。
③ 参见金宝善：《金宝善文集(样本)》，第 65 页。
④ 参见王小军：《血吸虫病与长江中游地区的社会变迁(1905～1978 年)》，第 70 页。

书记负责。^① 同年 12 月，中央防治血吸虫病研究委员会在上海成立并举行会议，会议决定选择一些地区作为研究工作的试点，确定了开展防治血吸虫病的科研工作的方针。^② 到 1957 年，这一工作进一步强化，4 月 20 日国务院发布《关于消灭血吸虫病的指示》，将消灭血吸虫病视为"当前的一项严重的政治任务"，从而掀起了一场规模宏大的群众性运动。

这场血防运动在 20 世纪 50 年代的最后数年中轰轰烈烈地开展起来，一方面以群众动员的方式发动甚至强制血吸虫病患入院治疗^③，另一方面，发动群众，推行大规模的灭螺和粪管运动。比如，在 1958 年 4 月江苏结合积肥大搞灭螺和粪便管理的运动中，"将近 20 天时间，每天都有几百万群众奋勇作战，出现了轰轰烈烈，惊天动地，'白天满地人，黑夜满地灯'的动人景象"^④。到了 20 世纪 60 年代，这场运动暂时停顿下来，疫情普遍回升。1963 年以后，随着国家经济形势的好转，这一运动又重新兴起。^⑤ 而"文化大革命"开始后，这一运动再度受到冲击，虽然"消灭血吸虫病"的口号依然响亮，但血防运动基本成了开展"文

---

① 参见戴志澄主编：《中国卫生防疫工作回顾与展望——纪念全国卫生防疫站成立四十周年》，第 4 页；蔡景峰、李庆华、张冰浣主编：《中国医学通史·现代卷》，第 40 页。

② 参见刘海藩主编：《历史的丰碑——中华人民共和国国史全鉴》第 11 卷《卫生卷》，中共中央文献出版社 2004 年版，第 24 页。

③ 参见孙琦：《身体的争夺：1950 年代后期的江南血吸虫病防治——以青浦县为中心》，《历史人类学刊》第 5 卷第 2 期，2007 年 10 月，第 106 页。

④ 陈光：《关心人民生活，消灭严重疾病》，《新华半月刊》1958 年第 24 期，转引自邓铁涛主编：《中国防疫史》，第 603 页。

⑤ 参见《新中国预防医学历史经验》编委会编：《新中国预防医学历史经验》第 3 卷，第251—252 页。

化大革命"运动的动员机制和进行政治斗争的工具。① "文化大革命"以后，血防工作逐步恢复，1979 年，中央提出了血防工作必须坚持长期性、经常性和科学性的原则，使血防工作进入非运动式的稳步向前推进的阶段。②

这场持续了近半个世纪的运动，所取得的成绩是毋庸置疑的，根据较近的统计，"截至 1995 年，已有广东、上海、福建、广西、浙江 5 个省、自治区、直辖市消灭了血吸虫病。据 2003 年统计……与建国初期相比，全国血吸虫病人数由 1160 万人降至 84 万人左右，下降了 93%；钉螺面积由 143 亿平方米降至 37.9 亿平方米，下降了 73.5%"③。运动中产生的问题也是显而易见的，特别是在 20 世纪 50 年代后期政治动员式的运动中，出现了诸多不计成本，追求不切实际的目标而结果往往是劳民伤财的现象，缺乏对民众意愿和生命权的必要尊重，为了多快好省，推广一些未经试验、尚未成熟的防治方法，甚至有将民众作为试验疗效的"小白鼠"的情况。④ "文化大革命"以后，虽然确定了长期性、经常性和科学性的原则，但政府对这一运动的重视程度仍

---

① 参见王小军：《血吸虫病与长江中游地区的社会变迁(1905—1978)》，第 265 页。
② 参见《新中国预防医学历史经验》编委会编：《新中国预防医学历史经验》第 3 卷，第 252 页。
③ 《血吸虫病综合治理重点项目规划纲要(2004—2008 年)》，见卫生部疾病预防控制局编著《疾病预防控制——规划与管理》，人民卫生出版社 2006 年版，第 343 页。
④ 参见孙琦：《身体的争夺：1950 年代后期的江南血吸虫病防治——以青浦县为中心》，《历史人类学学刊》第 5 卷第 2 期，2007 年 10 月，第 107—108 页；《新中国预防医学历史经验》编委会编：《新中国预防医学历史经验》第 3 卷，第 251 页。

时有起伏，即使是 20 世纪 80 年代以后，疫情仍多次出现反复。①

(六)新形势下的瘟疫——艾滋病的防控

艾滋病，即获得性免疫缺陷综合征（acquired immune deficiency syndrome，AIDS）。它是由人类免疫缺陷病毒（human immunodeficiency virus，HIV，俗称艾滋病病毒）引起的恶性传染病，主要传播途径是性接触传播、血液传播及母婴传播。② 该病最早于 1981 年发现于美国，至 20 世纪末，据估计，全球已有三四千万甚至上亿人感染 HIV。③ 1985 年，中国发现了首例艾滋病病人，此后便不断蔓延。至 2001 年 6 月底，政府正式公布的 HIV 感染者和艾滋病病人分别为 26000 例和 1100 例。而据相关机构和专家估计，至 2003 年，中国艾滋病实际感染者已达 104 万人，包括已经死亡者约 20 万人、艾滋病病毒感染者 84 万人，其中艾滋病病人大约有 8 万名，而且每年还以百分之二三十的速度在增长。④ 现有的研究一般将中国艾滋病的流行分为三个时期，即 1985—1988 年为传入期，1989—1993 年为扩散期，1994

---

① 参见邓铁涛主编：《中国防疫史》，第 659—660 页；《血吸虫病综合治理重点项目规划纲要(2004－2008 年)》，见卫生部疾病预防控制局编著《疾病预防控制——规划与管理》，第 341—342 页。

② 参见林鹏、何群、万卓越主编：《艾滋病预防与控制》，广东科技出版社 2004 年版，第 1 页。

③ 参见傅继华、于国防编著：《艾滋病预防与控制》，山东科学技术出版社 2000 年版，第 1 页。

④ 参见邓铁涛主编：《中国防疫史》，第 657 页。

年以后为快速增长期。①

虽然艾滋病传染性并不强，而且其发病和病死人数在中国实际死亡人口中所占比例微不足道②，但出于其缺乏有效的治疗手段，受感染人数持续增长，以及易受感染的高危人群往往受到社会歧视而国家和社会相对难以实行有效管理等原因，艾滋病对社会造成的恐慌和冲击相当严重，甚至有人将防治艾滋病提升到关系中华民族存亡的高度来看待。③ 正因其巨大的社会影响，现有的研究将艾滋病的流行分成三个层面来认识，一是艾滋病病毒感染流行，二是艾滋病流行，三是由于感染而造成的感染者或病人的精神和心理异常反应，以及社会周围人群对感染者或病人的反应情绪的流行。④ 在 20 世纪，这种情绪不仅包括恐惧，也有对感染途径和感染者的歧视。当时官方在谈论这一疫病的解决之道时，往往都会与社会道德联系起来，比如，袁木在《警惕艾滋病——为了中华民族的生存》一书的序言中称：

> 在对待艾滋病的问题上……如何发挥社会主义制度的优势，荡涤吸毒、卖淫、嫖娼等社会丑恶现象，阻断艾滋病传

---

① 参见林鹏、何群、万卓越主编：《艾滋病预防与控制》，第 7 页。

② 比如，1999 年艾滋病的发病率和死亡率均为 0.00(参见《中国卫生年鉴》编辑委员会编：《中国卫生年鉴(2000)》，人民卫生出版社 2000 年版，第 454 页)。

③ 参见国务院研究室课题组编著：《警惕艾滋病——为了中华民族的生存》，新华出版社 1993 年版。

④ 参见吴尊友、祁国明、张家鹏主编：《艾滋病流行与控制》，科学出版社 1999 年版，第 3 页。

播的重要渠道……这些都亟待研究，并拿出可操作的对策方案。①

在这样的表述和大多数人的认识中，艾滋病患者往往与道德缺陷密切关联在一起，不仅如此，对艾滋病的认识还往往掺杂着种族和性别歧见，因此会有意无意地加剧对某一特定种族和性别人群的歧视。② 实际上，中国当代的艾滋病问题有些本身就是由中国特定的社会和公共卫生问题造成的。最典型的例子就是河南等地因为输血而造成大批农民感染 HIV，从而形成一个个令人痛扼的艾滋村。③ 酿成这一悲剧的原因，显然不只是中国社会中农民的贫困和对金钱的渴望，主要还在于当时中国医疗事业的过度市场化以及公共卫生监管的严重不力，这些使得缺乏卫生保障措施的地下采血不仅有市场，而且没风险，甚至还得到某些盲目追求经济发展的地方政府的鼓励。④ 可见，艾滋病作为一个社会问题，具有显著的社会文化和政治因素。而与此同时，虽然国家和社会自艾滋病出现以来，就对该疫病的防治给予了高度重视，

---

① 袁木：《序言》，见国务院研究室课题组编著《警惕艾滋病——为了中华民族的生存》，第 2 页。

② 参见 Sandra T. Hyde, *Eating Spring Rice：The Cultural Politics of AIDS in Southwest China*, Berkeley and Los Angeles：University of California Press，2007.

③ 关于河南艾滋村的艾滋病病人的惨象，可参见高耀洁主编：《中国艾滋病调查》，广西师范大学出版社 2005 年版。

④ 关于输血造成的 HIV 感染，虽然基本上可以说是一个人所皆知的公共事件，但在目前有关艾滋病的论著中，论述却不多。最近一篇带有较深思考性的论文是邵京：《记录与思考：农村有偿献血与 HIV 感染》，见徐杰舜、秦红增主编《人命关天》，黑龙江人民出版社 2010 年版，第 228—239 页。

并从多方入手，积极采取行动，然而，艾滋病的蔓延却有增无减。[①] 这些因素都促使部分学者开始思考现有的对艾滋病及其防治的认识和实践模式，并开始反省仅仅从生物医学和公共卫生层面来认识和解决问题所面临的局限和困境。翁乃群较早撰文探讨了艾滋病的社会文化建构问题，认为"因为艾滋病的流行是与政治、经济以及包括意识形态、宗教信仰的社会文化密切相关，致使在现实社会中对它的预防变得特别困难"[②]。潘绥铭等人的研究则进一步指出，中国的艾滋病"问题"是后于某些社会问题而出现的，对该"问题"的认知过程中产生的学理冲突既影响到有关政策的制定，又反过来建构了艾滋病"问题"的现状。"与艾滋病本身的危害相比，防治艾滋病的理念与操作的任何可能的失误所造成的社会损失将会更大。"也就是说，艾滋病及其防治中出现的问题，很多是现有社会问题而非艾滋病本身造成的。他们还提出了疫病防控中的健康权问题，认为应该在防治过程中引入"个人对社会的责任感、对人的生命的尊重、宽容精神、对社会多元的理性接纳等等"现代文明因素。[③] 而在最近一场于天则研究所进行的"艾滋病防治的政策分析"报告会的讨论中，一些评论专家还注意到了对生命权的尊重问题以及如何避免国家利用疫病防治扩张

---

① 参见丁有和、郑锡文、章扬熙等：《二十世纪的瘟疫——艾滋病》，四川人民出版社 1993 年版，第 156 页；邓铁涛主编：《中国防疫史》，第 656—659 页。

② 翁乃群：《艾滋病的社会文化建构》，见清华大学社会学系主编《清华社会学评论》第 1 辑，中国友谊出版公司 2001 年版，第 36 页。

③ 潘绥铭、黄盈盈、李楯：《中国艾滋病"问题"解析》，《中国社会科学》2006 年第 1 期，第 85—95 页。

权力的问题。①

　　这些表明，在新的形势下，通过艾滋病及其防治这一复杂问题，至少学术界已经关注到，疫病防治等公共卫生问题并非仅仅是科学问题，同时也是社会文化问题。学术界已经展开了对 20 世纪较早被普遍接受的有关防疫卫生的"卫生·经济（种族）·国家"认识模式的省思，并初步提出了"卫生·健康·生命权"认知。同时，学术界也对国家在近代公共卫生建立过程②中权力不断扩张的现象表示了忧虑，提出不仅应由政府承担疾病防控的责任，同时也应允许和鼓励越来越多的非政府组织参与其中。这无疑是当代中国公共卫生建设中非常值得关注和期待的新动向。

三、20 世纪的疫病与公共卫生

　　现有的有关公共卫生的研究，特别是有关防疫卫生的讨论，几乎都是围绕着疫病，特别是烈性传染病而展开的。这样做当然不是没有道理，因为疫病的暴发确实直接促进了一些卫生防疫事业的开展，而且，纵观 20 世纪的诸多有关公卫的言论和法令规条，至少在大多数时间里，也确实是直接以防疫为最重要也是最

---

　　①　参见张建川：《中国艾滋病防治的政策分析》，http：//wenku. baidu. com/view/1edfedf8aef8941ea76e05df. html，2012 年 5 月 30 日。

　　②　关于这一过程，可以参见拙文：《晚清的卫生行政与近代身体的形成——以卫生防疫为中心》，《清史研究》2011 年第 3 期，第 48—68 页；《历史情境与现实关怀——我与中国近世卫生史研究》，《安徽史学》2011 年第 4 期，第 9—12、20 页。

基本的内容的。民国时期对中国公共卫生事业做出重要贡献的伍连德在较早倡导实行卫生之法的文章中，所针对的主要就是传染病。① 民国时期众多有关公卫的讨论中，防疫均为重要或首要的任务。② 而且民国时期较早颁布的有关医药卫生的法令，也大多与防疫有关。③ 到中华人民共和国成立后，这种情况同样存在，比如，1950 年，周恩来在政府工作报告中探讨医疗卫生时就说："人民政府在领导人民反对愚昧的同时，领导着人民向疾病作斗争。在过去一年内，人民政府已经大规模地展开了防治疫病的斗争。"④这种将防治疫病视为同疾病做斗争的意识，充分地显示出当时人们普遍地将防疫作为卫生的中心内容的意识。即使到了 1988 年，时任国务委员、全国爱国卫生运动委员会主任的李铁映在谈论当前的防病工作要加强的几个方面时，首先谈到的仍是疫病的暴发流行问题。⑤

不过，也需要看到，疫病本身与公共卫生并无必然联系，公共卫生显然是近代以来西方的舶来品。而且前面谈到，尽管诸多疫病，特别是一些急性和烈性传染病，一直是 20 世纪威胁中国

---

① 参见伍连德：《论中国当筹防病之方实行卫生之法》，《东方杂志》第 12 卷第 2 号，1915 年 2 月，第 5—10 页。

② 参见钟惠兰：《论中国急宜发展公共卫生》，《中国卫生杂志》1931 年合集，第 24—27 页。亦可参见张泰山：《民国时期的传染病与社会——以传染病防治与公共卫生建设为中心》，第 259—264 页。

③ 参见张在同、咸日金编：《民国医药卫生法规选编(1912—1948)》。

④ 周恩来：《为巩固和发展人民的胜利而奋斗》(1950 年 9 月 30 日)，见《周恩来选集》下卷，人民出版社 1984 年版，第 48 页。

⑤ 参见李铁映：《改革开放形势下更要加强防病工作》，转引自彭瑞骢、蔡仁华、周采铭主编：《中国改革全书(1978—1991)·医疗卫生体制改革卷》，大连出版社 1992 年版，第 94 页。

人健康和影响中国社会的重要因子，不过在大多数情况下，即使在 20 世纪的早些时候，那些特别为人所注目的疫病，如鼠疫、天花和霍乱等，也并非民众最主要的死亡原因。公共卫生特别关注疫病，无疑跟疫病特别是急性、烈性传染病所带来的社会恐慌和社会冲击力有关。这就是说，公共卫生的着眼点虽然与维护健康有关，但同样或者更为关注社会的稳定和社会舆论对政府的观感。实际上，从前面谈到的案例中也不难看到，公卫事业的建设，其动因往往都不无社会、政治等其他方面的因素，具有政治化的一面，甚至可以说，一些卫生事件本身就是政治事件。比如，20 世纪初，清廷和地方官府最初兴办卫生事业，或者是迫于外交压力，或者是出于整体政治体制改革的需要，与疫病本身并无关系。在清末东北的鼠疫中，清政府为防疫倾力而为，其最初的动因主要在于国际舆论压力和防止列强侵蚀国家主权，所以由外务部来统辖。① 虽然卫生运动之类的直接目标主要是以防疫为目的的清洁，但其背后，则不无国家一方面借此来更好地掌控民众的身体②，另一方面亦乘机表明自身政权的合法性的意味。20 世纪 50 年代大规模政治动员式的血防运动的开展，既有血吸虫病影响到军人的健康和兵源等方面的因素，更主要的可能还在于，这一疾病由来已久，在可能的条件下开展大规模的防治，正好是彰显中华人民共和国的优越性和合法性的绝佳素材，不仅如

① 参见胡成：《东北地区肺鼠疫蔓延期间的主权之争（1910.11—1911.4）》，见常建华主编《中国社会历史评论》第 9 卷，第 214—232 页；拙文：《复杂性与现代性：晚清检疫机制引建中的社会反应》，《近代史研究》2012 年第 2 期，第 47—64 页。
② 参见雷祥麟：《习惯成四维：新生活运动与肺结核防治中的伦理、家庭与身体》，《"中央研究院"近代史研究所集刊》第 74 期，2011 年 12 月，第 133—177 页。

此，还可以借此获得十分恰当的理由开展群众动员，进一步推进集体化运动。实际上，在这样直接以维护群众健康为目标的运动中，有时却并未表现出对民众意愿和生命权的必要尊重，为了多快好省，推广一些未经试验、尚未成熟的防治方法，甚至出现将民众作为试验疗效的"小白鼠"的情况。可见，在很多情况下，疫病不过是一个契机或由头，诸多公共卫生事件的发生，也并不是表面所说的维护民众的健康所能完全解释的，而可能更多的还是在社会思潮和舆论力量的影响下，国家为更好地维护政权以及表达政权的合法性而推动的。

显然，无论是疫病还是公共卫生，都不单是科学所能完全解释和掌控的，其中蕴含着深刻的社会、政治和文化因素。这一点在主流的学术研究中仍较少受到重视，而在现实操作层面，则更乏关注。不过 20 世纪 80 年代出现的艾滋病这一极为特殊的疾病，显然推动了研究者和卫生工作者更多地关注和思考疫病和公卫的非医学因素。由此引发的，不再仅仅是关注防疫过程中的社会问题，如卫生资源分配的公平问题、疫病的污名化和社会歧视问题等，还提出了一些更深层次的思考，如健康权和生命权的提出，政权权力的过度扩张问题等。也就是说，人们已经开始反省20 世纪以来的卫生现代化迷思，对卫生的目的，不再像较早那样专注于种族和国家的强盛，专注于经济利益，而更多地落实到个人的权利上。同时，人们也不再认为国家在卫生领域的职能扩展和具体化以及由此带来的权力扩张的正当性是不言而喻、理所当然的。

除此之外，纵观 20 世纪公共卫生的发展，还可以看到，早期以卫生行政制度建立和清洁为主要内容的卫生建设，其重心主要在于管理制度上的变革，而随着现代公共卫生科学的不断引入，以及中央防疫处等研发机构的建立，公卫建设越来越倚重科学的力量和进展。而到 20 世纪末，随着艾滋病这样特别的疫病出现与影响不断扩大，人们又开始反省单纯的生物医学模式和仅从公共卫生出发解决卫生的认知模式，而主张更多地引入疫病和公共卫生的社会、文化因素，立足社会，多学科、多部门、全方位、协同式地来解决卫生问题。

参考文献

一、基本史料

(一)报刊类

1.《时报》

2.《申报》

3.《江苏》

4.《集成报》

5.《时务报》

6.《大公报》

7.《清议报》

8.《社会卫生》

9.《医史杂志》

10.《格致汇编》

11.《格致新报》

12.《北京日报》

13.《上海新报》

14.《东方杂志》

15.《盛京时报》

16.《卫生月刊》

17.《京话日报》

18.《安徽俗话报》

19.《中医新生命》

20.《中华医学杂志》

21.《公共卫生月刊》

22.《中国卫生杂志》

23.《江西教育旬刊》

24.《哈尔滨史志丛刊》

25.《中国文化研究汇刊》

26. 金煦生：《新闻报时务通论》，上海新闻报馆排印本。

27. 国家图书馆分馆编选：《(清末)时事采新汇选》，北京图书馆出版社 2003 年版。

28. 全国图书馆缩微复制中心编：《清末官报汇编》，全国图书馆文献缩微复制中心 2006 年版。

29. *The China Medical Missionary Journal*.

(二)诗文集、笔记小说类

1. (唐)白居易著,丁如明、聂世美校点:《白居易全集》,上海古籍出版社 1999 年版。

2. (宋)欧阳守道:《巽斋文集》,见《景印文渊阁四库全书》第 1183 册,台湾"商务印书馆"1986 年版。

3. (宋)洪适:《盘洲文集》,见《景印文渊阁四库全书》第 1158 册,台湾"商务印书馆"1986 年版。

4. (明)杨士奇:《东里集·续集》,见《景印文渊阁四库全书》第 1238 册,台湾"商务印书馆"1986 年版。

5. (明)罗玘:《圭峰集》,见《景印文渊阁四库全书》第 1259 册,台湾"商务印书馆"1986 年版。

6. (明)王樵:《方麓集》,见《景印文渊阁四库全书》第 1285 册,台湾"商务印书馆"1986 年版。

7. (清)查慎行:《敬业堂诗集》,上海古籍出版社 1986 年版。

8. (清)施闰章撰,何庆善、杨应芹点校:《施愚山集》,黄山书社 1992 年版。

9. (清)邵远平:《戒山诗文存》,康熙二十三年刊本。

10. (清)方苞著,刘季高校点:《方苞集》,上海古籍出版社 1983 年版。

11. (清)陈祖范:《司业文集》,见四库全书存目丛书编纂委员会编《四库全书存目丛书》"集部"第 274 册,齐鲁书社 1997 年版。

12. (清)钱维乔:《竹初文钞》,嘉庆刻本。

13. (清)潘曾沂：《东津馆文集》，咸丰九年刊本。

14. (清)包世臣撰，潘竞翰点校：《齐民四术》，中华书局 2001 年版。

15. (清)孙原湘：《天真阁集》，光绪十七年重刊本。

16. (清)彭蕴章：《彭文敬公全集》，同治七年刊本。

17. (清)左宗棠：《左宗棠全集》，岳麓书社 1987 年版。

18. 苑书义、孙华峰、李秉新主编：《张之洞全集》，河北人民出版社 1998 年版。

19. 施培毅、徐寿凯校点：《吴汝纶全集》，黄山书社 2002 年版。

20. (清)薛福成：《庸盦文别集》，上海古籍出版社 1985 年版。

21. (清)盛宣怀：《愚斋存稿》，民国二十八年思补楼刊本。

22. 郑海麟、张伟雄编校：《黄遵宪文集》，中文出版社 1991 年版。

23. 夏东元编：《郑观应集》，上海人民出版社 1982 年版。

24. 梁启超：《饮冰室文集类编》，下河邊半五郎 1904 年刊行本。

25. 梁启超：《新民说》，中州古籍出版社 1998 年版。

26. 中国科学院历史研究所第三所主编：《锡良遗稿》第 2 册，中华书局 1959 年版。

27. 丛佩远、赵鸣歧编：《曹廷杰集》，中华书局 1985 年版。

28. 陈独秀著，生活·读书·新知三联书店编：《陈独秀文章选编》，生活·读书·新知三联书店 1984 年版。

29. 中共中央文献编辑委员会编：《周恩来选集》，人民出版社 1984 年版。

30. 金宝善：《金宝善文集(样本)》，北京医科大学公共卫生学院

1991 年版。

31.（宋）吴自牧：《梦粱录》，中国商业出版社 1982 年版。

32.（明）沈德符：《万历野获编》，中华书局 1997 年版。

33.（明）谢肇淛：《五杂组》，中华书局 1959 年版。

34.（明）王思任著，蒋金德点校：《文饭小品》，岳麓书社 1989
年版。

35.（清）李渔：《闲情偶寄》，陕西人民出版社 1998 年版。

36.（清）桂馥撰，赵智海点校：《札朴》，中华书局 1992 年版。

37.（清）酌元亭主人编：《照世杯》，上海古籍出版社 1985 年版。

38.（清）李斗：《扬州画舫录》，中华书局 1960 年版。

39.（清）昭梿：《啸亭杂录》，中华书局 1980 年版。

40.（清）郑光祖：《一斑录》，中国书店 1990 年影印道光二十五年
刊本。

41.（清）俞正燮：《癸巳存稿》，辽宁教育出版社 2003 年版。

42.（清）甘熙：《白下琐言》，民国十五年江宁甘氏重印本。

43.（清）陆以湉撰，崔凡芝点校：《冷庐杂识》，中华书局 1984
年版。

44.（清）顾震涛撰，甘兰经、吴雨窗、吴琴标点：《吴门表隐》，
江苏古籍出版社 1986 年版。

45.（清）黄凯钧：《遣睡杂言》，见四库未收书辑刊编纂委员会编
《四库未收书辑刊》第 6 辑第 20 册，北京出版社 2000 年影印
嘉庆二十年刻本。

46.（清）张畇：《琐事闲录》，咸丰元年刻本。

47.（清）孙兆溎：《花笺录》，同治四年刊本。

48. (清)王培荀：《乡园忆旧录》，见《续修四库全书》"子部"第
　　1180 册，上海古籍出版社 2002 年版。

49. (清)张焘撰，丁緜孙、王黎雅点校：《津门杂记》，天津古籍
　　出版社 1986 年版。

50. (清)黄式权著，郑祖安标点：《淞南梦影录》，上海古籍出版
　　社 1989 年版。

51. (清)王韬：《瀛堧杂志》，上海古籍出版社 1989 年版。

52. (清)张德彝：《醒目清心录》，全国图书馆文献缩微中心 2004
　　年版。

53. (清)汪康年：《汪穰卿笔记》，上海书店出版社 1997 年版。

54. (清)夏仁虎：《旧京琐记》，北京古籍出版社 1986 年版。

55. 阙名：《燕京杂记》，北京古籍出版社 1986 年版。

56. 蒋芷侪：《都门识小录》(摘录)，见《清代野史》第 4 辑，巴蜀
　　书社 1987 年版。

57. 文安主编：《清末杂相》，中国文史出版社 2004 年版。

58. (清)儒林医隐：《医界镜》，远方出版社、内蒙古大学出版社
　　2001 年版。

59. 郁闻尧：《医界现形记》，见陆士谔《最近社会秘密史》，花山
　　文艺出版社 1996 年版。

60. (清)汪康年著，匡淑红编选、校点：《穰卿随笔》，中共中央
　　党校出版社 1998 年版。

(三)典籍、政书类

1. 陈鼓应注译：《庄子今注今译》，中华书局 1983 年版。

2. 杨伯峻编著：《春秋左传注》(修订本)，中华书局 1990 年版。

3.(唐)李鼎祚：《周易集解》，上海古籍出版社 1989 年版。

4.(梁)沈约：《宋书》，中华书局 1974 年版。

5.(唐)陆羽著，傅树勤、欧阳勋译注：《陆羽茶经译注》，湖北人民出版社 1983 年版。

6.(清)赵尔巽等：《清史稿》，中华书局 1985 年版。

7.《清实录》，中华书局 1985 年版。

8.(宋)郑樵：《通志》，浙江古籍出版社 2000 年版。

9.《钦定大清会典则例》，见《景印文渊阁四库全书》第 624 册，台湾"商务印书馆"1986 年版。

10.《皇朝通典》，见《景印文渊阁四库全书》第 643 册，台湾"商务印书馆"1986 年版。

11.《世宗宪皇帝上谕内阁》，见《景印文渊阁四库全书》第 414 册，台湾"商务印书馆"1986 年版。

12.《钦定大清会典》，见《景印文渊阁四库全书》第 619 册，台湾"商务印书馆"1986 年版。

13.《皇清奏议》，清都城国史馆琴川居士排印本。

14.(清)刘锦藻：《清朝续文献通考》，浙江古籍出版社 1988 年版。

15.(清)盘峤野人辑：《居官寡过录》，清道光青照堂丛书本。

16.(清)甘厚慈辑：《北洋公牍类纂》，光绪三十三年京城益森公司校印本。

17.(清)端方：《大清光绪新法令》，宣统间上海商务印书馆刊本。

18.(清)张翼廷辑：《新民府行政汇编》，宣统三年铅印本。

19. (清)阎毓善：《龙沙鳞爪》，见沈云龙主编《近代中国史料丛刊》第 91 辑第 7 册，文海出版社 1973 年影印民国二年铅印本。

20. 袁荣法编：《抑戒斋奏牍辑存》，见沈云龙主编《近代中国史料丛刊续编》第 21 辑，文海出版社 1975 年版。

21. 天津图书馆、天津社会科学院历史研究所编：《袁世凯奏议》，天津古籍出版社 1987 年版。

22. 张荣铮、刘勇强、金懋初点校：《大清律例》，天津古籍出版社 1993 年版。

23. (清)凌铭麟：《新编文武金镜律例指南》，见四库全书存目丛书编纂委员会编《四库全书存目丛书》"史部"第 260 册，齐鲁书社 1996 年版。

(四)外人著述类

1. ［英］史本守：《肄业要览》，颜永京译，光绪二十三年质学会重刊本。

2. ［日］長与専斎：「松香私志」，见［日］小川鼎三、酒井シヅ校注：『松本順自伝・長与専斎自伝』，東京：平凡社，1980 年。

3. ［英］甄克思：《社会通诠》，严复译，商务印书馆 1981 年版。

4. ［意］利玛窦、金尼阁：《利玛窦中国札记》，何高济、王遵仲、李申译，中华书局 1983 年版。

5. ［英］斯当东：《英使谒见乾隆纪实》，叶笃义译，三联书店(香港)有限公司 1994 年版。

6. ［日］小岛晋治监修：『幕末明治中国見聞録集成』，東京：ゆまに書房，1997 年。

7. ［葡］费尔南・门德斯・平托等：《葡萄牙人在华见闻录——十六世纪手稿》，王锁英译，澳门文化司署、东方葡萄牙学会、海南出版社、三环出版社 1998 年版。

8. ［美］明恩溥：《中国人的素质》，秦悦译，学林出版社 2001 年版。

9. ［日］纳富介次郎：《上海杂记》，见冯天瑜《"千岁丸"上海行——日本人 1862 年的中国观察》附录，商务印书馆 2001 年版。

10. ［日］名仓予何人：《海外日录》，见冯天瑜《"千岁丸"上海行——日本人 1862 年的中国观察》附录，商务印书馆 2001 年版。

11. ［德］花之安：《自西徂东》，上海书店出版社 2002 年版。

12. ［英］傅兰雅口译，应祖锡笔述：《佐治刍言》，上海书店出版社 2002 年版。

13. ［美］约翰・斯塔德：《1897 年的中国》，李涛译，山东画报出版社 2004 年版。

14. ［俄］D. 马克戈万：《尘埃：百年前一个俄国外交官眼中的中国》，脱启明译，时代文艺出版社 2004 年版。

15. ［美］丁韪良：《花甲忆记——一位美国传教士眼中的晚清帝国》，沈弘、恽文捷、郝田虎译，广西师范大学出版社 2004 年版。

16. ［日］山川早水：《巴蜀旧影——一百年前一个日本人眼中的巴蜀风情》，李密、李春德、李杰译，四川人民出版社 2005

年版。

17. ［瑞士］阿道夫·克莱尔：《时光追忆——19 世纪一个瑞士商人眼中的江南旧影》，陈壮鹰译，东方出版中心 2005 年版。

18. ［美］卫三畏：《中国总论》，陈俱译，上海古籍出版社 2005 年版。

19. ［英］麦高温：《中国人生活的明与暗》，朱涛、倪静译，中华书局 2006 年版。

20. ［英］阿绮波德·立德：《穿蓝色长袍的国度》，刘云浩、王成东译，中华书局 2006 年版。

21. ［法］皮埃尔·绿蒂：《在北京最后的日子》，马利红译，上海书店出版社 2006 年版。

22. ［美］E. A. 罗斯：《变化中的中国人》，公茂虹、张皓译，中华书局 2006 年版。

23. ［美］M. G. 马森：《西方的中国及中国人观念（1840—1876）》，杨德山译，中华书局 2006 年版。

24. ［日］中野孤山：《横跨中国大陆——游蜀杂俎》，郭举昆译，中华书局 2007 年版。

25. ［英］杜格尔德·克里斯蒂著，［英］伊泽·英格利斯编：《奉天三十年（1883—1913）——杜格尔德·克里斯蒂的经历和回忆》，张士尊、信丹娜译，湖北人民出版社 2007 年版。

26. ［日］曾根俊虎：《北中国纪行　清国漫游志》，范建明译，中华书局 2007 年版。

27. ［日］夏目漱石：《满韩漫游》，王成译，中华书局 2007 年版。

28. ［日］小林爱雄：《中国印象记》，李炜译，中华书局 2007

年版。

29. [比]高华士:《清初耶稣会士鲁日满常熟账本及灵修笔记研究》,赵殿红译,大象出版社 2007 年版。

30. [英]芮尼:《北京与北京人(1861)》,李绍明译,国家图书馆出版社 2008 年版。

31. [美]威廉·埃德加·盖洛:《中国十八省府》,沈弘、郝田虎、姜文涛译,山东画报出版社 2008 年版。

32. [美]威廉·埃德加·盖洛:《扬子江上的美国人——从上海经华中到缅甸的旅行记录》,晏奎、孟凡君、孙继成译,山东画报出版社 2008 年版。

33. [日]德富苏峰:《中国漫游记》,刘红译,中华书局 2008 年版。

34. [德]F. H. King:『東亜四千年の農民』,[日]杉本俊朗訳,東京:栗田書店,1944 年。

35. William Lockhart, *The Medical Missionary in China: A Narrative of Twenty Years' Experience*. London: Hurst and Blackett, 1861.

36. [德]ウィルヘルム·ワグナー:《中国農書》下卷,[日]高山洋吉訳,東京:刀江書院,1972 年。

(五)碑刻、档案和资料汇编类

1. 苏州历史博物馆、江苏师范学院历史系、南京大学明清史研究室合编:《明清苏州工商业碑刻集》,江苏人民出版社 1981 年版。

2. 金柏东主编：《温州历代碑刻集》，上海社会科学院出版社 2002 年版。

3. 吴明哲编著：《温州历代碑刻二集》（上下），上海社会科学院 出版社 2006 年版。

4. 冼剑民、陈鸿钧编：《广州碑刻集》，广东高等教育出版社 2006 年版。

5. 天津市档案馆、天津社会科学院历史研究所、天津市工商业 联合会编：《天津商会档案汇编（1903—1911）》，天津人民出 版社 1989 年版。

6. 华中师范大学历史研究所、苏州市档案馆合编：《苏州商会档 案丛编》第 1 辑，华中师范大学出版社 1991 年版。

7. 天津档案馆、南开大学分校档案系编：《天津租界档案选编》， 天津人民出版社 1992 年版。

8. 《津海关年报档案汇编（1888—1911 年）》，吴弘明译，天津社 会科学院历史所、天津市档案馆 1993 年内部印行本。

9. 广州市地方志编纂委员会办公室、广州海关编纂委员会编译： 《近代广州口岸经济社会概况——粤海关报告汇集》，暨南大 学出版社 1995 年版。

10. 第一历史档案馆编：《光绪宣统两朝上谕档》，广西师范大学 出版社 1996 年版。

11. 中国第一历史档案馆：《清末上海闸北地区兴办自来水公司 史料》，《历史档案》1999 年第 1 期。

12. 上海市档案馆编：《工部局董事会会议录》，上海古籍出版社 2001 年版。

13. 中华人民共和国杭州海关译编:《近代浙江通商口岸经济社会概况——浙海关、瓯海关、杭州关贸易报告集成》,浙江人民出版社 2002 年版。

14. 刘海岩总校订:《八国联军占领实录:天津临时政府会议纪要》,天津社会科学院出版社 2004 年版。

15. 天津图书馆编:《天津日本租界居留民团资料》,广西师范大学出版社 2006 年版。

16. 青岛市档案馆编:《青岛开埠十七年——〈胶澳发展备忘录〉全译》,中国档案出版社 2007 年版。

17. 陆允昌编:《苏州洋关史料(1896—1945)》,南京大学出版社 1991 年版。

18. 中国第一历史档案馆:《清末直隶警务处拟定客店戏场及预防传染病章程》,《历史档案》1998 年第 4 期。

19. 中国第一历史档案馆:《清末东北地区爆发鼠疫史料(上)》,《历史档案》2005 年第 1 期。

20. 中国第一历史档案馆:《清末东北地区爆发鼠疫史料(下)》,《历史档案》2005 年第 2 期。

21. (清)余治:《得一录》,光绪十三年四川臬署刊本。

22. 交通、铁道部交通史编纂委员会编:《交通史航政编》,交通、铁道部交通史编纂委员会 1931 年版。

23. 国民政府主计处统计局编印:《主要都市人口死亡之病因统计》,1934 年 10 月。

24. 李文治编:《中国近代农业史资料》第 1 辑,生活·读书·新知三联书店 1957 年版。

25. (清)张应昌编:《清诗铎》,中华书局 1960 年版。

26. (清)贺长龄:《清经世文编》,中华书局 1992 年版。

27. (清)麦仲华:《皇朝经世文新编》,见沈云龙主编《近代中国史料丛刊》第 78 辑第 1 册,文海出版社 1972 年影印本。

28. (清)杨凤藻:《皇朝经世文新编续集》,见沈云龙主编《近代中国史料丛刊》第 79 辑第 1 册,文海出版社 1972 年影印本。

29. (清)邵之棠:《皇朝经世文统编》,见沈云龙主编《近代中国史料丛刊续编》第 72 辑第 7、9、10 册,文海出版社 1980 年影印光绪二十七年石印本。

30. (清)徐珂编撰:《清稗类钞》,中华书局 1984 年版。

31. 陈高佣等编:《中国历代天灾人祸表》,上海书店 1986 年版。

32. 《满清稗史》,中国书店 1987 年版。

33. 谭其骧主编:《清人文集地理类汇编》,浙江人民出版社 1988 年版。

34. 佚名:《居家必用事类全集》,见北京图书馆古籍出版编辑组编《北京图书馆古籍珍本丛刊》,书目文献出版社 1988 年版。

35. 中国人民政治协商会议北京市委员会文史资料研究委员会编:《北京往事谈》,北京出版社 1988 年版。

36. 四川省水利电力厅编著:《四川历代水利名著汇释》,四川科学技术出版社 1989 年版。

37. 顾炳权编著:《上海洋场竹枝词》,上海书店出版社 1996 年版。

38. 李文海、夏明方主编:《中国荒政全书》,北京古籍出版社 2004 年版。

39. 张德二主编:《中国三千年气象记录总集》第1—4册,凤凰出版社、江苏教育出版社2004年版。

40. 张志斌:《中国古代疫病流行年表》,福建科学技术出版社2007年版。

41. 庄建平主编:《近代史资料文库》,上海书店出版社2009年版。

42. 李家瑞编,李诚、董洁整理:《北平风俗类征》,北京出版社2010年版。

(六)日记、游记及方志类

1. 陈新译注:《宋人长江游记》,春风文艺出版社1987年版。

2. (清)积善:《构山使蜀日记》,南开大学图书馆藏清末何绍基抄本。

3. (清)刘鹗:《乙巳日记》,见刘德隆、朱禧、刘德平编《刘鹗及〈老残游记〉资料》,四川人民出版社1985年版。

4. 钟叔河编:《走向世界丛书》(修订本)全10册,岳麓书社2008年版。

5. (清)崔国因著,刘发清、胡贯中点注:《出使美日秘日记》,黄山书社1988年版。

6. (清)载振:《英轺日记》,光绪间铅印本。

7. (清)郭嵩焘著,湖南人民出版社校点:《郭嵩焘日记》,湖南人民出版社1982年版。

8. (清)葛元煦著,郑祖安标点:《沪游杂记》,上海古籍出版社1989年版。

9.（清）孙宝瑄：《忘山庐日记》，上海古籍出版社1983年版。

10.（清）张德彝：《五述奇》，光绪十八年序抄本。

11. 刘雨珍、孙雪梅编：《日本政法考察记》，上海古籍出版社2002年影印本。

12. 雍正《浙江通志》，上海古籍出版社1991年版。

13. 雍正《四川通志》，见《景印文渊阁四库全书》第559册，台湾"商务印书馆"1986年版。

14. 乾隆《鄞县志》，见《续修四库全书》"史部"第706册，上海古籍出版社2002年版。

15. 嘉庆《于潜县志》，嘉庆十七年活字本。

16. 道光《苏州府志》，道光四年刊本。

17. 同治《苏州府志》，光绪七年江苏书局刊本。

18. 光绪《乌程县志》，光绪间刊本。

19.（清）金吴澜等修，汪堃等纂：《（光绪）昆新两县续修合志》，成文出版社有限公司1970年版。

20. 张宗平、吕永和译：《清末北京志资料》，北京燕山出版社1994年版。

21. 清国驻屯军司令部编：『天津誌』，東京：博文館，1909年。

22.《二十世纪初的天津概况》（原名《天津志》），侯振彤译，天津市地方史志编修委员会总编辑室1986年版。

23.［日］田中次郎：『山東概觀』，逓信大臣官房経理課，1915年。

24. 民国《石屏县志》，民国二十七年刊本。

25. 不著撰人：《杭俗怡情碎锦》（"中国方志丛书"第526种），成文出版社有限公司 1983 年版。

26. 俞福海主编：《宁波市志外编》，中华书局 1998 年版。

27.（清）胡祥翰著，吴健熙标点：《上海小志》，上海古籍出版社 1989 年版。

28.（清）李维清：《上海乡土志》，上海古籍出版社 1989 年点校本。

29. 道光《浒墅关志》，见《中国地方志集成·乡镇志专辑》第 5 册，江苏古籍出版社 1992 年版。

30. 光绪《罗店镇志》，见《中国地方志集成·乡镇志专辑》第 4 册，上海书店 1992 年版。

31.（清）杨学渊纂：道光《寒圩小志》，见《中国地方志集成·乡镇志专辑》第 1 册，上海书店 1992 年版。

32. 王鸿飞纂：民国《双浜小志》（下限至 1932 年），见沈秋农、曹培根主编《常熟乡镇旧志集成》，广陵书社 2007 年版。

33. 陆晶生：《新庄乡小志》，见沈秋农、曹培根主编《常熟乡镇旧志集成》，广陵书社 2007 年版。

34.（明）张国维：《吴中水利全书》，见《景印文渊阁四库全书》第 578 册，台湾"商务印书馆"1986 年版。

35.（清）王凤生纂修，（清）梁恭辰重校：《浙西水利备考》（全一册），成文出版社有限公司 1983 年版。

36. 无锡市水利局编：《无锡市水利志》，中国水利水电出版社 2006 年版。

37.《苏州市志·卫生分志》，苏州市卫生局编志组 1988 年送审稿（手稿本）。

38.《常州市卫生志》编纂委员会编:《常州市卫生志》,常州市卫生局 1989 年铅印本。

39.《杭州市卫生志》,送审稿,油印本,刊年不详。

(七)医学卫生类

1.(宋)唐慎微:《证类本草》,见《景印文渊阁四库全书》第 740 册,台湾"商务印书馆"1986 年版。

2.(明)马莳撰,田代华主校:《黄帝内经素问注证发微》,人民卫生出版社 1998 年版。

3.(明)张介宾著,赵立勋主校:《景岳全书》,人民卫生出版社 1991 年版。

4.(清)周扬俊辑述,赵旭初校点:《温热暑疫全书》,上海中医学院出版社 1993 年版。

5.(清)陈梦雷等编:《古今图书集成医部全录》第 6－7 册,人民卫生出版社 1962 年版。

6.(清)石成金编著,周树德校点:《传家宝全集》,中州古籍出版社 2000 年版。

7.(清)曹庭栋:《老老恒言》,岳麓书社 2005 年版。

8.(清)徐灵胎撰,赵蕴坤等校勘:《徐灵胎医书全集》,山西科学技术出版社 2001 年版。

9.(清)熊立品:《瘟疫传症汇编》,乾隆四十二年刊本。

10.(清)赵学敏著,(清)鲁照、(清)南医辑:《串雅全书》,中国中医药出版社 1998 年版。

11.(清)王端履:《重论文斋笔录》,道光丙午(二十六年)刊本。

12. (清)刘奎：《松峰说疫》，人民卫生出版社 1987 年版。

13. (清)郑承瀚：《重楼玉钥续编》，见裘庆元辑《秘本医学丛书》第 10 册，上海书店 1988 年版。

14. (清)汪期莲编：《瘟疫汇编》，道光八年刊本。

15. (清)沈赤然：《寒夜丛谈》，见《丛书集成续编》第 91 册，上海书店出版社 1994 年版。

16. (清)王清任撰，李天德、张学文整理：《医林改错》，人民卫生出版社 2005 年版。

17. (清)陈耕道：《疫痧草》，见《吴中医集》编写组编《吴中医集·温病类》，江苏科学技术出版社 1989 年版。

18. (清)陈修园编著：《陈修园医书七十二种》，上海书店 1988 年版。

19. 绍兴医学会同人编：《湿温时疫治疗法》见裘吉生原编，王玉润审订《珍本医学书集成(七)·内科类》，上海科学技术出版社 1986 年版。

20. (清)曹仁伯：《曹仁伯医案》，见江一平等校注《吴中珍本医籍四种》，中国中医药出版社 1994 年版。

21. 曹炳章原辑，高萍主校：《中国医学大成》第 4 册，中国中医药出版社 1997 年版。

22. 裘庆元辑：《珍本医书集成》，中国中医药出版社 1999 年版。

23. 沈洪瑞、梁秀清主编：《中国历代名医医话大观》，山西科学技术出版社 1996 年版。

24. [英]海得兰撰，[英]傅兰雅口译，(清)赵元益笔述：《儒门医学》，光绪二年刊本。

25. ［英］傅兰雅译：《化学卫生论》（上、下），光绪七年格致汇编馆刊本。

26. ［美］嘉约翰口译，海琴氏校正：《卫生要旨》，光绪九年刊本。

27. ［英］傅兰雅辑：《居宅卫生论》，光绪十六年刊本。

28. ［英］傅兰雅译：《孩童卫生编》，格致书室 1893 年版。

29. ［英］古兰肥勒撰，［英］秀耀春口译，（清）赵元益笔述：《保全生命论》，光绪二十七年刊本。

30. ［英］虎伯撰，（清）舒高第口译，（清）赵元益笔述：《内科理法前编》，江南制造总局光绪中刊本。

31. 丁福保：《卫生学问答》，光绪二十七年重刊本。

32. ［日］川原汎：『衛生学綱目』（新訂四版），名古屋：半田屋医籍书店，1902 年。

33. 《工部局医官汇造一千九百零六年卫生清册》，商务印书馆 1907 年代印本。

34. 内城巡警总厅卫生处编：《京师警察法令汇纂·卫生类》，宣统元年京华印书局铅印本。

35. （清）延龄辑：《直隶省城办理临时防疫纪实》，宣统三年日新排印局刊本。

36. 奉天全省防疫总局编译：《东三省疫事报告书》，奉天图书印刷所宣统三年十一月版。

37. 陈垣：《奉天万国鼠疫研究会始末》，光华医社宣统三年四月版。

38. 關東都督府臨時防疫部：『明治四十三、四十四年「ペスト」流行誌』，大连：满洲日日新闻社，1912 年。

39. 内務省衛生局編：『上海衛生状況』，東京：内務省衛生局，1916 年。

40.(清)曹廷杰：《重校防疫刍言》，民国七年京师警察厅重刊本。

41. 俞凤宾：《五十年来中国之卫生》，见申报馆编《最近之五十年》，上海申报馆 1923 年版。

42. 丁国瑞：《竹园丛话》，天津敬慎医室 1923—1925 年版。

43. 伍连德编：《东北防疫处报告大全书》第 7 册，东北防疫处 1931 年版。

44. 陈方之编：《卫生学与卫生行政》，商务印书馆 1934 年版。

45. 内政部年鉴编纂委员会编：《内政年鉴·卫生篇》，商务印书馆 1936 年版。

46.《新中国预防医学历史经验》编委会编：《新中国预防医学历史经验》第 1—3 册，人民卫生出版社(1998—1991)1990 年版。

47. 张在同、咸日金编：《民国医药卫生法规选编(1912—1948)》，山东大学出版社 1990 年版。

48. 彭瑞聪、蔡仁华、周采铭主编：《中国改革全书(1978—1991)·医疗卫生体制改革卷》，大连出版社 1992 年版。

49. 戴志澄主编：《中国卫生防疫工作回顾与展望——纪念全国卫生防疫站成立四十周年》，卫生部卫生防疫司 1993 年版。

50.《中国卫生年鉴》编辑委员会编：《中国卫生年鉴(2000)》，人民卫生出版社 2000 年版。

51. 刘海藩主编：《历史的丰碑——中华人民共和国国史全鉴》第 11 卷《卫生卷》，中共中央文献出版社 2004 年版。

52. 李文波编著：《中国传染病史料》，化学工业出版社 2004

年版。

53. 国务院法制办公室编：《中华人民共和国法规汇编》第 3 卷，中国法制出版社 2005 年版。

54.《血吸虫病综合治理重点项目规划纲要（2004—2008 年）》，见卫生部疾病预防控制局编著《疾病预防控制——规划与管理》，人民卫生出版社 2006 年版。

(八)其他

1.（宋）陈旉：《农书》，见《景印文渊阁四库全书》第 730 册，台湾"商务印书馆"1986 年版。

2.（清）张履祥辑补，陈恒力校释：《补农书校释》（增订本），农业出版社 1983 年版。

3.（清）鄂尔泰等：《钦定授时通考》，见《景印文渊阁四库全书》第 732 册，台湾"商务印书馆"1986 年版。

4.（清）黄遵宪：《日本国志》，上海古籍出版社 2001 年版。

5.《上海指南》（增订四版），商务印书馆 1910 年版。

6. 陈无我：《老上海三十年见闻录》，上海书店出版社 1997 年版。

7. 中国文化建设协会编：《十年来的中国》（"民国丛书"第 5 编 69），上海书店 1996 年影印 1937 年版。

8.（明）解缙等：《古今列女传》，见《景印文渊阁四库全书》第 452 册，台湾"商务印书馆"1986 年版。

9.（清）潘曾沂、潘仪凤：《小浮山人年谱》，见北京图书馆编《北京图书馆藏珍本年谱丛刊》第 145 册，北京图书馆出版社 1999

年版。

10. 李平书著，方尔同标点：《李平书七十自叙》，上海古籍出版社 1989 年点校本。

11. 丁福保：《畴隐居士自订年谱》，见北京图书馆编《北京图书馆藏珍本年谱丛刊》第 197 册，北京图书馆出版社 1999 年版。

12. 董竹君：《我的一个世纪》(修订版)，生活·读书·新知三联书店 2008 年版。

二、辞书

1. [美]卫三畏廉士甫编译：《汉英韵府》(*A Syllabic Dictionary of the Chinese Language*)，同治甲戌上海美华书院初刊本。

2. [德]W. 罗存德原著，经塞尔增订：《新增英华字典》(*A Dictionary of the English and Chinese Languages with the Merchant and Mandarin Pronunciation*，1897)，见[日]那须雅之监修《近代英华·华英辞书集成》第 7—8 卷，太空社 1998 年版。

3. [德]W. 罗存德原著，企英译书馆增订：《华英音韵字典集成》(*A English and Chinese Pronouncing Dictionary*，1903)，见[日]那须雅之监修《近代英华·华英辞书集成》第 11—12 卷，太空社 1998 年版。

4. [日]那须雅之监修：《近代英华·华英辞书集成》，太空社 1998 年版。

5. 《新订英汉辞典》(*An Abridged English and Chinese Dictiona-*

ry），商务印书馆 1911 年版。

6.《辞源》，商务印书馆 1915 年版。

7. 舒新城主编：《辞海》(合订本)，中华书局 1947 年版。

8. 盖宝璜主编：《中国医学百科全书·流行病学》，上海科学技术出版社 1984 年版。

9. 王季午主编：《中国医学百科全书·传染病学》，上海科学技术出版社 1985 年版。

10.《新华词典》，商务印书馆 1988 年版。

11. 罗竹风主编：《汉语大词典》，汉语大词典出版社 2001 年版。

12. 辞海编辑委员会：《辞海》[1999 年缩印本(音序)]，上海辞书出版社 2002 年版。

13. R. Morrison，*A Dictionary of the Chinese and English Language*（《五车韵府》），Macao：the Honorable East India Company's Press，1819–1820.

14. W. Lobscheid，*English and Chinese Dictionary with the Punti and Mandarin Pronunciation*（《英华字典》），Hongkong：Daily Press，1866，东京千和势出版部、东京美华书院 1996 年重印本。

三、研究论著

(一)著作

1.［美］阿瑟·克莱曼：《疾痛的故事——苦难、治愈与人的境况》，方筱丽译，上海译文出版社 2010 年版。

2. [美]拜伦·古德:《医学、理性与经验:一个人类学的视角》,吕文江、余晓燕、余成普译,北京大学出版社 2010 年版。

3. [美]班凯乐:《十九世纪中国的鼠疫》,朱慧颖译,中国人民大学出版社 2015 年版。

4. [英]布莱恩·特纳:《身体与社会》,马海良、赵国新译,春风文艺出版社 2000 年版。

5. 蔡蕃:《北京古运河与城市供水研究》,北京出版社 1987 年版。

6. 蔡景峰、李庆华、张冰浣主编:《中国医学通史·现代卷》,人民卫生出版社 2000 年版。

7. 曹景行主编:《亲历——上海改革开放三十年》,上海辞书出版社 2008 年版。

8. 曹树基、李玉尚:《鼠疫:战争与和平——中国的环境与社会变迁(1230~1960 年)》,山东画报出版社 2006 年版。

9. 陈邦贤:《中国医学史》,上海书店 1984 年影印商务印书馆 1937 年版。

10. 陈宝良:《中国的社与会》,浙江人民出版社 1996 年版。

11. 陈方之编:《卫生学与卫生行政》,商务印书馆 1934 年版。

12. 陈海峰编著:《中国卫生保健史》,上海科学技术出版社 1993 年版。

13. 陈胜昆:《中国疾病史》,自然科学文化事业公司出版部 1981 年版。

14. [法]达尼埃尔·罗什:《平常事情的历史——消费自传统社会中的诞生(17 世纪初—19 世纪初)》,吴鼐译,百花文艺出版社 2005 年版。

15. 邓铁涛主编：《中国防疫史》，广西科学技术出版社 2006 年版。

16. 邓铁涛、程之范主编：《中国医学通史·近代卷》，人民卫生出版社 2000 年版。

17. 邓云乡：《鲁迅与北京风土》，河北教育出版社 2004 年版。

18. 丁有和、郑锡文、章扬熙等：《二十世纪的瘟疫——艾滋病》，四川人民出版社 1993 年版。

19. 董少新：《形神之间——早期西洋医学入华史稿》，上海古籍出版社 2008 年版。

20. 杜丽红：《制度与日常生活：近代北京的公共卫生》，中国社会科学出版社 2015 年版。

21. 范铁权：《体制与观念的现代转型：中国科学社与中国的科学文化》，人民出版社 2005 年版。

22. 范铁权：《近代中国科学社团研究》，人民出版社 2011 年版。

23. 范铁权：《近代科学社团与中国的公共卫生事业》，人民出版社 2013 年版。

24. 范行准：《中国预防医学思想史》，华东医务生活社 1953 年版。

25. 冯尔康、常建华：《清人社会生活》，天津人民出版社 1990 年版。

26. 冯天瑜：《新语探源——中西日文化互动与近代汉字术语生成》，中华书局 2004 年版。

27. 傅大为：《亚细亚的新身体：性别、医疗、与近代台湾》，群学出版有限公司 2005 年版。

28. 傅继华、于国防编著：《艾滋病预防与控制》，山东科学技术出版社 2000 年版。

29. 高晞：《德贞传：一个英国传教士与晚清医学近代化》，复旦大学出版社 2009 年版。

30. 高耀洁主编：《中国艾滋病调查》，广西师范大学出版社 2005年版。

31. 龚纯编著：《中国历代卫生组织及医学教育》，卫生部科教司、第四军医大学 1983 年印行。

32. 广东中医学院编：《简明中医喉科学》，上海人民出版社 1971年版。

33. 国务院研究室课题组编著：《警惕艾滋病——为了中华民族的生存》，新华出版社 1993 年版。

34. 韩延龙、苏亦工等：《中国近代警察史》，社会科学文献出版社 2000 年版。

35. 何小莲：《西医东渐与文化调适》，上海古籍出版社 2006年版。

36. 侯仁之：《历史地理学的理论与实践》，上海人民出版社 1979年版。

37. 胡成：《医疗、卫生与世界之中国(1820—1937)：跨国和跨文化视野之下的历史研究》，科学出版社 2013 年版。

38. 胡道静：《上海的日报》，上海市通志馆 1935 年版。

39. 黄金麟：《历史、身体、国家——近代中国的身体形成(1895—1937)》，联经出版事业公司 2001 年版。

40. 黄金麟：《战争·身体·现代性——近代台湾的军事治理与身体(1895—2005)》，联经出版事业公司 2009 年版。

41. [意]卡斯蒂廖尼：《医学史》，程之范主译，广西师范大学出版社 2003 年版。

42. [美]凯博文：《苦痛和疾病的社会根源——现代中国的抑郁、神经衰弱和病痛》，郭金华译，上海三联书店 2008 年版。

43. 蒯世勋等编著：《上海公共租界史稿》，上海人民出版社 1980 年版。

44. 赖文、李永宸：《岭南瘟疫史》，广东人民出版社 2004 年版。

45. 李洪河：《新中国的疫病流行与社会应对(1949—1959)》，中共党史出版社 2007 年版。

46. 李景雄编著：《中国古代环境卫生》，浙江古籍出版社 1994 年版。

47. 李梦东主编：《传染病学》，科学技术文献出版社 1994 年版。

48. 李孝悌主编：《中国的城市生活》，新星出版社 2006 年版。

49. [日]栗山茂久：《身体的语言——从中西文化看身体之谜》，陈信宏译，究竟出版社股份有限公司 2001 年版。

50. 梁其姿：《施善与教化：明清的慈善组织》，联经出版事业股份有限公司 1997 年版。

51. 林鹏、何群、万卓越主编：《艾滋病预防与控制》，广东科技出版社 2004 年版。

52. 刘翠溶、伊懋可主编：《积渐所至：中国环境史论文集》，"中央研究院"经济研究所 1995 年版。

53. 刘荣伦、顾玉潜编著：《中国卫生行政史略》，广东科技出版社 2007 年版。

54. 路彩霞:《清末京津公共卫生机制演进研究(1900—1911)》,湖北人民出版社 2010 年版。

55. [美]罗芙芸:《卫生的现代性:中国通商口岸卫生与疾病的含义》,向磊译,江苏人民出版社 2007 年版。

56. 罗澍伟主编:《近代天津城市史》,中国社会科学出版社 1993 年版。

57. 马伯英:《中国医学文化史》,上海人民出版社 1994 年版。

58. 马允清:《中国卫生制度变迁史》,天津益世报馆 1934 年版。

59. [美]威廉·麦克尼尔:《瘟疫与人》,余新忠、毕会成译,中信出版集团股份有限公司 2018 年版。

60. [西]米格尔·卡夫雷拉:《后社会史初探》,[美]玛丽·麦克马洪英译,李康中译,北京大学出版社 2008 年版。

61. [法]米歇尔·福柯:《疯癫与文明:理性时代的疯癫史》,刘北成、杨远婴译,生活·读书·新知三联书店 1999 年版。

62. [法]米歇尔·福柯:《规训与惩罚:监狱的诞生》,刘北成、杨远婴译,生活·读书·新知三联书店 1999 年版。

63. [法]米歇尔·福柯:《临床医学的诞生》,刘北成译,译林出版社 2001 年版。

64. 彭善民:《公共卫生与上海都市文明(1898—1949)》,上海人民出版社 2007 年版。

65. 彭文祖:《盲人瞎马新名词》,东京秀光舍 1915 年版。

66. [法]乔治·维伽雷罗:《洗浴的历史》,许宁舒译,广西师范大学出版社 2005 年版。

67. ［日］森田明：《清代水利与区域社会》，雷国山译，山东画报出版社 2008 年版。

68. 上官悟尘编著：《霍乱及痢疾》，商务印书馆 1950 年版。

69. 上海市公用事业管理局编：《上海公用事业（1840—1986）》，上海人民出版社 1991 年版。

70. 邵华泽、靳德行主编：《中国国情总览》，山西教育出版社 1993 年版。

71. ［韩］辛圭焕：《国家·城市·卫生——20 世纪 30 年代北平市政府的卫生行政和国家医疗》（韩文），首尔，ACANET，2008。

72. 史梅定主编：《上海租界志》，上海社会科学院出版社 2001 年版。

73. ［美］托马斯·拉克尔：《身体与性属——从古希腊到弗洛伊德的性制作》，赵万鹏译，春风文艺出版社 1999 年版。

74. 王扬宗：《傅兰雅与近代中国的科学启蒙》，科学出版社 2000 年版。

75. 吴郁琴：《公共卫生视野下的国家政治与社会变迁——以民国时期江西及苏区为中心》，中国社会科学出版社 2012 年版。

76. 吴尊友、祁国明、张家鹏主编：《艾滋病流行与控制》，科学出版社 1999 年版。

77. 冼维逊编著：《鼠疫流行史》，广东省卫生防疫站 1988 年版。

78. 熊月之：《西学东渐与晚清社会》，上海人民出版社 1994 年版。

79. 杨念群主编：《空间·记忆·社会转型："新社会史"研究论文精选集》，上海人民出版社 2001 年版。

80. 杨念群：《再造"病人"——中西医冲突下的空间政治(1832—1985)》，中国人民大学出版社 2006 年版。

81. 余新忠：《清代江南的瘟疫与社会——一项医疗社会史的研究》，中国人民大学出版社 2003 年版。

82. 余新忠、赵献海、张笑川等：《瘟疫下的社会拯救——中国近世重大疫情与社会反应研究》，中国书店 2004 年版。

83. 余新忠主编：《清以来的疾病、医疗和卫生——以社会文化史为视角的探索》，生活·读书·新知三联书店 2009 年版。

84. 余新忠、杜丽红主编：《医疗、社会与文化读本》，北京大学出版社 2013 年版。

85. ［美］约翰·伯纳姆：《什么是医学史》，颜宜葳译，北京大学出版社 2010 年版。

86. 张大庆：《中国近代疾病社会史(1912—1937)》，山东教育出版社 2006 年版。

87. 张泰山：《民国时期的传染病与社会：以传染病防治与公共卫生建设为中心》，社会科学文献出版社 2008 年版。

88. 张仲民：《出版与文化政治：晚清的"卫生"书籍研究》，上海书店出版社 2009 年版。

89. 郑金生：《中国古代的养生》，商务印书馆国际有限公司 1997 年版。

90. 周春燕：《女体与国族——强国强种与近代中国的妇女卫生(1895—1949)》，政治大学历史学系 2010 年版。

91. 周武、吴桂龙：《上海通史》，上海人民出版社 1999 年版。

92. 朱慧颖：《天津公共卫生建设研究（1900—1937）》，天津古籍出版社 2015 年版。

93. 祝平一编：《健康与社会：华人卫生新史》，联经出版事业股份有限公司 2013 年版。

94. Baldwin，Peter，*Contagion and the State in Europe*，*1830-1930*，Cambridge：Cambridge University Press，1999.

95. Benedict，Carol，*Bubonic Plague in Nineteenth-Century China*，Stanford：Stanford University Press，1996.

96. Macpherson，Kerrie L.，*A Wilderness of Marshes*：*The Origins of Public Health in Shanghai*，*1843-1893*，Oxford：Oxford University Press，1987.

97. Nathan，Carl F.，*Plague Prevention and Politics in Manchuria*，*1910-1931*，Cambridge：Harvard University Press，1967.

98. Porter，Dorothy（ed.），*The History of Public Health and the Modern State*，Amsterdam：Rodopi B. V.，1994.

99. Porter，Dorothy，*Health*，*Civilization and the State*：*A History of Public Health from Ancient to Modern Times*，New York：Routledge，1999.

100. Vigarello，Georges，*Concepts of Cleanliness*：*Changing Attitudes in France since the Middle Ages*，translated by Jean Birrell，Cambridge：Cambridge University Press，1988.

101. Rosen，George，*A History of Public Health*，Baltimore

and London: The Johns Hopkins University Press，1993.

102. Sinn，Elizabeth，*Power and Charity*：*A Chinese Merchant Elite in Colonial Hong Kong*，Hong Kong: Hong Kong U-niversity Press，2003.

103. Lupton，Deborah，*The Imperative of Health*：*Public Health and the Regulated Body*，London，Thousand Oaks，New Delhi: Sage Publications，1995.

104. Rogaski，Ruth，*Hygienic Modernity*：*Meanings of Health and Disease in Treaty-Port China*，Berkeley: University of California Press，2004.

105. Leung，Angela Ki Che，Charlotte Furth（eds.），*Health and Hygiene in Chinese East Asia*：*Policies and Publics in the Long Twentieth Century*，Duham and London: Duke U-niversity Press，2010.

106. Hyde，Sandra T.，*Eating Spring Rice*：*The Cultural Poli-tics of AIDS in Southwest China*，Berkeley and Los Angel-es: University of California Press，2007.

107. Hamlin，Christopher，*Public Health and Social Justice in the Age of Chadwick*：*Britain*，*1800-1854*，Cambridge: Cambridge University Press，1998.

108. Goubert，Jean-Pierre，*The Conquest of Water*：*The Advent of Health in the Industrial Age*，translated by Andrew Wil-son，Cambridge: Polity Press，1989.

109. Corbin，Alain，*The Foul and the Fragrant*：*Odor and the*

French Social Imagination，Cambridge：Harvard University Press，1986.

110. Yip，Ka-che，*Health and National Reconstruction in Nationalist China：The Development of Modern Health Services*，*1928-1937*，Ann Arbor：Association for Asian Studies，1995.

111. 신규환,《북경 똥장수——어느 중국인 노동자의 일상 과 혁명》, 푸른역사, 2014。

112. カルロ・M.チポラ：『ペストと都市国家：ルネサンスの公衆衛生と医師』，［日］日野逸訳，東京：平凡社，1988 年。

113. ［日］飯島渉：『ペストと近代中国：衛生の「制度化」と社会変容』，東京：研文出版，2000 年。

114. ［日］小林茂：『日本屎尿問題源流考』，東京：明石書店，1983 年。

115. ［日］小林丈広：『近代日本と公衆衛生：都市社会史の試み』，東京：雄山閣出版株式会社，2001 年。

116. ［日］藤浪剛一：『日本衛生史』，東京：日新書院，1942 年。

117. ［日］夫馬進：『中国善会善堂史研究』，京都：同朋舎，1997 年。

118. ［日］夫马进：《中国善会善堂史研究》，伍跃、杨文信、张学锋译，商务印书馆 2005 年版。

119. ［日］野口謹次郎、渡邊義雄：『上海共同租界と工部局』，東京：日光書院，1939 年。

120. ［日］小野芳朗：『清潔の近代「衛生唱歌」から「抗菌グッ

ズ」』，東京：講談社，1997 年。

121. 下水道東京 100 年史編纂委員会編纂：『下水道東京 100 年史』，東京：東京都下水道局，1989 年。

122. 沈国威：『近代中日語彙交流史：新漢語の生成と受容』，東京：笠間書院，1994 年。

123. [日]德橋曜編著：『環境と景観の社会史』，東京：文化書房博文社，2004 年。

(二)期刊论文

1. [日]阿部安成：《预防传染病话语——转折期的日本近代国家与卫生》，孙茜译，见黄东兰主编《身体·心性·权力》，浙江人民出版社 2005 年版。

2. 曹丽娟：《试论清末卫生行政机构》，《中华医史杂志》2001 年第 2 期。

3. 曹树基：《国家与地方的公共卫生——以 1918 年山西肺鼠疫流行为中心》，《中国社会科学》2006 年第 1 期。

4. 常建华：《试论明清时期的汉族火葬风俗》，《南开史学》1991 年第 1 期。

5. 常建华：《中国社会史研究十年》，《历史研究》1997 年第 1 期。

6. 常建华：《跨世纪的中国社会史研究》，见常建华主编《中国社会历史评论》第 8 卷，天津古籍出版社 2007 年版。

7. 陈邦贤：《几种急性传染病的史料特辑》，《中华医史杂志》1953 年第 4 期。

8. 陈春声：《历史的内在脉络与区域社会经济史研究》，《史学月刊》2004 年第 8 期。

9. 陈秀芬：《医疗史研究在台湾（1990—2010）——兼论其与"新史学"的关系》，《汉学研究通讯》第 29 卷第 3 期，2010 年 8 月。

10. 大骅：《中国公共卫生行政概况》，《民族》（上海）第 1 卷第 1 期，1933 年。

11. 杜丽红：《1930 年代的北平城市污物管理改革》，《近代史研究》2005 年第 5 期。

12. 杜丽红：《知识权力与日常生活——近代北京饮水卫生制度与观念嬗变》，《华中师范大学学报（人文社会科学版）》2010 年第 4 期。

13. 杜丽红：《清季哈尔滨防疫领导权争执之背景》，《"中央研究院"近代史研究所集刊》第 78 期，2012 年 12 月。

14. 杜丽红：《清末东北鼠疫防控与交通遮断》，《历史研究》2014 年第 2 期。

15. 冯贤亮：《清代太湖流域的环境与卫生——以外国人的游程与感觉为中心》，《中国历史地理论丛》2009 年第 2 辑。

16. 冯志阳：《媒体、瘟疫与清末的健康卫生观念——以〈大公报〉对 1902 年瘟疫的报道为中心》，《史林》2006 年第 6 期。

17. 傅芳：《中国古代医学史研究 60 年》，《中华医史杂志》1996 年第 3 期。

18. 高明明：《中国古代消毒与防疫方法简述》，《安徽中医学院学报》1995 年第 3 期。

19. 高寿仙：《明清时期的农业垦殖与环境恶化》，《光明日报》2003 年 2 月 25 日，"史学版"。

20. 高晞：《19 世纪上半叶的上海卫生：观念与生活》，见上海市档案馆编《上海档案史料研究》第 18 辑，上海三联书店 2015年版。

21. 顾金祥：《我国海港检疫史略》，《国境卫生检疫杂志》1983 年第 1 期。

22. 管林：《郑观应的道教思想及其养生之道》，《岭南文史》2002年第 4 期。

23. 杭宏秋：《古代长江水清浊考略》，《农业考古》1987 年第1 期。

24. 何维中：《祖国医学在卫生防疫方面的贡献》，《陕西中医学院学报》1980 年 4 期。

25. 何宇平：《中国卫生检疫法规演变史》，见顾金祥主编《纪念上海卫生检疫一百二十周年论文选编》，百家出版社 1993年版。

26. 胡成：《"不卫生"的华人形象：中外间的不同讲述——以上海公共卫生为中心的观察(1860—1911)》，《"中央研究院"近代史研究所集刊》第 56 期，2007 年 6 月。

27. 胡成：《检疫、种族与租界政治——1910 年上海鼠疫病例发现后的华洋冲突》，《近代史研究》2007 年第 4 期。

28. 胡成：《东北地区肺鼠疫蔓延期间的主权之争(1910.11—1911.4)》，见常建华主编《中国社会历史评论》第 9 卷，天津古籍出版社 2008 年版。

29. 胡成：《东三省鼠疫蔓延时的底层民众与地方社会(1910—1911)——兼论当前疾病、医疗史研究的一个方法论和认识

论问题》，"东亚医疗历史工作坊"论文，香港浸会大学历史
系及近代史研究中心，2010 年 6 月 25 日。

30. 黄启臣：《清代前期海外贸易的发展》，《历史研究》1986 年第
4 期。

31. 佳宏伟：《20 世纪 30 年代城市居民的疾病与死亡——以南
京、北平、广州为中心》，《安徽史学》2016 年第 3 期。

32. 焦润明：《1910—1911 年的东北大鼠疫及朝野应对措施》，
《近代史研究》2006 年第 3 期。

33. 靳士英：《疾病史研究 60 年》，《中华医史杂志》1996 年第
3 期。

34. 赖文、李永宸等：《近 50 年的中国古代疫情研究》，《中华医
史杂志》2002 年第 2 期。

35. ［英］劳伦斯·斯通：《历史叙述的复兴：对一种新的老历史的
反省》，古伟瀛译，见陈恒、耿相新主编《新史学》第 4 辑《新
文化史》，大象出版社 2005 年版。

36. 雷祥麟：《卫生为何不是保卫生命？民国时期另类的卫生、
自我与疾病》，《台湾社会研究季刊》第 54 期，2004 年 6 月。

37. 雷祥麟：《习惯成四维：新生活运动与肺结核防治中的伦理、
家庭与身体》，《"中央研究院"近代史研究所集刊》第 74 期，
2011 年 12 月。

38. 李伯重：《明清江南肥料需求的数量分析——明清江南肥料
问题探讨之一》，《清史研究》1999 年第 1 期。

39. 李伯重：《"选精"、"集粹"与"宋代江南农业革命"——对传
统经济史研究方法的检讨》，《中国社会科学》2000 年第 1 期。

40. 李经纬、张志斌：《中国医学史研究 60 年》，《中华医史杂志》1996 年第 3 期。

41. 李克蕙：《我国固有之防疫方法》，《中医新生命》第 19 期，1936 年 4 月。

42. 李庆坪：《我国白喉考略》，《医学史与保健组织》1957 年第 2 期。

43. 李尚仁：《健康的道德经济——德贞论中国人的生活习惯和卫生》，《"中央研究院"历史语言研究所集刊》第 76 本第 3 分，2005 年 9 月。

44. 李尚仁：《腐物与肮脏感：十九世纪西方人对中国环境的体验》，见余舜德主编《体物入微：物与身体感的研究》，台湾"清华大学"出版社 2008 年版。

45. 李玉尚：《霍乱在中国的流行(1817－1821)》，见中国地理学会历史地理专业委员会《历史地理》编辑委员会编《历史地理》第 17 辑，上海人民出版社 2001 年版。

46. 李忠萍：《"新史学"视野中的近代中国城市公共卫生研究述评》，《史林》2009 年第 2 期。

47. 李仲来：《中国 1901—2000 年人间鼠疫动态规律》，《中国地方病学杂志》2002 年第 4 期。

48. 梁庚尧：《南宋城市的公共卫生问题》，《"中央研究院"历史语言研究所集刊》第 70 本第 1 分，1999 年 3 月。

49. 梁其姿：《明清预防天花措施之演变》，见陶希圣先生九秩荣庆祝寿论文集编辑委员会编《国史释论——陶希圣先生九秩荣庆祝寿论文集》，食货出版社 1987 年版。

50. 梁其姿：《疾病与方士之关系：元至清间医界的看法》，见黄克武主编《"中央研究院"第三届国际汉学会议论文集历史组·性别与医疗》，"中央研究院"近代史研究所2002年版。

51. 梁其姿：《麻风隔离与近代中国》，《历史研究》2003年第5期。

52. 梁其姿：《医疗史与中国"现代性"问题》，见常建华主编《中国社会历史评论》第8卷，天津古籍出版社2007年版。

53. 梁志平：《西人对1842年至1870年上海地区饮用水水质的认知与应对》，《农业考古》2013年第1期。

54. 廖艳彬：《20年来国内明清水利社会史研究回顾》，《华北水利水电学院学报（社科版）》2008年第1期。

55. 刘炳涛：《1932年陕西省的霍乱疫情及其社会应对》，《中国历史地理论丛》2010年第3期。

56. 刘士永：《一九三〇年代以前日治时期台湾医学的特质》，《台湾史研究》第4卷第1期，1997年6月。

57. 刘士永：《"清洁"、"卫生"与"保健"——日治时期台湾社会公共卫生观念之转变》，《台湾史研究》第8卷第1期，2001年6月。

58. 刘宗灵：《身体之史：历史的再认识——近年来国内外身体史研究综述》，见复旦大学历史学系、复旦大学中外现代化进程研究中心《新文化史与中国近代史研究》，上海古籍出版社2009年版。

59. 陆肇基：《从〈中华医史杂志〉看我国的医史研究》，《中华医史杂志》1987年第1期。

60. [美]罗芙芸:《卫生与城市现代性:1900－1928年的天津》,作舟译,见天津社会科学院历史研究所、天津市城市科学研究会合编《城市史研究》第15－16辑,天津社会科学院出版社1998年版。

61. 罗晓翔:《明清南京内河水环境及其治理》,《历史研究》2014年第4期。

62. 罗志田:《思想观念与社会角色的错位:戊戌前后湖南新旧之争再思——侧重王先谦与叶德辉》,《历史研究》1998年第5期。

63. 罗志田:《新旧之间:近代中国的多个世界及"失语"群体》,《四川大学学报(哲学社会科学版)》1999年第6期。

64. 吕慈、于英丽、王占东等:《1950年以来我国传染病统计资料流行病学分析》,《中国卫生统计》1997年第4期。

65. 牟振宇:《开埠初期上海租界的水环境治理》,《安徽史学》2010年第2期。

66. 牛亚华、冯立昇:《丁福保与近代中日医学交流》,《中国科技史料》2004年第4期。

67. 潘淑华:《民国时期广州的粪秽处理与城市生活》,《"中央研究院"近代史研究所集刊》第59期,2008年3月。

68. 潘绥铭、黄盈盈、李楯:《中国艾滋病"问题"解析》,《中国社会科学》2006年第1期。

69. 邱仲麟:《风尘、街壤与气味:明清北京的生活环境与士人的帝都印象》,《"清华"学报》(台湾)新34卷第1期,2004年6月。

70. 邱仲麟：《明代北京的瘟疫与帝国医疗体系的应变》，《"中央研究院"历史语言研究所集刊》第 75 本第 2 分，2004 年 6 月。

71. 邱仲麟：《水窝子：北京的供水业者与民生用水（1368—1937）》，见李孝悌主编《中国的城市生活》，联经出版事业股份有限公司 2005 年版。

72. 邵京：《记录与思考：农村有偿献血与 HIV 感染》，见徐杰舜、秦红增主编《人命关天》，黑龙江人民出版社 2010 年版。

73. 孙琦：《身体的争夺：1950 年代后期的江南血吸虫病防治——以青浦县为中心》，《历史人类学学刊》第 5 卷第 2 期，2007 年 10 月。

74. 谭景春：《名形词类转变的语义基础及相关问题》，《中国语文》1998 年第 5 期。

75. 田涛：《清末民初在华基督教医疗卫生事业及其专业化》，《近代史研究》1995 年第 5 期。

76. 田涛、郭成伟：《中国城市管理走向近代化的里程碑——新发现的清末北京城市管理法规研究》，见田涛、郭成伟整理《清末北京城市管理法规（1906—1910）》，燕山出版社 1996 年版。

77. 王利华：《中古时期北方地区的水环境和渔业生产》，《中国历史地理论丛》1999 年第 4 期。

78. 王利华：《中古华北水资源状况的初步考察》，《南开学报（哲学社会科学版）》2007 年第 3 期。

79. 王先明：《新时期中国近代社会史研究评析》，《史学月刊》2008 年第 12 期。

80. 王星光、彭勇：《历史时期的"黄河清"现象初探》，《史学月刊》2002 年第 9 期。

81. 翁乃群：《艾滋病的社会文化建构》，见清华大学社会学系主编《清华社会学评论》第 1 辑，中国友谊出版公司 2001 年版。

82. 翁晓红、李丽华、肖林榕：《明清时期疫病的预防思想与方法》，《福建中医学院学报》2006 年第 4 期。

83. 魏金玉：《高峰、发展与落后：清代前期封建经济发展的特点与水平》，《中国经济史研究》2003 年第 2 期。

84. 吴大真、刘学春：《中医谈"瘟疫"的预防》，《中国中医基础医学杂志》2004 年第 1 期。

85. 吴国樑：《近四十年来香港医学发展史的研究概况》，《近代中国史研究通讯》2001 第 31 期。

86. 吴松弟、方书生：《一座尚未充分利用的近代史资料宝库——中国旧海关系列出版物评述》，《史学月刊》2005 年第 3 期。

87. 吴松弟、方书生：《中国旧海关统计的认知与利用》，《史学月刊》2007 年第 7 期。

88. 吴文涛：《清代永定河筑堤对北京水环境的影响》，《北京社会科学》2008 年第 1 期。

89. 肖爱树：《1949～1959 年爱国卫生运动述论》，《当代中国史研究》2003 年第 1 期。

90. 萧熙：《中国防疫法考》，《江西中医药》1951 年第 3—4、5—6 期，1952 年第 1—2 期。

91. [韩]辛圭焕：《20 世纪 30 年代北平市政府的粪业官办构想与

环境卫生的改革》，见常建华主编《中国社会历史评论》第 8 卷，天津古籍出版社 2007 年版。

92. 行龙：《"水利社会史"探源——兼论以水为中心的山西社会》，《山西大学学报(哲学社会科学版)》2008 年第 1 期。

93. 行龙、胡英泽：《三十而立：社会史研究在中国的实践》，《社会科学》2010 年第 1 期。

94. 徐可：《古人的洁与不洁》，《北京师范大学报》2006 年 4 月 20 日，第 4 版。

95. 杨瑞松：《想像民族耻辱：近代中国思想文化史上的"东亚病夫"》，《政治大学历史学报》第 23 期，2005 年 5 月。

96. 杨上池：《我国早期的海港检疫》，《国境卫生检疫》1983 年第 1 期。

97. 杨上池：《试论我国早期检疫章程的特点》，《中国国境卫生检疫杂志》1990 年第 2 期。

98. 余新忠：《道光三年苏州大水及各方之救济——道光时期国家、官府和社会的一个侧面》，见张国刚主编《中国社会历史评论》第 1 卷，天津古籍出版社 1999 年版。

99. 余新忠：《清代江南疫病救疗事业探析——论清代国家与社会对瘟疫的反应》，《历史研究》2001 年第 6 期。

100. 余新忠：《清人对瘟疫的认识初探——以江南地区为中心》，见张国刚主编《中国社会历史评论》第 3 卷，中华书局 2001 年版。

101. 余新忠：《嘉道之际江南大疫的前前后后——基于近世社会变迁的考察》，《清史研究》2001 年第 2 期。

102. 余新忠:《清代江南瘟疫对人口之影响初探》,《中国人口科学》2001 年第 2 期。

103. 余新忠:《20 世纪以来明清疾疫史研究述评》,《中国史研究动态》2002 年第 10 期。

104. 余新忠:《关注生命——海峡两岸兴起疾病医疗社会史研究》,《中国社会经济史研究》2001 年第 3 期。

105. 余新忠:《中国疾病、医疗史探索的过去、现实与可能》,《历史研究》2003 年第 4 期。

106. 余新忠:《海峡两岸中国医疗社会史研究述论》,见孙江主编《事件·记忆·叙述》,浙江人民出版社 2004 年版。

107. 余新忠:「清末における「衛生」概念の展開」,[日]石野一晴訳,『東洋史研究』第 64 卷第 3 號,2005 年 12 月。

108. 余新忠:《清代江南的卫生观念与行为及其近代变迁初探——以环境和用水卫生为中心》,《清史研究》2006 年第 2 期。

109. 余新忠:《另类的医疗史书写——评杨念群著〈再造"病人"〉》,《近代史研究》2007 年第 6 期。

110. 余新忠:《从避疫到防疫:晚清因应疫病观念的演变》,《华中师范大学学报(人文社会科学版)》2008 年第 2 期。

111. 余新忠:《防疫·卫生行政·身体控制——晚清清洁观念与行为的演变》,见黄兴涛主编《新史学》第 3 卷,中华书局 2009 年版。

112. 余新忠:《嘉道时期的瘟疫及其社会影响》,见南开大学历史学院、北京大学历史系、中国社科院研究所编《中国古代社会高层论坛文集——纪念郑天挺先生诞辰一百一十周年》，中华书局 2011 年版。

113. 余新忠：《晚清的卫生行政与近代身体的形成——以卫生防疫为中心》，《清史研究》2011 年第 3 期。

114. 余新忠：《历史情境与现实关怀——我与中国近世卫生史研究》，《安徽史学》2011 年第 4 期。

115. 余新忠：《卫生何为——中国近世的卫生史研究》，《史学理论研究》2011 年第 3 期。

116. 余新忠：《复杂性与现代性：晚清检疫机制引建中的社会反应》，《近代史研究》2012 年第 2 期。

117. 余新忠：《真实与建构：20 世纪中国的疫病与公共卫生鸟瞰》，《安徽大学学报（哲学社会科学版）》2015 年第 5 期。

118. 张瑞：《水与健康的变奏曲——〈水的征服〉评介》，见常建华主编《中国社会历史评论》第 11 卷，天津古籍出版社 2010 年版。

119. 张中华整理：《〈申报〉载 1894 年香港疫情及应对措施摘要》，见北京市档案馆编《北京档案史料（2003.3）》，新华出版社 2003 年版。

120. 张仲民、潘光哲：《卫生、种族与晚清的消费文化——以报刊广告为中心的讨论》，《学术月刊》2008 年第 4 期。

121. 赵世瑜、行龙、常建华：《走向多元开放的社会史——中国社会史研究 30 年的回顾与前瞻超越名实之辩的社会史》，《光明日报》2009 年 3 月 24 日，第 12 版。

122. 郑洪：《郑观应的医事活动与医学思想》，《中华医史杂志》

2003 年第 4 期。

123. 郑金生、李建民:《现代中国医学史研究的源流》,《大陆杂志》第 95 卷第 6 期,1997 年。

124. 朱德明:《上海公共租界食品检疫初探》,《历史教学问题》1995 年第 6 期。

125. Bu, Liping, "Public Health and Modernization: The First Campaigns in China, 1915-1916", *Social History of Medicine*, 2009, 22(2).

126. Dunstan, Helen: "The Late Ming Epidemics: A Preliminary Survey", *Ch'ing Shih Wen-ti*, 1975, 3(3).

127. Gamsa, Mark, "The Epidemic of Pneumonic Plague in Manchuria 1910-1911", *Past and Present*, 2006(190).

128. Nakajima, Chieko, "Health and Hygiene in Mass Mobilization: Hygiene Campaigns in Shanghai, 1920-1945", *Twentieth Century China*, 2008, 34(1).

129. Wu Lien-teh, *Publications of the National Quarantine Service*, *Republic of China*, *Series I*, Shanghai, Office of the National Service, 1931.

130. Xue, Yong, "Treasure Nightsoil as if It Were Gold: Economic and Ecological Links Between Urban and Rural Areas in Late Imperial Jiangnan", *Late Imperial China*, 2005, 26(1).

131. Yu Xinzhong: "Writing about a Different Kind of Medical History: A Critical Review of Zaizao Bingren by Yang Nianqun",

Journal of Modern Chinese History，2007，1(2).

132.［日］阿部安成：「"衛生"という秩序」，見［日］見市雅俊、斎藤修、脇村孝平、飯島渉編：『疾病・開発・帝国医療：アジアにおける病気と医療の歴史学』，東京：東京大学出版会，2001 年。

133.［日］熊沢徹：「江戸の下肥値下げ運動と領々惣代」，『史学雑誌』1985 年第 94 編。

134.［日］成田龍一：「身体と公衆衛生——日本の文明化と国民化」，見歴史学研究会編：『資本主義はどう変えてきたら』（講座世界史［4］），東京：東京大学出版会，1995 年。

135.［日］滝川勉：「東アジア農業における地力再生産を考える——糞尿利用の歴史的考察」，『アジア経済』第 45 巻第 3 期，2004 年 3 月。

136. 熊遠報：「清代民国時期における北京の水売買業と「水道路」」，『社会経済史学』第 66 巻第 2 號，2000 年 7 月。

137. 熊遠報：「十八〜二十世紀における北京の生活給水と都市の外来労働者」，『年報都市史研究』（通號 12），2004 年 10 月。

138. 熊遠報：「排泄物との格闘：十五—二十世紀北京における人畜の排泄物の処理システムの成立について」，見追悼記念論叢編集委員会編：『明代中国の歴史的位相：山根幸夫教授追悼記念論叢』上巻，東京：汲古書院，2007 年。

(三)学位论文

1. 曹晶晶:《1910—1911 年的东北鼠疫及其控制》,吉林大学硕士学位论文,2005 年。

2. 陈蔚琳:《晚清上海租界公共卫生管理探析(1854—1910)》,华东师范大学硕士学位论文,2005 年。

3. 单丽:《1902 年霍乱在中国的流行》,中国海洋大学硕士学位论文,2008 年。

4. 王平:《抗战前南京国民政府卫生运动研究》,湖南师范大学硕士学位论文,2011 年。

5. 李传斌:《基督教在华医疗事业与近代中国社会(1835—1937)》,苏州大学博士学位论文,2001 年。

6. 王小军:《血吸虫病与长江中游地区的社会变迁(1905～1978年)》,华中师范大学博士学位论文,2008 年。

7. 梁志平:《太湖流域水质环境变迁与饮水改良:从改水运动入手的回溯式研究》,复旦大学博士学位论文,2010 年。

8. 严娜:《上海公共租界卫生模式研究》,复旦大学博士学位论文,2012 年。

索　引

A

《安徽俗话报》　443，549

挨户检查　166—168，360，
391

艾滋病　457，516，539—543，
546，547，573—575，577，
588，590

爱国卫生运动　13，37，523，
529，530，544，590

肮脏　25，129，200，208，
223，239，273，290，306，
307，382，395，405，422，
426，427，429，444，586

B

八 国 联 军　146，152，154，
194，201，405，414，418，
428，518，560

巴黎　422，424，425

霸权　39，47，50，376，447，
451

灞河　194

白河　194，221

白喉　415，518，533，586

白居易　285，550

百斯笃　336，348—350，437

柏林　309，422，425

包世臣　198，237，241，242，

250，551

保定 371

保甲局 151，404

保身 70，71，77，89，93，
96，101—103，126，127，
131，291，292

保卫局 87，151，271

碑刻 186，187，197，202，
212，240，241，558，559

北京 20，25，27，28，30，
35，36，42，91，124，125，
134，136，138，147，160，
162，173，175，180—182，
191，195，196，200，217，
228，230，231，234，235，
237，243，244，246，247，
249，250，272，282，283，
285，290，298，310，315，
343，350—352，358，360，
369，370，375，379，381，
406，426，438，447，457，
461，462，475，477，479，
490，492，521，522，526，
533，549，551—553，557，

558，561—563，569，570，
572，573，576，578，583，
588—591，593，595

北平 20，230，231，517，
518，526，562，577，583，
585，591

北洋政府 520，521，532

避瘟 111，396，438，480

避疫 11，51，105，106，
108—112，114，115，130，
132，146，340，350，389，
398，399，417，466，471，
476，480，505，506，508，
531，592

病毒 75，171，293，344，
359，360，408，409，508，
509，517，539，540

病舍 399

病院 66，82，95，122，123，
125，157，163，172—174，
342，371，372，384，385，
413，519

《博医会报》 189，221

博弈 328，368

补农书　238，569

步军统领　137，504

C

曹树基　28，475，490，515，572，582

曹廷杰　130，310，314，339，340，371，385，446，551，568

查德威克　280

查痘章京　163，400，462，479

Chadwick　280，580

Christopher Hamlin　280

长春　161，314

长与专斋　5，56，64，67—69，80，102，230，264，293

朝廷　87，141，170，264，332，334，352，359，363，371，387，397，399，434，442，461，462，467，468，484，485，495，497，503

陈邦贤　7—9，122，327，572，582

陈独秀　347，443，444，551

陈高佣　561

陈海峰　14，521，572

陈谟　124，343

陈修园　97，100，126，566

陈垣　383，567

成都　186，187，196，214，225，246

承包　244，253—256，258

城河　78，139—141，186，187，196—203，206，211，214—218，224—226，240，246，247，284，288

城市　289，291，292，302，310，311，316，365，366，401，421，426，447，452，453，517，518，528，532—534，572，575—577，583，585，586，588，589

程恺礼　17，30，251，504

《崇洁说》　94，202，275，310

抽捐　248

抽水马桶　256

臭毒 116，117

臭秽 27，158，183，202，237，249，250，263，270，283，287，302，306，319，403，407，420

臭味 31，46，85，117，131，200，204，227，238，269，285，407，430

《初学卫生编》 74，91

除秽 111，112，152，284，286，288，302，318

传播途径 106，119，144，479，539

传统与现代 44，448

《辞源》 62，96，571

D

《大公报》 156，157，169，188，302—304，306，312，317—319，322，344，348，358，364，378，383，387，418，432，433，548

《大沽口查船验疫章程十条》 380

《大清光绪新法令》 406，519，554

《大清新刑律》 157

当道 234，289，344

荡口镇 187，202

倒马子 234

道光 241，242，283，399，472，477，494，495，499，500，504，554，563—566，591

德富苏峰 193，194，200，207，209，558

德国 56，64，71，123，176，230，241，294，309，332，422

德日 134

德贞 25，29，32，190，220，221，574，586

邓铁涛 14，462—464，475，476，490，515，516，521，522，524—526，532，537，539，542，573

丁福保 90，91，93，101，567，570，588

丁国瑞　307，315，350—352，
　　362，363，374，375，438，
　　439，568

丁韪良　1，2，316，417，556

东北鼠疫　19，22，34，35，
　　126，128，161，174，311，
　　328，330，331，335，336，
　　339，343，346—349，354，
　　356，359—362，364，366—
　　369，373，377—379，381—
　　385，387，389，409，410，
　　433，434，437，442，444，
　　515，524，525，583，596

《东方杂志》　125，126，162，
　　170，269，295，335，336，
　　342，343，345，349—351，
　　354，356，377，378，415，
　　544，549

东三省　29，35，301，331，
　　336，349—351，354，360，
　　361，377，416，437，525，
　　584

东三省防疫事务总管理处
　　525，526

《东三省疫事报告书》　171，
　　174，361，377，381，385，
　　388，390，411，433，446，
　　525，567

东亚　19，21，23，29，35，
　　58，101，232，233，357，
　　375，585

东亚病夫　3，40，47，450，
　　591

东洋　3，24，47，57，81，
　　264，266，424

董事会　122，123，166，167，
　　244，251—260，298，365，
　　366，559

都统衙门　146，152，154，
　　161，169，175，405，414，
　　428，518，519

痘　11，82，113，129，163，
　　168，352，381，400，462，
　　463，476，479，497，531—
　　533

痘疹　400，415，462，479，
　　497

毒虫　119，302，342，423

杜丽红 28，35，36，134，147，173，182，231，328，335，573，578，583

E

俄官 347

俄国 168，204，205，335，336，340，367，381，422，556

eiseyi 5

F

法租界 252

饭岛涉 19，125，176，298，312，327，465，475，490，524

范日新 517

范行准 11，12，109，114，135，142，476，480，531，573

方苞 234，246，550

方志 49，141，143，149，182，184，186，187，205，206，245，493—495，498，

499，501，559，562—564

防疫 8，9，14—16，22，28，29，31，46，50—53，95，104—106，108，110—121，123—132，144—147，149，152，156，157，160—162，165—167，170—176，219，269，279，282，284，286，287，291，293，295—305，307，308，310—315，317，319—325，328，329，331—336，338—354，356，359—365，367—375，377—379，381，383—391，393，395—402，405，406，409—411，416，419，421，432，433，435，436，438—440，442，444—446，448，452，453，455—457，461—466，468—472，475—480，482，486—490，506—508，510，512，515—523，525—528，530—533，535，537，539，542—547，567，568，573，577，

583，584，586，590，592，
593

防疫会　129，161，305，314，
319，339，344，354，375，
443—445

防疫章程　125，167，169，
170，174，298，301，386，
414，415，432

焚尸　337，356，377，437

粪草　79，242，243，245，
246，316

粪厂　161，235，240，242，
243，272

粪除　66，156，247，267，
294

粪船　202，239—241，272

粪道　235

粪肥市场　238

粪夫　20，235，236

粪户　155，407

粪秽　22，52，78，85，147，
152，154，181，226，229—
237，239，241，243，245，
247，249，251，253，255—

267，269—271，273—277，
279，286，287，289，290，
314，319，430，452，453，
518，588

粪秽股　147，244，252—255

粪桶　185，238，257，258，
272，317，407

粪业　231，235，236，241，
243，591

奉天　171，174，205，223，
314，339，361，371—374，
377，381—383，388，390，
411，416，433，446，525，
557，567

奉直　303，369，370

福柯　393，394，484，486，
576

复杂性　18，20，27，33，35，
39，50，56，106，176，
328，389，434，440，459，
467，468，485，527，545，
593

傅家甸　335，378

傅兰雅　70—74，76—78，80，

102，103，126，127，262，265，292，293，556，566，567，577

傅云龙　56，67，68

G

感官习惯　222

赣江　193，194

高晞　29，30，32，57，73，493，574，584

歌谣　381

革命史观　34，328

《格致汇编》　70，72，76—78，127，292，549

《格致新报》　76，88，262，549

隔离　11，100，104—106，113，121—126，132，146，152，162，163，166—168，171，172，174，175，297，298，311，317，326，337，339，340，342，343，355，356，361，362，367，370—374，377，384，385，388—

392，399—402，411，413，418，419，432—440，462，464，466，476，479，481—483，497，520，525，587

个人权利　357，465，470

庚桑楚　4，58，64

工部局　97，118，122，123，150，161，166，167，209，233，244，251—261，263，270，287—289，298，299，317，320，342，353，357，365，366，386，405，420，423，432，443，445，559，567，581

公董局　252，403

公牍　152，154，155，172，308，311，340，356，375，383，519，554

公共卫生　8，9，17，18，22—25，27—36，38，39，46，47，50—52，65，85，88，100，105，117，119，130，133—135，139，142，144—148，152，157，167，

173，183，227，229—231，
240，251，260，266，269，
271，273，276，277，279，
280，327，328，353，365，
375，384，392，394，417，
427，442，447，450，452—
454，456—458，464，465，
470，475，480，486，488，
508，512—515，517—519，
521—531，533，535，537，
539，541—547，549，551，
573，576—579，582—584，
586，587，593，596

公平　387，392，451，457，
458，465，546

公权力　121，146，172，313，
330，356，364，376，402，
405，413，421，452

公卫制度　36，39，376，450，
453

宫内猪三郎　235

官厕　153—155，173，312，
319

官府　84，114，116，120，

139—144，146，149，151，
156—158，160，163，165，
166，169，172，174，176，
177，186，215，233—235，
240，246—250，262—264，
270，275，284，286，305，
309—316，319，323，324，
330—335，339，344，345，
353，359，361，363，364，
366，376，381，385，387，
396，397，399，404，413，
414，417，421，434，442—
445，447，448，456，461，
462，464，465，468，469，
472，476，478，485，495，
522，527，531，545，591

官河　140，198，212

官绅　30，100，151，216，
271，275，358，367，425，
434，437，439

光绪　1，5，64—68，70—79，
81—85，87，88，90—94，
96，97，99，101，123—
128，131，141，142，145，

146，149—152，154—161，165—167，169，173，176，188，192，194，199—202，216，222，235，240，241，245，247，257，258，261—263，265—273，283，289—307，309—312，314，317—321，331，332，335，338，341，342，344，346—348，352，353，358—360，362，364，366，378—381，385—389，400，404—406，408，414，416，418，423，424，428，429，431—433，435，438，441—444，495，498，501，519，551，554，555，559，560，562—564，566，567

广州 16，75，79，148，149，164，188，204，221，231，245，292，384，517，518，522，559，585，588

规训 26，394，576

郭嵩焘 65，562

国家化 36，315，394，416，417，458，465

国家利益 368

国民 2，11，14，17，18，26，53，64，133，145，166，223，269，291，328，388，395，411，417，430，431，447，448，450，454，469，522，523，526—530，532，560，595，596

国务院 521，536，537，540，541，569，574

H

哈尔滨 335，340，348，349，354，356，378，379，381，525，549，583

《孩童卫生编》 74，77，567

海港检疫 122，124，163，164，327，330，343，356，379，384，411，434，522，584，591

海关 121，148，149，163—166，168，189，194，200，

221，222，273，319，327，331，335，347，358，365，369，400，411—413，519，522，559，560，590

《海关医报》 29，189

海河 194

海之船 167

杭州 148，159，187，196，200，207，208，213，214，238，244，247，248，251，262，272，273，303，335，400，404，560，565

河浜 200，213，215，273，288，404

河道疏浚 139，142，186，211，224

河水 78，99，140，192—196，199，201—203，206—208，211，212，214—219，224，246，286，287，494，588

黑死病 121，124，334，343，350，379，471，524

亨德森 252，253

后见之明 41

后现代 33，38，325，395

呼兰 356，375，382

胡成 29，34，35，133，170，229，327，328，331，353，355，357，359，361，364，368，373，387，395，427，434，436，440，442，527，545，574，584

花之安 71，123，169，265，556

华北 48，179，180，330，525，587，589

华界 115，149，150，167，216，287，323，335，420，421，425

华人 2，14，15，19，21—23，34，36，123，128，133，148，164，165，168，188，200，229，253，254，256，258，259，262，273，290，298，300，304，317，318，328，332，333，335，338，339，346，347，349—

351，353—359，363，364，
366—368，373，378，381，
386，387，400，413，422，
427，433，435，436，441，
442，521，523，529，533，
536，537，544，545，560，
568，569，579，584

《化学卫生论》 72，73，77，
80，567

话语 39，43，53，132，175，
376，377，379，395，447，
457，492，582

环境卫生 11，13，20，31，
50—52，85，106，112，
136，139，180，182，184，
189，190，231，233，242，
249，264，265，269，273—
276，287，314，316，322，
325，452，464，466，529，
575，591

环境主义 176，391

黄河 192—194，590

黄浦江 190，193，209

黄遵宪 66，67，81，87，88，

150，151，266，267，271，
272，294，551，569

回归热 517

会审公堂 256—259，298

秽气 78，112，116—118，
120，128，149，155，185，
188，199，215，236，249，
263，265，275，282—284，
291，293，294，299，300，
317，320，341，420，423

秽浊 2，78，107，109，110，
116，119，130，144，187，
191，196，197，200，211，
214，215，225，281，284，
396，496

浑浊 192—196，198，206，
208，223，224，226，426

火葬 142—144，171，345，
582

霍乱 20，92，111，116，
118，120—122，156，163，
167—169，185，186，199，
204，227，249，265，283，
286，293，303，330，335，

342，362，363，414，415，
438，456，464，472，477，
504，515—519，532，533，
545，577，586，587，596
Hygeian 70
Hygiene 22，29，62，74，
148，188，203，374，389，
438，439，445，530，580，
594
hygiene 5，24，51，55，56，
64，68，80，89，95

J
《集成报》 271
集粹 210，226，285，477，
585
纪律化 394，416，417
嘉道 109，110，116，117，
140，177，183，198，234，
237，244，249，286，397，
399，400，438，452，477，
503，504，591，592
嘉庆 197，202，214，217，
240，249，477，495，501，

504，550，563
嘉约翰 71，75，77，292，
293，567
甲午战争 5，80，83，101，
124，128，266，274，294，
295，333，376
监控 53，104，390，393—
395，413，416—419，432—
436，438，440，448，451
检验 170，171，337，340，
345，354，356，358，364，
367，384，385，388，389，
413，433
检疫 11，19，28，34，35，
38，52，82，100，104—
106，113，120—122，124—
126，132，146—148，152，
153，157，162—170，172—
175，269，298，299，304，
312，326—359，361—373，
375—392，395，396，402，
411，413，418，419，432—
440，443，447，453，462，
464，466，476，479，481，

518—520，522，525，527，534，545，584，591，593，594

检疫风潮　34，328，353，357，359，367，373，378，387，436

健康　4，6，11，21—25，39，40，42，46，50，51，57，58，60—65，69，70，95，98，99，102，117，124，126，138，139，145，168，170，171，181，190，221，224，226，227，260，267，268，276—278，280，285，286，306，309，313，315，319，320，322—325，333，334，355，356，365—367，383，389，392，395，418，419，421，423，440，450，453，456，458，462，464，465，469，470，472，484—489，505，507，512，513，519，527，530，534，543，545，546，579，583，586，

593

健康权　457，542，546

健身强种　305

江南　28，44，46，48，78，84，88，105，107，109，111，113，114，119，121，129，140，142—144，156，163，183，207，208，210，212，218，226，231，232，234，236—238，241，257，264，284，286，294，358，362，363，389，396，399，401，424，438，461—464，472，475—477，479，480，482，486，490，493，496，503，504，514，531，537，538，557，567，578，585，589，591，592

江水　192—194，209，215，584

交通封锁　166

阶层　40，129，368，381，383，419

阶级　12，35，380，381，

435，436，453

街道厅 137，138

节欲节劳 108，397

《洁净地方章程》 152

洁净局 125，167，298，317

金宝善 9，521，522，533，536，551

金 箍 40，53，449，451，453，455，457

锦江 193

近代身体 392—397，399，401，403，405，407，409，411，413，415—417，419，421，423，425，427，429，431，433，435，437，439，441，443，445—447，520，543，593

近代演变 22，39，44，45，104—106，134，278

近代中国史料 82，83，85—87，92，93，269，308，311，339，340，342，356，375，383，403，404，441，555，561

近代转型 45，106，230，452

京津 30，31，38，48，105，130，134，152，314，362，438，519，576

京师 81，87，130，159，162，173，174，185，236，271，297，331，360，408，415，447，477，494，519，567，568

经世文编 82，90，140，186—188，196，268，561

精英 19，46，47，72，83，84，96，102，118，121，127，129，175，268，295，299，307，315，320，322，324，333，334，341，343，345，346，352，353，355，356，359，373，377，379，387，389，391，395，419，421，422，424—430，432，433，436，437，440，442—444，448，450，452，454，505，527

井水 75，196，202，218，

249，250，293，495

警保司 95，147，157，519

警务处 159，160，408，409，416，560

居民 138，140，149，153，154，168—170，185，195—199，202—204，214，216，224，227，235，246，248，250，258，261，264，265，290，293，294，299，303，314，342，372，404，405，407，415，517，518，585

《居宅卫生论》 74，76，77，90，293，567

K

康熙 137，142，186，196，212—214，234，247，500，550

康有为 425

科学 6，8，11，14，19，21，23，24，29—32，35，36，42，46，47，53，63，68，72，74，79，86，91，93，94，97，110，113，116，117，126，127，134，145，151，152，156，166，180，182，186—188，194，210，223，226—228，252，279，280，291，302，313，321—323，325，326，332，338，340，346，354，362，365，375—377，383，384，388，393，395，398，416，418，422—424，430，433，435—437，439，447，449，453，454，456，457，461，462，464—466，471，474，475，480，482，483，490，492，494，496，501，502，505，507—509，512，513，515，518，519，521，526，531，538—540，542，543，546，547，551，555，559—562，565，566，571—578，582，583，586，588—593

坑厕 202，205，236，239，240，249，260，308，316，

317，319

口岸　19，22，25，46，78，
　115，148，149，163，164，
　166，170，175，176，188，
　198，200，266，273，329，
　335，355，365，378，384，
　395，400，411，413，418，
　419，428，434，559，560，
　576

苦力　253—258，260

L

垃圾局　149，294

老虎灶　217，288

雷祥麟　21，24，56，130，
　439，545，585

李伯重　210，226，232，237，
　585

李平书　78，150，570

李尚仁　21，25，26，189，
　190，221，222，395，427，
　586

李玉尚　29，475，490，504，
　515，524，572，586

历史情境　2，10，41，106，
　144，191，210，323，365，
　386，449，455，543，593

立场　45，47，135，190，
　210，217—220，222，391，
　466，492，506

利益纠葛　357，365，418

戾气　107，116，129，130，
　132，144，284，310，446，
　452，498，499，502

痢疾　517，534，577

梁其姿　21—23，105—107，
　117，143，163，329，401，
　461，475，480，490，531，
　575，586，587

梁启超　2，83—85，93，94，
　270，271，295，551

刘鹗　347，562

刘锦藻　95，157，172，368，
　369，372，519，554

刘奎　107，111，112，397，
　566

刘坤一　165，435

刘瑞恒　514，532，534

刘士永 21—24，56，65，587

流行性脑脊髓膜炎 515

硫磺 169，170，415

旅顺 362

乱扔垃圾 258，314

伦敦 264

罗存德 70，89，570

罗芙芸 18，19，25，57，72，76，175，329，355，395，418，428，576，588

罗根 535

雒魏林 190，203，221，222

M

麻风院 400，401

麻疹 517，518，534

马礼逊 69

马路 122，148，150，254，257，258，316，406，441

马桶 234，404

马允清 8，9，145，146，172，576

麦高温 242，243，557

满洲里 335，349，354，356

霉菌 350，382，430

美国 1，77，133，162，189，192，193，222，256，264，336，344—346，349，350，417，422，426，487，529，535，539，556，558

迷信 8，11，280，306，312，313，319，321，325，339，350，355，383，387，428，443，471，496，506

民生 27，77，88，90，93，94，101，139，151，152，165，172，181，182，196，263，268，271，274—276，293，313，320，337，352，420，435，437，444，467，482，530，537，589

民政部 95，147，157—159，173，303，364，365，385，406，442，519

民智未开 356

民众 1，6，11，29，31，34—37，46，50，72，94，96，98，117，138，139，

148，185，251，307，312—
319，321—325，328，334，
338—340，352，353，355—
360，362，364—367，372，
373，380，382，383，387，
388，390，393，395，397—
402，405，409—411，413，
414，416—421，432—437，
440—444，446—448，450，
453，454，456，458，462—
465，467，468，470—472，
479，484—486，505，507，
527，528，530，538，545，
546，584

民众权利　392，453，458

民族耻辱　3，591

民族危机　46，83，162，172，
175，268，274，276，279，
295，297，310，333，377，
486，526

民族主义　33，34，434，436，
437，440

明矾　193，195，226

明　清　7，17，21，27，43，

44，　46，　59，　105，　109，
110，112，113，115，121，
140，143，144，179，197，
230—233，237，240，241，
285，400，421，447，452，
459—463，465—469，471，
473，475，478，502，506，
531，558，575，582，583，
585—588，590，592

明治维新　65，81，121，266，
267

『幕末明治中国見聞録集成』
190，193，235，246

N

南　京　18，140，166，185，
191，197，198，200，240，
241，243，250，273，411，
517，518，520，526，528—
530，532，558，560，585，
588，596

南荣越　4，62

内变迁　177

内务省　5，64—67，81

内向 114，362，396，465

宁波 148，164，188，196，197，200，211，214，273，304，335，564

New York 230，264，579

O

O. T. Logan 535

P

潘绥铭 542，588

潘曾沂 202，218，397，551，569

彭文祖 55，56，309，576

铺户 149，158，261，264，290，299，321，405，407

Peter Baldwin 176，329，355，391

Q

前近代 59，106，114，232，273，278，280，419，421

乾隆 107，142，143，187，194，195，197，212，214，

234，235，243，397，398，494，495，500，502，555，563，565

强国保种 26，84，175，269，279，333，345，352，377，450，465，487，526

青岛 168，169，522，560

圊厕 235

清澄 191，193，281

清代 28，30，44，47，48，50—52，78，84，90，104，105，107，109，111，113—115，117，119，121，123，125，127，129，131，133—135，137，139—145，147，149，151，153，155，157，159，161，163，165，167，169，171，173，175，177，179，180，182—188，190—192，203，206，209—213，218，224—227，229，231，233—235，237，239，241，243，245，247，249，251，253，255，257，259，261，

263—265，267，269，271—273，275，277—279，281，283—285，287，289，291，293—295，297，299，301，303，305，307，309，311，313，315—317，319，321，323—325，362，363，389，396—401，424，438，461—464，472，475，476，479，480，482，483，486，490，493，494，496，499，501，503，514，520，531，553，577，578，583，585，590—592，595

清道夫　154，158，159，203，254，255，258，260，262，272

清洁　8，24，25，52，63，65，78，80，81，86，88，98—100，112，115，118—120，122，125，126，129，132，135，136，138，139，145—162，167，171—176，181，188，195，203，207，212，215—217，219，233，244，246，255，256，258，259，261—263，265，267，268，271—273，277—315，317，319—325，351，356，364，370，383，385，388，391，395，402，405，406，408—411，415，418—424，426，428—430，432—434，440，442，443，446，452，453，456，464，476，519，520，527—530，545，547，587，592

清洁局　149，261，290，300，341

《清末官报汇编》　424，428，429，549

邱仲麟　27，38，136，181，182，196，231，234，249，447，588，589

权力关系　6，19，26，39—41，47，50，52，181，280，325—327，329，331，333，335，337，339，341，343，

345，347，349，351，353，
355，357，359，361，363，
365，367，369，371，373，
375—377，379—381，383，
385，387，389，391，392，
418，447，448，454

权力网络 393

全国爱国 523，544

R

染 20，22，30，46，66，71，
73，75，79，82，86，93，
97，100，106—114，119，
120，122—127，131，132，
134，144，157—160，164，
165，169—171，173，175，
180，182—185，187，188，
192，196，197，203，206，
209，211—216，218，219，
223—228，254，256，265，
268，283，284，288，293，
294，298—302，305，307，
318，320，326，334—336，
340—343，345，348，352，

354，356，361，362，367，
369—371，373—375，377—
379，381—384，387—389，
391，396—400，403，404，
408—410，412—416，420，
423，426，432，438，439，
442，444，446，451—453，
456，460，462，464，465，
472，474，476，477，479—
483，490，493，497，499—
501，504—509，513—520，
524—526，534，536，539—
541，543—545，560，568，
571，575，578，582，588，
589

日本 5，23，30，55—58，
64—69，72，80—88，91，
94，95，99，101，103，
121，123，124，132，133，
147，150，151，157，174—
176，190—194，220，223，
224，229，230，232—234，
244—247，264，266—268，
271，273—276，280，291，

293—297，302，308，309，323—325，327，334，343，344，355，357，366，367，377，426，428，432，437，464，519，521，522，534，535，556，560，569，581，582，595

《日本政法考察记》　82，86，99，124，267，268，297，563

日常生活　4，6，19，20，31，36，37，73，91，110，134，180—182，184，230，278，398，417，440，450，573，583

日记　49，65—67，76，81，90，194，195，297，309，346，347，352，353，422，429，562，563

日源词　5，51，56，57，64，101

容闳　201，202，207

《儒门医学》　70，71，103，126，127，291，292，566

辱华　354

弱势群体　47，50，395，448，453

Ruth Rogaski　18，19，57，72，74，76，79，152

R. Morrison　69

S

扫除科　155

森田明　140，577

晒粪　407

陕西防疫处　526

伤寒　107，476，517，518，532，534

商会档案　96，97，99，158，159，240，272，302，354，559

商人　99，208，240，349，374，557

上海　5，8，11，14，17，29，30，32，34，35，43，46，57，58，66，69，71，73，76—79，82，83，97，115—117，122，123，125，133，

134，146—151，160—168，175，176，180，183，185，187—193，195，197—200，203，204，208，209，213—217，219，221，222，224，229，233，234，236，239，240，243—247，249，251—262，265，267，273，274，277，278，281，285，287，288，290，296，298—300，310，316—318，326—328，331—333，335，339，347，353，355，357，359，365—369，373，378，386，387，394，395，402，404，406，411，413，419，425—427，429，432，434—436，440—443，445，457，480，484，486，492，504，505，514，516，519，521，522，526，528，529，532，537，538，549—554，556—559，561—566，568—579，581，583，584，586—588，594，596

《上海新报》 188，402—404，419，441，549

烧屋 337，377，437

邵远平 196，247，550

绍兴 120，201，239，249，566

社会力量 32，114，141—144，158，177，284，312，452，462，468—470，477，478，481，525，531

社会史 7，15，16，19—21，28，33，41—44，105，107，109，111，113，121，129，143，144，157，163，179，180，218，230，232，257，297，327，329，362，389，396，399，461—464，472，475，476，479，480，482，486，490，491，493，496，503，514，524，527—529，531，576，578，581，582，587，589，591—593

社会文化史 23，26，28，30，31，34，37，38，43，147，

173，328，529，578

《申报》 17，29，78，84，115，116，118，122，125，127，128，149，163—165，167，183，188，199，215—219，239—241，246—248，251，257，258，261—263，287—289，294，297—302，304，310，312，317，319，320，333，341，342，386，388，404，405，413，419，420，423，425，441，498，548

身体 22，24—26，40，50，51，53，60—63，69，70，74，75，81，85—87，91，93，102，108，130，132，175，224，279，306，307，310，313，315，323，324，357，390，392—403，405，406，409—411，413，416—419，421，424—426，429—436，438，440—444，446—448，450，451，453，456，458，465，488，501，506，530，537，538，545，572，574，575，577，582，585，587，589，595

身体感 25，26，189，222，231，395，398，399，425，427，430，447，586

身体控制 50，52，147，383，395，406，440，519，520，527，592

沈敦和 353，373

生活垃圾 46，228

生命 7，9，21，24，35，50，56，58，59，61—63，70，73，87，88，91，92，94，98，99，105，125，130，179，262，319，324，334，337，339，348，352，367，437，443，444，467，468，472—474，484—489，501，505，507，508，514，542，549，567，585，586，592

生命权 457，538，542，543，546

省思 4，11，19，33，35，39，43，45，47，50—53，106，232，280，322，325，391，396，450，451，458，459，461，463，465—467，469，471，473，475，478，481，488，498，510，513，543

盛京时报 128，129，161，301，303，305，314，319—321，339，344，345，348，354，360，365，367，379，389，416，424，442，443，549

《盛世危言》 270，425

盛宣怀 303，370，551

尸棺 142，161，296，299，371，398

施棺 143

施医局 400

石灰 125，348，351，362，364，407—409，433

《时务报》 84，85，270，271，548

士人 5，19，27，46，47，101，141，142，175，177，207，216，219，231，249，250，262，264，266，284，285，287，289，316，346，352，353，356，373，386，395，397，399，424，433，434，447，452，479，483，500，505，588

士绅 334，341，345，355，379，387，389，419，421，422，424，425，427—429，432，437，440，442，448，454

示谕 161，246，288，298，299，305，307，311，317，404，414，442

鼠疫 16，18，20，28，29，35，124—128，148，162，167—171，204，297，298，301，307，311，314，317，327，328，330—333，335，337，339，341，344，345，350，353—355，357，359，

361，363，364，367—370，372—375，381，382，384，385，387，395，405，414，434—436，438—440，445，456，464，465，475，490，498，515—517，523—527，533，545，560，572，577，582，584—586

庶民　87，120，143，271，296，431

水道　182，185，187，203，208，223，233，238，582，595

水环境　140，179，180，182—184，186，187，189—191，206，209，210，212，213，216，219—222，225—228，588—590

水利志　141，187，202，564

水质　52，119，139，180—188，194，196—203，206，208，209，211—219，221，223—228，289，452，587，596

顺康　438

顺治　137，352，400，497，499，500

司督阁　205，372—374

斯当东　194，195，243，555

四库全书　59—61，137，138，185，197，206，243，281—283，550，553—555，563—565，569

松江　206，213，214，217

《松香私志》　64

苏州　32，96，99，142，158，159，196，197，202，206，207，209，211，213，214，218，225，238，240，241，248，250，272，273，302—304，499，558—560，563，564，591，596

随地便溺　234，258，259，314，316，404，409，447

孙宝瑄　76，90，352，353，429，563

Sanitary　70，74，89，167，204，221，252

Shanghai Municipal Council
252

T

胎毒 113

太湖流 182，183，188，199，
213，218，515，583，596

泰晤士河 209，224

泰西 79，83，92，123，262，
270，271，378

淘沟 236，237

天花 11，113，123，265，
293，400，456，462—464，
471，479，497，508，509，
516—518，531，534，545，
586

天津 8，18，19，30，31，
35，42，46，57，96，97，
134，137，143，146，152，
154—159，162，164—170，
172，173，175，176，181，
186，188，191，194，200，
201，204，221，222，227，
229，272，273，290，301，

307，310，315，322，331，
332，335，338，350，354，
362，363，367，371，378，
383，405，406，411，414，
415，418，426，428，434—
436，438，439，444，445，
483，518，519，522，527，
529，553，555，559，560，
563，568，573，576，579，
582，584，587，588，591，
593

天津都统衙门 405

天津临时政府 152，154，
201，405，414，560

《天津卫生总局现行章程》
152，155，172，519

停葬 142，275

同仁堂 247

同治 60，69，70，115，116，
118，121，122，142，163—
165，188，199，202，211，
215，217，239，244，246—
248，251，257，261—264，
288，289，402—404，411，

413，420，424，441，499，
551，552，563，570

W

晚清　1，3，5，6，8，10，
12，15，19，20，23，26，
29，32，34，37，38，40，
51，52，57，58，77，78，
81，102，105，110，115，
119，129，130，132—134，
145，147，148，150，163，
172，174—178，181，183，
186，187，195，203，204，
206，207，209，212，213，
216，218，220，223—225，
229，231，232，239—244，
251，276，279，280，286，
297，302，306，308，316，
326，327，329，330，333，
357，383，384，386，393，
395，397—399，401—403，
405—407，409，411，413，
415—419，421，423—427，
429，431—435，437—441，

443，445，447，452，454—
456，487，508，519，520，
527，531，543，545，556，
574，577，578，592，593，
596

万国鼠疫研究　383，389，
525，567

万国鼠疫研究会　390

亡国灭种　26，306，450

王安石　285

王端履　399，565

王士雄　110，116—118，185，
186，199，249，283

微生物　91，120，129，130，
202，350，380，424，444，
487，502，506，508，510

卫三畏　69，204，557，570

卫身　69

卫　生　2—109，111—113，
115，117—121，123—134，
136，139，142，144—148，
150—159，161—164，168，
169，172—175，177，178，
180—184，186，188，190，

192，194，196，198，200—202，204—206，208，210，212，214，216，218—222，224，226—233，235，240，242，246，247，249—254，256，258—269，271—280，282，284，286，287，290—297，301—303，305—310，312—315，317，318，320—325，327—330，333—336，338，339，343，345，348，351，352，355，357，360，363—366，368—370，372，373，376—379，381—383，388，389，391—399，401—403，405—409，411，413—433，435，437—458，464，465，469—471，475，476，479，484，486—490，512，514—538，540，541，543—549，564—569，572—574，576—579，582—588，591—593，596

卫生部 14，83，158，167，514，517，520—522，529，533，538，539，568，569，574

卫生处 159，173，174，252，519，522，567

卫生概念 5，6，19，20，24，28，51，56—58，61—63，68，74，101，134，280，452

卫生规制 51，133—135，137，139，141，143，145，147，149，151，153，155，157，159，161，163，165，167，169，171，173，175，177，310

卫生机制 17，23，29，37，40，45—47，49，51，57，126，158，230，251，268，294，451，452

卫生稽查员 252，253，258，259，365

卫生局 64—68，81，82，152，155，158，168，175，240，267，294，297，302，

369，388，414，444，445，518，519，521—523，564，565

卫生科　95，147，157，158，519，520

卫生事业　9，10，14，32，64，65，146，177，230，277，454，456，469，523，545，589

卫生署　520，526，532，534

卫生司　95，147，157，158，519，520，522

卫生厅　523

卫生小说　97，98，100，308

卫生行政　6—10，14，18，20，29—31，38，40，51，52，55，62，63，75，81，95，100，102，120，121，124，132，145—147，150，157，162，172—177，230，231，253，266—268，275—277，294，296，297，308，310，311，313，320，324，325，327，343，379，383，

384，395，402，405，406，410，411，416，419，421，433，440，443，452，454，464，470，514，518—523，526，527，531，536，543，547，568，572，576，577，582，592，593

卫生学　7，9，24，55，62，70，71，73—75，81，89，91—94，98，99，102，228，277，291，326，333，334，385，443，568，572

《卫生学问答》　90—92，101，567

《卫生要旨》　71，75，77，292，293，567

卫生游行　528

卫生运动大会　528，529

卫生志　158，159，245，272，404，565

卫生制度　5，8，9，20，40，64—66，68，83，84，88，101，134，145，146，176，177，182，265，268，294，

324，328，391，392，418，
487，576，583

衛生 5，58，64，68，72，
80，101，103，121，326，
595

温州 187，188，202，212，
400，480，559

瘟疫 16，28，34，44，47，
92，98，105—114，120—
123，125—131，136，143，
144，156，160—163，167，
168，218，234，249，257，
282，284，285，294，296，
298，301，303，310—312，
322，324，329，330，332，
334，336，338，343，345，
349—352，362—364，374，
379，384，389，396—399，
409，410，415，436，438，
445，452，459—468，471—
511，513—516，519，524—
526，531，539，542，565，
566，573，575，576，578，
583，589—592

瘟疫次数 514

文化建构 457，507，542，
590

文化意涵 26，36，39，41，
50

文明 2，6，18，25，30，34，
40，45，47，115，118，
119，121，124，132，134，
172，177，190，220，222，
223，270，276，286，287，
308，309，312，313，321，
323，330，333，343，344，
346，353，355，357，368，
376—379，383，388，389，
391—394，418，421—424，
428—430，433，436，447，
448，450—455，464，469，
478，486，488，490，491，
505，510，511，527，542，
576，595

翁乃群 542，590

污名化 457，507，546

吴汝纶 81，297，551

吴淞江 190，224

吴淞口 122，164，215，347，412

吴有性 107，116

《五车韵府》 69，571

伍连德 383—385，519，521，522，525，544，568

William Lockhart 190，203，221，223，558

W. Lobscheid 70

X

西安 194

西法 149，165，312，318，339，347，377，380，385，435

西方 5，6，10，11，15—19，21—26，30，32，33，36—39，42，44—47，49—52，57，68—76，78，79，84—86，88，91—95，101，104，115—119，121，123—129，132，133，135，146，147，162，166，172，176，177，181，184，188—191，218—222，224，225，230，232，242，243，251，253，257，263—266，268，271，274—276，278，279，285—287，290，291，294，295，297，302，308—310，322，323，325，327，329—331，333，335，340，344，345，349，352，355，365，370，376—379，388，389，391—396，399，402，411，416，419—425，427，429—431，433，437—440，444，447—450，452，453，457，464，469，484，486，492，512，524，527，544，557，586

西人 17，29，87，90，97，100，120，121，127—129，166，189，218，221，224，261，263，271，289，294—296，300，304，317，320，338，339，341，342，346，347，352，353，355，364—368，375，377，378，380，

386，398，411，422，423，426，428，430，432，433，437，552，587

西洋　3，24，40，47，68，86，87，276，294，340，345，346，422

西洋医　32，573

西医　8，32，36，37，79，92，93，119，162，166，329，333，336，338，345，348—351，354，358，361，370，374，375，377，386，439，531，574，578

惜粪如金　231，237

锡良　336，338，361，371，372，377，433，437，551

细菌学说　119，129，130，302，375，388，389，423，439，453

细菌战　37，523，529，530

夏目漱石　223，557

厦门　122，163，164，411，522

先进　17，19，41，46，73，

125，146，216，219，251，262，327，357，365，368，388，429，430，433，455，466

咸丰　116，185，200—202，207，249，397，438，472，477，551，552

显微镜　130，374，375，439，506

现代化　10，17—19，27，31，33，34，38—41，45，52，175，177，178，280，324，325，329，331，365，374，376，385，392，394，395，418，447—452，454—458，469，470，473，486，512，546，587

现代化范式　328

现代化叙述　451

现代性　3，4，6，19，21，23，25，33—35，38，39，41，44—47，49—51，53，69，91，92，96，100，106，117，118，135，175，181，

232，280，311，329，355，
385，394，395，418，428，
434，440，451，455，459，
493，506，512，513，525，
527，545，575，576，587，
588，593

乡村　124，239，300，535

乡镇　183，205，212，564

香港　7，16，28，29，35，
122，124，125，127，167，
194，195，297，298，300，
301，311，317，333，384—
386，434，524，555，585，
590，593

想象的传统　44

消毒　100，105，111，113，
121，122，124—126，132，
146，166，167，169，171—
175，298，299，303，313，
314，317，326，339，340，
343，350，370—372，377，
385，387—389，402，405，
408—411，413—416，418，
419，421，432，437，440，

445，446，464，466，520，
525，583

消灭钉螺　536

小林爱雄　220，557

小野芳朗　65，176，230，
280，582

谢肇淛　109，234—238，249，
552

辛圭焕　20，231，577，591

新埠　264

新民府　366，367，373，390，
554

新名词　55，56，309，576

新生活运动　24，529，545，
585

新史学　7，21，32，33，36，
42，43，147，231，383，
395，406，440，519，520，
527，583，585，586，592

新文化史　42，43，394，585，
587

《新闻报》　149

猩红热　518，533

行政院　520

性质 15，22，73，98，99，102，173，181，184，210，216—218，226，241，401，525，529

熊立品 398，501，502，565

熊远报 231

叙事 17，18，27，33，35，39，48，50，280，316，325，327，365，450，458，490—493，495—509，511

宣统 124，126，129，130，159，161，162，165，174，235，273，303，305，314，315，319，322，331，332，335，339，343—345，348，350—352，354，359，360，365，367，370，371，375，378，379，381，383，384，406，408，428，435，436，439，443，519，554，559，567

选精 210，226，585

薛涌 231

血防运动 534，536，537，545

血吸虫 22，515，521，523，534—539，545，569，589，596

熏蒸 85，96，111，112，115，130，199，245，261，269，283，284，299，300，320，341，380，396，400，403，423

巡捕 115，116，123，137，147，152，155，160，167，170，239，256，258—262，294，316，405，412，414，415，441，442，444

Y

延龄 371，375，410，445，567

严复 296，302，428，555

阎毓善 308，311，340，356，375，383，555

颜永京 74，555

验疫 166

杨念群 8，36，37，43，190，

280，329，395，531，578，
592

养内避外　108，114，362，
396，402，465

养生　4，5，50，58—61，
71—73，75，79，86，89—
94，96，98，101，102，
110，126，130—132，262，
279，282，290，293，294，
299，363，397，398，405，
417，429，452，453，497，
501，506，578，584

谣言　319，339，358，359，
437，443

医局　75，293，336

《医林改错》　566

医生　46，66，75，80，84，
87，110，122，123，157，
167，173，205，234，345，
348，350，374，375，412，
414，432，436，444，445，
463，483，535

医务局　5，64

医学　7—10，12—14，16，

18，20，21，23—26，29，
32，35，36，56，60，62，
72，79，83，86，91—95，
105，108，111，113—116，
118—122，126，127，131，
135，145，166，173，186，
189，190，199，249，267，
276，283，290，320，324，
326，327，342，349，351，
367，385，394，396，398，
427，444，449，450，457，
460，461，463，476，479，
480，482，483，501，504—
506，508，524，528，532，
533，535，537，542，546，
547，549，565，566，571—
576，578，583，584，586—
588，590，594

医院　17，22，71，97，153，
154，165，166，168—170，
251，311，318，342，352—
354，358，362，370，373，
374，388，414，415，432，
438，439，444，445，461，

478

疫病 14，16，20，21，27，
28，30，32，35，37，46，
50，51，98，104—110，
112—116，119，121，125—
127，129—132，146，157，
163，171，173，174，221，
224，279，282，284，286，
302，308，311，314，315，
322，326，328，330，349，
353，355—357，359，363，
365，369，373，380，382，
385，387，390，391，395—
399，402，413，416，434，
436，438，439，444，445，
451，453，456，457，459—
483，485—490，493，497，
502—505，507，508，510，
512—517，519，521—523，
525，527—531，533—537，
539—547，562，575，584，
590—593

疫虫 129，302，308，342，
423

疫苗接种 533

疫气 105，107—111，113，
114，116，117，119，128—
130，156，164，170，285，
288，299，302，311，342，
362，370，371，375，386，
396—398，415，420，423，
435，438，465，471，476，
496，502，504

疫种 296，302，306，428

阴沟 122，123，128，149，
204，245，292，294，298，
310，404

英法 175，176

英国 25，29，32，65，93，
128，168，209，227，233，
255，280，391，430，531，
574

英美 64，230，298，492

营口 164，168—170，301，
318，330，332，335，344，
347，362，388，414，435

雍乾 438

雍正 138，140，142，187，

196，246，563

壅　业　99，234，240—242，244，272

用水卫生　11，78，84，119，181，183，264，289，294，363，401，424，592

优越感　3，25，34，47，220，222，223，418，427，440

邮传部　370，371

游　记　2，49，65，67，81，183，184，190—194，200，204，207，209，219，220，222—225，238，239，264，265，267，268，294，297，347，424，425，558，562

《幼童卫生编》　74

淤　塞　78，136，151，187，196，202，203，214—217，225，226，246，250，404

愚　昧　280，312，313，321，340，355，365，387，388，428，448，454，544

愚　民　310，321，340，363，385，387，430，432，437，

445，446

语　境　5，58，59，61，63，93，101，102，106，184，191，209，210，217—219，225，226，471，493

育黎堂　153，154

育　婴　143

《预防传染病章程》　159，408

预防免疫　531

《预防时疫清洁规则文》　159，173，406

预防为主　13，533

预防医学　11，12，109，114，135，142，476，480，516，517，521，523，530，531，533—535，537，538，568，573

袁世凯　146，152，155，156，165，166，169，332，338，435，436，518，519，555

远东报　335，348，378，379，381

运　河　180，207—209，477，572

Z

曾根俊虎 204，208，557

张大庆 16，157，527—529，578

张德彝 94，123，131，203，264，265，275，294，310，553，563

张之洞 165，331，332，366，551

张志斌 7，13，460，474，490，562，586

张仲民 8，33，34，37，306，578，593

瘴气说 129

招标 244

《照世杯》 239，552

遮断交通 171，174，311，340，344，361，370，379，381，385

真性霍乱 477

镇江 358，500

正义 323，325，451，465

郑观应 78—80，83，84，87，245，269，270，332，333，358，425，551，584，594

殖民主义 22，26，33

《治始于道路说》 85，270，271

治疫 31，106，114，125，128，130，162，167，298，300，311，340，342，345，350，375，398，463，471，502

中国 1—14，16—29，31—47，49—52，55—58，64—69，71—76，80，83，84，86—89，91，92，99—101，105，106，109—111，113—118，120—122，125，126，128，129，131—135，142—146，149—152，157，160，162—166，168—170，173，175—178，180—184，186，187，189—196，199—211，214，219—224，226，227，229—235，237，238，241—243，245—247，249，251，254，257，260—271，273—

277，279，280，283，284，289—291，295—298，306，308，309，312，313，315，317，323，325—339，343，345—347，349—351，355，357—370，373，376—381，383—385，387，389，391，392，394—396，398，401，404，405，409，413，416—418，421—423，425—429，431—435，437，438，440—443，445，448—465，468—472，474—497，499—505，507—509，511—519，521—545，547，549，551—553，555—566，568，569，571—578，581—596

中日 5，56，68，80，83，91，101，124，232，266，274，294，333，345，376，582，588

《中外卫生要旨》 79，80

中野孤山 192—194，426，557

中医 9，10，13，15，92，105，110，111，114，115，126，336，374，375，438，439，459，467，471，475，482，483，501，504，549，565，566，574，586，590

种痘 113，127，129，132，173，174，268，396，528，531，532，534

种族 3，6，25，35，37，47，220，266，268，276，295，306，324，328，352，353，355，357，359，373，387，395，427，434，436，440，453，454，457，541，543，546，584，593

《竹园丛话》 307，315，351，352，363，375，439，568

逐户排查 372

主权 34，35，165，166，170，328，330—332，336，341，358，359，361，363，364，368，376，380，386，388，391，392，395，411，

434，435，437，439，440，448，453—456，526，527，545，584

专业化 32，134，589

庄子 4，5，58，60，62，64，73，553

壮国体 271，309，425

自来水 78，97，148，150，181，219，452，559

自由 2，40，50，227，241，313，315—317，319，320，322—325，341，356—359，364，372，381，387，388，392，393，395，400—402，413，417，418，421，429—431，441，442，446，451，453，454

走向世界丛书 2，65，67，202，207，264，265，424，

425，431，562

租界 17，34，35，57，115，116，122，125，127，146—150，160，165—168，175，183，188，191，201，215，216，244—246，251—263，265，268，272，274，276，287—289，297—300，302，310，316，317，320，323，328，330，331，333，335，350，351，353—355，357，359，365—368，373，386，387，395，402，404，405，411，413，419—422，424，425，431，434，436，440，442，445，559，560，575，577，581，584，588，594，596

《佐治刍言》 265，293，556

后 记

近日阅读《定位医学史》时，下面这一段话，似乎猛地触动了我的心弦：

> 在 18 世纪，它（卫生政策——作者注）已经发起了社会，尤其是家庭的医学化运动，这是推行保健措施的起点。健康维护将医学转化为一种旨在保持国家劳动力的社会控制权力，但随着 1942 年《贝弗里奇报告》(*The Beveridge Report*) 在英国出版，这一目标被推翻了。在这份报告里，贝弗里奇 (Beveridge) 概述了福利国家的第一个模式，即国家应被用来服务于个人的健康，而不是相反。①

与西方相比，中国近代卫生事业的起步无疑要晚得多，直到

---

① Frank Huisman and John Harley Warner(eds.), *Locating Medicine History: The Stories and Their Meanings*, Baltimore and London: The Johns Hopkins University Press, 2006, p. 272.

19世纪后半叶，才在西方的影响下逐步发展起来。最近十多年来的卫生史研究，让我特别真切地感受到，中国近代卫生事业的发展，一直是与卫生的行政化和身体的国家化相伴而行的，虽然卫生和公共卫生名义上乃是为了个人和群体的身体健康，但其出发点和目的，似乎一直都落在以"强国保种"为口号的民族和国家的富强上。这一倾向，即使时至今日，似乎也未见有根本的改变，尽管在20世纪末，在艾滋病及其衍生的社会问题等因素的促进下，已有一部分研究者关注到了其中的个人权利和社会公平正义问题。

在这样一种情势下，对卫生"现代性"的省思似乎确实任重而道远，在自己声称专门研究卫生史的十多年中，每当被人调侃研究卫生却不讲卫生时，我总会自我解嘲：研究卫生，不是为了讲究卫生，而是要解构卫生。当然，这只是戏语而已，在当今中国乃至世界，卫生，或者说现代卫生，早已渗透到社会的方方面面，成为现代社会不可或缺的基础和重要内容，不仅卫生的权力之网解不胜解，无从解起，而且毫无疑问，卫生总体上也绝不是欲弃之而后快的坏东西，近代以来，它给人类社会带来的嘉惠实不胜枚举。尽管如此，诚如本书结语中所指出的那样，若全然缺乏对卫生现代性的省思，也绝非中国乃至人类社会未来发展之福。多年的卫生史研究经历，自然不至于引导我摒弃卫生，但确实让我在遭遇卫生条规和制度时，会不由自主地对其合理性和当然性打一个问号。那些往往被理所当然地视为"科学"和"标准"的现代卫生观念和规制，固然有着科学上的学理基础，但同时似乎也不乏人伦偏好、道德信仰乃至现实政治的建构。如果要归纳这些年来研究卫生史的最大收获，或许可以说，就是让自己更全面更深切地体会到了现代"卫生"的质性。

不过对历史研究来说，这样的收获似乎只应是副产品而已，对历史演进脉络的呈现和诠释，永远都是历史学者首要而根本的任务。但不管怎样，能在历史脉络的梳理中体悟到一些事物的质性，总是令人高兴的，也让我对自己的研究更有兴味。这样的收获，不仅在当初开始关注历史上的卫生议题时未曾料到，就是在决定专门探究清代卫生之初也全然未以为意。时间过得真快，不经意间，自己关注卫生史这一议题，已经有十五年了。最初对卫生问题的兴趣是从博士论文的撰著开始的，在探究清代江南社会对瘟疫的应对时，自然而然地就涉及了卫生，而在搜集和阅读相关史料的过程中，传统与近代在卫生概念、观念、行为以及制度等方面的显著差异给我留下了相当深刻的印象，但限于时间、精力和篇幅等因素，这方面的探讨当时只是点到为止，未能展开。而后，又过了四年，我才应梁其姿教授之邀赴台北参加她主持的"明清至近代汉人社会的卫生观念、组织和实践"学术研讨会而旧题重拾，并开启了自己专门的卫生史研究之旅。回首这十余年的学术旅程，既有研究不断推进的欣悦，也有纵观近代以来中国社会的演进和面对当今现实时的沉重以及期待，同时更有对众多师长、同道和亲友在不同时期以各种方式给予我的诸多支持、鼓励和帮助的感激。

然而，当我想在这里写下这份感念至深的谢意时，却发现一时实无从下笔。这项研究是我在日本京都大学从事博士后研究时开始的，基本的工作主要完成于日本京都、天津和英国剑桥等地，阶段性的研究成果先后在国内外诸多学术会议和期刊或论文集上发表，其间，我十分幸运地得到了太多太多师友和同人的无私相助，要用简洁的文字表达出我深深的感激之情，似非我拙劣的笔力所能及，同时我也不想以简单的方式将一长串名字罗列于此，这不仅多有不敬，而且恐怕也不是众多鼓励帮助我的师友同人的本意。记得一位我十分敬仰的前辈在我表达感激之情时，真诚地告诉我："你不用感谢我，只要你以后有机会就尽量帮助更年轻的学人就好了。"所以，我想最好的感谢，可能还是将这份感念默默藏于心底，本着学术乃天下之公器的真诚，从多个方面尽心尽力地去推动自己所钟爱的学术事业不断向前发展。

本书的初稿已经完成三四年了，虽然也一直想尽快补充完善并出版，但总因自己的惰性而一再拖延，现在能够正式付梓，不能不归功于谭徐锋博士对拙稿的垂顾和大力催促，如果不是他积极主动帮助我提交书稿申请"国家哲学社会科学成果文库"，并幸运地得到评审专家的首肯而入选，我可能还会将修改计划无限期地推后。虽然入选文库后修改的时间有些仓促，修改肯定也难以尽如人意，但我还是特别感激有这样的外力逼迫自己全力以赴，最终促使自己的卫生史研究暂告一段落。在申请文库和出版过程中，除谭博士和各位专家以外，我的博士生王雨濛、刘希洋和陈思言同学以及我并不熟悉的责编也为此付出了很多辛劳，特别是陈思言同学，牺牲春节的休息时间以极大耐心和细心核校了全部的书稿。毫无疑问，他们都是直接促成本书问世的功臣！

对"现代性"的思考，无疑是个有意义的议题，在当今的中国学界似乎更是如此，不过也毋庸讳言，在国际学界，"现代性"恐

怕早已是一个被说滥的话题。虽然我深信对历史研究来说，从
"现代化叙事"到"现代性省思"是一个非常重要而有意义的模式转
换，但时至今日，"除了现代性，我们还可以再谈点什么"这样的
问题也应呼之而出了。在未来的学术道路上，我希望在疫病和卫
生史研究的基础上，进一步探究明清以来中医知识的演变和建
构，那么自己又该以怎么样的理念和视角展开这一新的课题呢？
我将以此期待自己，也期待诸位学界同好……

余新忠
2016 年 2 月 29 日于津门寓所

图书在版编目(CIP)数据

清代卫生防疫机制及其近代演变/余新忠著. —修订
版. —北京：北京师范大学出版社，2023.6
ISBN 978-7-303-28931-8

Ⅰ.①清… Ⅱ.①余… Ⅲ.①卫生防疫－医学史－中

国－清代 Ⅳ.①R199.2

中国国家版本馆 CIP 数据核字(2023)第 020342 号

营　销　中　心　电　话　010-58808006
北京师范大学出版社新史学策划部微信公众号　新史学 1902

QINGDAI WEISHENG FANGYI JIZHI JIQI
JINDAI YANBIAN
出版发行：北京师范大学出版社 www.bnupg.com
　　　　　北京市西城区新街口外大街 12-3 号
　　　　　邮政编码：100088
印　　刷：北京盛通印刷股份有限公司
经　　销：全国新华书店
开　　本：787 mm×1092 mm　1/32
印　　张：20.5
字　　数：460 千字
版　　次：2023 年 6 月第 1 版
印　　次：2023 年 6 月第 1 次印刷
定　　价：128.00 元

策划编辑：谭徐锋　　　　　责任编辑：李雪洁　曹欣欣
美术编辑：王齐云　　　　　装帧设计：王齐云
责任校对：段立超　　　　　责任印制：马　洁　赵　龙